UNE FEMME

DU MÊME AUTEUR

ROMANS ET NOUVELLES

Les Solitudes humaines, nouvelles, Les Écrits du Canada français, 1962.

Fuir, roman, Deom, 1963.

Survivre, roman, CLF, 1964; Leméac, 1986.

Rue Sherbrooke Ouest, roman, CLF, 1967; Leméac, 1987.

Les Militants, roman, CLF, 1974.

L'Envers de l'enfance, récits, Éditions La Presse, 1976.

Les lilas fleurissent à Varsovie, roman, CLF Pierre Tisseyre, 1981. *The Lilacs are blooming in Warsaw*, New American Library, New York, 1986. *Nog is Polen niet verloren*, Uitgeverij Kadmos, Utrecht, 1987.

La Charge des sangliers, roman, CLF Pierre Tisseyre, 1982.

Côte-des-Neiges, roman, CLF Pierre Tisseyre, 1983; Québec Loisirs et France Loisirs.

Ils se sont connus à Lwow, roman, CLF Pierre Tisseyre, 1985; Québec Loisirs.

L'Amour de Jeanne, roman, CLF Pierre Tisseyre, 1986; Québec Loisirs et France Loisirs.

Blizzard sur Québec, roman, Québec/Amérique, 1987; Québec Loisirs.

Nata et le professeur, roman, Québec/Amérique, 1988.

THÉÂTRE

Mais comment tuer le dogme?, Leméac, 1988.

REPORTAGES

Voyage en Pologne, Éditions du Jour, 1962.

Une Québécoise en Europe «rouge», Fides, 1965.

ESSAIS

Parizeau, A., Szabo, D., Gagné, D.: *Face à face: l'adolescent et la société*, Bruxelles, Charles Dessart, 1972. *El adolescente y la sociedad*, Barcelone, Éditions Herder, 1980.

Parizeau, A. (en coll.): *La criminalité urbaine et la crise de l'administration de la justice*, Montréal, Presses de l'Université de Montréal, 1973.

Parizeau, A., Delisle, M.A.: *Ces jeunes qui nous font peur*, Montréal, René Ferron, 1974.

Parizeau, A., Szabo, D.: *Le traitement de la criminalité au Canada*, Montréal, Presses de l'Université de Montréal, 1977. *The Canadian Criminal Justice System*, Lexington, Lexington Books, Mass., 1977.

Parizeau, A.: *La protection de l'enfant: un échec?*, Montréal, Presses de l'Université de Montréal, 1979. *Parenting and Delinquent Youth*, Lexington, Lexington Books, Mass., 1979.

Alice Parizeau

UNE FEMME

LEMÉAC

DONNÉES DE CATALOGAGE AVANT PUBLICATION (CANADA)
Parizeau, Alice, 1930-1990
Une femme
(Collection Vies et mémoires)
Autobiographie.
ISBN 2-7609-5129-4
1. Parizeau, Alice, 1930-1990 – Biographie.   2. Romanciers canadiens-français –
Québec (Province) – Biographies.   I. Titre.   II. Collection.
PS8531.A74Z53 1991   C843'.54   C91-096630-3
PS9531.A74Z53 1991
PQ3919.2.P37Z53   1991

Maquette de la couverture : Danièle Péret

© Copyright Ottawa 1991 par Leméac Éditeur Inc. 1124, rue Marie-Anne Est,
Montréal, Qc H2J 2B7
Dépôt légal — Bibliothèque nationale du Québec
3e trimestre

Imprimé au Canada

PREMIÈRE PARTIE

Eldorado 8

Dimanche

Le soleil est au rendez-vous et ce n'est pas l'été mais ce printemps si rare et si bref qui rend la vie plus piquante et plus légère, les hommes plus séduisants et les femmes plus jolies. Ils se réveillent presque en même temps, elle et lui. Il est vrai qu'elle a l'âme d'une midinette et que cela ne change pas avec le temps. Quand elle l'avait rencontré, elle avait pensé qu'il était l'homme de sa vie et il l'est toujours. Leur histoire est incroyable, et bien que vraie, elle ne se raconte pas car, tout compte fait, elle est trop belle.

Le téléphone sonne. Le petit gars élevé dans cette maison, le petit gars charmant, au visage trop rond, devenu depuis un homme barbu, généreux, médecin, marié et père de famille.

— Ça va ?

— Ça va...

— Non, nous ne dînerons pas ensemble ce soir.

— J'ai une bosse sous l'aisselle. Ça fait mal.

— Tu devrais aller passer une radiographie.

Les jeunes médecins savent s'inquiéter. Ceux qui ont de l'expérience réagissent avec moins d'empressement, bien que...

— Je suis trop grosse, tu ne penses pas ? Les maladies sérieuses, c'est pour ces merveilleuses personnes minces et élancées comme des lianes !

— Sait-on jamais...

Et voilà, les dés sont jetés.

9

Lundi

Tôt le matin il passe, me laisse la prescription, et je suis bien obligée de téléphoner à la clinique. C'est fou ce que les gens peuvent être gentils, à Montréal en particulier, et au Québec en général. Oui, on va me recevoir. Oui, je n'attendrai pas. La préposée a lu mon dernier roman et préfère que je continue d'écrire plutôt que de perdre des heures dans la salle d'attente.

Je me sens rassurée. Je vais y aller puis je chercherai les documents dont j'ai besoin pour ma conférence.

Me voilà à la clinique de la rue Sherbrooke Est, la clinique Léger et Léger, en train de me dévêtir, de me vêtir, de circuler pour aboutir finalement au bureau du médecin radiologiste. C'est une femme... Nous parlons du calcium, de ses avantages et de ses désavantages, ensuite la technicienne apporte mes radios, on les accroche sur l'écran, on allume la lumière... Un silence...

— Je regrette beaucoup, dit-elle doucement, vous avez le cancer du poumon droit. Je suis désolée...

Un frisson dans le dos et l'obligation absolue de me redresser et de sourire.

— Je vous en prie, docteur. Il faut bien que cela arrive de temps en temps dans votre pratique. Cette fois-ci, c'est mon tour. Je ne veux pas vous déranger davantage. Je m'en vais.

Un vrai mélo. Un mauvais dialogue tout juste bon pour un mauvais roman, pas crédible du tout.

— Qu'est-ce que je fais ? demande-t-elle. Votre fils... C'est un médecin. C'est son ordonnance... Je ne peux ne pas lui faire rapport...

Très gênant, effectivement, mais que répondre ? Que j'ai eu tort de lui en parler au téléphone, de l'impliquer dans cette sale affaire, de le faire souffrir inutilement, d'espérer de lui qu'il traite quelqu'un qu'il aime comme n'importe quel autre patient, de...

Je me lève. Elle m'offre une tasse de café, un sourire charitable, une tape sur l'épaule, mais moi je veux juste échapper au drame, oublier, continuer à vivre comme si de rien n'était, debout autant que possible et loin des hôpitaux. La voiture roule, le soleil brille, je décide de passer chercher les quelques documents dont j'ai besoin et de partir en dehors de la ville.

Le parc, la vieille maison accueillante, l'homme de ma vie, ma fille et mon fils... Il a réussi à les prévenir, à les réunir, à opposer à ma volonté le barrage de la leur, à mobiliser un spécialiste à l'hôpital Notre-Dame et à y obtenir une chambre privée. J'entre et je le vois déjà en train de téléphoner pour décommander ma conférence, ma fille fait ma valise et l'homme de ma vie ne me quitte pas d'une semelle. Il promet de ne pas faire de drame. Il tiendra parole ! Il a toujours tenu parole ! C'est sa marque de fabrique. J'emporte mon manuscrit qui est presque terminé et dont je dois juste réviser et recopier les dernières pages pour les rendre lisibles. Ma machine à écrire portative, du papier, un dictionnaire...

Sourire ! Sourire à tout prix et jusqu'au bout, à la maison, dans la rue, à l'hôpital, dans les corridors, dans la chambre... Sourire... Et surtout pas un mot de tout cela à mes beaux-parents, ces gens merveilleux que j'aime depuis toujours et qui, octogénaires, ne doivent pas apprendre une nouvelle pareille. Je décrète que j'ai la mononucléose. Pour tout le monde, je vais avoir la mononucléose. Les médecins, mes complices, accepteront certainement de respecter le secret professionnel. Les trois êtres merveilleux qui m'entourent se déclarent prêts à jouer le jeu... Ces règles étant bel et bien établies, la spirale du drame, mon drame, se dessine.

Ils restent tard avec moi, mais à un moment donné ils doivent partir. Je m'installe pour travailler, mais le bruit de la machine à écrire dérange les voisins. Travailler demeure pourtant le seul moyen que je connaisse pour échapper au désespoir. Autrement, le silence de la chambre est insupportable !

Car qu'est-ce que je fais là, mon Dieu, si Tu as décidé qu'il est temps pour moi de partir ? Le cancer des poumons est incurable, alors pourquoi occuper un lit, déranger les médecins, souffrir et faire souffrir les miens qui n'y sont pour rien dans toute cette affaire? Pourquoi ne pas quitter l'hôpital tout de suite?

— Tu vas étouffer... Souffrances atroces... Moyens préventifs indispensables!

C'est ce que m'avait dit mon fils, et je n'ose pas mettre en doute son opinion. C'est un très bon médecin, je le sais... Je l'ai toujours su!!!

Lire...

Dans chaque texte il y a une infinitésimale parcelle de l'Esprit et chaque texte comporte une infinitésimale parcelle d'oubli et d'évasion... Une infirmière entre, jeune, laide et certainement sûre d'elle grâce à son statut de syndiquée qui la rend, hélas, intouchable. Elle a envie de me regarder sous le nez, de savoir comment je prends cela, le cancer, car les nouvelles courent vite à l'étage. L'infirmière a une âme de charognarde, comme les gens qui s'arrêtent sur l'autoroute pour mieux examiner les résultats d'un accident, les cadavres, le sang, les tôles tordues, et tout cela au risque de provoquer un autre accident plus grave encore dans lequel eux-mêmes pourraient laisser leur peau. L'infirmière-charognarde est curieuse, et pour cette curiosité-là, il faudrait la chasser de l'hôpital et lui trouver un autre boulot. Non, vraiment elle n'est pas digne d'exercer le métier d'infirmière, car en fin de compte c'est celui de la compassion et de la miséricorde. Lui a-t-on expliqué cela à l'école? Lui a-t-on fait passer des examens spéciaux pour déceler sa capacité d'aimer les autres, les plus démunis, les plus laids, les plus répugnants, les malades? On a chassé des hôpitaux les religieuses qui croyaient en l'être humain et en son importance parce qu'il est la créature du Bon Dieu, celle qu'il avait voulue belle, celle à laquelle il avait sacrifié son propre fils. Vu sous cet angle, le malade cesse d'être un objet de curiosité pour être un sujet qu'on s'efforce d'aimer malgré ses comportements inexplicables et injustifiables, son manque de retenue et même sa vulgarité qui parfois fait douter que l'être humain soit à l'image de Dieu.

Je ferme les yeux et je remonte la marche du temps. L'infirmière, déçue par mon mutisme, sort. Me voilà à nouveau seule avec moi-même.

Dès le départ, dès mon arrivée dans ce monde, j'ai été indésirable. Trop petite, trop lourde, de santé trop délicate, bébé très désiré, mais, hélas, une fille, quand mes parents auraient absolument voulu un garçon. Dès mon arrivée, je fus mourante et j'aurais fort bien pu repartir d'où j'étais venue, mais une infirmière s'entêta à me sauver la vie. C'était une personne d'un âge certain, plutôt laide, à qui on ne faisait pas attention dans le tohu-bohu général.

Bronia, la belle jeune femme, ma mère, était mourante. L'accouchement avait duré plusieurs heures et justement, Stanislaw, son mari et mon père, recevait les médecins qui, soucieux, discutaient de son état. Ayant constaté une infection rénale, ils se demandaient comment la combattre, comment faire baisser la fièvre, comment, à cette époque où la pénicilline et les antibiotiques n'existaient pas, l'arracher à la mort. Le bébé n'avait dans tout cela aucune importance. Stanislaw en voulait à cet être d'avoir été la cause des souffrances de Bronia qu'il aimait par-dessus tout, et en vain l'infirmière insistait auprès du plus jeune des médecins pour qu'il daigne au moins m'examiner. Finalement, comme de toute façon ses collègues ne paraissaient pas attacher beaucoup d'intérêt à ses opinions, il se laissa entraîner dans la pièce à côté et se pencha sur le nouveau-né tremblant de fièvre.

Le visage du bébé, mon visage, était couvert d'un duvet noir trop long, mais à ce médecin-là je n'inspirais aucune répulsion, puisque de son côté il était très malheureux.

Le docteur A... venait tout juste de perdre sa fiancée, une délicieuse jeune fille pleine de charme qu'une maladie pulmonaire mal connue avait emportée en quelques semaines. Brusquement, le bébé lui parut digne d'intérêt dans la mesure où pour opérer un rapprochement entre ces deux événements, le décès de l'autre et ma naissance, mes parents accepteraient de me donner son prénom.

Le docteur A... me prit, me posa sur la grande table, demanda à l'infirmière, ravie d'avoir enfin un allié, de faire bouillir de l'eau et de stériliser des bistouris, retourna auprès de mon père, parlementa, expliqua la situation et obtint gain de cause. Tout en lui parlant, mon père ne cessa d'ailleurs de regarder un seul instant ma mère qui gémissait sur son lit. À partir de ce moment, le docteur livra donc seul la bataille pour me sauver en se fiant non pas à sa science, mais à son intuition. La lutte dura toute la nuit. À l'aube, je dormais paisiblement, bien que mon corps fût couvert de bandages. Le docteur A... avait pratiqué plusieurs incisions par lesquelles s'écoulait le pus. Ce fut le seul moyen qu'il avait trouvé pour éliminer l'infection et, à la surprise de ses collègues, il s'avéra efficace !

C'est ainsi que je fus sauvée et, conformément au marché passé cette nuit-là entre le médecin et mon père, baptisée sous le nom plutôt rare, voire extravagant en Pologne, puisque très britannique à l'origine, d'Alice, ou d'Ala, pour ajouter une touche slave à ce qui était par définition étranger. Bronia, ma mère, ayant survécu, mon père me pardonna par la suite mon manque de grâce et s'efforça même de cacher tant bien que mal sa déception. Je n'étais pas un garçon, mais j'existais et personne ne pouvait plus l'ignorer. Mes plaies se cicatrisaient lentement, j'empêchais tout le monde de dormir dans l'hôtel particulier où l'écho répercutait ma voix dans les corridors, et je ne souriais, paraît-il, qu'au docteur A... qui, patiemment, veillait sur les incisions qu'il avait pratiquées, incisions qui se refermaient progressivement tout en ne cessant pas de suppurer. Elles allaient former ensuite de longues traces appelées à grandir avec moi, sur mes jambes et sur mes bras. En somme, le premier acte d'amour que j'aie connu dans mon existence est lié à la douleur, les cicatrices et le deuil. En effet, le docteur A... mourut quelques années plus tard alors que je commençais à peine à grimper sur ses genoux et à lui exprimer ma reconnaissance en entourant son cou de mes bras trop courts et en l'appelant : papa !

L'infirmière qui connaissait les détails de ma naissance ne pouvait plus les raconter car elle avait trouvé du travail dans une autre ville, et comme on ne voyageait pas beaucoup à l'époque quand on pratiquait sa profession plutôt mal rémunérée bien qu'exigeante, nous ne nous rejoignîmes jamais plus. Je fus appelée à grandir entre ma mère Bronia qui, ne pouvant pas avoir d'autres enfants, avait du mal néanmoins à accepter le laideron que la nature lui avait donné, Stanislaw, qui savait que jamais il n'aurait d'héritier, ma grand-mère maternelle, qui souffrait de sclérose du cerveau, et ma grand-mère paternelle, qui décida de m'aimer de toutes les forces de son vieux cœur.

Grand-mère Féla eut quatre fils et rêva d'avoir une fille. Elle était profondément persuadée que les femmes étaient beaucoup plus intelligentes que les hommes, exception faite de sa bru, la belle Bronia qu'elle ne pouvait pas sentir, et elle était fermement décidée à laisser sa fortune à la petite fille laide que j'étais. Elle me prêtait toutes les vertus et veillait jalousement sur ma santé.

Car dès mon plus jeune âge, j'avais fait connaissance avec la maladie, les infections, les abcès à la gorge et les otites. J'avais connu la menace d'une surdité définitive et sans appel et celle de l'incapacité de marcher en raison de la déformation des os de mes pieds. Je passais les longs mois d'hiver couchée dans mon lit, entourée de livres, car j'avais appris très tôt à lire et grand-mère Féla, qui ne sortait pas beaucoup pendant la saison froide et ne tenait surtout pas à se rendre chez sa belle-fille, m'envoyait des repas avec de petits billets de couleur où, de son écriture haute et très lisible, elle traçait des messages d'amour. Le conflit latent entre ma mère et ma grand-mère s'aggravait ainsi à cause de moi. Bronia, la belle, la douce femme brune, supportait mal le mépris que sa belle-mère manifestait à l'égard de sa cuisinière ; en revanche, le cuisinier et la cuisinière de grand-mère Féla se surpassaient dans les desserts. Leur gâteau était inimitable et ne pouvait être fait par nul autre qu'eux. Chose certaine, grand-mère Féla gagnait une place prépondérante dans le cœur de la petite fille malade que j'étais, non pas en raison des bouillons et des bons petits plats qu'elle m'envoyait et auxquels je pouvais à peine toucher, ayant trop mal pour avaler davantage, mais à cause de cette façon qu'elle avait de me traiter comme quelqu'un qui valait la peine qu'on s'y intéresse.

Stanislaw, mon père, rentrait et sortait de ma chambre en bâillant, Bronia, ma mère, m'étouffait de baisers, grand-mère Féla me répétait que j'étais intelligente, brillante, même, et que je réussirais plus tard ce que j'entreprendrais. En attendant, il s'agissait de profiter de chaque instant pour étudier tantôt les cartes géographiques qu'elle m'envoyait avec les indications au crayon bleu des itinéraires de ses nombreux voyages à l'étranger, tantôt des séries de reproductions de portraits de rois destinées à me faciliter l'apprentissage de l'histoire.

À six ans, j'entrai dans une école privée, sautant la première classe, et je me retrouvai avec des enfants beaucoup plus vieux qui ne manquèrent pas de me manifester leur hostilité. Fille d'un homme considéré comme l'un des plus riches du pays, j'arrivais en voiture, dont le chauffeur Kazimierz ouvrait cérémonieusement la portière, et repartait de la même façon, ce qui n'était pas fait pour plaire ni à mes camarades ni à mes professeurs.

C'est ainsi que je découvris les autres, leur haine mesquine, leur jalousie. J'en eus d'autant plus de peine que j'avais un besoin aussi absurde qu'illimité d'amitié et d'amour. Ostracisée à l'école, punie à la maison pour mes uniformes constamment déchirés, je me battais contre plusieurs, décidée à ne pas me laisser faire et à utiliser mes poings contre celles qui m'attaquaient.

À la maison comme à l'école, je ravalais mes larmes et je souriais. Dès ma petite enfance, ce fut ma manière à moi de défier le monde et de cacher à la perfection mes chagrins, mes peines et mes drames.

Grand-mère Féla surmontait courageusement une maladie d'estomac chronique. Ma mère, pour sa part, affrontait le matin les huissiers qui venaient saisir les meubles et le soir portait avec une élégance exquise des manteaux de fourrure de prix.

Écartelée entre la faillite de l'entreprise de sa propre famille, à moitié ruinée, et la richesse de celle de l'homme qu'elle avait épousé, elle s'efforçait de cacher ses ennuis quotidiens. Et moi, je me croyais obligée de me montrer à la hauteur en subissant toutes ces vexations à l'école sans en souffler mot à personne.

De toute façon, il ne m'aurait servi à rien d'en parler. Bronia et Stanislaw étaient persuadés que leur fille fréquentait la meilleure école privée de la ville, école dont la direction était très flattée de m'avoir pour élève, et que de ce côté-là ils ne pouvaient avoir aucun ennui. Ils étaient naïfs à leur façon, se conduisaient l'un à l'égard de l'autre avec une politesse exquise et préféraient discuter des pièces de théâtre qu'ils avaient vues ou devaient voir ensemble que de problèmes bassement matériels. Très amoureux, Stanislaw s'efforçait de distraire sa femme que la maladie de sa mère accaparait du matin au soir malgré la présence des infirmières et des domestiques, et Bronia évitait soigneusement de lui rapporter, quand il rentrait du bureau, ce qui s'était passé à la maison en son absence. Le seul qui savait tout, qui comprenait tout et qui la consolait comme il le pouvait, c'était mon oncle Arthur.

Grand, mince, fantaisiste, le jeune frère de ma mère et son plus fervent admirateur subissait les crises de folie de grand-maman, éloignait les huissiers comme par magie et servait de confident tant à Bronia qu'à Stanislaw qui suppliait qu'on place enfin la vieille dame dans une institution en Suisse, qu'on procède à la liquidation des derniers avoirs de la famille de sa femme et qu'on lui permette de régler les créanciers.

Moi, de mon côté, je grimpais sur les genoux d'Arthur dès mon retour de l'école et j'oubliais mes ennuis en apprenant avec cet oncle toujours disponible pour moi, contrairement aux autres grandes personnes, des poèmes et des chansons. Connu en ville pour ses frasques de jeune loup coureur de jupons et pour sa façon de conduire sa motocyclette qui affolait les chevaux et terrorisait jusqu'aux chauffeurs de tramways, une fois à la maison, Arthur se transformait en un être doux, délicat et compréhensif.

— Non, ne te moque pas de ta grand-mère Dosia, me disait-il. Écoute-la plutôt et tâche de la rassurer.

Brusquement, il conférait ainsi à la petite fille que j'étais un rôle important et pour lui plaire, ou plutôt pour ne pas le décevoir, je l'assumais aussi bien que je le pouvais. Généralement, les crises de grand-mère Dosia commençaient par une sorte de plainte. La vieille dame, mince, délicate et plutôt calme et discrète, défaisait son chignon blanc, et ses cheveux longs, épais comme ceux d'une toute jeune fille, tombaient sur ses épaules et descendaient jusqu'à sa taille. Elle y plongeait les mains et disait :

— Ils arrivent. Dans un instant ils vont défoncer les portes. Les bolchéviques vont me torturer. Ils veulent savoir où mon mari a caché notre argent. Et il est mort, mon bien-aimé, sans avouer, sans donner le peu qui nous restait pour fuir avec nos enfants...

Ensuite, elle poussait des cris de plus en plus stridents et aucune infirmière ne parvenait alors à la calmer. Il fallait la traîner de force dans sa chambre, la coucher sur son lit, lui faire une piqûre et lui faire avaler des pilules. Parfois, elle s'endormait tout de suite, mais il arrivait qu'elle se débatte, se sauvant, courant dans le vestibule, s'accrochant à la rampe et se penchant, comme pour sauter dans le vide et s'écraser au rez-de-chaussée, où se trouvaient le petit salon et la bibliothèque. Arthur parvenait à la retenir dans ses bras. Seule Bronia, son unique fille bien-aimée — la pauvre femme avait donné vie à onze garçons, tous vivants — réussissait à la ramener à la réalité.

Arthur m'enseigna comment prendre les mains de ma grand-mère, comment les embrasser jusqu'à ce qu'elle me regarde, s'étonne de ma petite taille et de mon extrême jeunesse, éprouve la crainte de me faire peur par sa conduite et mobilise toutes les ressources de son caractère pour surmonter d'elle-même sa crise. À l'extrême limite entre la folie et la lucidité, la vieille dame aux cheveux blancs coiffés en chignon, pathétique dans ses longues robes de dentelle, cessa ainsi de faire peur à sa petite-fille.

Je ne l'aimais pas autant que grand-mère Féla, la mère de mon père, l'image même à mes yeux de l'ultime perfection, mais cet hiver-là, j'appris à ne plus me sauver à l'approche de grand-mère Dosia et à ne plus hurler de frayeur la nuit en l'entendant passer devant la porte de ma chambre. Je découvrais que mon oncle Arthur m'aimait vraiment, que je pouvais tout lui raconter sans risques qu'il le répète et je commençai petit à petit à me confier à lui.

Lié par le sceau du secret, il hésitait à intervenir directement, mais il saisit toutes les occasions qui s'offraient à lui pour suggérer à sa sœur de me changer d'école. En vain. Il n'en trouva pas moins une autre solution passablement astucieuse en se promenant dès le printemps devant l'école en motocyclette. Cela impressionna à tel point les élèves et les institutrices qu'on me fit des avances dans l'espoir de faire la connaissance de mon oncle. À l'approche de l'été et des vacances, la partie était pratiquement gagnée. Mais déjà la vie se dissolvait, se décomposait et se transformait au point de devenir méconnaissable.

Mademoiselle Sophie, ma gouvernante, s'en alla la première et ce fut une sorte de secousse sismique. On chuchotait à la cuisine que la gouvernante de la «petite demoiselle» épousait le frère de la bonne, ce qui en soi était considéré comme une déchéance humiliante pour tout le monde. Car comment concevoir que la cuisinière, le cuisinier, les deux bonnes et le maître d'hôtel, qui s'étaient inclinés si longtemps devant mademoiselle Sophie en la servant au même titre que «madame», puissent voir la dite mademoiselle Sophie oser descendre de son piédestal social, renoncer en quelque sorte à son statut, pour s'abaisser à aller vivre à la campagne avec un garçon qui ne pouvait entrer à la cuisine que par la porte arrière, et encore juste pour faire sa livraison et disparaître aussitôt en remontant sur sa carriole attelée d'un cheval?

Je ne compris pas grand-chose à ces racontars, mais je pleurai beaucoup, car mademoiselle Sophie avait été au cours de toute mon enfance une figure familière qui me consolait, la nuit surtout, quand j'avais peur dans le noir et que je me réfugiais dans son lit placé de l'autre côté de la grande pièce qui était notre chambre à coucher.

Mademoiselle Sophie partie, elle fut remplacée par mademoiselle Ila, une jeune femme qui avait, de l'avis de l'oncle Arthur, des références tout à fait remarquables et des manières plutôt déplorables. Mais déjà cela n'avait aucune importance puisque, comme chaque année, nous partions tous ensemble en vacances au bord de la mer et que le rythme changeait dès lors autant pour moi que pour mes parents.

Cet été-là, le départ fut différent, toutefois. C'est l'oncle Arthur qui m'expliqua la signification du mot que j'avais entendu à l'école lors de la leçon de catéchisme : la guerre ! Monsieur l'aumônier, le seul professeur qui m'avait défendue toujours et partout (même le jour où l'appariteur m'avait surprise dans la cour en train de me glisser du troisième étage le long de la gouttière et m'avait menée chez la directrice qui, séance tenante, décida de communiquer avec mes parents et de me chasser de l'école, mais en fut dissuadée par le bon père qui se chargea de régler l'affaire et le fit à la satisfaction générale, en caressant ma tête d'un geste paternel), nous distribua des masques à gaz et nous montra comment les utiliser le cas échéant.

Cela se passait à la fin du mois de juin, à une semaine de la distribution des prix de fin d'année. Il faisait très chaud. Avec nos masques sur nos figures, nous ressemblions tous à des animaux étranges, car, comme je le remarquai ce jour-là, dès qu'on prive les humains de leur visage, ils semblent perdre leur humanité. J'en fis la remarque devant monsieur l'aumônier qui ne la releva pas, occupé comme il l'était à ajuster les masques à gaz puis à les récupérer, et plus tard devant l'oncle Arthur qui me regarda longuement avant de me lever de terre, selon son habitude, et de me faire tourner comme une toupie.

— Tu as raison, me dit-il en me déposant sur un fauteuil. Ce sont les hommes sans tête qui font la guerre, et c'est pour ça que c'est si terrible. Nous allons tous crever!

— Papa et maman aussi? ai-je demandé en songeant, ce qui était très mal de ma part, qu'à la suite d'une pareille éventualité je pourrais certainement aller vivre et grandir chez grand-mère Féla. L'oncle Arthur ne répondit pas. D'ailleurs, à partir du début du mois de juillet, toutes les grandes personnes cessèrent de répondre à mes questions et même de remarquer que je les posais, que j'existais, que je voulais comprendre et savoir...

La petite fille que j'étais alors dérangeait, tout d'abord à la maison, où on roulait les tapis et recouvrait les meubles, comme chaque année, avec les grandes housses blanches, puis dans le train, où mes parents discutaient avec leurs amis, et finalement dans le bel hôtel blanc de Jastrzebia Góra, Baltyk, où Bronia et Stanislaw aimaient s'installer pendant deux ou trois mois, loin de leurs familles respectives, avec moi, ma gouvernante et juste une femme de chambre.

Comme tous les ans, Bronia passait toutes les matinées avec moi tandis que mon père, qui souffrait d'asthme, se reposait. Nous marchions ensemble de l'hôtel jusqu'au phare qui se trouvait à quelque deux kilomètres de distance, peut-être davantage. Cette promenade, toujours la même, ne manquait pas d'intérêt pour moi, puisque l'arrivée au phare s'accompagnait d'une longue conversation avec le gardien. Celui-ci ressemblait un peu à l'oncle Arthur, en beaucoup plus vieux. Il portait un uniforme bleu foncé avec des boutons dorés, une jolie casquette et sa barbe bouclée, courte mais fournie, était poivre et sel. Il me prenait par la main, m'emmenait tout en haut du phare en grimpant l'escalier en colimaçon qui se terminait brusquement dans la rotonde où un réflecteur, qui me paraissait immense, tournait dès la tombée de la nuit et envoyait sur la mer de longs faisceaux de lumière. Le gardien du phare, botaniste de formation, vieux garçon, m'aimait bien et je le sentais. D'un été à l'autre, il attendait l'arrivée de la petite fille que j'étais, et de mon côté je ne pouvais penser aux vacances sans sortir sa photo que je gardais précieusement parmi mes trésors, deux gros coquillages, un dessin fait pour moi par l'oncle Arthur, des cartes postales, cadeaux de grand-mère Féla, et la petite croix que monsieur l'aumônier m'avait offerte à mon arrivée à l'école.

Le gardien du phare m'expliquait les rudiments de la navigation dans ce coin de la Baltique, me parlait de l'intensité des vents, des dangers qui menaçaient les pêcheurs et aussi des sirènes, ces étranges créatures, mi-femmes, mi-poissons. Devant le phare situé sur une presqu'île, les vagues s'écrasaient sur les rochers et leur écume éclaboussait le sable clair sur lequel les mouettes se promenaient gravement ou s'asseyaient un instant comme pour reposer un peu leurs ailes. Ma mère ne m'accompagnait pas jusque-là. Elle restait de l'autre côté de la haute tour, abritée contre le vent, là où poussaient un peu d'herbe et quelques minces arbustes. Dans la solitude et le silence qu'elle aimait, Bronia lisait des poèmes ou récitait à mi-voix ceux qu'elle connaissait par cœur. Pour Bronia, les vacances, c'était cela : la possibilité d'oublier sa belle-mère qui la détestait, de ne pas être obligée de s'occuper de sa mère malade qui l'adorait et de passer de longs moments avec sa fille sans trop savoir ce qu'il convenait de lui dire pour l'intéresser.

J'avais droit à sa curiosité, mais elle avait énormément de mal à me rejoindre à travers le barrage des convenances, des bonnes manières, de l'enseignement, des prérogatives de la gouvernante et des limites tracées une fois pour toutes qui lui interdisaient la familiarité dont elle avait pourtant envie. Elle aurait aimé, par exemple, me prendre dans ses bras et m'embrasser, mais comme j'étais de santé fragile, elle ne devait pas le faire, de l'avis du médecin, sous peine de me transmettre des microbes !

Bronia était un peu jalouse du gardien du phare qui paraissait plus à l'aise en ma compagnie qu'elle-même, mais s'attardait au phare, car ces promenades constituaient l'unique moyen pour elle de se débarrasser de la gouvernante, cette demoiselle Ila, coquette et fouineuse, qu'il lui fallait supporter conformément aux habitudes adoptées par la famille de son mari. Quand elle s'en plaignait à Stanislaw, il lui répondait invariablement qu'elle ne pouvait s'occuper à la fois de sa mère malade et de sa fille. C'est l'argument massue que mon père invoquait, sachant que sa propre mère choisissait soigneusement les gouvernantes afin de contrer ainsi les influences éducatives de Bronia qu'elle jugeait néfastes pour mon évolution.

— À demain, disait-elle au gardien du phare, peu avant l'heure du midi. Nous devons partir maintenant.

Je lâchais alors la main de mon grand ami et je m'approchais sagement de maman. Le chemin que nous empruntions était situé en bordure de la grand-route, mais comme la circulation y était très faible, nous ne risquions pas de voir passer beaucoup de voitures. À notre droite, les dunes s'étendaient jusqu'à la surface mouvante de la mer qui brillait au soleil, et à notre gauche, les petits sapins formaient une sorte de forêt rabougrie. Ils s'accrochaient au sol pauvre et le retenaient en place en luttant à la fois contre l'érosion et pour leur propre survie constamment menacée. Bronia m'interrogeait sur l'école, mes camarades, mes enseignants, et moi, qui aurais voulu parler de n'importe quoi sauf de cela, je laissais vagabonder mon imagination. Je tenais à faire plaisir à ma mère, la belle femme triste, et je comprenais confusément que pour y parvenir il me fallait mentir. Je mentais donc avec d'autant plus d'aplomb que les camarades que j'inventais au fur et à mesure étaient des créatures merveilleuses telles que je les rêvais parfois. En dehors de monsieur l'aumônier, tous les autres personnages que j'évoquais n'existaient que dans mon esprit, mais Bronia ne s'en rendait pas compte. Assaillie comme elle l'était de toutes sortes de craintes, elle était très distraite.

De toute évidence, la guerre était imminente, bien que Stanislaw, son mari, refusât de l'admettre et se moquât des lettres que son frère lui adressait de Paris pour lui demander d'y envoyer «la petite». L'oncle Léon m'aimait comme sa fille et tenait, écrivait-il, à m'avoir auprès de lui en France pour que je puisse bien apprendre la langue. En réalité, ce n'était qu'un prétexte et Bronia le sentait. Que faire, comment s'organiser pour que sa pauvre mère ne soit pas emportée par la débâcle quand Stanislaw, Arthur et ses autres frères partiraient au front se battre, tandis qu'elle-même serait obligée de songer avant tout à la sécurité de son enfant? Ce midi-là, en arrivant à l'hôtel, Bronia pleura sans raison apparente et ne descendit pas à la salle à manger. À l'heure du thé, cependant, quand l'orchestre commença à jouer sur la terrasse et les couples à évoluer sur la piste, Bronia vint rejoindre son mari. Stanislaw essayait justement de me montrer un pas de danse et on nous applaudissait de toutes parts.

— Arthur a été mobilisé, lui dit-elle, et on annonce l'appel sous les drapeaux des réservistes. Il faut que je rentre. Je ne peux pas laisser maman avec les infirmières.

Au même moment, des avions apparurent dans le ciel au-dessus de nos têtes et leur vrombissement couvrit le bruit des vagues.

— Ce sont les nôtres, cria Stanislaw en faisant signe au chef d'orchestre de jouer plus fort pour calmer les esprits.

— Non, hurla monsieur Osmolowski, le propriétaire de l'hôtel, à un vieux monsieur, avocat à la retraite, marié à une plantureuse Russe qui avait une voix merveilleuse et chantait souvent le soir pour le plus grand plaisir des clients qu'elle traitait comme des invités de marque.

— Ce sont les Boches, regardez les croix gammées sur les carlingues. Violation des frontières... Où est notre artillerie antiaérienne?

Monsieur Osmolowski criait, les gens debout hésitaient encore, mais Bronia sortait déjà en me tenant par la main. Confrontée avec un danger immédiat, elle cessait d'obéir à son mari et à ses frères comme on le lui avait appris depuis les débuts des temps et ne songeait plus qu'à me sauver, moi, sa fille, son enfant, le sang de son sang.

Mardi

Docteur Lorange, solide, calme, cultivé, agréablement détendu.

— Oui, la radio est concluante, mais il faut vérifier avant de se prononcer. Il faut faire une biopsie.

Le mot est là, sur mon lit, sur ma couverture, et j'essaie de le comprendre, mais c'est peine perdue. Les termes techniques masquent la chose, mais il y a les expressions, les regards, les sourires gênés. J'ai compris ! C'est un examen horrible qui fait mal... La journée passe. Prises de sang, prise de tension, température... Tout est parfait. La machine, ma machine, roule, fonctionne, respire et se sent à l'étroit dans cette chambre d'hôpital. Les miens sont là et j'ai honte de leur faire tant de peine. Jacek, mon mari, parvient pourtant à me faire rire. Puis c'est le soir et la solitude est d'autant plus difficile à vivre qu'à cause d'une stupide panne de courant je ne peux pas travailler. Il le faut, pourtant. Il faut absolument que je termine mon texte de façon à ce que madame Lapierre, la merveilleuse dame qui dactylographie mes manuscrits, puisse avoir mes corrections.

Couchée sur le dos, oisive, je commence à penser à ce qui m'attend et j'ai envie de fuir, d'échapper à cette horrible suite de vérifications, d'examens et de traitements sans lendemain... Je voudrais me lever, m'habiller et rentrer chez moi, puis attendre que Dieu veuille disposer de moi comme si j'étais en train de l'attendre dans le désert où seul compte l'amour.

Non, je ne peux pas faire cela à l'homme que j'aime, à ma fille et à mon fils ! Cela ne se fait pas ! Je suis majeure, je suis une grande personne et je dois me conduire comme telle ! Pourtant, dans chacun dort l'enfant, celui qui veut se blottir dans des bras protecteurs et qui éprouve l'irrésistible envie de fuir devant l'inconnu, ce danger qu'on sent tout en n'osant même pas imaginer de quoi il s'agit. J'essaie de dormir, car c'est l'unique moyen d'échapper à la tentation de retrouver l'air et le bruit de la rue, de se fondre parmi les passants et par le fait même de cesser, ne serait-ce que pendant un moment, d'être une privilégiée puisque différente, une personne qui sait comme toutes les autres qu'elle va mourir, mais qui en plus sait déjà que ce sera d'un cancer du poumon droit. Je ferme les yeux, et à nouveau je me mets à dérouler l'écheveau du passé.

La guerre

Il y a des pays heureux où l'on retrouve ses propres traces facilement. Dans ces pays-là, les maisons restent debout, les écoles conservent sur leurs murs les photos de leurs diplômés et dans les diverses institutions, tels les palais de justice ou encore les hôpitaux, on fait figurer en bonne place les noms des gens qui se sont distingués, ou qui, plus simplement, y ont travaillé à un moment donné de leur existence. Je n'ai pas eu la chance de naître dans un de ces univers-là, mais en Pologne où, d'une génération à l'autre, la guerre, les insurrections et les occupations successives balaient les noms et les images. Par conséquent, avant de crever, j'ai un devoir à remplir : celui de remercier ceux qui ont été bons pour moi et dont il me faut marquer en quelque sorte le passage dans mon existence.

Je recule devant l'énormité de la tâche et je cherche des excuses, surtout le manque de temps, puisqu'il m'est impossible de compléter en deux ou trois mois l'histoire de tous ces gens qui méritent que je la raconte. Mais les remords sont plus forts que le raisonnement logique. Autant commencer, et si je ne termine pas, ce sera une histoire d'amour inachevée, de mon amour pour ceux que j'ai connus et admirés et qui sont disparus sans avoir eu la possibilité de laisser derrière eux une trace.

Ainsi ce gardien du phare, dont j'ai gardé un souvenir ému, a été tué d'une balle dans le dos. La colonne des soldats allemands avançaient et ils tiraient. Ce fut aussi simple que cela. Cela s'était passé, selon le témoignage d'un pêcheur, juste au début du mois de septembre. À ce moment-là, Stanislaw et Bronia quittaient déjà Cracovie en direction de Lwow. Du jour au lendemain, entre nous les distances étaient abolies. Ils parlaient ouvertement devant moi de ce qui se passait et de ce qui les attendait, et c'est ainsi que sans vieillir vraiment je me transformai d'un seul coup en adulte.

L'oncle Arthur me l'avait annoncé la veille en partant rejoindre sa formation sur sa motocyclette, le seul moyen de transport dont il disposait encore. Grand-mère Dosia me l'avait répété dans un de ces moments de lucidité qui transformaient jusqu'à l'expression de son visage. Les domestiques la reconduisaient déjà à la campagne. Bronia pleurait et moi j'embrassais les mains ridées, certaine soudain de ne plus jamais revoir ma grand-mère. La maison était silencieuse. Les tapis proprement roulés, les lustres couverts de draps blancs de façon à les protéger de la poussière, tout cela était infiniment triste. Je laissais derrière moi ma chambre, mes trésors, ma bicyclette et mon enfance. Stanislaw et Bronia abandonnaient tout ce qu'ils possédaient. Il était optimiste et croyait à la victoire finale; elle était très triste et prédisait la défaite. Malheureusement, elle devait avoir raison.

Mercredi

Au-dessus de ma tête, j'aperçois le sourire ensoleillé d'une fille de Haïti. Pour ne pas la décevoir, j'essaie de lui répondre et de ne pas montrer que j'ai peur. Soigneusement, consciencieusement, elle vaporise une substance au fond de ma gorge.

— Cela va vous insensibiliser, dit-elle. Vous ne sentirez plus rien.

Je lui pose des questions sur les beautés de son pays. Vite! Dans quelques instants, je ne pourrai plus parler. C'est ma conversation de la dernière chance!

Ensuite la civière se déplace, on tourne le coin, le passage, le docteur Lorange, des infirmières, on couvre mes yeux. C'est ainsi qu'on couvrait les yeux des condamnés à mort et c'était déjà un signe de clémence, mais moi je préférerais voir plutôt que de fermer les yeux sous cette sorte d'écran protecteur.

Le docteur parle et il y a le son de sa voix, rassurante, calme. Je m'efforce de dominer ma peur, de ne pas me crisper, de laisser le maximum de place pour la tige qui descend dans ma gorge afin qu'elle ne heurte pas les parois. La sûreté de la main du docteur Lorange est fantastique. Je lui fais confiance, je m'abandonne, je l'oublie et je prie. Il est bon de pouvoir prier. J'ai toujours pensé cela, aussi bien sur les barricades qu'en temps de paix, lors de tous ces examens qu'on passe dans l'existence sans trop savoir quelles sont les bonnes réponses aux questions toujours plus inattendues à mesure que le temps passe. D'une période à l'autre, d'un âge à l'autre, on sait de mieux en mieux à quel point on ignore l'essentiel, et c'est en priant qu'on parvient à se consoler en se disant que cela est le lot de tous et de chacun et qu'il n'y a pas de quoi avoir honte.

J'ai pitié des gens qui ne peuvent pas, ne savent pas ou ne veulent pas prier. J'ai une profonde compassion pour ceux dont le Dieu est vengeur et prompt à punir. Mon Dieu à moi comprend quand il s'agit de souffrances physiques, entend, et même s'il ne les soulage pas comme ça, tout de suite, en les faisant disparaître, sa présence aide... En fait, c'est une affaire d'Amour...

L'examen est terminé. On me félicite pour mon calme. Je remercie le médecin pour la sûreté de sa main et tout cela demeure on ne peut plus civilisé. N'empêche que cet horrible examen relève d'une technique moyenâgeuse, à mon humble avis. Je comprends pourquoi le matin même les infirmières me regardaient avec autant de commisération.

Ils sont là, dans ma chambre où je remonte. Rien n'est encore prouvé. La biopsie peut démontrer l'erreur de la radio, mais nous savons tous les quatre que c'est joué...

Il m'a apporté des fleurs superbes, une robe de chambre en satin et un dictionnaire tout neuf qui sent bon. Sur la première page, il a tracé ces quelques mots: «Pour qu'il te serve aussi longtemps que le précédent...» Comme le précédent a vingt ans, ce n'est pas mal pour un cancer galopant qui ne vous donne que quelques mois de répit, peut-être un an, ou deux, on ne sait trop, on ne sait rien, on présume... Ma fille Isabelle est là, les larmes aux yeux. Elle a trouvé des chemises de nuit sensationnelles, des chemises parfaites pour l'hôpital. Mon fils, médecin, se tait. Pourtant, lui seul sait et pourrait expliquer, mais à quoi bon? Nous préférons parler d'autre chose. Dès qu'ils me quittent, je ne m'occupe plus que de mon manuscrit et cela jusque tard dans la nuit.

Jeudi

Les examens. Je passe des examens. C'est la médecine nucléaire où des techniciens, des femmes pour la plupart, s'emparent de mes os, de mon estomac, de mes reins et calculent sur les écrans les réponses des ordinateurs qui s'expriment en couleur et tracent des tableaux non figuratifs tout à fait impressionnants. Je comprends brusquement pourquoi je n'ai jamais aimé vraiment, à quelques rares exceptions près, la peinture non figurative. Je devais avoir dans le plus profond de mon subconscient le pressentiment qu'un jour je serais en train de regarder des lignes étranges, vertes, rouges, roses et jaunes, entre lesquelles seraient enfermés mon verdict de vie ou de mort, les années qui me seraient encore imparties et mes chances de ne pas empoisonner l'existence des miens par des souffrances et des exigences de dernière heure.

— Jacques, tu me promets, n'est-ce pas ?

Jacques, le vieil ami de toujours, un médecin calme, expérimenté, hoche la tête. Oui, il viendra. Oui, il sera là, Oui, je ne serai pas seule, ni abandonnée chez moi ou à l'hôpital en train de hurler comme une bête. Merci, Jacques. Merci d'avance et merci, Hélène, pour ta si belle lettre. Hélène, la femme de Jacques, est une femme merveilleuse. L'amitié vient tout de suite après l'amour. C'est évident. Et puis ils savent prier et pour moi cela compte. Car sinon, tout se simplifie, il suffit d'un geste, d'une balle, d'un accident qui ne rentrera pas dans les statistiques sur les suicides... Des précédents illustres existent, et c'est même très bien accepté à notre époque. Aucun préjudice pour la famille, comme ce fut le cas autrefois, bien au contraire... Le suicide est en quelque sorte à la mode dans notre univers où l'affirmation de soi passe par la négation d'une certaine vision chrétienne de nos droits et de nos devoirs.

Les examens... Il fait vraiment ce qu'il peut, mon médecin, pour que je sache le plus rapidement possible à quoi m'en tenir.

29

Impossible de travailler sur mon manuscrit. Cela commence tôt le matin. Je reviens dans ma chambre vers midi, j'embrasse à la sauvette ma fille et mon homme qui attend, lui si occupé, pour savoir comment ça va, me rassurer et repartir en promettant de revenir le soir. Il est somptueux, ce don constant de sa présence, de chaleureuse attention et d'amitié. Je fonctionne de mon mieux et j'essaie de ne pas les décevoir, de sourire, de me moquer de moi-même et de les rassurer.

Ce qui est pénible à l'hôpital, c'est la lutte des classes, «cette sourde animosité des imbéciles» au masculin, mais surtout au féminin, car ce sont hélas les femmes pour la plupart qui m'agressent au passage lors d'un examen ou d'un autre. Elles savent bien ce que je risque, elles savent à quel point le verdict peut être cruel pour moi, mais cela ne semble pas les toucher. Fonctionnaires sans âme? Non, plutôt vestales hargneuses que le syndicalisme protège contre les aléas des horaires et qui refusent d'accepter qu'on grignote cinq secondes de leur temps pour compléter un examen dont elles doivent mesurer pourtant l'importance mieux que la patiente elle-même.

Autrefois, sous le terme de «lutte des classes», on comprenait les conflits qui naissaient à la faveur de distinctions de fortunes, de droits, de statut social, mais ce n'est plus le cas dans les démocraties libérales. Ce qu'on ne pardonne pas, c'est que l'autre ait un diplôme, des années d'études et une supériorité intellectuelle. Les infirmières refusent aux médecins leurs lettres de noblesse et aux patients le droit de chercher refuge dans les pages d'un livre... Elles veulent des patients affolés, soumis, en tout cas, résignés et réduits à l'état de larves informes, afin de les manipuler à leur guise. Elles les veulent, consciemment ou inconsciemment, dépourvus de curiosité, obéissants, suant de peur et attentifs à chacun de leurs gestes.

Ces techniciennes de la souffrance trônent, dominent et s'amusent à dépouiller les êtres humains à leur merci de leur intégrité première et de leur fierté. J'estime avoir droit à cette forme de compassion, non pas en mon nom propre, mais en celui de tous les malades, de tous les autres qui n'écrivent pas et ne peuvent formuler ce qu'ils ressentent. En fait, je préfère dire du bien des gens plutôt que du mal. C'est même, en quelque sorte, ma marque de fabrique, mais ces infirmières qui ne savent pas faire proprement une prise de sang nous prennent pour des otages.

Certes, il y a eu aussi dans le groupe des femmes en blanc une jolie jeune fille qui avait fait mon examen des os et qui a eu la gentillesse de me dire à moi, qui vient d'avoir deux fractures successives en trois ans, ce qui prend une signification médicale particulière dans mon cas compte tenu de l'état de mes poumons, qu'il n'y a pas trace de cancer dans tout cela. Elle riait, heureuse de cette bonne nouvelle, et c'est son sourire que j'ai emporté en souvenir en remontant en vitesse dans ma chambre pour éviter la chaise roulante. L'infirmier, ou l'aide-infirmier, qui avait poussé ma chaise roulante le matin même m'avait longuement parlé de la manifestation qui se préparait pour la défense des travailleurs du Manoir Richelieu qui...

Bref, je n'avais aucune envie de reprendre le débat sur la question, ce qui était certes inadmissible de ma part, mais quand on veut terminer un manuscrit tout en sachant qu'on a le cancer du poumon, non opérable, et peu de chances de survie, on ne se préoccupe pas outre mesure des problèmes de ce genre. C'est honteux, certes, mais c'est ainsi...

Vendredi

Et voilà! La boucle est bouclée, la semaine terminée et les examens aussi. J'ai le cancer du poumon, c'est incontestable! Probabilités de survie : quelques mois, quelques années, pas plus de trois, cinq au maximum, garantie de souffrances, d'une mort pénible... Bref, c'est clair...

— Le pire n'est jamais certain, dit Jacek, et aussitôt j'éclate de rire.

Merci, mon Amour, merci beaucoup! Derniers rendez-vous... Dernières rencontres... Ce sont les médecins qui veulent bien essayer de me soigner. J'ai beaucoup d'admiration pour eux, car cela doit être difficile de s'occuper d'une patiente, de s'y attacher, tout en sachant pertinemment qu'il n'y a pas de chances, pas de remèdes miracles, juste un traitement qui rend fatalement malade celle qu'on soigne. Étrange maladie que le cancer... Jusqu'au dernier moment, j'avais espéré avoir la tuberculose, cette terrible maladie du début du siècle si bien racontée par de grands écrivains, d'Alexandre Dumas dans *la Dame aux camélias* jusqu'à *la Montagne magique* ou encore *Mort à Venise* de Thomas Mann. Vaincue depuis, la phtisie demeure pour moi la maladie des grands, de Frédéric Chopin à Juliusz Slowacki, le poète polonais qui avait prédit qu'un jour un prêtre slave, un Polonais, monterait sur le trône de saint Pierre à Rome. Juliusz Slowacki, qui disait dans ses prières : «Dieu fasse que je ne sois pas heureux, mais que je devienne grand.» Dieu a bien voulu l'exaucer. Il a vécu l'exode, la solitude, la maladie et une carrière littéraire difficile.

Rien de semblable pour le cancer... Il y a juste ce roman triste, poignant, d'Alexandre Soljénitsyne, autobiographique pour une large part, *le Pavillon des cancéreux*. Le cancer... Non, je n'ai ni le talent ni le génie nécessaire pour rendre cette angoisse qu'on ressent quand... Passons... Autant d'ailleurs revenir à ce vendredi-là. Il y avait du soleil dehors. Le docteur Lorange explique à l'homme de ma vie ce qui m'attend, ma fille, présente dans la chambre, me serre la main très fort, mon fils m'adresse un clin d'œil.

— Bref, ai-je dit, cela n'a aucun sens de me soigner, laissez-moi donc sortir, docteur.

— C'est pénible de ne pas avoir de choix, la veine, le cœur, les probabilités d'étouffement en l'espace de quelques jours... Bref, soins immédiats indispensables ! Radiothérapie, chimiothérapie, ou les deux, de préférence.

— Pourquoi et à quoi bon ?

— Voyons, il faut vous défendre, c'est l'essentiel !

— Essentiel pour qui ? Pour moi ? Pour moi qui ai une peur panique des hôpitaux, des soins, des techniques ?

Non, pour les humains qui ont horreur de reconnaître leur impuissance devant la maladie, qui refusent de capituler, qui n'aiment pas ceux qui capitulent car ils estiment qu'ils leur font honte, en quelque sorte.

Je téléphone à Miche, une amie que j'admire, une femme extraordinaire.

— Oui, on se soigne, dit-elle. Vous, moi, nous! Quelle question stupide! Ça peut même marcher.

Je n'y crois toujours pas, mais que faire? Je n'ai même pas la possibilité de refuser les soins. Cela serait imposer à l'homme que j'aime des moments... Bref...

Il est mince, calme, expérimenté. Son nom, Yvon Méthot. Nous prenons rendez-vous pour lundi. Il me donne son numéro de téléphone au bureau et à la maison.

— Je suis facile à rejoindre, dit-il, et c'est comme une main tendue dans le désert du doute et du désespoir...

Stanislaw

En sortant de l'hôpital, je pense à mon père. C'est pendant la guerre que j'ai commencé à le connaître. De la période antérieure, il ne me reste qu'une anecdote, une petite histoire très personnelle qui a eu alors pour moi une importance énorme. Un dimanche, contrairement à tous les usages et toutes les habitudes familiales, mon père m'invita à aller avec lui au cinéma voir un spectacle pour enfants. Finalement, nous nous retrouvâmes ailleurs, devant un film pour adultes, *Pour toi je chante Mariou*, avec Bengiamino Gigli, le grand chanteur italien. Dans la salle, les dames pleuraient sans que je parvienne à deviner pourquoi, et mon père s'étant endormi, enfoncé dans le siège à côté de moi, je n'avais personne à qui le demander.

Une fois de retour à la maison, j'eus le tort d'en parler à ma gouvernante qui le répéta à ma mère, ce qui provoqua une scène entre Bronia et Stanislaw dont l'écho se répercuta tard dans la soirée entre les quatre murs de leur chambre à coucher. C'est en captant les bribes de cette discussion véhémente que je compris que ma mère reprochait à mon père de ne pas avoir le moindre sens de la pédagogie et lui défendait de s'occuper dorénavant de leur enfant, c'est-à-dire de moi, en menaçant de le quitter. Stanislaw obéissait à la femme qu'il aimait plus qu'à toute autre, et c'est ainsi que le personnage de l'enfant s'effaçait, disparaissait et devenait inconsistant.

Est-ce à cette époque déjà que je l'avais compris confusément, ou plus tard quand, autour de moi, le monde basculait, et que je retrouvais à la faveur de la guerre ma liberté et un statut qui était presque celui de l'adulte? L'exode, Lwow, l'occupation soviétique, le manque total d'argent, le risque de déportation en Sibérie, c'était cela que mes parents vivaient alors. Pour moi, très jeune fille, ces événements avaient une connotation différente.

Avec le départ de ma gouvernante, qui était tombée amoureuse d'un policier en civil et décida de traverser avec lui la frontière verte hongroise pour rejoindre les forces militaires polonaises en déroute et continuer la lutte ailleurs, en France ou en Grande-Bretagne, je gagnai le droit de sortir seule. La brusque disparition des domestiques, la cuisinière et le chauffeur y compris, m'autorisa à préparer des repas non seulement pour moi, mais aussi pour mes parents qui, complètement démunis, se contentaient de pain et de thé. Au chapitre de l'approvisionnement, l'amitié du fils de la concierge, un jeune Ukrainien, me fut du plus fondamental secours, car il m'apportait des victuailles absolument introuvables dans la ville affamée où l'on avait fermé à la population les magasins, les restaurants et les hôtels, pour en faciliter l'accès aux militaires soviétiques. Stanislaw et Bronia ne se rendaient pas compte des efforts que je déployais pour obtenir un peu de viande. Ils me donnaient l'argent que je demandais et s'étonnaient de ma débrouillardise. Les deux pièces dont ils disposaient étaient constamment pleines de monde. L'oncle Stefan, en route pour la Hongrie, y campa quelques nuits, puis l'oncle Adam, un des frères de Bronia.

— Partez, disaient-ils. Là-bas, en Occident, on pourra continuer à lutter, tandis qu'ici, ce sera le carnage!

— Tout le monde ne peut pas quitter le pays, répondait Stanislaw. Je dois rester ici pour organiser la résistance. Et puis, il y a ma mère qui est toute seule à Varsovie. À la première occasion, nous allons nous y rendre pour la rejoindre.

C'est alors que je commençai à admirer mon père et cela continua jusqu'au bout, jusqu'à cette horrible journée où, en rentrant à la maison, j'appris qu'il ne serait plus jamais là.

Nous étions revenus de Lwow à Varsovie et nous avions retrouvé grand-maman Féla, mais il n'avait pas pu l'empêcher de mourir comme elle le voulait, c'est-à-dire debout, bravant les règles imposées par l'occupant allemand. Ensuite, ce fut la série de chambres louées, de villas, d'appartements et de petites maisons à deux étages où l'on cachait des postes émetteurs clandestins, des armes, des journaux du maquis et des explosifs.

Et finalement, un matin, tout le monde fut arrêté, tout le monde sauf Bronia qui, justement, était en ville en train de faire des démarches pour obtenir du sucre et de la farine. Jamais plus elle ne devait revoir son mari.

À partir de ce moment, ma mère me parla de Stanislaw bien plus souvent que de celui qui avait été mon père, et petit à petit, je devins ainsi sa confidente, son appui, son dernier refuge et sa seule amie. Pendant l'hiver de 1942, où ces événements horribles ont eu lieu, j'espérais encore. Je portais des colis à la prison, je rêvais, je pleurais et j'attendais, puis un jour l'on me rendit un paquet en m'annonçant que Stanislaw Poznanski n'était plus là. Ce fut la dernière fois que j'entendis parler de lui, et au lieu de prier, de supplier qu'on le sauve, je m'enfermai dans une sorte de rêve injustifié et injustifiable. Je pensais le retrouver quelque part, évadé de la prison, sauvé *in extremis* par une intervention héroïque, surmontant les dangers et les embûches. Quand Bronia fut fusillée à son tour, à l'hiver de 1944, ce fut différent. Je pleurai, je criai et je priai beaucoup pour le repos de son âme.

Un jour que j'avais désespérément besoin d'argent, je rêvai qu'elle entrait dans ma chambre et m'écrivait sur une feuille de papier une adresse dont je me souvins au réveil. Ceux qui habitaient à cette adresse-là avaient plusieurs costumes de mon père et me les payèrent un bon prix.

Par la suite, je vécus toujours avec l'image de ma mère. Je l'emportais avec moi partout en l'invoquant, en priant pour le repos de son âme ou en serrant dans mes mains, avant de m'endormir le soir, un petit objet qui lui avait appartenu. Persuadée que j'avais survécu pendant l'insurrection, la captivité et la libération grâce à la présence constante de ma mère à mes côtés, j'oubliais Stanislaw. Et puis, je vécus une déception affreuse...

Cela se passait au camp des prisonniers de guerre où nous, les filles et les femmes-soldats de l'insurrection de Varsovie, fraîchement libérées, attendions qu'on veuille bien nous indiquer ce que nous allions devenir. Le matin, après l'appel, les officiers lisaient à tour de rôle les messages. On annonçait qu'un tel caporal de l'armée du général Maczek cherchait sa fille ou qu'un tel autre prisonnier libéré d'un camp allemand cherchait sa mère, sa femme ou sa fiancée. Un matin du mois de juillet, chaud, ensoleillé et relativement calme, on annonça que Stanislaw Poznanski demandait à sa fille de se rendre au camp situé à quelques kilomètres à peine de celui où je me trouvais. Comme une folle, je me précipitai. Un motocycliste accepta de me transporter. C'est donc avec ce jeune officier polonais que j'arrivai le jour même dans la zone indiquée dans le message. Tremblante d'émotion, j'attendis ensuite que mon père réponde à l'appel et vienne à ma rencontre. Ce furent des instants d'une tension telle que jamais par la suite je ne devais les oublier...

L'homme qui me tendit peu après les bras n'était pas mon père, bien qu'il portât le même nom et eût une fille qui s'appelait aussi Alice. Elle me ressemblait physiquement, à en juger par sa photo qu'il avait sur lui, quoique plus âgée. Sans un mot, nous pleurâmes ensuite apppuyés l'un contre l'autre, puis je repartis avec mon motocycliste.

Plus tard, beaucoup plus tard, je recommençai à chercher Stanislaw. Mais cette fois-ci je n'avais plus d'espoir et je voulais seulement savoir ce qu'il était devenu. Quand j'eus commencé à vivre avec Papusiek et Ursule à Paris, je les interrogeai discrètement sur mes parents en faisant semblant de me renseigner sur le genre d'existence que ma famille menait à une certaine époque, sujet sur lequel ils étaient intarissables. Pour eux, le frère aîné de mon père et sa femme, il s'agissait en fait des souvenirs de leur jeunesse et des débuts de leur mariage.

Papusiek me présenta ainsi par petites touches une image floue, bien que fort belle, de Bronia et une sorte de caricature de mon père, dont il se moquait gentiment sans se rendre compte de l'effet que cela pouvait produire sur moi qui avais commencé à connaître et à admirer mon père au cours des deux premières années de la guerre, alors que je n'avais pas douze ans. Quelque part dans le vide que je porte en moi, je parviens à reconstituer tant bien que mal la haute silhouette de mon père, son sourire, ses mains, et j'éprouve de la honte de ne pas pouvoir mieux le remercier pour ce qu'il a été pour Bronia et pour l'enfant qui avait failli la tuer en venant au monde...

Lundi

Il a le sens de l'humour, mon docteur.

— Donc, pour ce traitement de la mononucléose, dit-il, nous allons commencer par faire un plan, un dessin, des tatouages... Comme au grand siècle, madame...

Il est formidable, mon docteur, parce qu'il parvient à dédramatiser. Il me fait penser, bien qu'il ne lui ressemble d'aucune façon, à cet autre médecin qui m'avait sauvé la vie.

Quand était-ce ?

J'avais seize ans et cela se passait à Paris. J'étais étudiante, j'habitais au couvent et les religieuses polonaises étaient chaleureuses, bonnes et affolées. Eh oui ! nous sortions du maquis, de l'insurrection de Varsovie et d'un camp de prisonniers de guerre en Allemagne. Nous jurions, nous nous coiffions rarement et nous dormions sans chemise de nuit puisque de toute façon, à part nos uniformes, nous n'avions pas beaucoup de vêtements. Moi, j'avais une robe d'été, cadeau de ma tante Ursule et de Papusiek qui devaient arriver prochainement de Londres. Ils y avaient travaillé tous deux pendant la guerre pour la victoire ultime des Alliés et pour leur propre survie.

Les bourses versées par le gouvernement britannique étaient minables. Nous les utilisions pour payer gîte et couvert au couvent et il nous restait à peine de quoi acheter les... épingles à cheveux.

Wanda, ma copine de chambre, devenue par la suite ma meilleure amie, et moi n'avions pas de ces vêtements superfétatoires qui ne servent que la nuit, mais prudes comme nous l'étions toutes à l'époque, nous nous cachions soigneusement sous les draps et nous ignorions tout de nos anatomies respectives.

Peu importe!

Quand une sœur, jeune, petite et blonde, me rencontra dans le corridor en train de piquer un sprint entre le cabinet de toilette et notre chambre, tard dans la nuit, ce fut le drame! Les religieuses prenaient leur bain hebdomadaire tout habillées pour ne pas s'exposer à de mauvaises pensées dans la solitude de la salle de bains. Ma tenue fut pour la jeune sœur un spectacle navrant de péché personnifié!

Le résultat de tout cela fut immédiat! Les sœurs nous donnèrent en cadeau, à Wanda et à moi, deux belles chemises en toile, avec col et manches brodés à la main. Ces chemises-là, je les ai portées plus tard à l'hôpital.

Ah! les religieuses!

Je ne comprends pas ces confessions de plusieurs écrivains québécois qui dénigrent leurs années de pensionnat. Moi, j'ai trouvé au couvent une paix surprenante, beaucoup d'amitié, un peu de puritanisme risible et une sécurité dont j'ai oublié le goût au fil de mes pérégrinations en France, du camp militaire de La Courtine où j'ai passé mon bac, jusqu'à Paris, où je fus promue étudiante d'université sans comprendre très bien la langue dans laquelle se donnaient les cours.

Au couvent, on parlait, on priait, on se confessait et on mangeait en polonais, et c'était déjà rassurant! Et puis quand, par une de ces journées grises dont Paris a le secret, je plongeai en plein drame en l'espace de quelques minutes par la faute d'un chauffeur de camion qui était monté sur le trottoir, les sœurs prièrent pour moi...

J'étais avec Wanda qui avait roulé sous le camion avant de rebondir comme une bille sur le trottoir. Je me penchai pour l'aider, mais mon pied glissa et les grosses roues écrasèrent ma cuisse...

Assez curieusement, je ne cherchai jamais à rencontrer le camionneur et je n'éprouvai jamais à son égard ni haine ni même reproche. Il vint pourtant me voir à l'hôpital où je restai par la suite des mois qui me parurent des années...

La gangrène et le tétanos, qui auraient dû me tuer en principe, un visage, celui du chirurgien, ce docteur Herzog qui prétendait que je m'en sortirais, d'autres visages, d'autres médecins qui voulaient pratiquer l'amputation, la révolte, la mienne, mes amis qui vinrent me sortir de la salle d'opération, la mort...

Est-ce le docteur Herzog qui m'a sauvée, ou Jean, ce fringant lieutenant polonais qui m'aimait assez pour aller chercher pour moi de l'eau de Lourdes? Les dents serrées par la crise de tétanos, je n'avalai rien d'autre alors que j'étais plongée dans le coma. Le soir même, je me réveillai, faible, mais guérie. Un miracle? Oui, le miracle de l'amour humain, de l'amitié, de la prière... Mais est-ce qu'un pareil miracle peut être prouvé?

À l'hôpital Laennec, on m'appelait «la miraculée»... L'eau de Lourdes, la croix envoyée par tante Jania dont le fils Victor Ianaga Poznanski, devenu moine, avait travaillé pour les lépreux, l'amour de Jean le bon lieutenant, l'amour de mon oncle et de ma tante, l'amitié de Wanda et celle de mes copains, tout cela formait un ensemble, une sorte d'écran protecteur qui m'entourait, moi, jeune fille à peine sortie de la guerre...

Mais aujourd'hui, la situation est différente. Je ne suis plus une jeune fille. Ce n'est pas un accident qui m'envoie à l'hôpital mais une maladie dépourvue de romantisme. Et pourtant, entre les médecins Yvon Méthot et Herzog, il y a quelque chose de semblable: le goût de plaisanter pour mieux cacher leur attachement à l'égard des patients, attachement d'autant plus dangereux que la plupart d'entre eux font partie des incurables, des condamnés à mort. Il faut avoir la foi du charbonnier pour espérer.

— Vous savez, la radiothérapie n'assure pas la guérison. Il n'y a pas de guérison, on peut juste gagner du temps.

— Oui, docteur.

— Et on ne sait pas du tout dans votre cas combien de semaines, de mois, éventuellement d'années... Une, deux?

— Oui, docteur.

Jacek veut que je me soigne, et pour lui je suis prête à accepter ce traitement fou. C'est stupide, c'est insensé, mais c'est ainsi! La lutte pour la vie? Oui, j'aime, j'adore la vie, j'aime aussi les gens et je m'y attache, mais la souffrance me fait peur, je m'affole dès que je pénètre dans un hôpital, et puis je ne veux imposer à personne le spectre de la lutte de la bête humaine qui se défend malgré elle avec ses griffes pour gagner un peu de temps encore, pour échapper à l'irréparable, pour durer, ne serait-ce que quelques heures, en crachant ses dents, en perdant ses cheveux, en devenant horrible...

Dieu que tout cela est difficile, trop difficile et trop compliqué pour moi... Comment oser, en effet, avoir pitié de moi-même quand il y a les autres, tous les autres? L'enfant que je croise dans le corridor de l'hôpital, des noms d'amis et de connaissances qui me reviennent à l'esprit, des femmes et des hommes qui sont partis, emportés par le même mal, sans que je songe à les aider comme j'aurais dû sans doute le faire. Avare de mon temps, je voulais écrire et je n'ai pas été assez charitable pour aller au-devant de leur drame à eux. Par conséquent, je n'ai pas le droit maintenant de m'apitoyer sur mon propre sort.

— Vous devez être révoltée, me dit le docteur Méthot. Après tout ce qui vous est arrivé, c'est beaucoup! Enfin...

Non, je ne suis pas révoltée. Je crois, je suis persuadée qu'Il existe et qu'Il décide. Bref, ce ne sont pas là des idées qui se discutent dans un hôpital où il faut aller vite pour ne pas faire attendre les autres. Je m'allonge. Des infirmières, des techniciennes s'affairent. On dessine sur mon corps le champ qui sera traité par les rayons.

— Un tiers d'intensité de radiations de Tchernobyl ou plus, docteur?

Yvon Méthot a un bon sourire. Cela m'aide à sourire à mon tour et à continuer à plaisanter. Et puis, les techniciennes sont aimables, gentilles, disponibles. Les femmes en blanc me regardent. Ces vestales-là sont humaines, compréhensives et rassurantes... Merci à toutes. Merci beaucoup!

Mardi

— Mon père, est-ce que...

— Oui, je suis là et nous sommes ensemble.

Solidarité chrétienne, charité chrétienne, une confiance totale, confiance d'enfant et des paroles qui rejoignent, qu'on veut entendre, le père Henryk Pieprzycki, c'est tout cela à la fois. On ne remerciera jamais assez les hommes qui ont décidé de devenir prêtres, de sacrifier beaucoup pour apporter aux autres une certaine forme d'amour et qui y sont parvenus à force de sagesse, d'humanisme et d'un sens profond de la philosophie chrétienne.

— Mon père...

Dans la grande maison vide où il vit seul en attendant l'arrivée des séminaristes, le père Henryk m'emmène à la chapelle. Il n'est pas jeune, le père, ni très solide, mais il y a en lui une force, un calme, une paix... J'ai honte soudain. Le père Henryk a été opéré l'année dernière pour une cataracte. À la sortie de l'hôpital, il a pris un taxi et il est rentré seul dans la grande maison vide. Je n'étais pas là pour l'aider. Personne n'était là! De quel droit est-ce je lui demande maintenant de m'écouter? De quel droit? Au nom de son sacrifice, de sa vocation, des années qu'il a données au service des autres...

Le soleil est au rendez-vous à la chapelle. Des mots de la prière, de longs silences et le retour au quotidien. En bas, dans la petite pièce, il y a sur le mur un modeste portrait du père, un dessin fait au crayon par un peintre de passage. Ce qui frappe, ce sont les yeux, leur expression, leur tristesse et cette sorte de gravité qui marque l'ensemble du visage.

— Merci, mon père... Je reviendrai, si vous le permettez. Je reviendrai. En attendant, je vais juste essayer de continuer à écrire.

— C'est cela... Il le faut. Vas-y! Je serai toujours là pour t'écouter...

Non, je ne demanderai à personne de m'accompagner à ma séance de radiothérapie. J'irai seule, comme le père Henryk est allé à l'hôpital. C'est la moindre des choses, le moindre courage dont je dois faire preuve pour mériter ce qu'il m'a dit tantôt.

L'hôpital, le corridor, le sourire du docteur Méthot, son petit bureau exigu, le passage, les trois techniciennes en blanc, gentilles, aimables, compréhensives...

Le rite est fort simple. J'enlève ma blouse, je m'allonge sur la civière mobile, elles m'entourent, corrigent ma position, vérifient l'angle dans lequel se fera la rencontre entre mon corps et l'œil froid, fixe, horrible, de la machine. Car dans cette salle, c'est la machine qui trône, c'est Eldorado 8, dont le nom est une dérision, puisqu'elle doit brûler, détruire, fouiller les tissus cancéreux, suivre l'angle prévu par le médecin et brûler jusqu'à ce que la peau devienne bronzée comme sous l'effet du soleil. Briller aussi de cet éclat blanc, neutre, sorte d'absurde lumière lunaire, indifférente, cruelle, qui ne peut apporter aux hommes ni joie ni moyen de percer les ombres de la nuit, mais juste l'avant-goût d'une mort exceptionnelle, déshumanisée, semblable à celle des chambres à gaz inventées par des esprits sadiques.

— Eldorado 8, quelle horreur!

— Vous avez trop d'imagination, plaisante le docteur Méthot. Mais je sais qu'il devine mon angoisse. Ce n'est pas par hasard qu'il est là quand on me donne mon premier traitement.

Comment un médecin qui a trente années de pratique dans le domaine très particulier où l'on dit souvent au patient dès le début qu'il n'y a pas de guérison possible, mais juste une rémission dont personne ne connaît la durée, parvient-il encore à s'impliquer à ce point sans craindre de trop s'attacher aux victimes de cette étrange maladie qu'on ne parvient pas à vaincre et dont on ne sait que fort peu de chose?

Un déclic, le médecin, les techniciennes, la jolie stagiaire aux cheveux blonds, Julie, à laquelle on voudrait dédier un poème, quittent la salle. Me voilà seule face à l'œil blanc. Eldorado 8 me regarde sans me voir, me méprise, me domine et me réduit à l'état d'«objet». Non, je veux demeurer un «sujet», moi qui préférerais me battre sur les barricades, ramper dans la boue du ravin jusqu'aux voies de chemin de fer qu'on avait fait sauter dans un feu d'artifice géant, que d'être «pour mon bien» dans cette salle où une main charitable a suspendu dans le fond des jouets d'enfants. Comment demeurer «sujet» face à cette gueule carrée, inexpressive, lugubre, encadrée d'acier que je ne peux détruire, ni même repousser?

— Deux minutes! Vous m'entendez, deux minutes! Il vous reste encore une minute.

La voix est merveilleusement fraîche, amicale avec cette pincée de rire dans le fond de la gorge qui fait du bien. Car il ne s'agit pas de compassion mais d'un jeu, «un jeu Radio-Canada» où le réalisateur prévient sa vedette qu'elle dispose encore de toute une minute, de soixante secondes, ce qui peut être beaucoup, ou peu, selon les circonstances.

—Oui, je vous entends. Merci.

Je viens de vaincre l'œil de l'Eldorado 8. Le contact humain est rétabli. Grâce à ces techniciennes qui veulent bien s'impliquer, je surmonte la vague de peur et d'angoisse qui me prend à la gorge et forme comme un nœud... Un déclic! Elles arrivent en courant presque et je ne sais vraiment pas comment les remercier de cet empressement, de cette gentillesse et de cette merveilleuse disponibilité grâce à laquelle moi-même je parviens à continuer à sourire. Car je suis parfaitement consciente que je sortirai retrouver l'air frais et le soleil tandis que ces trois femmes en blanc continueront à aider ceux qui, sur la même civière, vont affronter l'œil froid et indifférent, l'œil glauque, l'œil répugnant de l'Eldorado 8. Et c'est là une attitude, une façon de s'acquitter d'une tâche qui, sans aucun doute, les honore.

— Mon mari, me dit la petite brune agile, énergique, dont les yeux noirs brillent dans l'ombre, est passé par là et il va très bien. Il y a seize ans de cela, donc c'est une réussite!

Juste quelques mots, échangés très vite, quelques mots qui font du bien et que j'emporte comme un joli cadeau offert de façon spontanée comme ça en passant. La sortie de l'urgence, fauteuils roulants, une personne au crâne nu, cancer du cerveau, chimiothérapie...

— Bonjour, mam'zelle, à demain!

Je rends son sourire à l'agent qui plaisante, je me répète mentalement la fameuse phrase que Jacek utilise pour me rassurer. «Le pire n'est jamais certain.» Je monte dans ma voiture et je fais partir le moteur! Le vrai plaisir c'est bien cela: la joie de vivre libre!

Les roues qui bouffent le macadam se moquent bien de ma faiblesse. J'ai les jambes coupées et j'aurais énormément de mal à marcher si j'étais obligée de prendre l'autobus. La rue Saint-Denis, le tournant, l'avenue des Pins, la vie, le goût ou la curiosité de continuer, et aussitôt la nausée qui monte dans la gorge, la fenêtre ouverte, le vent dans les narines, la maison, la clé qui tourne dans la serrure et le silence des pièces vides. Le père Henryk Pieprzycki perdait la vue, puis ç'a été l'opération, l'incertitude. Et pourtant, il n'a demandé à personne de l'assister, alors de quel droit, moi, «l'enfant gâté» par la vie, grâce à l'homme que j'aime, oserais-je me plaindre?

Allons, un peu de cran! Je tourne la radio, je me prépare un café très fort, je décide de manger pour refouler la nausée, mais j'ai du mal à avaler. Ma gorge se contracte d'une drôle de manière, la peur ou l'angoisse, je ne sais trop, quelque chose d'inconnu que je n'ai jamais vécu auparavant ni sur les barricades, ni lors de mon évasion du camp de prisonniers de guerre, quand à la frontière hollandaise un officier de la Gestapo m'a arrêtée, ni un peu plus tard, à Laennec, à Paris.

Je suis reconnaissante à ceux qui m'ont appris à prier, car cela aussi s'apprend très jeune, enfant encore, et je plains tous les êtres humains qui, selon les modes du jour, ne le savent plus.

Le téléphone sonne. Quelqu'un veut vendre quelque chose et c'est à ce point dérisoire que je me mets à rire avant de raccrocher. Et puis soudain, il y a ses pas, sa voix, c'est Jacek qui arrive, l'existence change de couleur, le bonheur est à la portée de mes mains et il me suffit de courir vers lui, de me blottir dans ses bras pour tout oublier.

— Qu'est-ce qui se passe ?

Il ne comprend pas. Il émerge de quelques réunions compliquées, il a des centaines de copies d'examens à corriger, et puis je ne l'avais pas prévenu, je ne lui avais rien dit. J'avais pensé que si j'étais obligée de gagner mon pain quotidien comme ouvrière d'usine, je me rendrais courageusement à l'atelier et je compléterais ma journée, alors de quel droit le forcer, lui, mon Jacek, à me tenir dans ses bras parce que je viens de me mesurer à l'Eldorado 8 ? Absurde, d'autant plus absurde qu'Eldorado 8 attendra désormais jour après jour, fins de semaine exceptées, pendant une longue période. Au fait, s'agit-il de quatorze traitements, de seize, ou de vingt-deux ? Je ne le sais plus et je ne veux pas le savoir, l'envie de fuir me reprend, mais lui n'est pas dupe.

— Viens, dit-il, tu vas te coucher...

Allongée sur le grand lit rond, celui dont j'avais toujours rêvé et que j'ai acheté dans un moment de fantaisie, dépourvu de la moindre réflexion pratique, ses mains dans les miennes, je l'écoute. Il raconte sa journée, fait des plans pour la soirée, l'Eldorado 8 s'éloigne, passe au second plan, s'estompe, se noie. Il y a ses yeux expressifs et grands, ses cils trop longs pour un homme, ses épaules larges, la paix, le calme et le bien-être. Le sommeil s'empare de moi, m'emporte, puis c'est le réveil à l'aube, un coup de poing dans la figure, le soleil dont les rayons ressemblent brusquement à cette autre lumière qui est celle de l'Eldorado 8, l'angoisse et la question stupide que je ne dois pas me poser parce qu'elle me force à m'apitoyer sur moi-même, ce qui est inutile et absurde : pourquoi ? Pourquoi justement est-ce à moi que cela arrive ? En rétribution de quels péchés et de quelles omissions ? Non, non et non ! Qu'il me soit fait selon Ta volonté, amen, Vierge Marie, Reine de Pologne, Toi qui n'as jamais douté...

Un café chaud, difficulté à avaler, un lait froid, deux heures vides, son réveil à lui, son sourire, ses bras tendus...

— Je serai à la maison cet après-midi, dit-il très simplement. Quand tu reviendras de l'hôpital, je serai déjà là !

Trop beau pour être vrai ! Je n'aurais jamais osé le lui demander, mais puisqu'il le propose, c'est différent. Je discute un peu pour la forme, j'objecte qu'il n'aura pas le temps de terminer ses rendez-vous. Il se moque gentiment de moi et il part.

Cancer ou pas, qu'Eldorado 8 se le tienne pour dit ! Cette horrible machine n'a plus de pouvoir sur moi puisqu'il sera là quand je rentrerai à la maison.

— Deux minutes, deux minutes et demie, trois...

— Merci, mesdames, merci de tout cœur à vous trois qui n'êtes ni blasées, ni cyniques, ni indifférentes. Merci encore ! Merci, docteur Méthot, pour votre façon bourrue de lancer au passage : « Profitez de chaque moment qui passe. Vous n'en avez pas pour longtemps. Faites-vous plaisir ! » Merci du conseil, docteur.

Je roule vite, je me dépêche, je m'énerve. A-t-il tenu parole ? Est-il là, ou a-t-il été obligé de... ?

La vieille maison, la porte qui s'ouvre comme par enchantement, et le voilà, lui, avec sa façon si simple de me recevoir dans ses bras et de me signifier ainsi sans prononcer un mot que nous sommes ensemble, que nous nous aimons et que, somme toute, cancer ou pas, tout va bien !

— Mon manuscrit est terminé, madame Lapierre est en train de le dactylographier, et demain nous passerons la journée à faire les corrections. Ensuite, j'irai chez le père Henryk. Il y aura de la lumière sur sa galerie, il me parlera des véritables enjeux de l'existence humaine, recevra mes tristes images de moi-même, me fera réfléchir, les rendra moins désespérées par ses commentaires et me donnera aussi cette paix de l'esprit dont j'ai besoin pour continuer à écrire.

— C'est bien, c'est ce qu'il faut...

Vendredi

— Tes projets? demande le père Henryk Pieprzycki, comme si j'avais encore le temps d'en avoir.

— Si Dieu me prête vie, deux biographies, beaucoup de documentation à analyser, un univers à recréer...

— C'est bien, c'est bien! Vas-y. S'il le faut, je t'aiderai. Mes yeux, ma vue s'améliorent. Je peux lire à nouveau. Tu sais, cela était si beau, cette journée où, brusquement, j'ai recommencé à bien distinguer chaque détail, chaque contour, moi qui me croyais déjà condamné à ne plus pouvoir admirer l'œuvre du Bon Dieu, à ne plus pouvoir lire...

— Mon père, je m'accuse de ne pas avoir été assez attentive aux malheurs et aux maladies d'autrui...

Il écoute, hoche la tête, justifie, explique...

C'est vendredi soir. Demain et après-demain, l'hôpital fait relâche. Eldorado 8 dormira dans la salle qui, elle, sera fermée. Ouf!!! Je ne serai pas obligée d'affronter le monstre pendant ces deux journées de liberté.

Au fait, plus on descend bas dans les profondeurs d'un drame personnel, plus les moindres petites joies prennent les proportions des grands bonheurs!

Samedi

Elle est merveilleuse de sensibilité, d'amitié et de tendresse chrétienne, la lettre d'Hélène Pelletier-Baillargeon. Comment répondre? Comment remercier? À force de ne pas avoir de réponse, je remets cela à plus tard.

Oh! ce que cela peut faire mal que de manger! Au fait, c'est complètement idiot. Depuis toujours, depuis ma plus tendre enfance, j'ai voulu, j'ai rêvé, j'ai essayé d'être mince! En sortant de l'hôpital Laennec, pour la première fois de ma vie j'ai été maigre, et cela à un point tel que j'avais l'impression, en me baissant, que je casserais en deux, que le vent qui soufflait dans la rue Parmentier (ma rue, à l'époque, puisque c'est là que nous habitions, Papusiek, mon oncle bien-aimé, ma tante Ursule, Ohmie sa mère, la merveilleuse vieille dame qui adorait l'opéra, Wanda, ma meilleure amie et moi) allait m'enlever, mais hélas cela ne dura pas. En quelques mois, je me remplumai, j'engraissai et cela continua. Eh bien! me voilà obligée d'avaler, de souffrir, pour ne pas maigrir! C'est vraiment ironique dans mon cas. Ironique au plus haut degré et tout à fait paradoxal. J'essaie de dissimuler ma souffrance, surtout à ceux qui m'invitent ou que j'invite au restaurant, et puis je domine de mon mieux la peur de perdre ma voix et de ne plus pouvoir parler.

— Rien ne prouve que cela vous arrivera, dit le docteur Méthot, mais ni lui ni le docteur Baillargeon ne me cachent que je vais mourir mal et vite.

Alors, à quoi bon la radiothérapie? À quoi bon subir l'œil glauque d'Eldorado 8? À quoi bon?

Dimanche

— Regarde comme il fait beau.

Jacek a une façon unique de commencer la journée.

— Lève-toi, habille-toi, nous partons tout de suite à la campagne. Je veux planter mes roses.

Ouf! L'existence redevient normale, simple et facile. C'est concret, les roses, c'est beau, c'est parfumé, c'est fragile comme certaines vies dont, brusquement, la mienne.

— Soyez égoïste! Faites-vous plaisir...

Je crois entendre le docteur Méthot.

La messe à l'église polonaise, en polonais, avec des chœurs qui chantent. Il ne comprend pas mais trouve cela émouvant. Pendant des années, je me suis efforcée de ne pas l'obliger à fréquenter cet univers qui n'est pas et ne sera jamais le sien. Ai-je eu tort?

— Soyez égoïste, ma fille!

Trop tard. Le seul égoïsme dont je me suis rendue coupable fut celui qui consistait à être avare de mon temps. J'ai toujours voulu écrire et j'ai toujours été pressée, aussi loin que je me souvienne, de retrouver ma table de travail et ma machine portative.

— Tu aurais dû m'emmener plus tôt ici, m'a-t-il dit au moment où nous sortions sur le parvis dans le soleil de cette journée de printemps.

Il a le don de deviner ce à quoi je pense et cela m'émeut. Le cancer accentue l'émotivité et il faut que j'apprenne à m'en méfier. Il est malsain d'avoir des larmes aux yeux sans raison évidente et cela peut paraître parfaitement ridicule.

La rue Centre, le quartier Saint-Henri, autrefois un milieu homogène, ont éclaté. Les maisons modernes, propres, des accents étrangers, des gens qui ne connaissent pas la toponymie de cette ville qui n'est la leur que depuis peu. Les anciens habitants du quartier, Canadiens français, immigrants polonais des années vingt, employés de chemins de fer et sans-travail, ont fait fortune ou ont été balayés par l'existence sans laisser de traces. Ceux qui sont là sont des Asiatiques, des Africains, des immigrants de fraîche date. Ils rient entre eux, s'étonnent que la vieille église polonaise existe justement là et regardent les gens qui en sortent comme des intrus qui, sans faire partie de leur communauté, se permettent de hanter ce quartier que leurs grands-parents habitaient mais qui, depuis, a cessé d'être le leur.

La voiture! Je m'installe au volant et nous partons. Dieu ce que je peux aimer conduire! L'auto, c'est ma liberté à moi, car depuis Laennec, depuis mes seize ans, je n'ai pas cessé d'éprouver à des degrés divers les limites de ma capacité de marcher. En France, je parvenais à échapper aux transports en commun en roulant à bicyclette; à Montréal, j'achetai ma première voiture comptant, un vieux bazou, qui me permit quand même de découvrir de beaux coins. Mon bazou démarrait avec difficulté, et en hiver, mon Prince Charmant l'a souvent poussé sans jamais se plaindre. Lui ai-je dit merci à l'époque ? Je ne m'en souviens plus ! Chose certaine, j'aurais certainement dû.

J'ai des remords à son endroit. Je ne lui ai pas apporté le bonheur qu'il méritait, et maintenant il est trop tard, je n'ai plus le temps et je ne suis même plus certaine d'y avoir droit. Car dès que je diparaîtrai, il faudra qu'il puisse se remarier afin qu'il ne reste pas seul face à la vie quotidienne. Il n'est pas habitué au quotidien... Alors, à quoi bon le rendre heureux pendant cette dernière étape qu'il nous reste à franchir ensemble ? Pour compliquer inutilement le rôle de celle qui va me succéder ? C'est toujours malaisé de lutter contre l'image d'une morte, alors à quoi bon alourdir encore sa tâche ?

La route se déroule parmi les champs, et elle me paraît infiniment plus belle que l'autostrade que nous prenons généralement pour arriver plus vite ! Stupide, n'est-ce pas, cette idée d'économiser chaque instant qui passe ! Le travail est-il vraiment une forme de prière qui plaît à Dieu ? Jacek a toujours beaucoup travaillé, et moi, je me suis appliquée à respecter ses choix dont le coût, en termes du temps libre qui nous a été accordé en fin de compte juste pour nous deux, a été exorbitant quand j'y repense. J'aurais été beaucoup plus heureuse si... Me voilà à l'heure des regrets. Quelle ineptie !

À la pépinière, il y a beaucoup de clients. Les sacs de terre, d'engrais, les fleurs, les arbustes et le patron aux yeux étrangement transparents qui me parle une fois de plus de nos souvenirs communs. Pourtant, des années ont passé depuis.

Nous venions justement d'acheter notre terre et je rêvais de planter des sapins comme en Pologne pour que, une fois la neige tombée, ils puissent monter la garde devant notre « cabane » au toit rouge, rafistolée tant bien que mal. Jacek était occupé, comme d'habitude, et je partis donc avec nos deux mousses à la pépinière. J'avais à l'époque la voiture de mes rêves, fraîchement achetée avec des honoraires reçus pour un travail particulier, une commandite, l'histoire de la famille Steinberg. Elle ne devait jamais être publiée, Sam Steinberg l'ayant trouvée trop intimiste. Ma Fury III, une Chrysler, était verte, longue, avec des sièges recouverts de cuir noir, décapotable, et elle s'ouvrait d'une façon spectaculaire. J'appuyais sur les boutons, le toit se levait lentement, majestueusement, redescendait en arrière et se plaçait tout seul. Il suffisait alors de démarrer pour sentir la caresse du vent et en hiver comme en été je m'arrangeais pour l'ouvrir dès que je le pouvais, de rouler vite, d'écouter une chanson et de capter le moindre rayon de soleil sur ma peau. Mes enfants n'appréciaient pas la voiture décapotable même si c'est un peu en pensant à eux que je l'avais choisie, car pour moi elle évoquait un souvenir auquel je tenais. Cela s'était passé à Orlowo, au bord de la Baltique, où j'étais en vacances avec mes parents.

Enfant solitaire, constamment malade, donc surprotégée, je n'avais pas d'amis et je ne pouvais rêver d'échapper à la vigilance de mademoiselle Sophie. Et tandis que tout le monde se baignait dans les vagues, il me fallait rester sagement assise à l'ombre pour ne pas recevoir trop de vent dans les oreilles. Il fallait prévenir ainsi une de mes fameuses otites, une de plus, dont chacune augmentait le risque d'une surdité qui me menaçait. Un jour, brusquement, une bonne fée apparut devant moi.

C'était l'amie de ma mère, qui avait une Citroën jaune décapotable, deux fils très jeunes et la réputation d'être « étrange ». Forcément, on potinait beaucoup à son sujet, parce qu'elle était veuve et que les hommes tournaient autour d'elle comme des toupies.

Eut-elle pitié de la petite fille solitaire ? La dame me prit par la main et m'emmena, toutes nattes défaites, dans sa voiture. En quelques instants, je découvris alors le véritable goût de la liberté et je me jurai de devenir un jour coureur automobile.

Mes deux enfants, hélas, n'ont jamais été capables de comprendre mes réactions. Ils estimaient qu'il y avait trop de vent en arrière et préféraient les voitures fermées. Ils n'étaient ni rêveurs, ni solitaires, ni maladifs, se croyaient bien malheureux parfois pour des raisons qui me paraissaient à moi parfaitement futiles, et protestaient...

— Vous vous souvenez de votre voiture verte dans laquelle nous sommes partis ensemble pour examiner votre terrain? me demanda le pépiniériste.

Mais oui, mais oui, je m'en souviens d'autant mieux que je n'ai pas cessé de rêver depuis qu'un jour je finirais par m'acheter une autre décapotable en prenant soin d'y accrocher un écriteau indiquant qu'elle a été payée par moi et que Jacek n'a été pour rien dans cette dépense somptuaire. Les rêves des adultes sont pires que les rêves d'enfants, puisqu'on est personnellement responsable de leur réalisation! Non, je n'aurai plus de décapotable, car cela risquerait de ternir l'image que les gens veulent avoir de l'homme que j'aime.

Quand nous arrivons à la ferme, le pommier en fleurs nous salue dès l'entrée. La vieille maison en bois nous paraît ombragée et nous nous mettons au travail, lui dehors et moi à l'intérieur. Est-ce que cette histoire est vraie? Ai-je vraiment le cancer des poumons?

Je prends un peu d'eau, je ne parviens pas à l'avaler, le déclic se fait et l'œil glauque de l'Eldorado 8 est aussitôt présent, là, devant mes yeux. Au même moment, toutefois, il entre, me regarde, m'embrasse et Eldorado 8 disparaît aussitôt.

Il n'y a que deux façons de vaincre le cancer: aimer et continuer à sourire quoi qu'il advienne.

Lundi

Je n'ai jamais eu trop de sympathie pour le lundi, ce début de la semaine où l'on reprend la routine. À l'exception de certaines périodes où j'ai été particulièrement heureuse, le retour vers la routine a toujours eu dans mon existence un petit goût amer.

Même au camp de prisonniers de guerre, les lundis étaient marqués par des rages subites des caporaux allemands, par des appels plus prolongés où pendant des heures il fallait rester au garde-à-vous, puis au repos, puis au garde-à-vous encore, sous la pluie, sous la neige, dans la boue, comme sur le terrain sec, brûlé par le soleil.

Mais ce lundi-là, marqué au sceau d'Eldorado 8, est, comparé aux autres jours, plus pénible encore! Le mal de gorge, le café refoulé dans la bouche, l'angoisse surtout tout à fait impossible à vaincre! Jacek est parti au bureau et je n'ai plus besoin de sourire. Le miroir me renvoie un visage étranger, avec de lourdes poches sous les yeux, un teint jaunâtre qui tire sur le brun clair et une bouche sèche. Allons, surtout ne pas céder! Eau tiède, savon parfumé, crème Nivea, la seule que je connais et dont je sais me servir, puis du rouge à lèvres et du rouge à joues. Voyons, je dois avoir un bon moral puisque mon manuscrit est terminé et qu'il ne me reste qu'à compléter quelques corrections avant de le porter chez madame Lapierre pour la dactylographie de la version finale, ce que je ferai en chemin pour l'hôpital. Téléphoner...

Depuis toujours je téléphone chaque matin de mon bureau ou de la maison à ma belle-mère. Cette femme délicieuse, joyeusement impliquée dans l'existence, dotée d'un sens de l'humour et d'une philosophie à toute épreuve qui lui permettent non pas de supporter la solitude, mais de l'aimer, ce qui mérite respect et admiration, est absolument unique!

Moi, je n'ai jamais su vivre seule. Jeune fille, je traînais dans mon sillage des soupirants dont je ne savais trop que faire ni à court ni à long terme, pour être certaine qu'ils occuperaient mes dimanches. Pendant des mois et des années, j'ai joué ainsi au cruel jeu des miroirs en promettant de les épouser. Les Polonais de cette génération de la guerre étaient romantiques, purs, durs, fidèles et épris de l'absolu, mais même les soupirants français, il faut bien l'admettre à ma décharge, acceptaient mes conditions, surpris et ravis de sortir avec une fille qui leur disait «peut-être» et ne se laissait pas embrasser dans les coins sombres sous le fallacieux prétexte que cela était alors de mise. N'empêche qu'aucun de mes soupirants, ni polonais ni français, ne se doutait que j'acceptais de faire avec lui Paris-Versailles en bicyclette dans le seul but d'échapper à la solitude. Eux croyaient que, comme beaucoup de filles d'alors, je cherchais un mari et que j'étais difficile! Or, moi, j'étais décidée à ne jamais me marier! La confusion, les contradictions et les malentendus se situaient entre nous à ce niveau-là et à aucun autre.

Pour moi, la solitude n'est acceptable qu'avec un manuscrit, un texte qui s'écrit, on encore un livre qu'on ne peut laisser; même alors, j'ai besoin de quelqu'un qui sache m'arracher à mes fantasmes et à mes remords. Ma belle-mère, elle, n'a besoin de personne, et c'est pour cela qu'il est si agréable de lui téléphoner. Mais maintenant, depuis que l'œil de l'Eldorado 8 domine ma vie, j'ai du mal à maintenir le ton gai, enjoué ou même neutre. Elle devine, elle s'inquiète et l'histoire de la mononucléose ne paraît pas convaincante, ni à elle, ni à mon beau-père, cet homme qui a toujours été et qui demeure, sans trop le savoir, un Slave dans le meilleur et le plus profond sens de ce terme.

Des remords... Depuis aussi loin que je me souvienne, j'ai toujours eu des remords. Cela a commencé avec l'arrestation de mon père. La Gestapo est venue pendant que ma mère et moi étions absentes de la maison, et par la suite je me suis sentie longtemps coupable, bien que personne n'ait pu prévoir que cela se passerait ainsi. Deux ans plus tard, ce fut le tour de cette femme si belle et si malheureuse, ma mère. Une fois de plus, je n'étais pas là. Pendant des années, j'ai porté ces souvenirs-là comme une plaie qui ne se cicatrise pas. Ensuite, ce fut une autre période de ma vie et des remords à l'endroit de mon beau lieutenant qui tomba malade quand je lui eus annoncé que je ne me marierais jamais, ni avec lui, ni avec un autre.

Ah! les remords... Les derniers en date qui me hantent, ce sont ceux à l'égard d'une femme de qualité exceptionnelle, Anne Cusson, dont je devrais m'occuper davantage et prendre soin.

Eldorado 8... Non, je n'ai plus de temps pour les remords. Pour moi, c'est terminé. Chaque instant, chaque minute qui passe seront utilisés au maximum par moi et pour moi. Je me le promets.

— Il faut savoir se faire plaisir, m'avait souvent répété ma belle-mère, et je veux bien essayer de me conformer à cette règle.

Vite, la voiture, le soleil, le rire, les courses, les raisins verts et noirs, les oranges grosses comme des balles, les livres neufs qui sentent bon et l'atmosphère particulière de ma librairie qui ne cesse de grandir! L'heure approche... C'est à trois heures trente que je dois être là-bas, dans la salle, où une main charitable a suspendu des jouets dérisoires pour aider les enfants à affronter l'Eldorado 8, le monstre moderne construit pour qu'on puisse supporter plus longtemps la maladie fort ancienne nommée cancer, qui continue à tuer depuis plus d'un siècle.

— Allez à votre traitement et revenez me voir.

Il est présent, le docteur Méthot. C'est sa merveilleuse qualité, justement, que cette présence-là. Il y a aussi son calme qui dédramatise tout, même les horribles radios qu'il examine avec deux jeunes femmes, ses assistantes, et où les taches claires se mesurent en souffrances humaines, en degrés d'invalidité et en soins sans avenir puisque le plus infime espoir de guérison véritable est interdit.

L'œil glauque de la machine se met à jouer avec moi au chat et à la souris. Ses gardiennes en blanc me reçoivent avec des paroles rassurantes, me reprochent mon humour noir et j'essaie de ne pas leur déplaire, bien que je ne sois pas dupe! Certes, il est difficile de lire les documents et les articles scientifiques incompréhensibles à dessein pour les non-initiés! Car à quoi bon faire peur aux gens? Mon cancer est dit «à petits grains». C'est galopant, ce qui me permet en fermant les yeux d'imaginer un manège où je tourne à un rythme accéléré. Le manège en question a des règles et des limites précises. La radiothérapie peut échouer complètement, réussir en partie ou totalement, mais selon toute probabilité le cancer reprendra ailleurs, au cerveau de préférence, et tout cela se produira dans une période ne dépassant pas quelques mois. C'est en gros le pronostic...

— Mais non, voyons! protestent les techniciennes.

— À Radio-Canada, monsieur « Chose » a annoncé qu'il vient de dépasser la limite d'un an. C'est nous qui lui avons administré le traitement. Il a le même type de cancer du poumon que vous. Il faut savoir faire confiance. Ce matin, dans les salles là-haut, quand il a parlé à la radio, les malades se sont mis à applaudir dans leur lit. L'espoir... Cela a de l'importance, l'espoir...

J'ai honte. Moi qui blaguais pour mieux tenir le coup, je découvre soudain à quel point cela leur déplaît à elles qui, jour après jour, s'efforcent de faire leur travail le plus humainement possible. Je voudrais m'excuser, mais je ne sais trop comment. Déjà elles sortent, d'ailleurs, et c'est le déclic, l'œil blanc au-dessus de mon corps, des paroles dans ma tête, des images et puis la voix chaleureuse.

— Deux minutes. Vous m'entendez? Deux minutes sur trois...

— Elle est merveilleuse, l'équipe qui s'occupe de mon traitement, docteur. Merci beaucoup.

J'entre dans le petit bureau du docteur Méthot. Il a l'air fatigué et je lui parle en souriant de Québec, sa ville natale. Il m'offre un café, j'essaie de le boire, je ne parviens pas à l'avaler, tout remonte dans ma bouche et il le remarque.

— Mais, ma pauvre fille, pourquoi ne pas le dire quand vous avez mal? Je vais vous donner une prescription. Cela ira mieux.

— Des effets secondaires?

— Non, il n'y en aura pas!

Je bafouille des excuses, gênée, il prend le café, va le jeter dans les cabinets et en soi il s'agit d'un geste très charitable de sa part. Les médecins devinent-ils à quel point des situations anodines en apparence prennent de la signification aux yeux de leurs patients? Ont-il le temps seulement, dans l'atmosphère surchargée d'un hôpital, de tenir compte de détails semblables?

Des questions... Je pose des questions et je m'aperçois que plusieurs demeurent sans réponse. C'est une maladie terrifiante, complexe, imprévisible, dont on sait seulement qu'elle ne peut être guérie dans mon cas. Bon, autant ne pas insister.

— Aimez-vous la musique, docteur ?

La journée s'achève, il doit se rendre à une réunion et moi je retrouve le soleil, la vie, ma voiture et je me dépêche de rentrer.

Il a tenu parole, il est là, dans la vieille maison, et j'oublie dans ses bras cette angoisse qui fait aussi mal que des coups et qu'on ne peut dominer, ni calmer. J'ai honte !

Sarah Zacharie, mon ancienne secrétaire, a vécu certainement des angoisses pareilles en rentrant seule dans sa maison vide, et je ne l'avais pas deviné, et puis Miche, qui habite à deux pas de chez moi, l'a certainement éprouvée elle aussi sans que je propose de l'aider... Vaincre le cancer, c'est cela surtout : dominer l'angoisse. Et cela, on ne peut l'accomplir seule ! Il faut être avec quelqu'un de patient, qui comprend et qui aime d'amour...

Mardi

— Je m'excuse, docteur. Je ne joue plus. Personne ne peut être sûr des résultats. Alors, à quoi bon vous faire perdre votre temps ? Laissons tomber, voulez-vous...

Il ne crie pas, ne se fâche pas, n'insiste pas, mais il exerce une drôle de pression humaine. Cela devient de la lâcheté, en quelque sorte, de ne pas suivre le traitement jusqu'au bout. Je cède, je demande juste une journée de grâce et je l'obtiens. Fantastique : une journée entière à moi, ma machine à écrire, ma table de travail, mes livres à lire, mes comptes rendus à faire, des feuilles de papier blanches, des caractères noirs, le ruban qui saute comme si ma vieille machine voulait protester avec la dernière énergie contre le traitement que je me permets de lui infliger. La vie, quoi !

Selon Rilke, pour acquérir le droit de consacrer son temps à l'écriture, il faut en avoir besoin comme de l'air qu'on respire. Ce n'est pas le génie ni le talent qui justifient le goût d'écrire, mais ce sentiment d'urgence physique.

Merci, monsieur Rilke. J'aime vous lire et je vous suis reconnaissante de me justifier à mes propres yeux !

J'oublie mon mal de gorge et j'apprécie les instants qui passent. Tard, dans l'après-midi, je me mets à préparer le dîner. C'est idiot et difficile à avouer, mais j'aime faire la cuisine. Cela m'amuse de dresser une jolie table et de l'attendre, lui qui sait apprécier comme personne. Avec lui, les plats ont un sens, les sauces une justification, les vins une histoire et certaines recettes un passé qui plonge ses racines dans son enfance ou ses premières expériences parisiennes d'étudiant. Il rentre tôt, souriant, détendu, raconte sa journée, balaie le cancer, fête cette soirée faste, bien que nous dînions d'une manière plutôt particulière puisque je ne peux rien avaler et que je m'allonge, épuisée, comme si j'avais travaillé physiquement pendant des heures.

Téléphone! C'est mon fils. Le médecin. Il s'inquiète.

La nuit tombe sur la ville, et avec elle, les ombres hantent la chambre. Voici ma grand-mère paternelle, très droite dans sa robe noire, un collier de perles au cou. Jusqu'au bout elle a refusé l'opération et chaque soir il fallait vider son estomac à l'aide d'une sonde. Avait-elle le cancer? Comme elle est morte pendant la guerre, de la guerre, personne n'a jamais pris la peine de vérifier!

Papusiek, mon oncle bien-aimé, en fauteuil roulant, à la suite d'un accident d'auto, son sourire, sa façon d'embrasser tante Ursule pour la remercier du mal qu'elle s'était donné pendant des années pour le garder le plus longtemps possible en vie, voyager avec lui et ne jamais manquer une occasion de lui faire plaisir!

Ils étaient courageux, ces gens de ma famille que j'avais aimée, et je ne sais trop comment me rendre digne d'eux, moi qui ne parviens pas à cacher mes angoisses à ceux que j'aime.

Pourtant, aucun doute n'est possible. Il faut absolument que je les surmonte, car autrement ce n'est pas la peine de continuer à empoisonner l'existence de Jacek, celle de ma fille et de les culpabiliser tous! N'est-ce pas le plus horrible souvenir à leur laisser? Non, non et non! Je me mobilise, j'avale lentement un verre de lait, seul aliment qui passe bien, je me rends à la pharmacie, j'achète le médicament prescrit par le docteur Méthot, je le prends et je me persuade que je n'ai plus mal du tout, que c'est juste de l'hystérie de ma part et que, comme d'habitude, j'ai tort.

Mourir, mais comment?

— Mon père...

Comment demander à l'aumônier polonais qui lutte courageusement contre le risque de perdre la vue si le suicide existe?

Comment lui parler de Romain Gary et de Hemingway, de Jacqueline Picasso et de tant d'autres qui ont suivi l'exemple de Koestler et de sa femme? Malades, ils ont refusé la détérioration de leur état, l'humiliation de leur corps, la soumission aux ordres des médecins.

— Mon père...

Je n'ose pas continuer. Une autre fois, peut-être, j'y parviendrai, mais pas aujourd'hui.

Les êtres humains bien-portants qui, de leur propre chef, mettent fin à leurs jours pour des raisons autres que physiques ignorent l'étendue de l'absurdité fondamentale d'un pareil geste. Sont-ils pardonnés dans l'au-delà, puisqu'il est écrit que «Dieu est Bonté et que ceux qui ne savent pas ce qu'ils font seront pardonnés...»?

Le docteur Méthot me présente des collègues qui passent dans le corridor, et j'essaie de me conduire avec une désinvolture parfaite en parlant de la météo et du prochain sommet Reagan-Gorbatchev. Ils me répondent sur le même ton, mais il me semble lire une expression de pitié dans leurs yeux. J'ai envie de hurler, de courir vers la sortie, de monter dans ma voiture et de laisser derrière moi cet univers de souffrance et de compassion.

Ah! que c'est difficile d'être et de demeurer une adulte, de se conduire en conformité avec l'âge inscrit sur le visage, la façon de marcher et la façon surtout de se déshabiller. Un corps jeune et beau plaide tout seul en faveur de soins intensifs, d'un sauvetage à n'importe quel prix; un corps marqué de cicatrices, de rides, de plis et de replis, c'est différent. J'ai de la chance!

Le docteur Méthot n'est pas un jeune homme fraîchement diplômé. Son fils est médecin, donc, par conséquent...

Le traitement se fait justement dans le dos... Je ne vois pas Eldorado 8, sa gueule paraît inoffensive quand je me tiens debout, et puis ses deux vestales, la jolie brune et la jolie blonde, sont particulièrement rassurantes.

— Au lieu de rentrer chez vous et de travailler, sortez! Achetez-vous de jolies choses! Allez au cinéma!

Elles ont raison, mais moi je veux finir mon manuscrit. C'est toujours long, les dernières corrections. Et puis c'est une journée faste, ce vendredi-là. D'une part, je n'ai pas eu de traitement jeudi, le docteur ayant accepté de m'en dispenser, et, d'autre part, la fin de semaine commence. Allons, un peu de cran!

Je m'en vais en distribuant des sourires. Le docteur, mon bon docteur, me rassure. Il ira jouer au golf s'il fait beau, mais je pourrai néanmoins le rejoindre à la maison. Merci, docteur Méthot, merci aussi à madame votre femme qui veut bien répondre au téléphone sans se plaindre.

— Nous sommes heureux, Denise et moi, dit-il, et cela me rend, sans que je sache trop pourquoi, toute joyeuse, bien que ma gorge me fasse vraiment mal et que je ne me sente pas très solide sur mes jambes.

— Est-ce que vous dormez la nuit?

— Oui, docteur.

— Vous ne voulez pas que je vous prescrive des somnifères?

— Non merci, docteur.

Un dîner d'amitié

Je rentre à la maison. Il vient tout juste d'arriver de l'aéroport, il y a des fleurs dans le salon, des marguerites jaunes, mais ce sont ses mains, ses bras et ses beaux yeux qui représentent un remontant sans prix. Je bois mon lait, installée comme une reine dans notre petit jardin, il arrose les cèdres, me raconte sa journée, mon mal de gorge perd de son importance et devient banal comme celui qui peut arriver à tout le monde. Le cancer lui-même n'est plus une maladie quasi mystique. Je ne suis pas à plaindre. Nous ne sommes pas à plaindre, bien au contraire : le monde nous appartient puisque nous sommes ensemble. Il est de mon devoir de cesser d'avoir mal, de cesser de nourrir cette angoisse en moi qui me laisse par moments à bout de souffle. («Mon Dieu, ce que vous pouvez être émotive», avait dit le docteur Méthot. Mais comment fait-on pour écrire sans être émotive ?) Je me change, je me maquille et nous partons dîner chez Monique et Yves Michaud.

L'amitié est une force, un univers intime qu'il est difficile de raconter et de décrire, un monde en soi dans lequel on pénètre sur la pointe des pieds pour ne pas la déformer ou l'abîmer d'un mot, d'une phrase, d'une remarque inconsidérée. Jamais je n'ai vécu une pareille fête d'amitié ni une pareille communion autour d'une table habillée de rose, avec des cristaux où brillaient les vins blancs et rouges. La chaleur humaine, celle de Monique et d'Yves, me touchait, me rejoignait et me portait. Jean-Roch Boivin et sa femme qui, eux aussi, étaient là et qui savaient, jouaient le jeu. Et entre nous six il y avait une telle harmonie que nous pouvions, sans risque aucun de paraître artificiels ou empruntés, parler d'autre chose. Ce fut une veillée d'amitié, magnifique de sincérité, de spontanéité, de charme et de... joie de vivre ! Oui, de joie de vivre, car entendons-nous bien, ce qui est le plus difficile dans une situation pareille c'est d'avoir le mot juste. N'importe quoi peut blesser cette sensibilité à vif de celle qui se sait condamnée, qui sait que son temps est compté et qui commence déjà à s'habituer, tandis que les autres, ignorants de leur propre sort, ne peuvent que la plaindre. Soirée émouvante, inoubliable pour laquelle je n'ai jamais su comment manifester ma reconnaissance.

Dimanche

Déjeuner de famille que j'organise. C'est peut-être le dernier. Sait-on jamais ! Jacek se fâche, proteste, trouve que je ne dois pas faire un pareil effort, tandis que moi je m'entête, je suggère un traiteur et je gagne. C'est fait ! Le déjeuner sur l'herbe aura lieu. Robert mon beau-frère arrive les bras chargés de fleurs, sourire aux lèvres. Elles sont belles, ses fleurs. On m'apporte encore des bouquets, des chocolats et bien d'autres choses encore. Tout le monde essaie, ma belle-sœur Monique en tête, de créer une atmosphère et ils réussissent pas trop mal. Les neveux, nièces et grands-parents ne se doutent pas à quel point cela est difficile. Eux ne savent encore rien.

Pourquoi ne prononcez-vous pas, chère belle-mère, les mots fatidiques ? Vous devinez, vous pressentez, mais vous ne voulez pas risquer une supposition pareille ! Entre nous tous, il y a Michel, le drame de Michel, sa lutte pour la vie, sa façon de se débattre, ses trente-six ans, ses quatre fils, ses fossettes et son charme. Vous l'aimiez, madame, ce fils si différent des deux autres, qui ressemblait davantage à votre mère, primesautière jusqu'à l'âge avancé de la vieillesse, qu'à votre belle-famille beaucoup plus pondérée et cérébrale !

Le déjeuner sur l'herbe se termine. Dans le soleil qui danse autour, Monique me prend par la taille et me serre légèrement. Un geste de sœur, authentique, spontané qui en un instant nous rapproche plus qu'une longue conversation.

Le soir, retour à Montréal et discussions. Ma vieille amie à laquelle j'ai dédicacé un de mes romans, madame Cusson, a trouvé l'adresse d'une clinique. C'est une histoire surprenante où il y a le témoignage d'un mort, d'un monsieur qui a été traité à plusieurs reprises dans cette clinique, ce qui lui a permis de survivre deux ans et même de voyager. Un espoir au bout du tunnel...

— C'est de la pure foutaise, disent les médecins.

— Sait-on jamais ? soupire le docteur Méthot. Les chercheurs de Villejuif, ou encore de l'Institut Marie-Curie-Sklodowska, une autre Polonaise, célèbre celle-là, ont peut-être trouvé quelque chose qui demeure encore au stade expérimental, mais le Mexique...

Paris ? Pourrai-je me rendre jusque-là ? Aurai-je le courage et la force de prendre l'avion ?

— Et pourquoi pas? proteste le docteur Méthot, et je lui fais aussitôt confiance, bien que je me sente fatiguée. Oh! comme je me sens fatiguée...

— C'est ta dernière semaine de traitement, me console ma fille.

— Ça ira mieux ensuite, décide l'homme que j'aime.

Il corrige les copies d'examens, rencontre des étudiants, travaille sans relâche et parvient à garder le sourire.

— Au lieu de prétendre que la bouteille est à moitié vide, autant dire qu'elle est à moitié pleine, affirme-t-il. C'est plus rassurant.

Il s'organise, se débrouille, s'arrange pour faire un voyage de fou avec un médecin, et en l'espace de deux jours, ils se rendent à la clinique en question, la visitent et reviennent. Leur décision est prise. Je dois y aller tout de suite après ma radio-thérapie.

Le Mexique de Montezuma et de Cortez, du peuple maya qui préférait vivre à l'intérieur des terres plutôt que de s'installer sur la côte et devoir dès lors se battre contre les envahisseurs... La mer folle, les temples et Mérida la ville où les magnats producteurs de sisal se sont amusés à reconstituer fidèlement les Champs-Élysées et le petit Trianon. Des souvenirs de voyages antérieurs...

— Le Mexique va certainement te porter chance, décide Wanda. C'est si beau...

Pourquoi attribue-t-on si facilement à la beauté les pouvoirs magiques qu'on refuse de reconnaître à la laideur?

— C'est simple: la beauté est à l'image de Dieu, alors forcément, sous le terme de chance on comprend beaucoup d'autres phénomènes propices et favorables à la guérison, dont la joie d'admirer les fleurs, de plonger dans les vagues et de se promener le long des plages sans fin, sur le sable chaud et presque blanc. Le Mexique tel que nous l'avons parcouru chacune de notre côté, c'est justement cela...

— Tu ne penses pas qu'entre le Mexique et Paris... Paris, la ville de mes études, de mes rêves fous et de mes ambitions inassouvies?

Oh! pourquoi suis-je si fatiguée, trop fatiguée pour espérer pouvoir encore marcher dans Paris? Pourquoi?

Jeudi

Le traitement s'achève. Eldorado 8 me regarde de sa lumière blanche et je ferme les yeux de crainte de la retrouver partout désormais. Ma gorge me fait moins mal, le médicament prescrit est efficace et le docteur Méthot jubile.

— Achetez-vous donc une voiture décapotable, puisque vous en avez envie. Faites vite, ne perdez pas de temps!

Je sors avec Miche en compagnie de qui j'ai déjà acheté, entre deux éclats de rire, une voiture devenue vieille depuis, toute grise, que j'avais baptisée sur-le-champ Ascot. Elle s'est avérée fidèle, résistante et rapide et elle a duré dix ans, une période en somme bien plus longue que celle qui me reste à vivre... Brr... Pas de réflexions lugubres. Donc, rendez-vous avec Miche qui se termine rue Laurier dans un restaurant où je dévore de dépit deux morceaux de gâteau au fromage. Miche ayant refusé de monter dans ma «Florence», mon auto à échanger, rien ne sert de s'imposer la fatigue d'une visite chez le concessionnaire.

Miche, la solitaire, capable d'un courage que j'admire, l'héroïne involontaire d'un roman que je voudrais écrire pour donner de l'espoir aux femmes qui doutent d'elles-mêmes.

— Miche, qu'est-ce qu'il faut faire?

Elle a un pauvre sourire, mais son ton est convaincant.

— On se laisse traiter, on attend et on espère en vivant d'une façon aussi normale que possible.

Je n'ose pas lui parler de celles qui sont parties, puisqu'elle-même est en train de compter les mois. Deux ans déjà depuis l'époque où toute seule, tel un bon soldat, Miche affrontait Eldorado 8, le mal de gorge, les nausées, l'angoisse, la peur et la fatigue.

— Vous n'aurez pas de rechute, Miche. Voyons, un cancer du sein, ce n'est rien. Ce n'est pas comme le cancer galopant du poumon!

Elle m'écoute et me juge atrocement mal élevée parce que beaucoup trop directe. En fait, tout cela sonne faux. Autant partir. On ne se rejoint pas nécessairement dans le malheur quand chaque comparaison réveille l'angoisse tapie comme un animal au plus profond de son être.

J'ai honte. Je n'ai pas su la comprendre ni l'aider il y a deux ans, et maintenant ce n'est guère mieux. Je n'ai pas sa finesse, ni son tact, ni son calme, ni sa capacité de se battre seule. Sans l'homme que j'aime, je ne serais qu'un objet perdu. Un objet sans valeur qui ne peut devenir «sujet» qu'en fuyant le présent pour se réfugier dans le passé et dans le pays de mon enfance que je n'ai jamais cessé d'idéaliser.

— Profitez de chaque instant qui passe...

— Oui, docteur Méthot.

Je me dépêche, j'écris et je me force à agir. C'est maintenant ou jamais! Vite le téléphone! Concours de circonstances, impossible à raconter sans qu'il soit mis en doute, mais non moins authentique pour autant: lui aussi s'appelle Méthot. Bernard Méthot, célibataire impénitent, pédiatre au grand cœur que j'ai rencontré il y a quelques années dans des circonstances très particulières! C'était l'époque où je croyais encore que les législations pouvaient influencer le sort du monde, protéger les faibles et empêcher les forts de nuire. Les faibles étaient les bébés, les forts les parents cruels, et le juge Marcel Trahan, un homme tout à fait exceptionnel, était prêt à s'impliquer, malgré son poste et son statut. Et c'est ainsi que se forma un groupe de gens de bonne volonté. Première étape: constitution d'une documentation visuelle et de témoignages. Deuxième épisode: avec l'aide des médecins pédiatres nous avons présenté tout cela au ministre de la Justice en présence de journalistes et du public. Résultat: le ministre décida sur-le-champ de changer la législation et il tint parole.

Le docteur Bernard Méthot, qui ne s'était jamais marié parce que, comme il le disait, il avait trop de bébés à soigner et à défendre, sortit par la suite de ma vie. Nous nous perdîmes l'un l'autre dans le flot quotidien d'occupations et de préoccupations diverses. Maintenant, il me faut absolument le rejoindre et le persuader d'entreprendre un voyage en Pologne juste pour y évaluer la qualité des soins hospitaliers destinés à l'enfance. Un objectif, un très vieux projet, Bernard Méthot, un médecin, un vrai, selon la tradition romantique des écrivains tels que Cronin. Il a déjà vécu en Éthiopie, il a du cœur, il est certainement capable de comprendre et d'agir. J'aimerais bien y aller avec lui, mais l'année dernière encore on m'avait refusé mon visa polonais à cause de ce que j'ai écrit, reportages et romans, et maintenant il est trop tard.

Eldorado 8 ne garantit rien, ne répond de rien. À n'importe quel moment, je peux être prise de malaises, avoir une hémorragie, m'effondrer, avoir une tumeur au cerveau...

— Je vais tout régler, Wanda, mais c'est toi qui iras avec le docteur Méthot en Pologne. D'accord?

Wanda ne bronche pas, n'a pas de larmes aux yeux et tient le coup. C'est bien, très bien même! Ah! si seulement je pouvais avoir moins mal à la gorge, être moins angoissée, me sentir moins démunie et avoir un peu de ce culot que donne la bonne santé! Tant pis. On va faire ce qu'on pourra avec les moyens du bord.

Il est content, mon cher docteur au grand cœur, et il a de ces exigences on ne peut plus rassurantes. Bernard Méthot veut des livres sur l'histoire de la Pologne, il veut étudier, comprendre, puis se familiariser avec la situation. Wanda promet de s'occuper de tout cela. Les premiers jalons de l'aventure dont je ne verrai sans doute pas les résultats sont lancés. Je les écoute discuter. C'est étrange. Il s'agit juste d'un mal de gorge, mais en fait ce n'est pas cela qui importe: c'est l'angoisse, la peur, l'affolement qu'on ne peut ni dominer ni raisonner. Dans mon cas, seul l'homme que j'aime détient le pouvoir d'exorciser mes craintes. Il suffit qu'il me prenne dans ses bras pour que l'angoisse cesse de m'étouffer.

Et puis, il y a le père Henryk. Quand il se met à me parler à voix basse, mon angoisse recule, je me calme et je retrouve une sorte de paix bienfaisante que j'essaie ensuite de préserver en moi et de garder au-delà des paroles de la prière. Magie, pouvoir suprême de l'amour humain totalement désintéressé... Le docteur Bernard Méthot me regarde. Il ne comprend pas pourquoi je ne m'impose pas mais, au contraire, m'efface. J'explique que depuis la proclamation en Pologne de la loi de guerre, on me refuse mon visa. C'est une justification suffisante pour le moment. Ensuite, on verra.

Lundi

J'ai quitté Eldorado 8 et sa gueule d'acier s'est tue. Les techniciennes étaient là toutes les deux et m'ont souhaité bonne chance, comme ça, sincèrement, du fond du cœur. Le docteur Méthot m'avait demandé si je voulais qu'on me fasse passer une radio pour qu'on connaisse les résultats. J'ai refusé. Pour lui, qui a fait tout ce qu'il pouvait, comme pour moi, il est préférable d'espérer. Cela vaut mieux ! Je m'en vais. J'ai des problèmes d'estomac. Nouveau cancer ? Effets secondaires ?

— Allons, plaisante le docteur Méthot, vous n'êtes quand même pas un homme et il ne peut être question de votre prostate. Une infection, peut-être, une mauvaise digestion. Allons, on va vous examiner.

— Où, docteur ?

Déjà je m'affole. Pendant le traitement, il a eu la charité de m'éviter les heures d'attente et je n'ai été obligée de sortir de son service qu'une fois, pour une radio, mais la technicienne blonde m'ayant accompagnée, tout s'était passé très vite.

Pour les prises de sang, cela avait été moins facile. Des femmes et des hommes attendaient. Certains avaient reçu le traitement de chimiothérapie et avaient cet air de fragilité émouvante qui m'affolait. Une dame, gênée, délicate, s'excusait auprès de l'infirmière de ne pas pouvoir donner l'urine pour l'analyse.

— J'essaie, j'essaie, mais cela ne marche pas...

Femme ou homme, peu importe, nul n'est sûr d'être épargné quand il est cancéreux. Je tremblais intérieurement, j'avais peur d'être en retard pour mon rendez-vous avec le monstre, nommé par un ingénieur fou Eldorado 8, comme s'il s'agissait d'un de ces luxueux hôtels de Floride ou de Californie et j'osai insister.

— J'ai lu *Côte-des-Neiges*, me dit l'infirmière, une personne d'un certain âge qui ne souriait pas. C'est un bon roman mais ne c'est pas une raison pour que vous bousculiez les autres.

Pourtant, je n'avais encore bousculé personne. J'indiquais simplement que je devais retourner à la radiothérapie... Passons...

— Ne vous affolez pas, me console Yvon Méthot. Mon assistante va vous voir ici, dans cette cabine qui se trouve presque en face de mon bureau.

Elle est grande, elle a un bon sourire et le visage d'une madone noire. Elle est gynécologue, complète son stage dans le domaine du cancer et veut rentrer dans son pays soigner ceux qui meurent dans leurs cases faute de solutions. Ses mains noires sont merveilleusement douces et délicates. C'est une religieuse et il y a en elle un message d'une bonté telle qu'on s'abandonne avec une confiance absolue.

Une fois de plus, docteur Méthot, vous avez deviné juste et vous avez bien voulu épargner à une patiente cette panique qui s'empare d'elle dès qu'elle s'égare dans les corridors du grand hôpital gris...

Le départ

D'abord ils sont contre, ensuite ils ne sont ni pour ni contre. Le cancer est une maladie dont seul le dépistage n'est pas mystérieux, mais pour le reste on est loin encore d'une solution quelconque. J'essaie d'oublier Eldorado 8, mais d'autres monstres apparaissent dans mon existence quotidienne et je ne sais comment les éviter. Tout prend des proportions démesurées.

L'obligation de trouver des rouleaux de papier pour tapisser le fond des armoires, l'installation d'un répondeur, l'achat du lait et du pain chez l'épicier, les quelques appels téléphoniques à faire... Je me calme quand je me mets à écrire et cela va bien. Une fois installée derrière ma machine portative, je suis aussitôt détendue et contente. Ce travail-là exorcise mes angoisses. Et puis je n'ose pas mendier l'aide de ma fille, mais quand elle me propose de me faire le cadeau d'un dimanche, je ne refuse pas. J'ai honte, mais j'accepte.

Il y a aussi la pénible obligation de dire à certains ce qui se passe, de lire dans leurs yeux l'épouvante qui prouve qu'ils ont du cœur, mais en même temps cela réveille mon épouvante à moi que je ne peux surmonter qu'en écrivant mes textes.

Jacques Fortin, mon éditeur, et sa femme sont merveilleux de compréhension et de chaleur humaine. Les autres, je les contacte par téléphone, et comme ils ne sont pas nombreux, cela se passe bien.

Monique Michaud tient à ce que je prenne rendez-vous avec une jeune femme qui appartient à un groupe. Ce sont des gens qui s'occupent des personnes atteintes de cancer et qui obtiennent des guérisons.

— Monique, il faut que je termine les corrections de mon manuscrit avant mon départ et que je remette les textes que j'ai promis.

Elle ne veut rien entendre, trouve que ce n'est pas sérieux et je cède. Je prends rendez-vous pour le lendemain matin à la pâtisserie du Duc de Lorraine avec une personne que je ne connais pas, une certaine Tatiana.

— Je suis brune et beaucoup trop grosse pour un cancer de poumon.

— Et moi, je suis grande, blonde et plutôt mince.

Tout ce que j'aurais voulu être, en somme. C'est bien ma chance ! Trop tard pour reculer...

Il fait très beau, ce matin-là. D'habitude, le printemps ne dure pas à Montréal. Pendant quelques jours l'air est léger, puis brusquement la chaleur se met à brûler les trottoirs, et c'est déjà l'été, lourd, humide et écrasant. Cette année, le temps est exceptionnel, les gens plus souriants que de coutume et le mois de mai, mois de Marie, rayonne de fraîcheur et de jeunesse. Au Duc de Lorraine, une seule table de libre. Celles à l'extérieur ne sont pas prises, certes, mais il fait trop froid. Je prends donc la table ronde, je demande un café crème et des petits pains au chocolat.

— Ne maigrissez pas, avait dit le docteur Méthot.

— Pour le peu de temps qu'il te reste à vivre, fais-toi plaisir, avait suggéré une de mes amies.

Eh oui, plus de remords, plus de regrets! Pour la première fois, aussi loin que remontent mes souvenirs, je déjeune le matin au lieu de me contenter d'un café. Sur mon poignet, les aiguilles de ma montre-bracelet avancent. Elle est en retard, la demoiselle blonde au nom qui frise une mauvaise plaisanterie : Tatiana Doutremont. Et puis soudain elle est là! Un être simple, direct, calme, amical et intelligent, comme il n'est pas donné de rencontrer souvent. J'avais connu autrefois de jeunes religieuses qui avaient la même façon de sourire et de regarder l'univers, mais cette fille assise en face de moi est une laïque. D'où lui vient cet équilibre et cette paix qu'elle dégage?

— Pourquoi Tatiana?

— Ma mère est Tchèque...

— Et pourquoi Doutremont?

— Un nom belge, celui de mon père, donc aussi le mien.

Sancta simplicitas, et moi qui cherchais midi à quatorze heures, surprise par la coïncidence entre son nom et celui du quartier que j'habite. Nous buvons notre café, nous parlons, nous sortons, nous montons dans ma voiture et nous continuons à parler. C'est beaucoup plus facile ainsi, puisque nous sommes assises l'une à côté de l'autre et ne voyons pas, par conséquent, nos expressions respectives.

— Vous ne vous aimez pas, dit Tatiana. Vous n'avez pour vous-même que reproches et critiques. C'est un immense tort. En tout cas, si vous voulez guérir, il faut absolument changer cela et vite.

— Combien ?

— Combien quoi ?

— Les séances de ce que vous appelez « harmonisation » ?

— Mais rien du tout. Nous sommes un petit groupe de filles, de femmes et d'hommes de bonne volonté. Nous recevons une certaine formation, au début, de gens qui ont déjà fait leurs preuves. Nous avons à notre actif quelques réussites... Nous croyons qu'en tant que chrétiens, nous devons essayer d'aider les autres et chacun fait de son mieux. Le mouvement a été créé en France par une femme, mère de famille, chrétienne comme moi, comme vous, il va sans dire, mais nous acceptons de nous occuper des malades de toutes les religions, juive, protestante, orthodoxe et bouddhiste.

Tout cela se tient. D'après ce que je suis en train de vivre, le cancer provoque l'angoisse, une certaine forme d'anxiété qu'il est très difficile, peut-être impossible, je ne le sais pas encore, de vaincre. L'approche médicale actuelle, qui, contrairement à un passé assez récent, consiste à éviter les mensonges pieux et à informer les patients et leur famille que leurs jours sont comptés est certes plus honnête, mais guère susceptible d'améliorer les choses. Les paroles entendues lors de certaines discussions avec le médecin sont en moi. Impossible de les oublier, elles sont là !

Quelques semaines, quelques mois, trois ans au maximum. Cinq seraient un miracle !

— Tatiana, pourquoi Dieu ferait-il un miracle pour moi ?

— Cessez de vous dévaloriser vous-même. Vous le méritez peut-être, qui sait ?

— Tatiana, je suis un enfant de miracle... Écoutez-moi bien...

Qu'est-ce qui fait que je raconte à cette belle fille délicieusement grave les mystères tortueux de mon existence ? Le soleil ? l'odeur du printemps ? ou cette étrange maladie tapie dans mes poumons ?

— Pendant la guerre, j'assumais dans le maquis le rôle de mascotte. J'ai été arrêtée à plusieurs reprises et relâchée comme « par miracle », selon mon lieutenant, à cause de mon air innocent et, selon notre aumônier, grâce au Bon Dieu qui veillait. J'ai eu aussi une pneumonie double et un début de tuberculose dont je porte toujours la trace dans mon poumon gauche, la scarlatine en pleine insurrection de Varsovie et à quelques occasions, je l'ai échappé belle sur les barricades. J'ai échappé «par miracle», lors de mon évasion du camp, aux bombardements alliés à Osnabrück et à Berlin, puis à Hanovre, j'ai évité «de justesse» un accident de motocyclette. Après la Libération, dès mon arrivée à Paris, je suis passée sous un camion et «Dieu m'a sauvée de la gangrène et du tétanos». Ajoutons que lors de mes premières vraies vacances à Wissant, Jean, le beau lieutenant, m'a tirée à la dernière minute des vagues où j'étais en train de me noyer, aspirée par une dénivellation profonde du fond marin due à l'explosion relativement récente d'une mine! Ouf... À Terre-Neuve, il y a quelques années à peine, j'ai encore échappé «par miracle» à l'orignal qui avait frappé ma voiture sur le côté et provoqué une fracture de la colonne vertébrale de ma passagère, madame Cusson, «miraculeusement guérie» depuis, malgré ses soixante-dix années révolues.

Tatiana, dites-moi: pourquoi le Bon Dieu se donnerait-il la peine de me sauver cette fois-ci de ce cancer de poumon? Je n'ai plus seize ans et je ne vois pas de raison objective pour laquelle je serais plus digne de Son intervention *in extremis* que bien d'autres.

— Essayez donc de vous aimer un peu, répète Tatiana. Cessez de vous sentir responsable des autres, et quand vous serez prête, faites-moi signe. Mais ne tardez pas. Je voudrais tant que cela réussisse!

Tatiana s'éloigne, monte sur sa bicyclette et disparaît. Il faut que je fasse les dernières corrections sur mon manuscrit et que je l'emporte avec moi à la clinique de la dernière chance. L'homme que j'aime a tout fait pour organiser mon traitement là-bas dans les meilleures conditions. Je n'ai pas le droit de changer d'avis, bien que je sois fatiguée à pleurer, fatiguée à ne pas être capable de faire les bagages, fatiguée au point d'être prête à lancer un S.O.S. stupide et honteux à Isabelle. La seule occupation qui me calme, élimine mes angoisses et me plaît, c'est l'écriture.

Merci, mon Dieu! Aussi longtemps que cela sera ainsi, la vie vaudra la peine d'être vécue. Deux autres comptes rendus de livres à faire pour *le Devoir* et la boucle est bouclée. Isabelle arrive le matin toute souriante. Elle m'offre d'emballer les valises... Oh, merci, ma chérie, tu ne sauras jamais combien je te suis reconnaissante de faire cela pour moi!

Quelle étrange maladie! Autrefois, il y avait la phtisie, vaincue depuis. Maladie sociale, maladie romantique, elle imposait certaines règles au malade et à son entourage. Pas trop travailler, se reposer beaucoup, être constamment aidé, éviter les besognes désagréables... Mais le cancer du poumon, c'est quoi au juste? Le droit de compter sur les autres, ou l'obligation de surmonter ses propres défauts, ou peut-être ses signes de paresse, car comment les distinguer...? Comment?

Ils étaient noirs, les pneus usagés

L'avion décolle. Il est là, assis à côté de moi, et il me serre la main. J'ai peur. Vais-je supporter le vol? Crainte logique ou crainte liée à la maladie? Je sors mes papiers et je me mets à travailler sur le plan de mon prochain bouquin qui sera, si Dieu me prête vie, une biographie. Le projet commence à prendre forme mais mes recherches ne sont pas terminées et il me reste encore pas mal de lectures à faire. Le temps passe, le voyage s'achève...

Nous atterrissons à San Diego, qui s'étend au bord de la mer, et nous voilà dans un hôtel où les fleurs embaument sous les fenêtres. Il a tout prévu, tout organisé. Promenade, spectacle de vagues folles, air salin que j'aime tant, dîner dans un restaurant élégant, le vent du large... J'ai froid. Il court jusqu'au petit magasin, achète deux chandails légers, le bleu foncé pour lui, le rouge pour moi, et nous nous sentons mieux.

— Merci, chéri.

Jamais un cadeau ne m'a fait autant plaisir que ce chandail chaud et cette sensation rassurante que j'éprouve en l'enfilant.

C'est comme si mes sentiments, mes perceptions étaient aigui-
sés, amplifiés et répercutés au fond de moi-même.

La nuit étoilée entre par la fenêtre de notre chambre à coucher
et je m'endors dans ses bras en le remerciant pour cette magnifique journée, puis c'est le réveil, le ciel bleu et une matinée
triste. Taxis, taxis encore, traversée de la frontière mexicaine,
Tijuana, une ville laide à pleurer, encombrée, sale, étendue et
pauvre. Il avait réservé une voiture mais découvre qu'il est
impossible de l'avoir. Les routes sont si mauvaises, les acci-
dents si fréquents, les règlements des assurances dans cette
partie du Mexique si complexes, les prix tellement exorbitants
que nous capitulons. Mais comment se rendre à la clinique, dont
le nom et l'adresse ne figurent pas dans l'annuaire de téléphone ?

— Ne t'énerve pas, me console-t-il. J'y suis allé et je t'assure
que la clinique existe. C'est sérieux.

Heureusement, il a le numéro de téléphone. Le docteur
James, le médecin qu'il avait rencontré lors de son voyage
éclair, le rassure. On viendra nous chercher tout de suite.

Petite camionnette, chauffeur extrêmement poli, trajet pas
très long. J'ai peur, très peur même, et c'est un sentiment dont
j'ai honte. Par comparaison, la guerre, l'occupation et la captivité m'apparaissent, le recul aidant, comme des contraintes
moindres de ma liberté que ce qui est en train de se produire
dans ma vie. Mon corps est désormais une prison et cette fois-ci,
je ne peux m'échapper qu'en le détruisant...

La clinique, le corridor, les bureaux, petite cour intérieure,
une fontaine dont il m'avait parlé à plusieurs reprises pour me
rassurer, des escaliers et le pigeonnier que le docteur James
nous propose. C'est un fin psychologue, ce jeune médecin
mexicain, et je saute sur cette possibilité d'habiter tout en haut,
de disposer d'une terrasse où bâillent fils et tuyaux et de pouvoir
m'y isoler avec Jacek. Meubles de troisième main, rideaux qui
tombent en lambeaux, lampes de travers, tables boiteuses et
l'évidence ! C'est la clinique de la dernière chance où l'on essaie
de sauver ceux pour lesquels la médecine nord-américaine ne

peut plus rien. C'est ici que les chercheurs mexicains expérimentent depuis quinze ans les effets des vitamines sur des corps brûlés par les radiations, épuisés par des opérations ratées, la progression du cancer étant plus rapide que les efforts des chirurgiens, empoisonnés par la chimiothérapie, dont on remet de plus en plus en cause les résultats mais qu'on continue à administrer faute de mieux. Mais moi, qu'est-ce que je fais là? Je sors à peine de la radiothérapie, je commence seulement à ne plus avoir mal à la gorge et je devrais profiter de cette halte bénie qui, selon les médecins, ne saurait être trop prolongée. Quelques semaines, quelques mois au maximum. Un répit, en somme, très limité où chaque jour vaut une année, sinon plus.

— Écoute, insiste l'homme que j'aime, la pensée, les connaissances, l'intelligence, tout cela a une importance bien plus grande qu'on ne le croit quand il faut faire face au drame. Souviens-toi : il y a toute une documentation sur ce genre de traitements par les vitamines. Plusieurs auteurs européens prétendaient, dans l'entre-deux-guerres, que les vitamines avaient des effets curatifs incroyables, surtout dans le cas des maladies non infectieuses. Le problème consistait à isoler les vitamines importantes des autres, à adapter à chaque cas individuel les quantités à utiliser, à dépenser des fortunes, en somme, pour compléter les recherches en cours. La guerre a balayé ces idées-là. On a trouvé la pénicilline et ses dérivés et on s'est efforcé de l'administrer pour un oui ou pour un non. Ce qu'ils font, ces médecins mexicains, c'est une tentative, en somme, de reprendre les idées des chercheurs d'autrefois, de les adapter, de les individualiser et de les compléter. Ce n'est pas stupide à prime abord, et cela peut aider dans ton cas...

— Pourquoi mon cas, justement?

— Parce que...

Il n'est jamais à bout d'arguments, et moi j'accepte, je «marche», je me calme mais, quand je me retrouve devant les hommes en blanc, je me mets à hurler.

— Je veux m'en aller d'ici, docteur. Je veux partir. Laissez-moi partir!

Affolée, je me débats. À travers les fenêtres sales de notre pigeonnier, j'ai une vue imprenable sur des... pneus! Partout où se pose mon regard, il n'y a que des voitures qu'on cannibalise, qu'on rafistole, qu'on repeint, qu'on démonte et qu'on remonte, des tas de ferraille, des pneus protégés par des chaînes comme de véritables trésors et encore des pneus. Non, ce n'est pas notre Mexique, celui que nous avons aimé, celui des Mayas et de Montézuma, de Cortez et des missionnaires. C'est une région sinistre, envahie par des déchets et des poubelles de la civilisation moderne, rongée par le cancer du mode de vie à l'américaine et d'une désespérante pauvreté. Jacek ne proteste pas, il est prêt à tout et à n'importe quoi pour m'aider. Il ne mentionne ni l'argent dépensé pour son premier voyage de reconnaissance, ni sa fatigue, ni les problèmes que tout cela lui a occasionnés dans son travail.

— Si tu veux partir, dit-il, nous partons.

Le docteur James insiste. Des examens. Juste quelques jours. Il promet en échange des années. Car tout cela se négocie et se transige, dans cette sale histoire de ma maladie, en temps. Tel traitement, quelques mois, tel autre, quelques semaines de plus...

L'ennui, c'est que rien n'est sûr dans tout cela en dehors de l'œil glauque de l'Eldorado 8, et encore! Roger Duhamel, journaliste et diplomate, écrivain et philosophe à ses heures, a supporté trente-six séances, puis un mois plus tard, un mois à peine, ce qui n'est pas beaucoup, la maladie a repris toute la place, le cancer des os a remplacé celui de la gorge!

— Docteur, je ne veux pas rester ici. Je veux vivre les quelques moments qui me restent. Vous n'avez pas le droit de me forcer à les gaspiller en regardant des tas de pneus noirs. C'est criminel!

Je ne crie pas, je ne pleure pas, je négocie. Au lieu d'une cure de vingt et un jours, un traitement accéléré de dix jours. Non, pas de chimiothérapie, révisée, améliorée ou édulcorée. Je peux l'avoir à Montréal, inutile de subir cette torture ici.

— Je veux vous sauver. Avec la chimiothérapie, je peux vous offrir des années, tandis que sans cela...

— Non !

Ai-je tort ou raison, je ne le sais trop, mais je ne peux agir autrement.

Les deux premiers jours sont épouvantables. Je me réfugie dans ses bras, je ferme les yeux et je m'efforce de jouer la patiente parfaite... Vitamines à avaler, goutte à goutte, piqûres et, pourquoi pas, lavements, d'accord, repas trois fois par jour dans la salle à manger où le drame se joue à chaque table.

Consciencieusement nous dévorons une cuisine naturelle insipide, sans assaisonnement ; consciencieusement, nous buvons des jus de fruits ; consciencieusement, nous saluons et nous nous efforçons d'être gentils les uns pour les autres. C'est cela, la véritable charité chrétienne. Je la découvre heure après heure dans cette étrange salle à manger, et je m'applique à être à la hauteur.

Voici le jeune couple. Ils ont cinquante ans à eux deux, ils se sont mariés il y a cinq ans et peu après ils ont découvert qu'elle avait le cancer. Depuis, on la soigne. Elle est petite, mince, très jolie, lui a l'air d'un athlète, et ils ne se quittent pas d'une semelle. Ils s'aiment, alors ils profitent de chaque seconde et en soi c'est déjà pathétique.

À l'autre table, une mère avec sa fille. Vingt-quatre ans. Cela fait trois ans déjà que son cancer de la gorge l'empêche d'avaler. On applique la radiothérapie. Il y a de l'espoir, mais elle n'en peut plus de souffrir. La douleur l'épuise et ses grands yeux sont pleins de larmes. Sa mère, aussi grande et aussi mince qu'elle, se dit prête à lutter jusqu'au bout et elle le fait, courageusement, jour après jour.

À côté, un couple qui se tient la main. Ils ont vécu ensemble des années, ils ont élevé sept enfants, et maintenant ils luttent ensemble pour sa vie à elle. Cancer des ovaires, opération, cancer généralisé, la clinique de la dernière chance, chimiothérapie, vitamines, injections goutte à goutte, et tout cela en l'espace de cinq mois.

— Mon Dieu, j'ai du mal à croire que cela est vrai, que cela nous arrive à nous, me dit-elle. Je pleure. Je ne peux m'empêcher de pleurer quand je suis seule. Les angoisses, les nausées... En public, je souris, mon mari est là avec moi et il m'aime.

L'amour... Le miracle de cette clinique, ce n'est pas les vitamines, c'est l'amour de ces couples, de ces femmes qui accompagnent leur fille, leur fils et leur mari malade et de ces hommes qui sont prêts à n'importe quel sacrifice pour sauver leur femme atteinte de la mystérieuse maladie que l'œil glauque de l'Eldorado 8 ne parvient pas à lui seul à percer. L'amour, la patience, l'amitié, la chaleur humaine...

Ils viennent de partout, de Suisse, d'Australie, du Japon, d'Allemagne et de divers coins des États-Unis. La clinique de la dernière chance les reçoit et les traite bien. Ils sont gentils et merveilleusement disponibles, ces médecins mexicains qui sont là nuit et jour, ces infirmières douces et délicates, telle Angelia, qui monte à mon pigeonnier pour faire mes piqûres. La belle Angelia, mère de cinq enfants, toute jeune encore, divorcée, qui gagne sa vie à coup d'heures supplémentaires, dans un hôpital, la nuit, à la clinique, le jour.

Non, je n'ai plus les moyens d'avoir pitié des bien-portants, puisque les patients, ceux qui m'entourent, ceux avec lesquels je mange, occupent toute la place. Et ce sont pourtant les plus solides, car les autres restent confinés dans leurs chambres.

Un soir, nous nous sommes tous tus dans la salle à manger et nous avons prié ensemble. L'homme, le mari, retenait ses larmes. Sa femme venait de mourir. Il a téléphoné ensuite à ses enfants, à Philadelphie, et nous a annoncé que sa fille et son fils arriveraient le lendemain pour le transport du corps. Il voulait parler et, médusés, nous l'écoutions. Sa femme, qu'il aimait comme au premier jour, était arrivée aux États-Unis avec lui. Ils avaient réussi à quitter la Hongrie après l'insurrection de Budapest de 1956, et ils ont été très heureux à Philadelphie. Ils ont trouvé du travail, ils ont gagné de l'argent et ils se sont construit une maison...

— Demain, vous allez passer une radio, me dit le médecin, et un examen du sang.

— Parfait, docteur.

Cela se passe drôlement. La camionnette, le chauffeur, une autre patiente, une Japonaise que sa fille accompagne, des rues, laides, le centre-ville, un immeuble à moitié fini et à l'intérieur des corridors et des appareils qui ont l'air tout neufs. Pas de malades, pas d'attente, juste nous deux et le personnel, fort aimable d'ailleurs. Je passe la première. La tête vide, je n'espère rien. J'attends juste que cela finisse. Les gestes simples, la blouse bleue, la radio de face, puis de côté.

— Respirez, ne respirez plus, respirez! Terminé...

Dans le petit bureau à côté, le médecin examine la radio que le technicien lui apporte. J'entre, je m'installe près de lui, j'essaie de lui parler espagnol, je plaisante et soudain je ne peux plus proférer un traître mot. Sur la radio, le cancer de la colonne vertébrale. Mais oui, je ne me trompe pas, c'est bien cela.

— Ce n'est pas votre radio, dit gentiment le médecin. Allons, oubliez cela. Les vôtres arrivent.

Ouf, je respire mieux quand même. On a beau ne plus espérer, quelque part, au fond, une petite lueur continue à briller et on ne veut pas qu'elle s'éteigne complètement. Ma radio, enfin! Parfaite, absolument parfaite. La radiothérapie, l'hôpital Notre-Dame, le docteur Méthot et l'œil glauque de l'Eldorado 8, les deux techniciennes... J'ai beau savoir que cela n'a pas de signification, que les métastases peuvent apparaître n'importe quand et n'importe où, que mon cancer est de ceux qui ne pardonnent pas, je suis folle de joie quand même. Nous rentrons, mon enveloppe, mes radios et le diagnostic du médecin sur mes genoux. Nous arrivons à la clinique, je me précipite chez le docteur James qui est seul dans son bureau, disponible, et nous examinons les radios ensemble. Oui, c'est bien cela, impeccables!

Je monte à notre pigeonnier, je raconte, il m'écoute, me demande de répéter et nous dansons de joie. Tant pis si ce n'est que l'illusion d'un moment, c'est fantastique quand même! Je téléphone à Montréal, j'obtiens la communication comme par enchantement et la voix du docteur Méthot est tout de suite au bout du fil.

— La radio et les analyses sont impeccables. Bravo, docteur!

Il est content, il crie de joie, il m'ordonne d'aller dîner au champagne avec Jacek, de choisir le meilleur restaurant au bord de la mer et de fêter...

Il ne se rend pas compte, mon bon docteur, que cette clinique n'est pas le rendez-vous des cancéreux riches qui veulent se faire dorloter et se faire traiter autrement que dans un hôpital public, mais juste l'étape ultime d'une multitude de gens qui dépensent jusqu'au dernier sou pour essayer de gagner quelques mois ou même quelques jours. Téléphone d'Isabelle, qui elle non plus ne comprend pas, puis de mon fils. Comment leur expliquer? Il n'y a que Jacek qui est avec moi qui sait, qui comprend et qui avec une gentillesse incroyable accepte tout.

Lui qui aime bien manger avale des plats insipides sans grimacer, se passe de vin, fume en cachette comme un collégien et se promène avec moi dans les rues, parmi les détritus, parce que je veux marcher et que pour moi c'est l'unique moyen d'échapper à l'atmosphère de la clinique dans laquelle j'étouffe. Ce n'est ni la faute des médecins, ni du personnel, ni de la direction. C'est juste celle de la compassion, de ce sentiment de pitié à l'égard des autres et de moi-même qui me prend à la gorge.

À Montréal, le docteur Méthot a réussi à se débrouiller de telle façon que lors de mes rendez-vous avec l'Eldorado 8 je ne rencontre pratiquement personne en dehors de ces chaleureuses et sympathiques techniciennes que jamais je ne pourrai oublier. Ma maladie a été dès lors sélective d'une certaine façon, individualiste, particulière, tandis qu'ici je suis parmi les autres, avec les autres. Je comprends de mieux en mieux que je n'ai rien à espérer, rien à attendre, que comme eux je vais décliner, me transformer, que comme eux je ne suis qu'une «permissionnaire». Sursis ultime avant la déchéance physique qui nous attend tous à très brève échéance.

C'est horrible, et même Jacek, qui tient d'une façon admirable, qui résiste aux assauts du drame et s'efforce de ne pas avoir, contrairement à moi-même, la moindre imagination, n'en peut plus ! Impossible pourtant d'échapper et, jour après jour, il faut vivre tout cela, le courage et l'amour émouvant des autres, la peur, l'angoisse, l'affolement, le désespoir et, par-dessus tout, garder le ton enjoué au téléphone pour ne pas inquiéter les parents, mon fils, sa femme, Francine, Wanda...

Deux jours encore. Il reste deux jours encore avant notre départ. Deux longues journées... Et moi qui croyais découvrir quelque chose de nouveau, un traitement miracle susceptible d'être utile aux autres, à ceux qui n'ont plus aucun espoir ! Vanité, présomption, stupidité de ma part, car comment imaginer qu'un pareil «mystère médical» puisse exister dans un milieu scientifique international qui se plaît à annoncer à l'avance n'importe quoi, y compris les découvertes qui, par la suite, s'avèrent on ne peut plus décevantes ?

— Ne vous occupez pas des autres, m'avait dit sur un ton bourru le docteur Méthot. Pensez juste à vous ! Soyez égoïste comme jamais auparavant.

Merci du conseil, docteur. Désormais, je vais le suivre à la lettre. Je veux revoir Paris, la Pologne, mon pays. Je veux, je veux, je veux ! ! !

Jacek ne proteste pas, bien au contraire. Cet appétit de vivre semble lui plaire. Quand les enfants étaient jeunes, il leur disait : «Tu auras le droit de dire je veux quand tu auras ton bac. Pour le moment, contente-toi de dire : je voudrais.» Et ils se sont si bien adaptés à la formule que même maintenant il leur arrive de l'utiliser lors de certaines réunions familiales et puis, brusquement, d'éclater de rire. Et soudain, moi qui suis malade, ce qui oblige Jacek à supporter cette clinique où le malheur et le courage humain sont au rendez-vous, je bafouille : «je voudrais», et aussitôt je me mets à avaler mes larmes de crainte de paraître ridicule à ses yeux.

Pour effacer tout cela, lui, qui se rend fort bien compte à quel point je suis fatiguée et déçue, décide d'acheter des fleurs. Le gardien, qui veille jour et nuit dans sa loge, accepte de lui fournir l'adresse où on peut obtenir cette denrée curieusement assez rare ici, malgré la douceur du climat local et les traditions mexicaines. Le problème consiste à trouver un moyen de transport, puis le chauffeur de la camionnette offre spontanément de nous conduire. Nous partons donc. Des rues, des déchets, des pneus, des cimetières d'autos, des pneus encore... Au fait, où nous emmène-t-il ?

J'éclate d'un rire hystérique ! La camionnette s'arrête devant l'entrée du cimetière. Nullement impressionné, Jacek saute à terre et va chercher un gros, un immense bouquet de fleurs rouges et blanches, tandis que moi j'ai tout le mal du monde à me calmer et à ne pas parler de mauvais présages...

Paris

Les villes ont pour moi des visages. Celles que j'aime particulièrement s'identifient en outre avec les membres de ma famille, dispersés un peu partout. Et c'est ainsi que Paris me sera toujours la plus chère à cause de mon oncle Léon, que j'avais surnommé affectueusement : Papusiek. Cet homme, sans avoir réussi à m'influencer, m'avait fait pressentir une philosophie de la vie que je ne devais comprendre que plus tard, trop tard en fait pour en tirer profit.

Tout être humain est un amalgame complexe formé de l'enseignement reçu, des événements vécus et des prédispositions génétiques particulières à son clan, sa famille, son pays, leurs traditions et leurs ancêtres. Je n'ai pu comprendre Papusiek plus tôt parce qu'il y avait entre nos expériences trop de distance.

Papusiek, le frère de mon père, avait vécu une partie de son adolescence et de sa jeunesse à l'étranger. C'est ainsi qu'il avait été obligé de passer trois fois son baccalauréat, d'abord en polonais, puis en russe et finalement en allemand, puisque c'est en Allemagne qu'il avait commencé ses études universitaires. La Pologne, dépecée par les trois puissances impériales, la Prusse, l'Autriche et la Russie, n'existait pas sur la carte du monde en tant que pays et lui, fils de famille riche et prospère, devait se préparer à assumer son rôle d'héritier. Sa mère, ma grand-mère, ne plaisantait pas avec son système de valeurs où les diplômes universitaires devaient avoir toujours et partout une importance prépondérante. Femme sage, elle ne croyait pas à la survivance des richesses matérielles, même si elle aimait dépenser et le faisait avec grâce, mais elle avait une confiance absolue dans l'instruction supérieure, seule capable, selon elle, de créer et de maintenir des différences durables entre les êtres humains. Pour ma grand-mère Féla, un homme riche pouvait être ruiné le lendemain, tandis qu'un homme diplômé le restait jusqu'à sa mort et même au-delà, puisqu'on pouvait indiquer sur sa pierre tombale qu'il avait un doctorat, alors qu'il aurait été malséant d'y inscrire le montant de sa fortune.

Bref, Papusiek, en fils obéissant qu'il s'était toujours efforcé de paraître, non pas par crainte de sa mère mais plutôt pour ne pas lui déplaire et la chagriner, étudia longtemps, tantôt en Suisse, tantôt en Allemagne. Ses études furent suivies de stages au sein de grandes entreprises afin d'acquérir de l'expérience, de voyages en Grande-Bretagne, en France et en Autriche, sans oublier l'Italie, et de mondanités, car il lui fallait aussi avoir ce vernis indispensable au chef d'une grande entreprise familiale qu'il était appelé à devenir en tant qu'aîné de la branche aînée.

Sous le terme de mondanités, grand-maman Féla entendait ces rencontres avec les grands de ce monde qu'elle savait aménager pour son fils, tantôt à Monte-Carlo, tantôt dans une ville d'eau quelconque où en pleine saison on côtoyait les têtes couronnées et les familles fortunées. Elle collectionnait des photos sur lesquelles on la voyait avec son fils, ou ses fils, car ils furent quatre à l'origine, belle femme, vêtue de robes longues ajustées à la taille et portant de grands chapeaux merveilleusement seyants, ou encore une ombrelle légère destinée à protéger sa peau qui, selon le goût du jour, ne devait pas être dorée mais rester plutôt pâle.

Stanislaw, mon futur père, le petit blond, très jeune encore à l'époque, figurait souvent sur les photos au premier plan avec son col marin et sa casquette, les deux aînés en arrière et

Papusiek juste à côté de sa mère, déjà veuve, qui le préférait aux autres et le considérait comme son véritable héritier.

Plus tard, Papusiek évita systématiquement de parler de ses frères, autant de celui qui, médecin, avait été emporté brusquement par la phtisie, que de cet autre surtout qui se suicida de crainte de compromettre le clan en épousant une ouvrière. Elle le faisait chanter, prétendant être enceinte de ses œuvres, ce qui s'avéra par la suite parfaitement faux.

Papusiek admirait sa mère, son courage, son sens des affaires, son art d'imposer sa volonté et surtout sa sagesse qui lui paraissait absolument unique ou, tout du moins, excessivement rare chez une femme. Quand ils étaient séparés, ce qui arrivait souvent et pendant de longues périodes parce que grand-mère Féla tenait à ne pas s'éloigner de ses terres et de ses usines, tandis que Papusiek profitait de chaque occasion pour mieux connaître et comprendre le monde et ne rentrait au bercail que rarement, ils s'écrivaient. En Pologne, Papusiek risquait d'être mobilisé, tantôt par les Russes, tantôt par les Prussiens. L'occupant ne se gênait pas pour incorporer dans l'armée pendant des périodes mal définies par les règlements les jeunes Polonais. Ils étaient considérés comme de dangereux révoltés qui cherchaient (ce qui était rigoureusement exact) à obtenir l'indépendance de leur pays et à y instaurer la démocratie. Tout en vivant à l'étranger, Papusiek écrivait donc à sa mère de longues lettres où il racontait ses journées, ses rêves, ses découvertes et ses déceptions.

Grand-maman Féla les gardait et les relisait souvent. À l'époque où, enfant, j'allais déjeuner chez elle le dimanche, ces lettres étaient rangées dans de belles boîtes sculptées avec quelques fleurs qui sentaient bon. Leurs enveloppes et leurs timbres déjà anciens, puisque datant d'avant la Première Guerre mondiale, me fascinaient. J'écoutais grand-mère Féla relire ces lettres à haute voix. Elle disait qu'elles avaient autant de valeur, sinon plus, que ses bijoux, qu'elle ne sortait d'ailleurs que rarement de leurs écrins pour me les faire essayer. Les colliers surtout me paraissaient particulièrement froids sur mon cou d'enfant.

C'est seulement après mon arrivée à Paris que j'ai découvert que Papusiek, de son côté, gardait de la même façon les lettres de sa mère. Ma tante m'avoua même que, fille d'une famille d'industriels de Wiesbaden, elle ne connaissait pas un traître mot de polonais en se mariant et que, par conséquent, elle avait été longtemps jalouse de ces gros paquets soigneusement ficelés qu'il s'amusait souvent à défaire...

C'est cependant plus tard, beaucoup plus tard, que je devais comprendre l'importance de cet amour de Papusiek pour sa mère. Elle lui avait donné confiance en ses propres capacités et en son avenir, confiance que lui n'a jamais pu transmettre à son propre fils.

Papusiek avait la certitude d'être aimé de sa mère comme personne d'autre ne pouvait l'être, et en tant que fils adoré d'une femme fière, il lui fallait absolument ne pas la décevoir. Il s'ingéniait dès lors à avoir des places au soleil dont le poids grandissait à distance. Car quand on traitait dans la chronique mondaine des journaux parisiens de cet élégant étranger qui occupait la première loge lors de la présentation d'une pièce à la mode, en Pologne la nouvelle répercutée par les potins atteignait la valeur du symbole de la réussite. Papusiek, le Polonais, l'exilé, s'imposait dans le milieu parisien, par sa séduction et par son art de savoir reconnaître une œuvre de valeur susceptible de faire courir tout Paris.

Les coupures de journaux où figuraient le nom et parfois même la photo de Papusiek, avec ses cheveux bruns rejetés en arrière et ses yeux rieurs, circulaient alors dans toute la famille et les nombreuses nièces, cousines et petites-cousines de grand-mère Féla soupiraient en les regardant, car elles étaient toutes, sans distinction, amoureuses à divers degrés de Papusiek, ce parent romantique et inaccessible.

Et puis ce fut la Première Guerre mondiale. La carte de l'Europe commença à se disloquer, et lors du traité de Versailles, on fit une place à la Pologne, dont le maréchal Jozef

Pilsudski défendit les frontières contre les Soviétiques. Au lieu d'admettre avec le général Weygand, qui assista à la bataille de Varsovie, que les légionnaires de Pilsudski avaient sauvé alors par miracle l'Occident contre l'avance des bolchéviques, on se contenta de considérer que l'État polonais n'avait qu'à s'estimer satisfait du territoire qu'on lui reconnaissait désormais comme sien. Papusiek choisit justement ce moment-là pour annoncer ses fiançailles avec Ursule, qu'il épousa peu après.

Je ne comprenais pas pourquoi ils s'étaient mariés à Wiesbaden et non pas en Pologne, mais je ne posai pas de questions. D'ailleurs, quand j'arrivai à Paris, un quart de siècle plus tard, toute cette période me paraissait relever de la préhistoire. Ce que je tenais surtout à comprendre, c'était comment Papusiek avait pu prendre pour femme Ursule qui ne savait pas le polonais et n'avait jamais eu envie de vivre en Pologne. Les oreilles pleines des bruits des barricades, l'âme et le cœur tristes, marqués par ce que j'avais vu et vécu pendant ces quatre horribles années d'occupation, je cherchais le port d'attache que seule la famille pouvait me donner.

Or, contrairement à mon propre père, mon oncle était prêt à m'offrir admiration et amour paternel. Ses plaisanteries, qui dataient de l'époque où, petite fille mal dans ma peau, je me réfugiais dans ses bras quand d'aventure il passait quelques jours en Pologne, correspondaient à quelque chose de plus profond. Il voulait vraiment de moi pour fille, même si je n'étais ni belle, ni brillante, ni capable de m'exprimer dans une autre langue que la mienne, ce qui compliquait singulièrement mes relations avec ma tante Ursule et sa mère Ohmie. Ohmie, la vieille dame, charmante par ailleurs, détestait cordialement Papusiek, son gendre polonais, dépensier, fantaisiste et ignorant, en Slave qu'il était, de cet ordre allemand qui avait permis à son défunt mari de mener des recherches remarquables en chimie, de faire des découvertes dans le domaine industriel et de quitter l'Allemagne hitlérienne à temps pour mourir à Paris admiré et respecté dans son milieu.

Cette famille-là, celle de tante Ursule, Papusiek la connaissait depuis son mariage, donc depuis la Première Guerre mondiale, tandis que moi j'ignorais jusqu'à son existence, puisque aucun de ses membres, exception faite de ma tante, n'était jamais venu en Pologne. On m'avait caché en outre que mon oncle, le frère de mon père, avait épousé une Allemande. Dans la Pologne de mon enfance, une pareille éventualité était tout bonnement impensable, et lors de mon arrivée à Paris, ce fut un choc pour moi de parler avec Ohmie. L'allemand, cette langue que j'avais apprise en entendant hurler dans les rues de Varsovie la Gestapo déchaînée, puis les gardes de nos camps de prisonniers de guerre, ne me paraissait pas faite pour des conversations familiales...

Et pourtant, dès le premier contact, entre la vieille dame distinguée et moi, la jeune fille en uniforme, mal élevée et difficile à comprendre, un lien se créa. Ohmie parlait un allemand littéraire, moi je jurais comme les bourreaux nazis, et le contraste était aussi marqué que celui qui existait entre le milieu de la vieille dame à Wiesbaden et celui d'Adolf Hitler, ce «peintre en bâtiment» pour lequel elle n'avait toujours eu que mépris. De plus, Ohmie savait écouter et avait besoin d'aimer. Elle m'imposait, il est vrai, ses règles et son mode de vie, mais la fille en uniforme que j'étais alors et qui ignorait le raffinement, l'hypocrisie, la retenue et, d'une manière plus générale, les bonnes manières était heureuse de se sentir aimée.

En dernier ressort, c'est le pauvre Papusiek qui subissait les contrecoups de cette situation d'autant plus complexe que nous campions tous, un couple de locataires en plus, dans son appartement à Neuilly-sur-Seine, dont le charme ne pouvait compenser l'absence d'argent indispensable pour acheter l'essentiel. Ohmie reprochait à Papusiek son incapacité de faire surgir des millions de ces pavés parisiens qu'il arpentait consciencieusement à la recherche de n'importe quel emploi, tandis que ma tante Ursule, sa petite femme très ronde, aimait toujours son mari comme au premier jour et essayait de satisfaire tout le monde. Je ne me rendais pas compte à quel point tout cela était pénible pour eux qui avaient vécu dans la même ville le luxe d'avant-guerre. Certes, ils avaient été ensuite à Londres sous les bombardements, mais pour moi cela paraissait le paradis comparativement à la Pologne occupée où j'avais perdu ma mère et mon père, plusieurs de mes amies et de mes professeurs, tout cela dans des conditions atroces que je ne pouvais décrire. Elle était curieuse, cette retenue qui m'empêchait de me confier et qui m'empêche encore de faire des confidences...

— Débrouille-toi pour qu'on t'envie toujours et partout, me recommandait autrefois ma mère. C'est la seule façon de ne jamais être humiliée.

Est-ce en raison de cet enseignement que j'ai tant de mal à parler de moi-même et que je crains à un tel point de voir la pitié dans les yeux de mes interlocuteurs ? Peu importe !

En ces temps-là, Ohmie souffrait beaucoup de sa hanche déformée et rendait sa fille et son gendre responsables de leur réelle incapacité de payer ses taxis. La pauvre vieille dame n'en pouvait plus de sa solitude, de sa dépendance vis-à-vis des autres, de cet effacement, aussi, que la vieillesse lui imposait, elle qui était habituée à fréquenter des artistes, des musiciens, des peintres et des architectes, à organiser des concerts dans son hôtel particulier de Wiesbaden et à faire avec la suite de ses admirateurs les plus beaux voyages du monde. Ursule consolait sa mère, accomplissait de véritables «miracles» pour préparer des repas acceptables pour son fin gourmet de mari, et Papusiek, dès qu'il le pouvait, m'entraînait dans des pérégrinations à travers Paris.

Avec lui, l'existence était pétillante comme le champagne. Ensemble, nous prenions le métro tôt le matin, et aussitôt il me faisait admirer le sourire d'une fille, la courbe de la jambe d'une femme ou l'expression rêveuse d'un garçon. Tout l'amusait, tout l'intéressait, tout lui était prétexte à anecdotes qu'il racontait d'autant plus volontiers que je l'écoutais avec une attention admirative. Il avait le don de parler des plaisirs de la vie d'une telle manière que moi, sa nièce, fraîchement sortie d'un univers où, hors la survie, seuls comptaient l'honneur et, bien entendu, le sacrifice ultime pour la patrie, je l'écoutais sans comprendre. Mais petit à petit, je découvris grâce à lui qu'il pouvait être bon de s'asseoir sur la terrasse d'un café, que ce n'était ni péché ni perte de temps de marcher dans Paris en regardant les façades des maisons, les squares, les statues et les arbres, et que faute de pouvoir marcher, on pouvait fort bien se contenter aussi, comme Ohmie, d'écouter chaque samedi après-midi, à la radio, un opéra et de manifester le même enthousiasme qu'en sortant du théâtre après un grand spectacle.

Entre les deux femmes, Ohmie et Ursule, je me transformais. Pour elles, j'étais la bonne sauvageonne qu'il fallait habiller, coiffer, forcer à troquer au plus vite l'uniforme militaire et les gros souliers cloutés contre une robe à fleurs et une paire de sandales. La tante et la grand-tante me disaient aussi d'user de mon charme pour séduire et pour plaire et me conseillaient le mariage plutôt que des études, difficiles par définition, et d'autant plus aléatoires que les étrangers n'étaient pas particulièrement bien vus. Dans cette France d'après-guerre, qui se relevait péniblement de la longue période de pénuries, de conflits internes, de demi-vérités et de petites trahisons mesquines, il n'y avait pas beaucoup de place pour les exilés.

Papusiek, lui, ne proposait rien et voulait juste tout me donner, tout m'assurer. Il s'excusait de ne plus disposer de la fortune d'autrefois, m'admirait comme si j'étais sa fille unique, tout à fait géniale, une sorte de fée capable de déplacer les montagnes et de vaincre, contre toute logique, les pires difficultés. Il m'aimait telle que j'étais, en uniforme trop court et en casquette.

— Tu réussiras tout ce que tu voudras, répétait-il, mais il ne faut pas te confiner uniquement dans cette sorte d'entêtement et d'isolement, t'enfermer parmi les livres, bûcher du matin jusque tard dans la nuit et ne jamais regarder le monde. Profite donc de ta jeunesse. Le reste viendra par surcroît.

Je savais déjà que le reste ne viendrait pas par surcroît et je croyais fermement que Dieu ne voulait pas qu'on s'attarde à admirer l'univers qu'il avait créé et offert en ultime cadeau aux hommes mais qu'on s'applique surtout à le mériter. Et pour mériter les joies et les beautés de cet univers, il me fallait absolument faire mes preuves et progresser... C'est ainsi que, dans ma naïveté, j'estimais qu'en tant que chrétienne, Polonaise et descendante en ligne directe de la grand-mère Féla, de mon père Stanislaw et de ma mère Bronislawa, tous assassinés par les Allemands, je devais passer mon bac en français avant l'âge de seize ans, comme Papusiek l'avait fait en polonais, en russe et en allemand. Il avait beau me consoler en suggérant douce-ment que rater son bac n'était pas la pire des fautes et qu'on pouvait même le repasser au besoin, j'étais incapable de chan-ger mon point de vue. C'était plus fort que moi. Au fond de mon cœur, ou peut-être de mon âme, je me savais indigne de la chance qui avait été la mienne et de cette clémence qui m'avait laissé la vie sauve. Je ne me complaisais pas dans le passé. Je refusais de me servir de mes souvenirs pour en retirer une forme quelconque de gloriole, mais je les portais en moi et ne pouvais aucunement les effacer: cela aurait été trahir les autres, les victimes, les héros, mes camarades disparus qui méritaient qu'on se souvienne de leurs sacrifices pour la cause commune du monde libre.

Une fois le bac passé, je me laissai cependant entraîner. Timidement tout d'abord, puis avec de plus en plus de curiosité, bien malgré moi et mon puritanisme, je commençai à explorer Paris, puis la France, puis l'Italie. Toutefois, au lieu de sauter, de plonger, je me risquai petit à petit et je goûtai ainsi d'autant mieux ce que Papusiek voulait me faire découvrir.

Des longues promenades au Bois, du lèche-vitrines planifié dans les plus beaux quartiers où seuls les touristes américains se laissaient exploiter sous l'œil narquois des vendeuses, des visites de certains coins du Luxembourg et du jardin des Tuile-ries. Puis une soirée entière au Trocadéro et une autre aux Invalides et des heures perdues sur une terrasse à regarder passer les gens en buvant un seul café faute de pouvoir en payer deux. C'est parce que Papusiek parlait de Versailles comme personne, avec passion et une sorte de boulimie de la beauté qui lui était propre, que j'y allai en métro et en petit train, malgré ma jambe qui me faisait très mal. J'achetai ensuite une bicyclette brinquebalante et fis des excursions folles à Chantilly et à Enghien d'abord, au Pays basque ensuite.

Ce furent des expéditions merveilleuses sans un sou vaillant en poche. À Paris, Papusiek m'attendait pour discuter et pour commenter ses propres expériences. Rivé déjà à son fauteuil roulant, il vivait alors tantôt dans leur nouvel appartement de la rue de Longchamp, tantôt à Saint-Illiers-le-Bois, petit village de Normandie où Ursule, efficace et débrouillarde, avait su organiser une vieille maison de ferme de telle façon qu'elle la transforma à peu de frais en villa.

C'est là que j'arrivai un jour, déjà mariée et mère de famille, mais toujours aussi préoccupée par le besoin de démontrer que le Tout-Puissant n'avait pas eu tort de m'offrir la chance de mûrir et d'évoluer, contrairement à mes amis morts sur les barricades. Papusiek me dit alors, en prenant mes mains dans les siennes dont les doigts effilés étaient froids malgré la chaleur de l'été, que j'avais tort, que je ne prouverais jamais rien et que je demeurerais éternellement insatisfaite si je ne profitais pas de ce que Dieu avait bien voulu m'accorder, mais je ne le compris pas. À cette époque-là de sa vie et de la mienne, il était particulièrement fier de moi, sans aucune raison il est vrai, mais comme cela l'aidait à oublier son infirmité quand je m'asseyais à côté de lui, je ne protestais plus. Malgré toute la pureté de cette relation qui existait entre nous deux, tante Ursule aurait pu manifester de la jalousie, mais elle eut l'intelligence de ne jamais le faire et d'être pour moi une seconde mère. Ohmie n'était plus avec nous. Elle mourut peu après mon départ pour le Canada. Léon et Ursule étaient seuls. Fort heureusement, ils avaient une rente que l'État polonais était obligé de leur verser pour compenser, on ne peut plus modestement, la fortune saisie sans aucune contrepartie. Leur fils André avait une situation en Abidjan, et quand pour ma part j'arrivais du Canada avec mari et enfants, j'occupais toute la place. Comme autrefois je leur parlais de la valeur du temps qui passe et de la nécessité absolue de réaliser le maximum de choses, d'entreprises et d'ambitions dans un minimum de mois et d'années, tandis que Papusiek riait aux éclats.

Il était parvenu déjà au bout de ce parcours où les ambitions peuvent avoir de l'importance et cela sans éprouver le besoin de leur consacrer trop d'attention. Il était rassasié sans être blasé. Il savait profiter de ce que peut procurer l'argent sans s'inquiéter de ce qui adviendrait si sa pension devait cesser de lui être versée. Il avait confiance dans la nature humaine, dans la miséricorde divine et dans le charme de chaque journée que Dieu voulait bien lui accorder. Il se réveillait donc de bonne humeur le matin et savait demeurer souriant jusqu'à tard dans la nuit. En fait, il ne se montrait triste que le jour de notre départ. Je pleurais généralement. Jacek jurait de me ramener en France l'été suivant tandis que Papusiek, les larmes aux yeux, affirmait que jamais plus nous ne nous reverrions.

Il ne me reprochait rien, ni mon refus de me laisser adopter par lui afin d'obtenir ainsi, comme citoyenne française, la même rente de l'État polonais que lui, ni ce mépris que j'osai manifester, même si je l'adorais, du fait qu'il n'avait pas hésité, et pour cause, à réclamer une infime parcelle des biens gagnés par ses ancêtres. Je ne me rendais même pas compte que cette sorte de grandeur d'âme qui consistait à refuser ne serait-ce que des miettes de mon héritage était une forme de condamnation tacite de sa conduite. Or moi, j'étais seule et je pouvais m'offrir le luxe de l'orgueil tandis que lui, homme âgé déjà de soixante ans, s'était retrouvé, en revenant à Paris, avec deux femmes à charge. Ses anciens amis ne le reconnaissaient plus parce qu'il cherchait du travail, lui, le Polonais qui, avant la guerre, les recevait dans son hôtel particulier et les faisait reconduire chez eux par son chauffeur afin de leur éviter une dépense inutile. Un jour, il m'avait d'ailleurs dit tristement :

— Je n'étais pas étudiant comme toi. Il me fallait songer à ma femme, à ma belle-mère infirme et aussi à toi. J'ai trouvé du travail malgré tout, mais je n'avais plus le temps de leur assurer une pension...

Gênée, je l'embrassai sans un mot. J'étais déjà, à ce moment-là, une jeune femme solidement ancrée dans mes réalités professionnelles québécoises et je pouvais me permettre de mépriser l'argent de nos ancêtres...

Je repense à tout cela dans l'avion. Je voudrais demander pardon à Papusiek et à Ursule, mais ils ne sont plus là. Les années se sont écoulées, le temps a passé très vite et là, à l'horizon, il n'y a plus que ma propre mort, mes remords et mon immense besoin de leur dire merci, à tous les trois, à Ohmie, à Papusiek et à Ursule. Le souvenir de Papusiek prédomine cependant, et c'est à lui que je m'accroche quand le vide m'aspire et quand, à l'aéroport de Mexico, j'ai l'impression d'étouffer.

— Jacek, je te demande pardon. Je ne voulais vraiment pas abuser à un tel point de...

— Chut! C'est un mauvais moment à passer. Je suis avec toi et nous arriverons à Paris. Fais-moi confiance.

Il y a en lui des trésors de patience et de bonté, mais soudain je pense qu'il serait préférable que je disparaisse pour qu'il puisse se remarier avec une demoiselle jeune, belle et bien-portante. Et puis, il y a cet homme, ce passager un peu perdu qui s'approche et se met à me raconter qu'il veut acheter un voilier.

— Ma femme est morte il y a quelques années. J'ai pris ma retraite. Ma vie... Certes, j'ai des enfants. Oui, mais voyez-vous, nous étions heureux, ma femme et moi, et maintenant...

Il est séduisant, l'étranger, et pourtant il paraît malheureux. C'est donc vrai qu'une femme ni jeune ni belle comme la sienne, dont il me montre la photo, peut demeurer celle qu'on regrette?

— Viens, dit Jacek. Viens vite.

Je n'ai ni la volonté ni le goût de résister. Le salon des passagers de marque, le calme, l'air frais, le luxe, l'incroyable pouvoir de respirer! L'intervention d'Yves Michaud, qui a téléphoné, qui a fait des démarches, qui a su comprendre, à distance, à quel point tout cela est vital! Deux grands verres d'eau glacée, la main de Jacek sur la mienne, son sourire et cette façon inimitable qu'il a de pencher la tête comme un grand seigneur, conférant, par ce simple geste, de l'importance à celle ou à celui auquel il s'adresse.

— La seule bonne chose qui te soit arrivée dans ton existence, ma pauvre fille bien-aimée, c'est ta rencontre avec ce garçon, aimait me répéter Papusiek.

Je me fâchais, je détestais être traitée de « pauvre », je m'estimais plutôt riche de tout l'argent que je gagnerais et j'avais une confiance illimitée dans ma bonne étoile et ma chance. Même maintenant, je pense que je suis privilégiée malgré mon mal puisque Jacek est là, proche, patient et amoureux et puisque nous devons prendre ensemble un avion pour Paris. Pendant un court instant encore, j'observe un autre couple, une belle grande fille, un garçon ; je les envie l'espace d'un regard et je les oublie. Mon souffle revient, je peux avaler de l'air, marcher normalement, me mouvoir, sourire à l'hôtesse, suivre Jacek et m'installer sur mon siège avec tout le naturel voulu. À travers le hublot, je vois les nuages blancs et le ciel bleu. L'avion décolle, le Mexique commence à s'éloigner comme un mauvais rêve et Papusiek me fait signe de la main. Je m'enfonce dans les coussins, je ferme les yeux et je retrouve son sourire sous mes paupières, ce sourire où la tendresse dispute la place à une forme particulière de gêne, comme s'il voulait s'excuser à l'avance du mal qu'il pouvait faire à quelqu'un, juste comme ça, par mégarde.

Ohmie prétendait que Papusiek avait trompé sa fille et l'avait ridiculisée, mais je ne l'avais pas crue. Papusiek ne pouvait pas avoir tort, et comme je tenais aussi à ma tante Ursule, il était préférable de ne pas réfléchir à cet aspect de leurs relations de jeunesse qui, de toute façon, ne me regardait pas. N'empêche qu'au fond de moi-même, j'ai toujours pensé qu'il est difficile de passer son existence à parler une autre langue que la sienne propre, ce qui a été le cas de Papusiek pendant des années, comme le mien d'ailleurs. Tous les deux nous avons travaillé et aimé en français...

L'avion s'élève de plus en plus haut, les aiguilles de la montre tournent, et l'idée qu'il vole vers Paris a en soi quelque chose de magique.

— Paris a toujours été pour nous, dans notre famille, une ville particulière, aurait répété Papusiek. Cela a commencé avec Morylek, peut-être même avant. Attends un peu... Je crois que sa mère et ta grand-mère Féla sont venues pour la première fois à Paris avec ton grand-père vers les années 1900. Te rends-tu compte ? Ils avaient un équipage, ils ont loué un hôtel particulier et ils ont beaucoup reçu. Morylek, ton grand-oncle, y a vécu plus tard sur un pied princier, puis Kazio, le pauvre...

— Pourquoi « le pauvre » ?

— Parce qu'il est mort très jeune.

Pour Papusiek, la vie était la valeur ultime. Comme par définition, compte tenu de son optimisme, le manque d'argent ne pouvait être que passager et facile à compenser à condition de le vouloir vraiment, le drame c'était la maladie, l'invalidité et ultimement la mort.

Papusiek avait le don de conteur et savait rendre intéressants, ou à tout le moins drôles, ceux dont il parlait. Le lointain grand-oncle Kazio aimait la peinture à un point tel qu'il fit venir deux artistes peintres, un Français et un Italien, pour agrémenter de fresques les murs de la cave de son hôtel particulier de Varsovie. Le Français demeura un an et quitta la Pologne en promettant de s'exécuter lors de son prochain séjour. L'Italien déversa sur les malheureux murs une telle débauche de corps nus que grand-mère Féla, scandalisée, menaça le jeune Kazio de le déshériter. Affolé, il chassa aussitôt le peintre italien et fit recouvrir son œuvre d'une façon à ce point pudique qu'elle suscita l'intérêt de tout le monde.

Papusiek riait en racontant cela et s'étonnait que moi, sa nièce bien-aimée, je puisse être puritaine au point de demander combien cela avait coûté et pourquoi cet argent n'avait pas été distribué aux ouvriers sous forme de primes, question à laquelle il ne pouvait répondre puisqu'il était encore étudiant à l'époque et qu'on ne parlait jamais en famille de détails aussi terre à terre.

— En somme, protestais-je, mes ancêtres se sont bien amusés mais aucun n'a songé à conquérir cette ville. Aucun, sauf toi, n'a été capable de gagner ici sa pitance.

— Un peu de patience, ma fille, protestait Papusiek, sinon tu risques d'être injuste. J'ai refusé de rentrer en Pologne pour diriger l'usine, en brillant second, puisque d'autres y occupaient déjà les premières places, mais j'étais alors un homme marié, père de famille, et j'avais le droit de toucher les dividendes de mes actions. C'est Alfred, ton grand-cousin, qui, le premier, osa faire le grand saut avant la Première Guerre mondiale. Il avait ton âge quand il s'est enfui la nuit de la maison de ses parents sans rien emporter. Il est mort, hélas, très jeune, en 1934 et il est dommage que tu ne l'aies pas connu. Il t'aurait plu. Il avait du courage, de la détermination, du talent... Bref, il arriva à Paris, Dieu seul sait comment, par le train sans doute, sans billet, et s'installa quelque part sous les ponts. Deux ans plus tard, sa mère eut enfin de ses nouvelles. Il écrivait des pièces de théâtre en français sous le pseudonyme d'Alfred Savoir et avait bon espoir de les faire jouer un jour. Le conseil de famille s'étant réuni aussitôt en Pologne, on ordonna à ce jeune fou de rentrer au bercail, mais il n'avait pas donné son adresse. Aussi cet ordre n'a-t-il jamais pu être expédié et à plus forte raison parvenir à destination. Et puis, comme dans les romans romantiques, le cousin Alfred est devenu célèbre, il a gagné beaucoup d'argent et pour se réconcilier avec ses parents, il a épousé Miche, une lointaine cousine, une femme fort belle et très brillante qu'il n'a pas su pour autant rendre heureuse.

Au cours de la guerre, toutes les photos ont été saisies, perdues, ou détruites par les Allemands, mais Papusiek savait recréer les visages, les silhouettes et chacun des personnages qu'il évoquait se mettait ainsi à vivre. Il y avait la mère d'Alfred Poznanski, tante Sarah, petite personne aux cheveux très blancs, son mari Maurice, leur château entouré de forêts, les fêtes, les traîneaux, les chevaux sur la neige, les chiens, puis les adultes et les enfants au coin du feu en train de lire les nouvelles parvenues de Paris où on présentait justement *la Huitième*

Femme de Barbe-Bleue, dont les Américains tirèrent plus tard un film à succès.

— C'était un ambitieux, précisait Papusiek, qui a réussi à conquérir Paris, mais qui a raté sa vie, a divorcé, l'a regretté, a essayé de reconquérir sa femme Miche, n'y est jamais parvenu et a connu des difficultés avec son rival, Léopold Marchand, auteur dramatique comme lui, moins connu. Celui-ci a épousé Miche à son tour et il a vécu heureux avec elle jusqu'en 1939.

Des ombres prennent corps, avec Papusiek au premier plan, me tendent les bras et me calment. Leur seule présence donne une autre dimension à ce qui m'arrive, transforme la réalité, la replace dans un cadre différent, rassurant, calme et en quelque sorte éternel.

— Ah! ta tante Miche...

Les murs s'écartent, les décors disparaissent et font place à une petite femme, délicate, menue, très brune, très élégante qui entre dans la grande salle du Ritz, place Vendôme. Le maître d'hôtel se précipite à sa rencontre, toutes les têtes se tournent de son côté, car par sa beauté et par son charme, elle est la reine de Paris. C'est une femme dont les journaux parlent, une des femmes les plus célèbres de l'heure même! Elle fascine les échotiers. Ce soir-là, elle vient rejoindre Papusiek, ce très séduisant cousin qui, contrairement à son premier et à son deuxième mari, prend de l'âge sans engraisser et sans prendre du ventre. Sa femme Ursule, son frère Stanislaw en voyage de noces avec Bronia, sa fort belle épouse avec laquelle il découvre justement Paris et ses plaisirs, sont déjà là, assis autour de la table du fond. Ils bavardent à bâtons rompus, en polonais bien sûr, tandis que la pauvre Ursule fait de son mieux pour paraître capable de les comprendre. C'est sa façon d'être polie avec eux qui ne le sont pas avec elle.

— Et ma mère, comment était ma mère, cette Bronia que finalement j'ai si peu connue?

— Sculpturale, mais froide et atrocement timide. Ton père triomphait de l'avoir à son bras, mais elle, admettait Papusiek, ne paraissait pas vraiment heureuse. Un accident a eu lieu la

97

veille de cette soirée-là. Bronia avait pris trop de somnifères, ton père m'avait téléphoné et j'ai dû trouver un médecin, un ami qui s'est empressé d'affirmer — c'est pour t'indiquer comme il faut être prudent avec ces messieurs de la Faculté — qu'il s'agissait peut-être d'une tentative de suicide et qui lui a fait un lavage d'estomac... Passons, je n'ai pas envie de te raconter les détails de cette sinistre histoire.

Par la suite, je ne pus oublier et, étudiante, il m'arriva souvent de rôder place Vendôme sous les fenêtres du Ritz en interrogeant les étoiles. Ma mère, jeune fille ignorante, avait-elle voulu mettre fin à ses jours après la fameuse nuit de noces où son mari maladroit l'aurait rendue trop malheureuse pour qu'elle puisse envisager la répétition des mêmes gestes ? Est-ce cette nuit-là qu'ils m'ont conçue ? Le docteur qu'avait appelé Papusiek avait-il sauvé alors, sans le savoir, le fœtus qui devait naître neuf mois plus tard, en épuisant complètement sa génitrice, tremblante d'une fièvre qui menaçait de l'emporter, et à laquelle on refusait de montrer l'enfant qu'on soignait dans la pièce voisine ?

Des années plus tard, je demandai à Jacek de passer une nuit dans cet hôtel Ritz. La chambre était poussiéreuse, le tapis rouge rongé par les mites, et avec ses tapisseries défraîchies sur les murs, l'ensemble avait un aspect pénible. Les splendeurs passées imposaient encore des prix exorbitants, mais les locaux étaient parfaitement sinistres.

— Revenons à Miche, poursuivait Papusiek qui déroulait dans de longs monologues ses souvenirs pour son propre plaisir et ne savait pas du tout à quel point il était en train de me marquer. En épousant Léopold Marchand, Miche a rejoint le clan de ceux qui, comme moi, se sont condamnés à parler en français à la maison jusqu'à la fin de leurs jours.

— N'est-ce pas ce que tu me conseilles de faire ?

— Ma merveilleuse fille bien-aimée, pour toi il s'agit d'une solution pratique des problèmes matériels que tu auras du mal à surmonter autrement. Si tu ne veux pas d'une existence médiocre, tu dois te marier avec un homme riche. Nous, nous avions le choix.

— Moi aussi j'ai le choix et je vais te le prouver tôt ou tard.

Lui ai-je prouvé quoi que ce soit? Non, rien hors de mon amour, cet attachement que j'ai eu pour lui et qui s'est révélé durable malgré certains malentendus pénibles.

— Quand Hitler a attaqué la Pologne, disait Papusiek, nous étions tous atterrés et seule ta tante Romana, ma cousine et amie, a annoncé qu'elle quittait la France. Elle n'avait pas confiance dans la ligne Maginot, elle voulait traverser l'Atlantique et prétendait que rien ne la retenait à Paris, puisque son célèbre frère Alfred Savoir-Poznanski, mort en 1934, n'était plus là pour lui frayer un chemin parmi les artistes. Cela se passait ici même dans ce salon où nous sommes en ce moment. Ta tante Miche n'intervenait pas dans notre conversation, comme si elle n'était pas concernée. Où étions-nous donc? Ah, oui! cela me revient, le grand salon, ce n'était pas le nôtre mais celui de l'appartement de la rue de la Tour-Maubourg où elle habitait depuis son deuxième mariage et que Léo a conservé jusqu'à présent à cause de la vue sur les Invalides... C'est un appartement superbe, il n'y a pas à dire, mais je ne le comprends pas. À sa place, je ne pourrais pas continuer à vivre là avec la vieille Marinette, sa bonne, qui garde dans sa chambre comme des reliques les châles et les photos de Miche.

Papusiek aimait la vie et ignorait la mort. Elle s'effaçait grâce à lui, puisqu'il parlait des disparus comme s'ils étaient encore présents, avec cette sollicitude et cette chaleur qui le caractérisaient. À l'écouter, on avait l'impression de pénétrer dans un univers de gens bons, amusants, de femmes séduisantes et belles, d'enfants doués et de vieillards sages.

— Cette soirée-là a été notre dernière. Un mois plus tard, Léo nous a téléphoné. Miche, la douce Miche, craignait d'exposer inutilement son mari qui n'avait pas voulu la quitter ni la laisser partir. Les premières formations allemandes commençaient justement à défiler sur les Champs-Élysées. Miche s'est enfermée dans la salle de bains, et c'est là que Marinette l'a trouvée...

Par la suite, je fis la connaissance de Léo, cet oncle par alliance qui m'ouvrit les bras et me supplia de m'installer chez lui. Il espérait alors que ma présence pourrait exorciser le drame, le suicide de Miche, sa femme très aimée qui, comme moi, avait porté à l'origine le nom polonais de Poznanski qu'il jugeait particulièrement exotique et qu'il ne pouvait plus prononcer sans avoir des larmes aux yeux.

— Chérie, nous arrivons, réveille-toi.

Le visage de Jacek, le sourire de Jacek, les mains de Jacek, cet homme que j'ai aimé dès le moment où il est entré dans la pièce dans laquelle je me trouvais et que Papusiek, lui aussi, a adopté dès leur première rencontre.

L'avion s'immobilise sur la piste. Il a tenu parole, nous sommes à Paris tous les deux pour une halte de quelques jours. Allons-nous retrouver les souvenirs que nous avons laissés dans cette ville où nous avons étudié et où nous avons vécu les années de notre prime jeunesse, cette ville où nous sommes revenus si souvent pour rendre visite à Papusiek et à Ursule, traîner dans les rues, rêver...?

— Oublions le présent, propose-t-il. Veux-tu essayer?

Je ne demande pas mieux mais il y a ce vide sous mon crâne, cette inquiétude, cette angoisse qui me tient à la gorge et ces signes qui sont partout. Des infirmes traversent la voie, une femme en fauteuil roulant essaie d'avancer, deux ambulances passent avec une lenteur désespérante et nous empêchent de rejoindre le taxi qui nous attend, nous et les bagages que nous portons à bout de bras. Autrefois, je ne remarquais pas tout ce monde des éprouvés.

Dans les aéroports surtout, où le rythme des arrivées et des départs est assez rapide, le personnel se charge de les aider, de les conduire et de les faire disparaître dans des ascenseurs et corridors spécialement prévus à cet effet. Il y a deux ans environ, je suis tombée et je me suis cassé le bras gauche, justement à ce même aéroport de Paris, et un jeune médecin a fait alors l'impossible pour me forcer à me rendre à l'hôpital et laisser Jacek repartir seul au Canada. Il a été injurieux, a communiqué avec le capitaine et obtenu son refus de me laisser monter à bord de l'avion d'Air Canada. Il n'a cédé que sous la pression d'un autre médecin, de Montréal celui-là, qui s'est interposé.

Mauvais moment, souvenir odieux. Alors, pourquoi est-ce que je reviens dans cette ville avec tant d'espoir, comme si on pouvait me sauver ici ? À cause de Papusiek ? Il ne croyait pas à la mort, il la reniait. Il l'a repoussée jusqu'à un âge très avancé, après quoi il l'a assimilée à un sommeil réparateur auquel on a droit après beaucoup d'efforts et de fatigue. Quand, inconsciente, je hurlais de douleur, quand mes médecins lui disaient que le tétanos tue et que j'allais mourir, il leur répondait que cela ne pouvait pas se produire parce que j'étais trop jeune et que je venais à peine de sortir d'un camp de prisonniers de guerre. Que dirait-il aujourd'hui à ces médecins qui lui parleraient de cancer, de radiothérapie, de mon âge, de mes poumons... ?

Papusiek sourit et marche devant moi de ce pas long et rapide que j'ai eu tant de mal à imiter. Pour Papusiek, au bout des épreuves, au bout du malheur, il devait exister un chemin lumineux. C'était sa conception de la justice divine. Il avait du mal à comprendre que ce chemin-là n'avait pas pu être franchi ni par Féla, sa propre mère, ni par son frère, ni par sa belle-sœur. Ce qu'il retenait surtout, c'est qu'il lui restait sa nièce bien-aimée, c'est-à-dire moi, jeune fille têtue comme une mule, sauvage, mais vivante !

Le taxi roule, le chauffeur ne connaît pas le chemin, il faut le lui expliquer, alors docile il accepte de suivre les indications à la piste. L'air léger de Paris, l'air du printemps, l'appartement de Monique et de Bob, plongé dans l'ombre, le silence, la paix et ce confort qu'on apprécie d'autant plus qu'on a les jambes en coton et que la tête vous tourne.

Papusiek savait transformer chaque appartement en château par sa seule présence, mais il ne se donnait ce mal qu'à la condition d'être à Paris. Il acceptait, en grand seigneur, de voyager et savait parler des endroits qu'il avait visités d'une façon telle qu'on avait envie aussitôt de s'y rendre, mais il avait des préjugés et des partis pris tenaces. Tante Ursule racontait volontiers, en femme reconnaissante, les années de guerre vécues à Londres, mais Papusiek évitait soigneusement un pareil sujet. Il avait détesté l'Angleterre, son climat, ses gens, leurs habitudes et leurs manières. Il ne reconnaissait pas non plus le moindre charme à Londres, où il avait travaillé dans les bureaux de l'armée polonaise sous les bombes, puis dans ceux de la compagnie d'import-export qu'il avait fondée avec tante Zosia et qui ne résista pas longtemps à la concurrence. Une nuit, en descendant dans l'abri, il avait même osé dire à sa femme horrifiée qu'il était préférable que les destructions de guerre atteignent Londres plutôt que Paris, la plus belle ville du monde où il fait bon vivre. Quand enfin il lui fut donné de rentrer à Paris, il commença par nous entraîner, tante Ursule et moi, dans des promenades interminables. Il était si heureux d'être de retour pour de bon que les problèmes de l'argenterie qu'on avait été porter « au clou » pour emprunter un peu d'argent n'avaient par comparaison qu'une importance très relative. Pourtant, il s'astreignait du matin au soir à chercher du travail, ce qui lui arrivait pour la première fois de toute son existence.

— C'est curieux, disait-il après une journée passée à courir d'un bout de Paris à l'autre par une chaleur tropicale, comme les gens ont perdu la mémoire. C'est certainement à cause de la guerre. Figure-toi, Ursule, que je suis passé ce matin chez X, tu sais ce petit homme chauve qui, quand il venait à nos réceptions, buvait tellement qu'il fallait prévenir le maître d'hôtel de le surveiller. Il était attaché au ministère des Affaires extérieures...

Oui, tante Ursule se souvenait fort bien de X... et comme en plus elle avait l'habitude de lire les journaux et de retenir ce qu'elle y apprenait, elle savait que le « petit bonhomme » en question était désormais ministre.

— Incroyable, mais vrai, poursuivait Papusiek avec cette délicieuse naïveté d'adolescent qui était sienne. J'ai présenté ma carte à son chef de cabinet et il m'a demandé de revenir. Forcément, un ministre doit être très occupé par définition ou prétendre l'être, mais quand je suis revenu, justement ce matin même, j'ai été reçu, à ma grande surprise, par une petite demoiselle qui m'expliqua que «monsieur le ministre ne se souvenait absolument pas de m'avoir connu et que, par conséquent, il n'avait pas l'intention de me recevoir»! Surprenant, n'est-ce pas, chérie? Tout à fait surprenant...

Papusiek s'accrochait. Il refusait de croire que ses relations et amis intimes d'autrefois ne tenaient absolument pas à fréquenter l'homme vieillissant et désargenté qu'il était devenu pour eux. Léon Poznanski, qui les invitait dans son hôtel particulier de Saint-Cloud, était quelqu'un de fort intéressant, mais celui qui habitait dans un appartement à Neuilly-sur-Seine, bon genre, bon quartier, certes, mais n'avait plus ni domestiques ni même un compte de banque, ne devait plus les importuner. Au cours des repas que Ohmie et Ursule préparaient toujours avec un grand soin, même quand il s'agissait d'un menu aussi frugal que des pommes de terre nouvelles et du lait caillé, Papusiek, avec qui partager un repas était toujours une fête, racontait volontiers ses mésaventures.

— Quand la secrétaire m'a déclaré que monsieur le directeur, son patron, était absent et ne reviendrait pas avant plusieurs mois, j'ai compris qu'on se moquait de moi et j'ai attendu dans la rue devant l'immeuble. Comme de fait, il est arrivé peu après dans sa limousine et il a été forcé, en descendant, de me tendre la main. Cela a été particulièrement pénible. Nous étions amis, nous nous sommes tutoyés, et là il ne pouvait plus éviter de me reconnaître. Remarquez, j'aurais pu me venger et le traiter de sale collabo, ce qu'il a été pendant la guerre, mais je me suis abstenu. Je lui ai juste donné ma carte en lui disant : «Tiens, j'ai changé d'adresse. Si jamais tu as un peu de temps, fais-moi signe.» J'espère qu'il aura au moins la décence de nous téléphoner.

Monsieur le directeur n'eut pas la décence de leur téléphoner et Papusiek se débrouilla fort bien malgré tout. Un certain soir, il fonda, avec un délicieux bonhomme aussi ventru que lui-même pouvait être mince, une compagnie de production d'un nouveau modèle de voitures. Un autre soir, il organisa un bureau d'import-export, et c'est cette deuxième idée qui se réalisa, bien qu'il eût préféré mettre en pratique la première, lui qui adorait les voitures... Papusiek avait besoin de luxe comme d'autres ont besoin d'oxygène. À l'époque où il était riche, il commandait des voitures dessinées spécialement pour lui et recouvertes à l'intérieur de peaux de léopard; plusieurs années plus tard, à l'heure où il «lançait», comme il disait, son bureau d'import-export, son luxe consista à manger avec moi une demi-douzaine d'huîtres chacun à La Lorraine, place des Ternes.

— Cela coûterait beaucoup moins cher d'acheter des huîtres et de les apporter à la maison, lui dis-je, mais il ne m'écouta pas.

Je ne comprenais absolument pas alors à quel point le goût des huîtres pouvait dépendre de la qualité du plateau sur lequel elles étaient servies. Malgré tous ses efforts, Papusiek ne réussissait pas à me faire apprécier certains rites, ni certaines modes, et c'est maintenant seulement que je les apprécie. Je me souviens, entre autres, que lorsque j'eus mal aux dents, il m'envoya chez son dentiste, «le professeur Untel», qui faisait moins mal parce qu'il y avait des tableaux de maîtres sur les murs de son petit salon.

Papusiek sourit sur la petite photo que je garde toujours dans mon portefeuille et paraît me suggérer de me rendre chez le professeur «Chose» ou «Machin», mais comme je ne les connais pas, ces grands spécialistes, ces cancérologues réputés, je me conduis comme autrefois, ce en quoi j'ai certainement tort. Car quiconque aime Paris doit connaître ses snobismes et leurs exigences, sous peine de grandes déceptions! Bref, ce fut de la folie de me rendre comme ça directement, seule par-dessus le marché, à l'Institut Curie-Sklodowska, situé à quelques pas de la rue Claude-Bernard où nous habitions, et de demander à la préposée le nom du directeur médical ou de n'importe quel bon médecin susceptible de me rencontrer et de m'examiner.

Sur le banc, une vieille dame gémissait doucement, tordue, atrocement pâle et de toute évidence à peine consciente, mais la préposée ne regardait pas de ce côté-là et ne paraissait rien entendre. Brusquement, une ambulance arriva et un homme en vêtement blanc en descendit.

— Cela fait quatre heures qu'elle vous attend ici, docteur, lui dit la préposée. C'est inhumain !

L'homme marmonna quelque chose sur les inconvénients des embouteillages, prit la dame par le bras et quitta avec elle l'antichambre de l'Institut.

— Alors vous, dit la préposée, vous voulez quoi au juste ? On ne donne pas de noms ici. Il faut les obtenir ailleurs avec une recommandation pour pouvoir se présenter ensuite ici rencontrer les professeurs... Cela prend généralement plusieurs mois, d'ailleurs...

Je quittai l'Institut la tête haute, le sourire aux lèvres. Dans la rue, deux étudiants croquaient des tablettes de chocolat. Papusiek détestait manger comme ça, sur le pouce. Il considérait que c'était la négation même de la civilisation et cela lui coupait l'appétit. À l'extrême limite, lui, maigre plutôt que mince, aurait préféré se laisser mourir de faim plutôt que de déchoir au point de manger n'importe comment. Qu'aurait dit Papusiek s'il avait su que j'étais à Paris, démunie, perdue, en train de chercher une issue et un peu d'espoir qu'on m'avait déjà refusé de l'autre côté de l'Atlantique ?

— Madame, c'est un cancer qui ne pardonne pas, c'est une question de semaines, de mois, ou de jours, on ne peut rien vous dire d'autre. La chimiothérapie peut-être, cela aide, mais même là, dans votre cas...

Papusiek aurait certainement commencé par m'embrasser et par me serrer contre lui pour me rassurer, puis il se serait installé au téléphone pour dénicher le nom du «grand professeur» qui forcément pourrait tout. Je fis de même et je téléphonai. Par l'entremise d'une femme, Françoise de Loisy, avec laquelle je me suis liée lors de discussions concernant la publication de mes livres en France et qui progressivement m'a fait le don de son amitié, j'obtins le nom d'un jeune médecin. Ce n'était pas le «grand professeur», mais il avait l'avantage d'être accessible tout de suite, et en plus il était lié à tout un groupe de gens se connaissant depuis la guerre, la captivité, les camps de concentration, où son propre père avait fait un long et épouvantable séjour. Mon rendez-vous avait été dominé, en somme, dès le départ, par cette légende glorieuse qui avait forgé entre la France et la Pologne des liens privilégiés, tissés par une minorité de survivants.

Dans l'écouteur, la voix du médecin était jeune et gaie. Il déclara que vraiment j'avais un moral beaucoup trop solide pour me laisser abattre par une maladie et qu'il avait déjà connu des cas semblables au mien où les patients avaient survécu sans dommages jusqu'à quatre-vingt-dix ans révolus. Il me rassura, en somme, promit de me prendre un rendez-vous à la clinique de Saint-Cloud, me déconseilla les centres spécialisés tels l'Institut Marie-Curie, ou encore celui de Villejuif, où «les cobayes meurent ou survivent mais alors dans un drôle d'état», et raccrocha. Dix minutes plus tard, il rappelait pour me dire que le rendez-vous avec le docteur Belhumeur était pris pour le lendemain matin. Les choses allaient rondement.

Saint-Cloud, les hauteurs où Papusiek et tante Ursule ont vécu avant la guerre, leur hôtel particulier, les courses d'autos gagnées par Papusiek, les coupes en argent dans le vestibule, bref, de bons présages! Seulement voilà, entre les souvenirs et les réalités, entre les légendes familiales et les démarches concrètes, il y avait toute la distance de Paris à Saint-Cloud en taxi et en autobus, les embouteillages, les visages fermés des réceptionnistes, et puis l'horrible docteur Belhumeur. Il déclara froidement devant Jacek que j'allais crever incessamment de mon cancer, qu'il était inutile de me traiter à la radiothérapie puisque cela coûtait cher et ne pouvait me sauver dans aucun cas, moi qui, selon lui, étais de toute façon condamnée à mourir.

Ensuite, il tendit la main, empocha sept cent cinquante francs sans émettre en échange le moindre reçu et nous conseilla de rencontrer un autre médecin, une femme celle-là, qui connaissait beaucoup mieux les problèmes de cancer que lui-même. Nous nous sommes regardés, Jacek et moi, puis nous avons conseillé au docteur Belhumeur, chirurgien devant l'Éternel, de prendre, s'il lui arrivait un jour d'avoir un cancer, un avion pour Montréal où les médecins sont plus humains.

— Vous ne me reconnaissez pas ? me demanda un monsieur dans le corridor. J'enseignais au collège Stanislas où votre fils était élève. Désormais, me voilà de retour en France. C'est dur par moments, mais je me suis quand même réacclimaté. Que faites-vous ici, en clinique ? Moi, je rends visite à mon pauvre père. Oui, il a été opéré pour le cancer des poumons. C'est la phase terminale, je le crains bien. Et de votre côté ? Rien de grave, j'espère ?

— Non, simple visite de courtoisie. Mélange de littérature et de médecine, si vous voyez ce que je veux dire.

Aussitôt, il adopta un air entendu et nous sommes partis sans qu'il parvienne à nous retenir. Retour à Paris. Dîner dans un grand restaurant, Papusiek serait content, des profiteroles, des cristaux, des fruits et du maître d'hôtel qui s'inclinait. Puis, plus tard dans la soirée, une pièce de théâtre de Bernstein, *le Mensonge*, un dernier verre, une longue marche à travers Paris, de la rive droite à la rive gauche, de la place de la Concorde jusqu'au jardin du Luxembourg et cette phrase en tête que j'évite de prononcer à voix haute : « Dieu, préserve-moi des douleurs physiques, les douleurs morales, je m'en charge. »

Le lendemain, c'est la visite d'une doctoresse qui accepte de nous rencontrer longuement chez nous, une amie de ma nièce Marie-Hélène. Elle a des larmes aux yeux, des larmes sincères, et elle est très compétente. Elle m'explique qu'il s'agira pour moi d'une fin atroce où peuvent survenir des empoisonnements dus à la chimiothérapie. Mal appliquée, elle peut provoquer, en effet, comme ce fut le cas d'une vieille religieuse qu'elle connaît bien et qui a été miraculeusement sauvée par le Bon Dieu (peut-on être sauvé en fait par quiconque d'Autre, malgré toutes les prétentions de la science ?), la gangrène des muscles qui ne se régénèrent pas et ne peuvent être soignés. Parmi les autres incidents, elle cite l'étouffement prolongé et sans rémission et le décrit comme relativement fréquent. Bref, nous avons beau continuer à sourire poliment en l'écoutant, c'est seulement au moment où nous pouvons lui offrir de la reconduire chez elle que l'atmosphère change et que le drame recule un peu.

Autrefois, on reprochait aux illustres praticiens de ne pas savoir prévenir les victimes des maladies incurables, désormais la franchise semble être à la mode bien qu'elle frise la brutalité. En même temps, pourtant, les cancérologues ne cessent de répéter à l'unisson que l'essentiel est de garder un bon moral. Comment concilier une pareille recommandation avec des attitudes émues, émouvantes ou semblables à celle de ce dénommé Belhumeur, médecin français qui aurait certainement une carrière prometteuse dans le secteur de la boucherie?

Du temps de Papusiek, les grands professeurs recevaient leurs patients dans leurs cabinets qui ressemblaient à des salons, ne fréquentaient que les politiciens, les grands artistes et les millionnaires, puis, de temps en temps, acceptaient un petit, un sans-grade, histoire de prouver qu'ils avaient quand même bien lu Victor Hugo, Jaurès et Léon Blum.

— Il faut absolument que tu ailles chez mon cardiologue, disait Papusiek, peu après la remontée spectaculaire des finances familiales due au succès de son bureau d'import-export.

Cela se passait par un bel après-midi où il était venu me chercher à la faculté. Nous devions aller ensemble récupérer l'argenterie chez le prêteur sur gages.

— Dans l'entrée chez mon cardiologue, il y a un Goya absolument superbe.

— C'est certainement une copie, lui répondis-je, narquoise. Autrement une œuvre d'une pareille valeur serait volée depuis longtemps.

— Comment peux-tu affirmer une chose semblable? s'indigna Papusiek. Ce cardiologue compte parmi ses clients le beau-frère du président de la République et sa maîtresse, ce qui à Paris n'est pas peu dire.

Je pensais à Papusiek et je ne me moquais plus de sa vision du monde, car brusquement cette vision avait quelque chose de rassurant à quoi je devais me raccrocher. La mort élitiste, en compagnie de gens tels que Papusiek, doit avoir meilleur goût que la mort annoncée par Belhumeur, le chirurgien démocratique. Je sais, je l'ai toujours su, qu'il aurait mieux valu être tuée sur les barricades lors de l'insurrection de Varsovie, dans une lutte à finir avec les occupants, que d'être guillotinée pendant la Révolution française sur l'ordre d'un dirigeant se voulant plus démocrate que les autres.

J'entraînai Jacek dans une longue promenade au Palais-Royal et je lui fis oublier l'horreur des colonnes de Burin en lui racontant comment Léopold Marchand, mon oncle, me promettait un grand avenir comme actrice sur les traces d'Elvira Popesco.

— Tu as son accent, disait-il, et tu as son charme.

À l'époque, il se rendait chaque matin chez Colette avec qui il travaillait sur les adaptations cinématographiques de ses romans, et il voulait absolument lui présenter sa nièce, la bonne sauvageonne, en espérant l'émouvoir par mon destin qui, pour lui, était hors du commun. Moi qui, au contraire, étais profondément persuadée que tout le monde avait fait partie du maquis dans les pays occupés, en France comme en Pologne, ne comprenais pas ses attentions touchantes et n'étais nullement en mesure de saisir la chance qu'il m'offrait.

Je savais déjà que je n'avais pas de talent ni pour écrire, ce que je voulais faire, ni pour jouer la comédie, et que dès lors il me fallait étudier car c'était la seule façon, en dehors d'un mariage, de m'en sortir dans l'existence. Avec des diplômes, on peut toujours gagner de l'argent, n'est-ce pas, et profiter des nuits pour écrire...

Soudain, en me promenant au Palais-Royal, je me rendis compte combien mon oncle Léopold s'était donné de mal pour moi. Hélas, il était trop tard pour le remercier. Seuls nos pas résonnaient sur les vieux pavés du Palais-Royal. C'est étrange, le cancer amplifie d'une drôle de façon les souvenirs, les regrets et les remords vis-à-vis les vivants et les morts...

Victor Ianaga Poznanski

Il vécut à Lourdes, soigna les lépreux, fut moine et missionnaire, prêtre et surtout serviteur du Bon Dieu, et il mourut dans des conditions atroces. C'était cela, l'histoire officielle de mon grand-oncle dont j'ai souvent entendu parler. Le fils de tante Jania chercha d'abord sa voie, mena une existence haute en couleur, voyagea, sortit dans le monde, fréquenta des gens importants puis comprit que la vérité était ailleurs et rompit avec toutes ses relations. Au début, seule sa mère savait qu'il voulait entrer dans les ordres, puis la nouvelle se répandit. Dans la famille Poznanski, en Pologne, on s'étonna alors beaucoup d'un tel revirement, et cela d'autant plus qu'au lieu de rentrer au pays, Victor semblait préférer demeurer en France. On comprenait bien qu'on pût rester à l'étranger pour échapper à la police des occupants ou, encore plus tard, après la Première Guerre mondiale et la proclamation de l'indépendance, pour jeter sa gourme loin de sa famille, mais quand même pas pour revêtir la bure ou la soutane. Pour tout le monde, il était évident, en effet, que Dieu comprenait le polonais et entendait ce qu'on lui demandait dans cette langue.

J'avais retrouvé les souvenirs de cet oncle Victor, devenu prêtre sous le nom de Ianaga, ce qui signifie en polonais «moi qui n'ai rien», à Paris quand, très malade, à peine consciente, j'ouvrais les lettres de tante Jania. La vieille dame me souhaitait de me rétablir, priait pour ma guérison. Elle m'avait envoyé la croix de son fils en me recommandant de la mettre à mon cou et de la porter. Depuis, tante Jania est morte, mais j'ai gardé longtemps cette croix jusqu'au moment où je l'ai perdue en plongeant dans notre lac à la campagne.

Lourdes, faire un pèlerinage à Lourdes sur les traces de cet oncle, le seul membre de la famille qui eut le courage de mourir non pas à la guerre, mais dans une bataille désespérée contre une maladie alors incurable !

Le soleil dansait sur les pavés, la chaleur était douce et légère et quand nous sommes arrivés, Jacek et moi, devant les bureaux des Voyages de la Procure, nous étions calmes et détendus. Le préposé se montra désagréable, toutefois, et aussitôt je me mis à parodier sa façon de parler, de se conduire et de réagir. L'étonnement fut tel dans le bureau de cette agence où en principe personne n'ose élever la voix que les deux autres employés se précipitèrent. Moi, j'étais prête à continuer, mais j'ai remarqué l'expression de Jacek qui, gêné, ne savait trop quelle attitude prendre. Il est très bien élevé et, comme Papusiek, incapable de supporter des manifestations de mauvaise humeur chez une femme qu'il accompagne. Car, comme Papusiek, il estime que c'est une forme de reproche faite à sa capacité de la protéger. Je sortis donc dans la rue et me calmai. Sale maladie, le cancer: des réactions surprenantes, l'impossibilité de se dominer, une sensibilité à fleur de peau, une difficulté évidente à garder son sens de l'humour... Enfin, ce fut réglé. Il avait les billets, nous devions partir le soir même, dormir sur le train dans une cabine à deux couchettes et revenir le lendemain soir pour descendre à l'aube à Paris. L'après-midi était à nous.

Bateau-mouche et le vent léger qui souffle sur la Seine...

Papusiek détestait ce genre d'amusement où l'on risquait fatalement d'être en contact avec des gens vulgaires. Tante Ursule, par contre, accepta à plusieurs reprises de faire un tour avec moi quand, devenue veuve, elle put se conduire enfin comme une femme libérée des contraintes de l'autorité maritale. Tante Ursule appartenait en fait à cette génération qui recevait dot et trousseau mais devait, en échange, sans le préciser, certes, aussi crûment, défendre certaines valeurs et préserver les apparences. C'était cela le mot clef: les apparences!

Ne jamais paraître pauvre. Compenser le manque d'argent par la fantaisie qui peut justifier des comportements tel celui de faire le tour de la Seine en bateau-mouche, cacher soigneusement le malheur et la maladie et rire en public, même si on éprouve l'envie de pleurer. Bronia, ma mère, s'enfermait dans sa chambre pour pleurer, et quand elle en sortait, maquillée et coiffée, cela ne se voyait plus du tout. Pendant la guerre, comme elle n'avait plus de chambre à elle, il ne lui restait que le cabinet de toilette pour s'isoler. Puis, finalement, quand nous eûmes abouti toutes les deux à la campagne, pourchassées par la Gestapo, ma pauvre mère, pauvre parce qu'elle savait qu'elle ne pouvait plus rien pour me défendre, moi, sa fille unique, partait dans les bois où, été comme hiver, elle pouvait pleurer en paix sans risquer de rencontrer qui que ce soit.

— Te souviens-tu?

Nos souvenirs communs à Jacek et à moi sont beaucoup plus gais que ceux que je porte gravés en moi depuis toujours, et beaucoup moins héroïques. Nous venions à peine de nous marier et nous n'étions pas très riches quand il apporta à la maison une invitation tout à fait inespérée, un carton, des papiers à signer et des documents imprimés. Le sénateur Viens ne pouvant assister personnellement à un congrès qui devait avoir lieu à Paris, nous offrait dans un geste princier de le remplacer. Ce fut notre premier voyage. Papusiek et tante Ursule nous attendaient à l'aéroport et moi, j'étais très heureuse de les revoir. Pourtant, c'est là que j'appris la mort de Ohmie, dont on parlait comme d'une délivrance, car la pauvre avait beaucoup souffert.

Au pas de course, nous avons marché ensuite toute la journée sur les traces de notre passé d'étudiants, et puis ce fut le tour des réceptions officielles, des robes longues, un buffet dressé en plein air sous les vieux arbres, les boiseries et les garçons habillés à la française portant candélabres dans les escaliers de l'hôtel de Lauzun, une sorte de féerie, quasi parfaite, avec une longue promenade sur la Seine en bateau-mouche spécialement loué pour l'occasion par les organisateurs du Congrès. Je portais comme robe longue ma robe blanche de mariée. J'avais retiré le boléro sage qui cachait ma gorge, comme il se doit pour une telle cérémonie, mes épaules nues étaient bronzées. Le délégué haïtien me murmurait que j'étais la plus belle fille qu'il lui avait été donné de rencontrer de toute son existence, puis Jacek le fit partir et nous avons beaucoup dansé ensemble. Pendant tout ce temps-là, le photographe officiel ne cessa de me photographier, et la publication de ces photos dans des revues françaises me valut le sourire ravi de Jacek et la joie dans les yeux de Papusiek.

Hélas, il était malade, avait une forte fièvre et devait garder le lit. La chambre à coucher où flottait l'odeur de l'eau de Cologne était accueillante, car il m'attendait, et dès que je franchissais le seuil, il me tendait les bras en criant que je devais faire attention et ne pas trop m'approcher pour ne pas attraper son mal. Les mots et les gestes étaient contradictoires. Je l'embrassais, j'annonçais que j'étais immunisée grâce au tétanos que j'avais contracté à la suite de mon accident et je m'installais sur le bord du grand lit recouvert d'un édredon. L'enveloppe de cet édredon était faite de toile finement brodée qu'il fallait laver à la main et repasser avec soin mais qui était vraiment assez belle pour justifier le mal que tante Ursule se donnait pour continuer à utiliser ce vestige d'une autre époque.

— Papusiek, je suis une vraie Cendrillon et Jacek est mon Prince Charmant.

— Va pour le Prince Charmant, plaisantait Papusiek, mais aucun être au monde ne saurait être assez aveugle pour ne pas t'adorer. La marâtre de Cendrillon ne te demanderait certainement pas à toi, princesse de ma vie, de trimer à la cuisine.

Depuis, j'ai fait des voyages officiels où en principe j'occupais la première place, mais aucun ne me laissa des souvenirs aussi merveilleux que ces quelques jours et ces quelques nuits où nous ne fûmes que des remplaçants. Pourtant, à ce moment-là, nous ne pressentions ni l'un ni l'autre l'importance réelle de l'événement, son poids, sa signification, la chance que nous avions de nous sentir parfaitement bien dans notre peau, la présence de Papusiek, le goût de son admiration et la chaleur de son infinie tendresse. Le cadre du vieil appartement sur deux étages, particulièrement spacieux, que tante Ursule fut obligée peu après de troquer contre un autre, plus petit mais plus «fonctionnel», convenait à perfection à ma robe blanche à crinoline. Le plaisir de rentrer à pied en cette robe de mariée, faute de vouloir payer un taxi, fut, lui aussi, unique et inoubliable.

Je me rappelle qu'aux petites heures, en tenant du bout des doigts mes escarpins, j'ai dansé sur les pelouses du jardin des

Tuileries. À l'aube, nous avons traversé la place de la Concorde et remonté les Champs-Élysées, puis redescendu de l'Étoile jusqu'à Neuilly l'avenue de la Grande-Armée, qui porte désormais le nom de Charles-de-Gaulle. Il était alors très mince dans son smoking, prêté par Papusiek (garde-le donc, je t'en prie, disait-il, je ne suis plus qu'un vieux monsieur qui ne sort pas...) et un peu mal à l'aise, il s'habituait lentement à la fantaisie de sa femme tout en ronchonnant pour la forme.

— Vous n'êtes pas un vieux monsieur, disait-il à Papusiek qu'il commençait à aimer autant que moi.

— Mais si, mais si, protestait Papusiek. Toi, tu es jeune, tu commences, tu ne connais personne et on ne te connaît pas, mais ça viendra, et alors tu comprendras ce que je ressens, moi, aujourd'hui. Quand je suis arrivé à Paris, je me suis fait des amis, nous recevions, nous sortions beaucoup et on a tissé des liens solides avec plusieurs. Puis ce fut la guerre, des exilés, des fugitifs et des morts, beaucoup de morts... À mon retour de Londres, j'ai trouvé un vide que je ne soupçonnais pas et il était trop tard pour reprendre à zéro et recommencer.

Je protestais, je lui conseillais d'inviter Léopold Marchand qui vivait encore, des acteurs, ceux que j'ai connus grâce à lui, de Jean Marais à Édith Piaf, mais Papusiek souriait et m'embrassait.

— Léo est un vieux monsieur, disait-il. Il vient d'épouser une jeune fille, il est vrai, mais cela ne lui permet pas d'échapper à son âge. Pour lui, je ne suis plus que le spectre d'un passé qu'il veut oublier. Sa dernière pièce, *l'Aimable Sabine*, n'a pas marché parce que, comme moi, il appartient déjà à une autre époque. Remarque, cette pièce aura peut-être du succès à nouveau dans vingt ans d'ici, c'est possible, parce que la société évolue en se répétant et que seuls les termes à la mode changent. En ce moment, Léo est dépassé, il a peur de l'admettre et il triche.

Papusiek, toujours malade, parlait trop et tante Ursule, qui avait peur que sa température monte, nous mettait à la porte. Nous partions alors dans Paris au lieu d'aller nous coucher, pour profiter de chaque instant dont nous pouvions encore disposer avant notre départ.

La gare, les odeurs si caractéristiques, le train... Le compartiment est très confortable, les couchettes très bien placées, face à face et, comble du luxe, les fenêtres ne sont pas scellées et on peut les ouvrir. L'angoisse me prend à la gorge, cette angoisse contre laquelle ne me protègent que les bras de l'homme que j'aime. Cancer, maladie de l'âme, maladie de l'angoisse ultime, absolue, épouvantable qui chasse l'être humain vers l'inconnu et le pousse à courir sans but jusqu'à l'épuisement.

J'ouvre la serviette, je sors les vêtements pour la nuit, je descends la vitre. Le train roule, le vent décoiffe mes cheveux, les petites maisons défilent, et tout cela ressemble à un voyage de vacances. Il suffit de ne plus penser, de ne plus réfléchir pour se sentir à l'aise. Je sors mon livre, m'allonge sur ma couchette et crée par ces simples gestes une atmosphère de normalité et de sécurité. J'essaie d'être au diapason, de lire un texte, mais les mots se chevauchent dans une prière chaotique qui monte du fond de mon cœur jusqu'à ce que le sommeil bienfaisant efface tout.

Papusiek n'avait jamais voulu aller à Lourdes. D'une manière générale, il détestait les montagnes et les Pyrénées en particulier. C'est en descendant du train, le lendemain matin, très tôt, au moment où la brume de l'aube se levait sur les pics qui apparaissaient dans le fond du paysage, que je compris pourquoi.

Après la débâcle, quand Papusiek et tante Ursule quittèrent la France occupée pour se rendre à Londres en passant par l'Espagne, ils n'avaient plus ni voiture ni aucun autre moyen de transport. Certes, le train les avait amenés jusqu'à la région frontalière, mais ensuite il leur avait fallu se cacher et suivre le passeur qui s'était chargé, moyennant une importante somme, de leur faire traverser, la nuit, la frontière sous le nez des soldats allemands armés jusqu'aux dents. En somme, Papusiek fut bien obligé de marcher, ce qu'il détestait, de grimper très haut, d'accomplir des prouesses et de franchir des cols. En outre, il avait froid et tremblait de fièvre, le médecin, un fugitif comme eux, diagnostiqua la pneumonie et déconseilla l'expédition mais il n'y avait plus moyen ni de reculer ni de tergiverser: il fallait avancer! Papusiek se retrouva, par conséquent, dans la situation détestable où on s'occupait davantage de lui que des femmes et des enfants qui faisaient partie de leur groupe, ce qui, compte tenu de sa galanterie naturelle, était on ne peut plus humiliant.

Je pense à ce qu'il devait supporter alors, j'imagine ses angoisses et celles de tante Ursule et je parviens à mieux me contrôler. J'ai la chance de ne pas être seule, d'aimer et d'être aimée, puisqu'il est avec moi et que nous faisons ce pèlerinage ensemble. La mort, ma mort, est peut-être au rendez-vous ici, mais je ne suis pas pourchassée par la Gestapo et je ne risque pas d'être torturée par un homme, ou des hommes, mais uniquement par la maladie. En silence, nous marchons jusqu'au village, ce qui lui permet de me répéter sa phrase favorite: «Le pire n'est jamais certain!»

En fait, je préférerais affronter les mitraillettes des sentinelles que l'image de cette femme qui nous dépasse et qui a l'air d'un spectre dépouillé de ses caractéristiques humaines habituelles, et par le fait même rassurantes.

Quand Papusiek risquait sa vie, il avait un but: lutter pour la liberté, combattre le fascisme et aussi sortir André, son fils, du camp espagnol, le fameux camp de Miranda où il risquait de moisir longtemps. André, qui avait alors seize ans, s'était sauvé de la maison pour s'enrôler dans le maquis et devait se rendre en Espagne, mais il fut arrêté et emprisonné par les Espagnols. Moyennant une compensation financière, on pouvait le sortir de là.

Mon pèlerinage à moi n'a qu'un objectif égoïste, et cela me fait honte, puisque je ne peux m'empêcher de considérer que je demande à Dieu de s'intéresser à mon propre cas, moi qui ne mérite certes pas Son attention.

— *Dominus non sum dignus...*

116

Je ne parlais pas, je priais, et Jacek savait respecter mon silence sans me gêner d'aucune manière. À Chartres, la cathédrale, œuvre magistrale des artistes animés par la piété, est éclairée par la lumière qui filtre à travers le bleu des vitraux. Cette couleur est là-bas d'une intensité unique au monde, et les pèlerins n'ont qu'à lever les yeux sur l'autel pour percevoir l'impénétrable mystère de la piété absolue. À Lourdes, rien de semblable. Des arbres ancestraux, avec des couronnes qui se perdent dans les hauteurs et la nature, merveilleuse œuvre de Dieu, qui prédomine. On avance dans les allées, on va jusqu'à la source dans cette sorte de temple de verdure où l'eau trace son chemin, calme par endroits et pétillante ailleurs, mais partout pure comme les paroles des réflexions chrétiennes gravées sur les plaques des ex-voto de la basilique. On comprend que Bernadette Soubirous ait vu l'apparition de la Sainte Vierge ici, dans cette paix, dans ce silence, sous ces arbres. Autour, cependant, c'est l'épouvantable souffrance qui fait mal. Des garçons et des filles en chaise roulante, des infirmes aux corps tordus par la paralysie, accompagnés par leurs proches, dans les yeux desquels il y a tant d'espoir qu'ils en deviennent admirables par le fait même d'aimer assez pour solliciter ainsi l'aide de Dieu.

Il y a des moments qu'on vit avec une intensité telle qu'il est impossible par la suite d'en parler. Nous en étions parfaitement conscients en cet instant privilégié, et nous ne parvenions pas à nous regarder, craignant de trahir ainsi des sensations trop profondes pour être partagées.

— Tu as droit, toi aussi, de demander, m'a-t-il dit, et c'est justement cela que je voulais entendre alors.

Dans l'après-midi, la procession se met en marche. Les chants, les prières nous unissent alors tous dans un grand élan auquel participent les prêtres, les religieuses et les laïcs, les infirmes, les malades et les bien-portants, jeunes ou vieux. Sous les arbres, l'écho porte les prières jusqu'aux limites invisibles que les perceptions humaines sont incapables de franchir. L'amour, l'humble amour humain, est partout, parfaitement discernable, palpable presque, et pareil à une force magnétique qui inspire le besoin de compatir avec les autres et de les aider. Est-ce ici que mourut le grand-oncle Victor Ianaga Poznanski, sous ces arbres, dans cette incroyable paix que des milliers de pèlerins ne parviennent pas à troubler mais à laquelle ils donnent son véritable sens et une dimension d'autant plus émouvante?

Je me rends au bureau qu'on m'indique, je rencontre un prêtre âgé qui me dévisage d'un air méfiant et m'apprend qu'il n'a pas entendu parler de ce religieux polonais, ce Victor Ianaga Poznanski, bien que lui-même soit né à Lourdes et y ait toujours vécu.

— Cherchez donc à Rome, au Vatican, là où l'on tient à jour les archives...

Déçue, gênée, je retrouve brusquement le goût de mon enfance et l'ombre de mon professeur du primaire qui examinait mes dessins à la loupe et me reprochait de les copier, de les décalquer, en d'autres termes, de tricher... Dans le grand bureau au plafond très haut, meublé à l'ancienne, avec ses murs recouverts de boiseries, moi qui n'ai rien à me reprocher, je me sens brusquement coupable et prête à pleurer comme une petite fille prise en faute. En quittant le bureau, je ne suis plus certaine de quoi que ce soit. Victor Ianaga Poznanski a-t-il existé vraiment, ou est-ce une légende familiale inventée pour susciter des vocations chez les jeunes générations?

Je prends le bras de Jacek. Il est le seul point fixe, la seule force à laquelle je peux m'accrocher sans craindre d'être déçue. Les heures passent, le soleil fait sécher les gouttes de pluie sur l'herbe, le vent agite doucement les feuilles des arbres, la paix et l'harmonie dominent le paysage. Au loin, les contours des montagnes deviennent d'un bleu foncé. La nuit tombe. Nous nous rendons à la gare, nous échouons dans un restaurant situé à proximité, et c'est alors que nous découvrons que tout le village, avec ses hôtels, ses cafés, ses pensions de famille et ses restaurants, n'est en réalité que le refuge de la souffrance. Ils sont là, les infirmes qui ne peuvent même pas prendre place à table, avec leurs pauvres corps tordus de telle manière qu'ils se tiennent penchés en avant et qu'à tout moment ils paraissent risquer de perdre l'équilibre. De vieilles femmes aux voix rauques, déformées par la maladie, entrent et, prise de panique, je me sauve pour ne retrouver un semblant de sérénité qu'au moment où enfin nous pouvons monter dans le train, défaire nos couchettes et nous allonger, aussi épuisés l'un que l'autre.

— Pourquoi, mon Dieu, pourquoi?

L'éternelle question à laquelle il n'y a qu'une seule réponse, celle de la Vierge qui avait dit à l'ange : « Qu'il me soit fait selon Sa volonté. »

La vieille maison

Montréal. L'été 1988. Retour, l'aéroport. Isabelle, charmante dans sa façon d'escamoter les sentiments, les craintes et les angoisses pour ne pas me faire mal, moi qui essaie de continuer à sourire. L'auto, les rues qui paraissent plus larges, plus propres et mieux aménagées, les automobilistes qui paraissent plus polis, plus expérimentés et plus prudents. Le plaisir d'avoir à nouveau un volant entre les mains. Et puis, brusquement, ce soleil aveuglant et cette chaleur qui brûle et empêche de respirer. L'auto s'immobilise devant la vieille maison.

Avec ses plafonds hauts, ses ombres que les arbres jettent, elle a toujours été accueillante et fraîche. Elle n'est pas pratique, pas fonctionnelle. Tournée vers l'intérieur, protectrice, elle a des fenêtres trop petites et des portes trop étroites pour permettre de vivre à la fois dehors avec les autres et dedans, avec soi-même et ceux qu'on aime au point de vouloir ne jamais les quitter. La vieille maison aux murs pleins de cicatrices, qu'on finit par aimer avec le reste, la vue sur le parc, petit, tout en rond, sorte de domaine qu'on croit posséder à force de le regarder du balcon, et la maison d'en face, vieille demeure en grosses pierres solides, charmante avec ses persiennes, son toit recouvert d'ardoise rouge, sa belle pelouse et ses fleurs. On la croirait hospitalière à l'admirer ainsi, mais elle ne l'est pas. Indifférente, froide et solide, elle est telle qu'étaient autrefois les maisons de ferme de ce pays dont les habitants travaillaient trop pour avoir encore le courage de recevoir des voisins autrement que pour affaires. Rien de pareil ici, en ville, c'est évident, mais les habitants de la belle maison d'en face se conduisent de la même façon et, en dehors de la «parenté», rares sont ceux qui franchissent son seuil.

La vieille maison sourit de tous les reflets de ses planchers, soigneusement cirés, offre le confort discret de ses tapis rouges et le décor patiemment, lentement constitué pendant des années où les livres occupent une place prépondérante, tandis que les tableaux, eux, ne sont pas d'un choix exceptionnel. Par endroits, quand les rayons du soleil se mettent à danser sur les détails d'un dessin, la joie s'empare de l'ensemble, mais cela est moins fréquent qu'on ne pourrait l'imaginer.

La cuisine en céramique rouge, la porte qui donne sur le jardinet, des arbres qui cachent l'horrible maison blanche et la corde à linge qui grince, année après année, quand en été les locataires s'amusent à y suspendre leur linge. Plus près, quelques marches et, en bas, des chaises autour de la table ronde, protégée par le parasol merveilleusement coloré, des vasques remplies de fleurs, la couleur, le soleil, la verdure, le luxe de ce coin de la ville où l'on est à la fois loin et tout près de son centre. Les bras de la vieille maison se referment sur moi avec la tombée de la nuit et puis, brusquement, c'est la déception et la peur. La chaleur lourde, imprévue, inconnue, pénètre partout, pèse, prend à la gorge, empêche de respirer, de s'étirer et de dormir... La vieille maison n'est dotée d'aucune installation moderne capable de chasser l'air brûlant, et très vite elle se transforme, devient sinistre et poussiéreuse. Dehors, un petit vent rend la température supportable, tandis qu'à l'intérieur tout se passe comme si les murs, les tapis, les plafonds et les planchers se rétrécissaient à dessein pour m'empêcher d'avaler juste un peu d'oxygène, de le sentir dans mes poumons brûlés par Eldorado 8 pour mon bien, pour ma santé et la prétendue victoire de l'être humain sur la maladie et la mort. L'angoisse revient, efface l'effet bienfaisant du retour, s'accroche, omniprésente, à chaque instant qui passe et il n'y a plus moyen de la chasser sans fuir immédiatement, partir, quitter la maison, disparaître.

— La campagne. Demain, nous irons à la campagne.

Il est gentil. Des documents l'attendent, le téléphone sonne sans arrêt, et pourtant, il parvient à me rassurer, à me promettre la vie, tout en cachant soigneusement qu'il a aussi peur que moi. Incapable de souffrir à ma place, il ne peut mesurer le degré de souffrance qui l'attend de son côté. Et la nuit brûlante s'étire vers l'infini d'un été exceptionnel. En ville comme à la campagne, l'air brûle.

Partir, se retrouver quelque part au bord de la mer, écouter le bruit des vagues et humer l'air du large... Oui, mais comment faire ? Le pousser à tout quitter, à abandonner, à ne vivre que pour m'aider à mourir serait le pire des égoïsmes. Et je n'ai pas le courage de m'en aller, de le laisser et de ne plus jamais revenir, bien que ce soit justement cela que je devrais faire. Je le sais bien, mais je ne me décide pas et, prise comme une bête aux abois, je cherche péniblement mon souffle. La trahison de la vieille maison, qui se révèle soudain incapable de me protéger, me paraît être un autre signe que ma fin est proche, que mes douleurs vont bientôt devenir insupportables et que je serai seule pour leur faire face, car on est toujours abominablement seul dans ces moments-là.

Je peux échapper à la réalité, sans bouger de ma place, je peux écrire, commencer le roman historique que je ne finirai pas, relire la documentation et m'y mettre. Elle m'attend, mon héroïne, ma reine Hedvige. Cela fait des siècles que cette jeune fille, couronnée « roi de Pologne », qui n'a vécu que vingt-cinq ans, morte en juillet 1399 et béatifiée depuis, attend son biographe. Je voudrais la rendre célèbre, je voudrais qu'on sache à quel point son sacrifice a été important à une certaine époque du Moyen Âge, et je m'entête à lire les gros volumes des chroniqueurs et des historiens. Il fait chaud. Les pages collent sous mes doigts, on me dérange, le téléphone sonne, on me fait comprendre que tout le monde sait ce que j'ai, que les journaux ont déjà mentionné lourdement ma maladie et que je dois par conséquent avouer publiquement mes souffrances. Heureusement, il y a la merveilleuse machine installée par Isabelle qui enregistre et permet de s'isoler des voix, des questions et des appels constants, pour le bon motif, il va sans dire.

Ai-je une chance de rédiger mon manuscrit? Les médecins du Mexique et de Montréal, comme ceux de Paris, m'ont annoncé que je ne le finirais pas. Que quelque part vers Noël, ou un peu après, cela serait terminé pour moi. J'entends les pas de la reine Hedvige dans l'escalier qui craque. Elle était grande, mince, séduisante et elle souffrait beaucoup. Toute l'Europe admirait sa beauté et son charme, même si au Moyen Âge il n'était pas d'usage de parler en des termes pareils d'une princesse slave. J'essaie de l'imaginer, de rendre palpable sa présence et, par moments, j'y parviens; mais il fait très chaud, trop chaud. Moi qui ai tant aimé autrefois la chaleur et tant détesté l'hiver, je me mets soudain à transpirer comme jamais cela ne m'est arrivé ni au pays pendant la saison chaude, ni même en Floride, au mois de juillet, où j'avais cherché une fois ou deux le plaisir de nager en pleine nuit sans le moindre frisson, et de camper dans un hôtel fermé où toutes les salles de réception s'illuminaient comme par magie juste pour moi et pour Jacek.

Le manuscrit de *Nata et le professeur* est chez Jacques Fortin. Il le publiera en automne. Sur le calendrier, les feuilles tournent.

— Courage, nous partirons, promet Jacek. Nous irons en Pologne.

Au bureau de voyages, on accepte de me vendre des billets, mais je dois me rendre moi-même au consulat chercher mon passeport.

— Il me semble qu'il est prêt, dit Eugenia, mais le consul ne veut pas me le rendre. Il tient absolument à vous offrir une tasse de thé et à vous expliquer pourquoi vous avez dû attendre sept ans depuis les grèves de Solidarité de Gdansk, en somme, avant d'obtenir un visa.

Risible! Tout cela est parfaitement risible, mais alors pourquoi suis-je émue en entrant au consulat, et cela à un point tel que je confonds une Québécoise que je connais avec l'employée du consulat qui m'indique le chemin pour monter au premier étage où monsieur le consul en personne m'attend?

— Vous comprenez, dit-il, quand on écrit ce que vous avez écrit et publié, on ne peut espérer de...

Espérer quoi, un tampon polonais dans un passeport de citoyen canadien afin de pouvoir franchir la frontière du pays où on est venu au monde, pour lequel on s'est battu dans le maquis puis sur les barricades, puis autrement encore? Le pays où ils sont tous morts, mes grands-parents et parents, dont la plupart n'ont même pas pu laisser une tombe au cimetière? Le tampon de monsieur le consul, monsieur Personne, tiré du néant par un système ubuesque, résolument orienté vers la progression rapide dans la carrière diplomatique des gens «dévoués», arrivistes, piliers des influences directes de Moscou, garde son importance!

Il fait toujours aussi chaud dans la vieille maison bien que mon fils, qui a deviné à quel point tout cela est difficile à vivre pour moi, m'ait apporté une grosse machine carrée et l'ait fixée lui-même dans la fenêtre de sa chambre d'enfant. C'est l'air conditionné, ou plutôt un appareil moderne destiné à refroidir l'air que je respire. Les plombs sautent, la vieille maison se rebiffe. Il faut recommencer. Finalement, le bruit remplit la pièce, devenue brusquement sombre puisque son unique fenêtre est obstruée, l'air y devient glacé, puis se réchauffe très vite en passant par le corridor. Il continue à faire chaud, très chaud, c'est invivable, insoutenable, atroce...

— Tu vas passer les journées dans mon bureau, décide Jacek.

Je refuse, je proteste, je crains de l'embarrasser et finalement j'accepte. C'est fantastique. La fenêtre donne sur les toits et on voit au loin le fleuve. L'air conditionné est léger et on oublie qu'il fait chaud dehors. Sous mes doigts, les touches de la machine à écrire ont cessé d'être collantes. Je bois beaucoup de café très chaud, j'avale les pilules prescrites par le médecin mexicain, je jure parce qu'elles me font engraisser à raison de plusieurs livres par semaine, mais je ne transpire plus, ce qui me permet enfin de travailler. Bientôt, ce sera le départ. J'ai peur. Va-t-il faire très chaud à Varsovie ?

— Tu coucheras dans les cellules des couvents où il fait toujours frais, m'avait assuré le père, avant son propre départ pour notre pays commun. Je serai là et je t'aiderai.

Je me répète ses paroles, j'essaie de ne pas montrer mon angoisse et j'imagine indéfiniment la scène à l'aéroport de Varsovie avec le père Henryk et sa famille. Ils vont nous attendre, c'est entendu, ils seront là à l'arrivée et Andrzej, lui aussi, sera là. Andrzej, le plus ancien de mes amis...

— Vous allez supporter parfaitement le voyage, me rassure le docteur Méthot. Ce qui est important, c'est l'aller seulement, car pour le retour, n'est-ce pas, il se pourrait fort bien que...

Eh oui, cela serait d'ailleurs la meilleure solution. Rester là-bas ! Ne plus revenir. Cesser de compliquer l'existence de cet homme, si séduisant, sans lequel la vie ne vaut pas la peine d'être vécue de toute façon... Car je lui avais avoué malgré moi dans la nuit, quand il me tenait serrée contre lui dans notre grande chambre à coucher bleue, que je voulais mourir ainsi dans la vieille maison et pas dans cet horrible hôpital où les murs, les recoins et les soins demeurent résolument anonymes, quoi qu'on fasse. Et il m'avait répondu qu'il ferait tout ce qui serait humainement possible pour que ce soit la vieille maison qui me serve de refuge et de dernier cadre jusqu'au bout. Or, en réalité, cela serait pur égoïsme que de l'exposer ainsi, lui qui a toujours été si bon pour moi, aux ennuis qu'occasionnerait la mort, ma mort, dans la vieille maison. Non, il serait préférable de mourir là-bas, en Pologne, et d'y rester, mais comment réussir cela ? Le suicide ? Peut-être, sans doute, mais... Comment deviner le moment où je devrais considérer qu'il s'impose comme la seule délivrance possible, comment savoir si je laisserais ainsi des souvenirs meilleurs à ces trois-là qui doivent m'aider en principe, chacun à sa façon, et comment vais-je me faire pardonner cet acte contraire à ce que dit et exige le père Henryk ?

124

Les journées passent de plus en plus rapidement, les valises sont prêtes, les dernières formalités sont réglées, le voyage de rêve, le voyage qui paraissait impossible risque vraiment d'avoir lieu! En attendant, la vieille maison respire un peu mieux la nuit. Dès que le souffle du vent entre par les fenêtres, les pièces paraissent plus grandes, plus spacieuses. Les rideaux s'agitent doucement. De vieux rideaux blancs, achetés d'occasion, cousus à la diable, des tentures confectionnées par une petite entreprise spécialisée, disparue depuis, dont le patron, un homme grand et lourd, était particulièrement gentil. À côté, les autres, toutes rouges celles-là, fabriquées par une brave femme avec un tissu utilisé généralement pour les doublures de manteaux. Un décor, des objets derrière lesquels se cachent des visages, des expressions, des sensations et des joies enfantines. Quand on monte l'escalier, on foule les tapis mur à mur. Pendant longtemps, pendant des années, cet escalier était nu, en bois dur, parfois pénible et surtout laid. Ensuite, ce fut une entrée d'argent inespérée, des tapis dans l'escalier, dans les pièces du premier, de la céramique rouge à la cuisine, un tapis foncé dans la salle de bains... J'ai oublié combien tout cela a coûté, mais je me souviens très bien du plaisir sensuel ressenti le premier jour où mes pieds ont foulé ces tapis-là...

Là-haut, sous le plafond de la chambre à coucher, le lustre en porcelaine brille de ses minuscules dorures. Il brillait ainsi dans la vitrine poussiéreuse d'un entrepôt de la rue Saint-Paul où je passais par hasard lentement, à cause de l'étroitesse de la voie en bordure de laquelle d'autres autos étaient stationnées. Je le vis et je l'aimai. Il n'était pas cher, le grand lustre en porcelaine, car on le considérait difficile à vendre à cause des cadres modernes et des plafonds bas, mais il était réservé, en principe, aux antiquaires et aux grossistes. Pourtant, à force d'insister, je pus l'acheter et l'emporter dans mon auto. Les ennuis vinrent plus tard. Car il fallait le suspendre, l'électricien était maussade, et on avait l'impression que jamais il ne parviendrait à mettre en place tous les fils de façon à ce que les ampoules en forme de bougies se mettent à briller.

Je m'énervai aussi au moment de l'installation des autres lustres de la maison. Ils arrivèrent de France, ceux-là. Papusiek les avait expédiés lui-même, au moment de liquider l'appartement de la rue Parmentier pour déménager dans celui de la rue de Longchamp, plus petit et surtout plus pratique, où il n'y avait plus d'escaliers intérieurs. Confortable, il était grand pour leurs besoins, à lui et à tante Ursule, qui ne tenait plus du tout à recevoir. Qui aurait-elle invité, d'ailleurs, dans ce Paris des années soixante où ses amis prenaient leur retraite, tandis que d'autres étaient déjà partis, balayés par le souffle de la guerre, par un accident, une maladie quelconque ou, plus simplement, par la ruine de leurs ambitions ? Les amis riches étaient ainsi devenus moins riches, les amis puissants ne l'étaient plus et il y avait aussi ceux qui, au contraire, ayant suivi une courbe ascendante, ne voulaient pas se laisser distraire par les souvenirs du passé.

Papusiek ne tenait pas à m'expliquer tout cela, ni à parler d'héritage. Il négligea aussi de me demander si j'avais la place pour loger ses grands lustres en cristal montés dans de vieux cadres en cuivre qui ne ternissaient pas. C'est à peine s'il avait mentionné dans une de ses lettres qu'il les expédiait et moi, trop préoccupée par mon travail, mes enfants, ma jeunesse et mes amours, je ne m'étais pas demandé combien cet envoi lui avait coûté. Plus tard, beaucoup plus tard, je calculai le coût de l'expédition du buste de Papusiek, mais c'était déjà une autre époque et Papusiek, comme Ursule, était parti... Bref, en ces années-là où la vieille maison commençait seulement à recevoir un peu de peinture fraîche sur ses murs et quelques meubles indispensables, les lustres arrivèrent brusquement parce que j'avais complètement oublié qu'ils avaient été expédiés de Paris six mois auparavant.

— Qu'est-ce que c'est ? me demanda l'électricien qui, après maints appels, avait accepté de venir. Un berceau en cristal pour faire des baptêmes à l'église ?

Il regarde les lustres, j'allume les lumières, je les éteins et, derrière tout cela, il y a le sourire de Papusiek, ce sourire un peu canaille, comme si mon oncle s'amusait d'une bonne blague qu'il vient juste de me faire.

Dans le coin du salon, il y a le petit bureau du grand-père de Jacek où Isabelle a découvert, par une soirée pluvieuse, le double fond d'un tiroir. C'est là que la grand-tante avait caché autrefois non pas ses lettres d'amour, mais des menus de grands dîners de fête auxquels elle avait assisté lors de ses voyages sur des transocéaniques. Quels rêves inavoués étaient enfermés là dans ces menus fanés? La grand-tante ne s'était jamais mariée et elle mourut d'un cancer, tandis que le grand-père a continué à poursuivre sa route jusqu'à l'âge de quatre-vingt-quatorze ans, vieillard solitaire aux cheveux blancs, au profil comme coulé dans le bronze, médecin réputé, homme connu dans son milieu, craint et respecté, aimé de ses enfants et petits-enfants...

Dans mon cabinet de travail, les photographies se font face: celle du grand-père Télesphore Parizeau, chirurgien renommé, celle de Léon Poznanski, mon Papusiek, qui a toujours su se moquer gentiment de sa vie et de celle des autres, et celle de Bronia, ma mère, femme d'une rare beauté qui, ayant toujours pris l'existence au sérieux, fut victime des obligations qu'elle s'était imposées et de ses devoirs à l'égard de proches qui n'en méritaient pas tant. Un peu plus bas, la photo de jeunes mariés, elle le visage couvert par un immense bouquet de fleurs, lui, complètement tourné vers elle, avec une expression d'indescriptible fierté comme on ne peut plus en voir aujourd'hui, puisque les hommes ne sont plus des conquérants mais juste des imbéciles, ou qui se croient tels au seuil de l'insanité conjugale. Par un hasard tout à fait étrange, la photo de Papusiek est entourée de diplômes obtenus par notre fille et notre fils. Cela n'a pas été voulu. Plus simplement, à force de vieillir, la peinture blanche sur les murs a changé de couleur. Détestant qu'on déplace mes papiers, j'ai refusé à plusieurs reprises qu'on fasse le ménage de mon cabinet de travail. Tout est resté là, en somme, tel qu'installé au fil des années, des moments, des jours fastes et des surfaces encore disponibles. Les livres, les bibliothèques, les vrais amis qui ne trompent pas et qui savent toujours être intéressants à l'occasion, des documents, des serviettes... Quelqu'un devra un jour ranger tout cela, quelqu'un qui n'aura selon toute probabilité ni le temps ni l'envie d'identifier l'importance de ces objets sans aucune valeur marchande. Je n'ai pas, je n'ai jamais eu, hélas, ce sens profond de charité chrétienne qui caractérise ma belle-mère, femme admirable qui a pensé à tout ranger afin d'éviter à ses fils et à leurs femmes la pénible obligation de fouiller parmi les vieux papiers où flotteraient encore son parfum et ses propres souvenirs. Égoïste, je me moque un peu de toutes ces préoccupations que bien d'autres manifestent, et cela avec d'autant plus de facilité que je ne sais pas très bien de quoi il s'agit. Enfant de la guerre, j'ai vu les maisons flamber, s'écrouler comme des châteaux de cartes, ou encore se faire éventrer après l'assassinat ou la déportation de leurs habitants, et très tôt j'ai compris que c'était là, en quelque sorte, le cours normal des choses. Or, cette idée une fois acceptée, le problème de rangement de photos et de papiers personnels s'élimine automatiquement. Ce qui est préoccupant, par contre, c'est de prévoir si dans ces papiers quelque chose ne trahira pas un moment de faiblesse, une idée, une lassitude, une lâcheté, comme il y en a tant au cours de toute une vie. Mais si je me mets à détruire tout cela à l'avance, la vieille maison n'aura plus ni secrets ni surprises et risquera ainsi de devenir banale, malgré son style qui, lui, ne l'est pas. Tant pis, Isabelle prétend qu'elle préfère fouiller dans mes bibliothèques poussiéreuses et dans mes tiroirs plutôt que de me voir essoufflée et incapable de terminer ce livre. En fait, que trouvera-t-elle ? Quelques lettres émouvantes de Papusiek, écrites en polonais, de courtes missives des amis lointains, des gens qui sont déjà partis, leurs photographies souriantes et artificielles, des notes, des manuscrits, publiés depuis longtemps, des affiches et des coupures de journaux. Des preuves, surtout, que j'ai beaucoup travaillé et que je n'ai pas su très bien profiter de l'existence, de ma vie, qui aurait pu être plus douce et mieux partagée avec l'homme que j'aime.

En sortant de la vieille maison et en refermant la porte derrière moi, je me rends compte brusquement que je l'aime comme une personne, bien que j'aie appris, enfant, qu'il ne fallait s'attacher qu'aux êtres humains et à leurs œuvres. Les écrivains, les poètes, les musiciens et les peintres dont on ne se lasse pas font partie de ceux-là, par opposition à la matière en tant que telle.

Mais la vieille maison, l'oasis, a une âme !

Avant, en cette lointaine époque où les lumières ne s'allumaient pas le soir dans ses fenêtres, elle appartenait à une vieille dame. Elle avait assisté à sa construction, sans souffler mot, car son mari, maître de poste, décidait en seigneur indépendant et libre, lui à qui appartenaient les champs qui s'étendaient de la maison jusqu'à la grande rue qu'on déneigeait chaque hiver avec soin. Une fois le maître de poste disparu, elle décida cependant de vendre les lopins de terre l'un après l'autre, tant et si bien que la dernière maison fut construite sur un terrain trop petit et qu'il fallut l'appuyer contre la sienne le long d'un mur mitoyen. Pourtant, malgré l'argent qu'elle avait reçu en échange, elle était très pauvre, car au fur et à mesure qu'elle déposait les sommes qu'elle touchait à la banque, elle autorisait son fils à les retirer. Il n'était pas insatiable, le pauvre gars, mais sa jeune femme avait des besoins illimités. Elle tenait en particulier à faire construire une maison moderne, particulièrement bien équipée, quelque part en banlieue où elle avait des amies et des cousines. Dans leurs potins, les voisins présentaient cette personne que je n'ai jamais rencontrée comme une sangsue, mais on pourrait fort bien imaginer une autre version de la même histoire. Quoi qu'il en soit, la vieille dame vivait enfermée dans la vieille maison qu'elle aimait sans avoir les moyens de la chauffer en hiver et d'entretenir son petit jardin en été. Dans sa cuisine, le poêle à bois était difficile à allumer et, comme elle n'avait pas beaucoup de bois, elle ne le faisait ronronner que très rarement. Pour économiser l'électricité, elle utilisait une seule ampoule qui pendait au plafond au bout d'une longue corde. Le plancher du salon et de la salle à manger, en bois franc, n'était plus recouvert de tapis puisqu'elle l'avait vendu, et il pourrissait sous le mince revêtement en linoléum. Les planchers du premier étage étaient dans un état similaire et devaient être réparés d'urgence. Dans ces conditions, un fils aimant devait logiquement craindre pour la vie et la santé de sa mère et vouloir lui assurer une existence plus confortable. Faute de moyens de réparer la vieille maison où il n'y avait ni téléphone ni sonnette à la porte, ce qui signifiait que sa mère n'était pas facilement rejoignable, celle-ci risquait de tomber quelque part et de mourir sans que cela se sache avant plusieurs jours. Aussi ce fils unique était-il pleinement justifié de la forcer à déménager. Seulement voilà : au lieu de la prendre chez lui, ce qui aurait certainement rassuré les bons voisins qui, tout en évitant ses robes noires et son évidente pauvreté, se préoccupaient néanmoins de son avenir en potinant sur son compte, le fils décida de la placer dans une institution. Cela évitait à sa femme le déplaisir de supporter sa belle-mère et cela ne lui demandait aucun déboursé, puisque l'État se chargeait de défrayer les coûts de ladite institution, officiellement désignée sous le nom de Centre d'accueil pour l'âge d'or.

Le centre, situé dans un immeuble flambant neuf, doté d'une infirmerie et d'une cafétéria, de chambres petites mais bien éclairées, de lits avec des matelas épais, d'un personnel spécialisé et d'un syndicat particulièrement agissant, était présenté d'ailleurs dans les journaux et à la télévision comme un lieu où toute personne âgée rêvait de se retrouver. Pour accéder à un tel bonheur, la période d'attente s'allongeait déjà de trois à cinq ans, puisque le programme instituant la construction des centres similaires dans les environs n'était pas encore opérationnel. Donc, c'est par simple méchanceté que les voisines du bout de la rue disaient tant de mal de son fils, puisque, en réalité, au fond d'elle-même, cela ne devait pas lui déplaire de déménager dans le centre en question.

Finalement, un matin du mois de mars, le camion arriva et emporta les quelques meubles qui restaient encore, parce que la vieille dame n'avait pas réussi à les vendre et n'avait pas pu les donner, compte tenu des souvenirs qui y restaient attachés et auxquels elle tenait plus qu'à l'argent. À la fin du mois, par une journée radieuse comme il en existe parfois en hiver, le fils vint chercher sa mère dans sa voiture, plaça en arrière sa grosse valise fort ancienne, en bois, l'aida à monter en avant, à côté de lui, et voulut démarrer, mais il n'eut pas cette chance. Les voisines sortaient, visiblement soucieuses de les saluer avant leur départ, et il fut obligé de les laisser s'approcher. À nouveau, donc, il descendit, serra les mains et donna des explications.

Oui, la maison était vendue à un jeune couple. Sa mère avait refusé l'offre du rabbin, comme le lui avait conseillé un prêtre, même si elle était plus avantageuse et plus sûre, puisque la communauté juive était prête à payer comptant. Les jeunes, eux, avaient contracté une lourde hypothèque, ou peut-être même deux, ce qui, forcément, suscite toujours quelques inquiétudes.

Finalement, la voiture démarra, les voisines agitèrent les mains, comme on le faisait autrefois à la campagne, et quand j'arrivai à mon tour, il n'y avait plus personne devant la porte. La vieille maison vide m'attendait avec ses blessures, ses grosses fondations en pierre de taille qu'on pouvait admirer à la cave, son poêle en bois et son entrée trop étroite ne laissant passer qu'une personne à la fois. Seulement, malgré tous ces défauts, la vieille maison avait quelque chose de particulier : elle avait une âme ! La vieille dame mourut en avril, incapable de continuer à vivre loin de ce coin qu'elle s'était aménagé autrefois, dans sa prime jeunesse, avec son mari, maître de poste, et moi je pense avec un serrement au cœur que je la quitte pour ne plus la revoir. Pressentiment ou appréhension stupide, peu importe, car ce qui est grave, c'est que c'est ici que je voudrais mourir, dans cette vieille maison, où en hiver les planchers craquent drôlement.

Malgré toutes mes idées sur la question, me voilà donc attachée à des biens matériels, ce qui en soi est une véritable honte...

Sur le chemin de l'aéroport, le vent pénètre par les fenêtres baissées. Le mouvement rend la chaleur plus supportable malgré la poussière, l'insécurité et l'imprévu qui a un goût particulier, puisque la possibilité ultime de mon retour plane au-dessus de tout cela. Et puis il y a l'avion, les gens qui parlent polonais, et la nostalgie fait place à la joie de ce retour au pays de mon enfance...

Enfin, la Pologne!

L'avion, la ligne LOT, la *perestroïka*, le sourire désormais «autorisé» de l'hôtesse de l'air, l'amabilité non moins «autorisée» du directeur de service et le visage ridé du vieil homme assis dans la même rangée, une couverture à carreaux comme il en existe en Écosse, sur les genoux. Le décollage, la détente, il se met debout et ressemble ainsi à un chêne, avec ses épaules très larges, sa belle tête blanche, ses bras longs et lourds et son dos parfaitement droit. Sa femme, une vieille dame aux cheveux blancs coiffés en gros chignon, a ce style inimitable de la petite noblesse rurale polonaise d'autrefois, habituée à concevoir l'hospitalité comme un devoir fondamental et un rite. La conversation s'engage, et déjà elle se conduit comme si elle nous recevait, Jacek et moi, dans l'étroite allée de cet avion polonais qui cesse ainsi d'être anonyme.

Lui, ancien pilote, commandant héroïque lors de la dernière guerre, a été le responsable de la brigade des chasseurs polonais qui défendaient Londres contre les bombardiers allemands et auxquels Winston Churchill avait, à plusieurs reprises, rendu hommage. Churchill avait écrit: «Never... has so much been owed by so many to so few.»

C'est le premier retour du commandant dans sa mère patrie. Plus encore, le voilà l'invité officiel qui va passer en revue les troupes à l'occasion d'un anniversaire. Cela fait un demi-siècle, à quelques mois près, qu'il n'a pas foulé le sol de son pays natal, et il a du mal à cacher son émotion. Tout de suite après la guerre, il avait espéré, comme bien d'autres, fêter la victoire à Varsovie, mais ceux qui sont rentrés ont été considérés alors comme des «traîtres capitalistes» et, dans certains cas, emprisonnés et fusillés sans autre forme de procès. Les Soviétiques ne tenaient pas du tout à recevoir dans leur zone les débris de l'armée polonaise qui avait combattu sur tous les fronts sous le commandement du général Maczek ou du général Anders. Staline veillait !

Le commandant et sa femme au beau chignon blanc sont donc restés à l'étranger. La Grande-Bretagne n'ayant pas les moyens de leur offrir un avenir, ils émigrèrent au Canada où ils apprirent à gagner leur vie et où ils élevèrent leurs enfants. Le temps a passé. Le fringant officier de l'air s'est transformé en un vieux monsieur. Son nom figure dans les livres d'histoire parmi ceux des héros de la dernière guerre mondiale, mais il n'a aucun mal à garder son incognito au Canada, pays béni des dieux, jamais occupé et rarement attaqué où les faits d'armes important, par définition, fort peu.

Il y a quelque chose de merveilleux dans la joie de ce couple qui est en train de vivre une sorte de conte de fées. Tous deux pourraient se plaindre et, à juste titre, regretter de n'avoir pu, jeunes et pleins d'énergie, réaliser leurs rêves, revoir leur famille, leurs amis et les endroits où ils ont vécu leur prime jeunesse, mais ils ne sont pas de cette trempe-là. Ils échangent des regards qui expriment l'infinie tendresse qu'ils ont l'un pour l'autre et ils se comportent comme si l'univers entier était enfermé dans cette relation parfaite qui existe entre eux. Il effleure de sa main celle de la vieille dame, comme il le ferait avec une toute jeune fille, tandis qu'elle, avec ses rides fines autour de ses yeux très brillants, esquisse un petit sourire qui n'est destiné qu'à lui et à personne d'autre. Puis, inquiet soudain, le vieil homme se lève, fait quelques pas, ne parvient pas à se débarrasser d'une crampe et demande à l'hôtesse de l'air qui s'approche s'il pourra louer une voiture en arrivant à Varsovie. Selon l'ancien règlement qui semble être encore en vigueur, l'hôtesse répond qu'elle ne le sait pas, qu'elle ne sait rien, mais qu'elle va chercher quelqu'un. Surprise ! C'est le capitaine qui se dérange en personne.

— Mais vous aurez, commandant, une voiture à votre disposition et un chauffeur, dit-il.

— Est-ce que je pourrai régler ce service en dollars? demande le vieillard.

Ses questions sont spontanées, naïves et en un sens, touchantes. Il est évident que pour lui le temps s'est vraiment arrêté, qu'il aborde son pays sans préjugé aucun mais qu'il ne se rend pas compte, non plus, à quel point son rôle va être important dans ces fêtes anniversaires qu'on organise pour la première fois depuis cinquante ans, au nom de la *glasnost* et de la *perestroïka* de Gorbatchev.

Je me dis en cet instant que même si Mikhaïl Gorbatchev ne devait faire que cela, rendre leur patrie aux hommes qui ont tout sacrifié pour elle pendant la guerre et qui n'ont eu droit en échange qu'à un long exode qui devait durer toute leur vie, cela serait déjà un petit dédommagement pour nous tous...

L'avion se pose à l'aéroport, les formalités sont réduites au minimum: plus de miliciens ni de soldats armés de mitraillettes devant les portes, juste de jeunes civils, filles et garçons qui, ô miracle!, sourient...

Merci, monsieur Gorbatchev, vous au moins avez compris, contrairement à vos prédécesseurs, l'importance de ces signes extérieurs qui n'ont guère de signification véritable mais qui, en tant que tels, font vraiment plaisir.

Les touristes sont rares, les contrôles inexistants, ce qui signifie qu'on se retrouve très rapidement dehors. La rue, le soleil, des arbres, quelques voitures qui attendent. Le commandant et sa femme, entourés par un groupe de militaires, prennent place dans une limousine officielle, noire, avec un petit drapeau blanc et rouge fièrement installé devant. Elle monte la première, lui tend la main et il embrasse ses doigts avant de plier sa haute silhouette pour se glisser sur la banquette à côté. La musique militaire se met à jouer une marche et la limousine roule. Quelqu'un peut-il s'imaginer qu'on puisse reculer le temps et qu'on puisse réparer les pires injustices en créant un moment d'illusion à travers un accueil qui, en fin de compte, est tout simplement civilisé...?

Je m'accroche au bras de Jacek, j'oublie les gens qui nous reçoivent et j'aspire l'air, de toute la force de mes poumons! Il est léger, merveilleusement parfumé à je ne sais trop quelles essences, mais pour moi il sent la Pologne! Des odeurs indéfinissables sont là, celles du pays, elles demeurent dans mes narines, dans mon esprit, dans chacune de mes fibres. Je suis arrivée, je touche au but et aucun mal ne peut plus m'émouvoir, puisque j'ai réalisé l'essentiel: le retour après neuf ans d'absence!

Ce qu'il faut, c'est lui faire partager cette sensation et lui faire aimer cette ville qu'il n'a pas vue depuis très longtemps.

— Je vais t'aider, me rassure le père Henryk qui a le don de deviner mes pensées et de tout faire pour prouver que la bonté n'est pas un vain mot. Avec lui, elle existe, tangible, gratuite et parfois même proche de l'absolu.

L'odeur du pays, la langue, cette merveilleuse façon de communiquer avec tous et chacun qui crée chez moi une sensation fausse, certes, et même dangereuse d'être en famille. Car il est évident que la femme qui observe avec malveillance ma robe faite dans un tissu léger et infroissable comme on en trouve en Occident n'éprouve à mon égard que de l'envie, mais cela m'importe peu. Je m'approche, mon petit bouquet de fleurs à la main, je l'oblige en quelque sorte à me rendre mon sourire et je m'en vais, contente de remporter cette victoire. Pourquoi les réactions de cette femme m'importent-elles à ce point, pourquoi tenais-je tant à ce que cette étrangère se sente forcée de me traiter avec moins d'animosité?

Fraternité et parenté ultimes de la langue! La simple réalité qui consiste pour moi à parler cette langue-là justement et à être comprise a plus d'importance que les liens du sang, que l'héritage biologique et jusqu'au nom que je porte et que je partage avec d'autres, issus de la même souche. Je suis heureuse et je crains juste qu'il ne me comprenne pas et ne puisse pas partager mon bonheur. Car, forcément, par gentillesse pour moi et pour mes amis qui nous ont attendus, il se laisse mener, chose qu'il déteste et qui est parfaitement contraire à son caractère fier, indépendant et dominateur à l'occasion. Il fait des concessions, il est décidé à les faire pendant toute la durée de notre séjour, et déjà je m'inquiète et me demande comment je parviendrai à ne pas le décevoir, à ne pas le traiter en étranger, lui, l'être humain qui m'est le plus proche et le plus cher au monde !

Je m'étais soumise à l'avance, prête à le suivre au bout de nos vies. C'était d'autant plus surprenant et même absurde que je ne voulais lier mon existence avec personne, que je butinais et m'amusais d'autant mieux qu'aucun homme ne comptait vraiment pour moi mais qu'ils étaient assez nombreux à m'entourer pour me rassurer quand mon reflet dans mon miroir me déprimait.

Une fois mariée, je découvris le prix à payer, l'ennui de l'appartement vide où il m'avait enfermée sous le fallacieux prétexte qu'il pouvait m'apporter tout ce dont je pouvais avoir besoin sur le plan matériel, mais jamais je ne regrettai de l'avoir pris pour le Prince Charmant des contes de fées. Plus encore, dans ma naïveté viscérale, issue du romantisme dont je n'ai pas su me départir au cours des années, j'étais persuadée que ce Prince Charmant ne pouvait avoir tort. C'était l'institution, le mariage, qui ne convenait pas à mon tempérament de fille libre, mais lui n'avait à mes yeux aucune responsabilité dans cet état des choses. Moins possessif que mes compatriotes polonais, capable d'écouter, de comprendre et de céder, Jacek accepta d'ailleurs à la longue de changer d'avis. Mon travail professionnel, mes collègues, mes séminaires n'auraient pas été possibles sans cela. Il tenait à me prouver qu'il était capable d'assumer la vie en commun avec une femme qui n'a pas la même vision de la liberté que celle imposée par la tradition, et il y a réussi. Au début, je lui en étais reconnaissante, mais plus tard, je me mis à lui reprocher de ne pas être jaloux comme Othello, passionné et attaché à moi au point de ne pas pouvoir se passer de ma présence, ne serait-ce que l'espace d'une nuit...

Et dans le soleil de Varsovie de cette radieuse matinée, je pense brusquement que j'ai raté quelque chose d'essentiel à cause justement de cette relation trop cérébrale que je voulais instaurer entre nous. Pendant des années, cela m'avait semblé la seule façon de mériter son estime et de ne pas le lasser comme tant de femmes légitimes le font dans une relation continue de couple, mais à cet égard aussi ma vision des choses vient de changer.

Au fur et à mesure que la voiture avance, je retrace les endroits où la mort était au rendez-vous, sur les barricades, et j'éprouve le besoin d'un contact physique, de sa main chaude et de la pression de sa cuisse contre la mienne. Le père Henryk assis en avant, à côté du conducteur, est intarissable. Il émane de lui une telle joie de vivre, une telle bonté qu'on a envie de le suivre au bout du monde juste pour l'écouter.

Pourquoi a-t-on séparé ces deux forces fondamentales dont l'homme dispose pour remporter la victoire sur la matière : le génie et la bonté ? Pourquoi célèbre-t-on plus souvent le génie qui parvient à dominer le temps, celui de Shakespeare comme celui de Platon ou de Socrate, que la bonté à l'état pur, gratuite, qui vient du cœur et n'attend aucune récompense en retour ? Le père Henryk est un des rares êtres capables de cette bonté-là tout en étant curieux de tout, intéressant et doté de la faculté de communiquer avec les autres. Cela lui permet de rejoindre n'importe qui et dans n'importe quel idiome, car il est habile à changer le niveau de son discours sans donner pour autant l'impression à ses interlocuteurs qu'il puisse les respecter et les apprécier moins que tel autre, plus digne de son intérêt sur le plan intellectuel.

Varsovie... Le ciel est d'un bleu très clair avec des traînées blanches par endroits, l'air a une odeur particulière, mélange de fleurs, de pousses d'herbe, de terre humide et de feuilles que le vent fait remuer doucement sur les branches des arbres dont les couronnes se tendent vers le haut, vers l'infini...

Andrzej

Andrzej parle des législations, des réformes envisagées, des changements probables... Il n'a pas changé. C'est surprenant, mais tout se joue en fait vers l'adolescence, vers l'âge de

137

quatorze ou de seize ans. On a beau mener par la suite le combat pour évoluer, décrocher des diplômes, aimer et se faire aimer, tout est déjà là au début, au départ. Le visage d'Andrzej porte les traces des années, mais il suffit de faire abstraction de la peau, moins bien tendue sur les pommettes, et c'est le même sourire qu'autrefois, un peu gêné, la même mimique où il paraît s'efforcer d'être drôle pour ne pas avoir l'insupportable prétention d'être au courant de tout et de savoir ce que celui qui l'écoute doit forcément ignorer. Les taches de rousseur sur le nez sont plus foncées qu'à l'époque où les officiers de la Gestapo ont fait intrusion dans l'appartement de... De qui donc?

Je pense que je devrais le lui demander, mais je n'ai pas envie de l'interrompre. D'ailleurs, est-ce vraiment important? C'était celui d'un des camarades chez qui se donnaient les cours clandestins. L'appartement était pratiquement vide. La majorité des élèves étaient déjà partis. Les officiers de la Gestapo hurlaient. A-t-il eu peur? Certainement! Il a été torturé, mais il n'a livré aucun nom, aucune adresse et aucun renseignement. Ensuite, ce fut pour lui trois années de camp de concentration.

Il a eu de la chance, Andrzej. Ce ne sont pas les Soviétiques qui ont libéré son camp, mais les Américains. Quelques mois sous le soleil d'Italie, l'armée du général Anders, la possibilité d'obtenir une bourse et de rester à Rome ou à Paris, le refus, le retour en arrière et la pénible obligation de se bâtir une vie sur les ruines. Andrzej est revenu sur ses pas parce que sa mère n'avait plus que lui, son père ayant été assassiné, comme je devais l'apprendre plus tard, beaucoup plus tard, par les Soviétiques à Katyn. Son père, médecin et directeur du grand hôpital de Varsovie, avait épousé sa mère, médecin elle-même. Ils se marièrent jeunes et ils furent très heureux ensemble. Andrzej aurait dû devenir médecin à son tour, mais cela n'a pas été possible. Il écrivait avec plaisir, voilà tout, et comme on lui avait volé toute sa jeunesse, il avait déjà plus de vingt ans quand il se retrouva dans Varsovie en ruine. Par la suite, grâce à l'intervention d'un cousin, il devint journaliste dans un pays communiste où cette profession n'est pas forcément honorable tout en étant cependant relativement bien rémunérée en argent et en privilèges.

La visite de monsieur le rédacteur dans une entreprise d'État signifiait que le directeur pouvait espérer une promotion, un supplément de budget, ou encore un blâme... Il était donc d'usage de faire attention.

Andrzej s'était marié, en outre, selon un choix susceptible de ne pas trop déplaire à sa mère. La jeune fille était de bonne famille, étudiante alors en stomatologie, très belle et désireuse d'avoir plusieurs enfants. Les années passèrent, ils eurent ensemble un fils, la bru et la belle-mère parvinrent tant bien que mal à maintenir des relations correctes tout en se détestant cordialement et tout en vivant, ce qui était le plus pénible sans doute, dans le même appartement divisé en deux parties inégales. Après le divorce, la femme d'Andrzej n'eut pas la décence de vider les lieux et resta sur place avec ses revenus de dentiste, relativement élevés, ses manies et ses habitudes d'autant plus pénibles pour la belle-mère que son propre fils, Andrzej, était obligé, conformément à la loi, de camper tantôt chez un ami, tantôt chez un autre. Car le régime communiste était très moral dans son essence. Les divorces étaient autorisés, mais les divorcés ne pouvaient s'enregistrer nulle part. La pénurie de logements étant ce qu'elle est à Varsovie, priorité était donnée aux jeunes couples et ce n'était que justice, tandis que ceux, déjà usés, éclatés, détruits, n'avaient qu'à se débrouiller.

Monsieur le rédacteur a eu de la chance. Andrzej a pu refaire sa vie avec une autre femme, dans une autre maison, un autre quartier, une autre rue, mais en chemin son véritable bonheur avait glissé de ses mains. Car en réalité cet homme n'avait aimé d'amour que deux personnes: sa mère, qu'il avait soignée jalousement jusqu'à son dernier souffle, et son fils, avec lequel il avait joué le jeu de l'amitié, de la camaraderie et de la complicité masculine. Sa mère lui avait pardonné de ne pas être médecin comme elle l'aurait voulu, elle qui avait été décorée de l'Ordre du mérite médical et qui pratiqua jusqu'à l'extrême limite de sa résistance, avant de s'éteindre dans les bras de son fils. Elle avait plus de quatre-vingts ans alors, et elle laissa auprès de ses anciens patients, collègues et amis le souvenir d'une femme admirable d'abnégation et de courage.

À l'opposé, le fils d'Andrzej profita d'un voyage à l'étranger pour ne plus retourner à Varsovie. Contrairement à ce que Andrzej lui-même avait fait pour sa mère à une époque autrement plus difficile, puisqu'elle se situait à la fin de la guerre dans un pays ruiné et forcé de se montrer soumis à l'égard des Soviétiques, il le quitta pour se forger un avenir ailleurs. Comme moi, Andrzej n'avait pas réussi à faire ses études de médecine et son fils, né à la fin de l'époque stalinienne, ne voulut même pas les entreprendre. Adolescent, déjà, il tenait à avoir une vie confortable et il s'intéressait surtout aux sports.

Andrzej parle justement de son fils, un sourire forcé sur les lèvres. La diaspora, l'exode, l'impossibilité de bâtir un pays ensemble... Je le console de mon mieux. Au moment où la voiture s'arrête et où le père Henryk ne peut nous entendre, je vais jusqu'à lui dire que bien que mes enfants vivent dans la même ville que moi, ils ne viendront peut-être pas au bon moment chez moi, puisque les distances sont trop grandes et le rythme de vie trop trépidant. Moi aussi je plaisante comme autrefois, quand nous étions dans le maquis et que nous nous efforcions de démontrer à nos officiers que la Gestapo ne trouverait pas les armes que nous transportions l'un et l'autre. Pour moi, dans mes souvenirs, Andrzej c'est l'acteur principal d'une suite de scènes très courtes qui remontent à la surface.

Première image. Hanula reçoit quelques amis. Elle a une robe bleue et paraît très jolie. Je suis heureuse d'être invitée. Ils sont tous plus vieux que moi de trois et même de dix ans dans certains cas, puisque le frère de Hanula est là aussi et que lui est le plus âgé de nous tous. Les journaux clandestins circulent de main en main. Andrzej laisse les filles avec lesquelles il parle pour venir à ma rencontre.

Deuxième image. Il m'apporte un livre à la maison. Cela n'a pas été prévu au programme de livraison d'armes, de cours clandestins et d'entraînement de tir. Ma mère lui offre quelque chose à manger et il accepte. La discussion s'engage. Qu'est-ce qui est le plus important : la beauté absolue ou la laideur absolue ? Un artiste peintre doit-il s'attacher à refléter l'une ou l'autre ? Andrzej décide de rédiger pour moi un texte sur ce sujet et je promets de mon côté d'en faire autant. Je veux braver ce grand garçon qui réclame le droit de préséance absolue à la beauté, toujours et partout. Moi qui me sens laide et insignifiante, je défends les droits à la laideur.

Troisième image. Il a reçu mon texte en même temps que le journal clandestin et il le trouve fort intéressant. Il voudrait en discuter avec moi à tête reposée. Nous prenons rendez-vous pour la semaine suivante. Justement, mes parents seront absents dans l'après-midi à l'heure où il pourra passer. Ils ne seront pas là pour se moquer gentiment de la passion avec laquelle nous discutons d'un sujet pareil. Dès le lendemain, cependant, la machine infernale se déclenche. La Gestapo fait une perquisition dans la villa de la rue Prezydencka et arrête tout le monde.

Moi et ma mère sommes absentes. Le soir, à notre retour, nous trouvons la maison vide, et ce sont les voisins qui nous expliquent ce qui s'est passé. À la prison de Pawiak, le préposé au comptoir accepte le colis pour mon père et me dit que je peux en apporter un autre dans six jours. C'est une bonne nouvelle... Cela prouve qu'il est vivant et ne sera peut-être pas déporté. Six jours plus tard, cependant, ce n'est plus la même réponse.

— Il n'est plus là, dit en allemand l'officier de service.

Est-ce que cela signifie qu'il est mort, ou déporté ? Que dois-je dire à ma mère ?

Je me pose cette question tout en ayant l'impression d'entendre ma mère pleurer. Et tout d'abord, comment lui répéter ces paroles, comment lui raconter ? Je donne le colis à une dame qui attend son tour et qui, surprise, ose à peine accepter, et je rentre rue Prezydencka. La villa est vide. Ma mère est allée faire des courses. Lors de leurs nombreuses visites, les officiers de la Gestapo ont éventré les armoires et les bibliothèques. Dans les pièces en désordre, les planchers sont jonchés de papiers. Machinalement, je me mets à ranger, à les repousser vers les murs, à faire des petits tas qui me paraissent moins visibles. Ce désordre absolu s'apparente à une forme particulière de viol. Depuis que je vis dans ce désordre où, la nuit, les officiers de la Gestapo arrivent sans se gêner avec leurs clés pour continuer à fouiller et à poser à ma mère et à moi toujours les mêmes questions sur la provenance de l'émetteur clandestin qu'ils ont trouvé dans la cave, je ne domine plus mon angoisse. Je n'ai pas peur de mourir, mais de trahir !

Il y a la Gestapo qui revient pour nous interroger, il y a le maître-chanteur aussi qui me suit dans les rues et me menace. Mon lieutenant m'a promis de donner à ce triste sire une solide correction, mais la pression est trop forte. Je ne veux plus cacher à ma mère ce qu'on m'a répondu à la prison où je me suis présentée avec le colis pour mon père. Je ne veux plus porter toutes ces responsabilités sur mes épaules et pourtant je n'ai pas le courage d'inquiéter davantage ma pauvre mère en lui racontant la vérité.

Dans l'armoire à pharmacie, il y a des pilules. Les avaler c'est cesser d'être une charge pour cette femme si belle qui ne sait comment surmonter le drame, c'est libérer ma mère de l'obligation de me nourrir et d'avoir l'illusion ainsi de me protéger. Je n'hésite pas, je vide le tube, je bois de l'eau, beaucoup d'eau, j'avale aussi vite que je peux et je me couche. Le sommeil vient très rapidement et efface tout, puis c'est le réveil, le visage du médecin, le gentil monsieur qui habitait au bout de la rue, le sourire de Andrzej, la douleur, l'insupportable présence d'un corps étranger, du tuyau en caoutchouc dans la gorge, les vomissements et la honte...

Je pense que s'il n'était pas arrivé à l'improviste, ce jour-là, je n'aurais pas vécu les joies ni les peines qui ont été miennes, mais je n'aurais pas, non plus, cette maladie absurde qui est en moi. J'en veux à Andrzej pour ce geste qu'il a posé alors pour me sauver. Je lui en veux mais je n'ose pas le lui dire...

D'autres images se superposent. Un colloque, des cours à l'Université de Varsovie, une fin de semaine libre ! Je veux jouer à Varsovie le rôle d'une maîtresse de maison qui doit recevoir. Je veux préparer un repas pour mieux comprendre la signification des mots tels que «difficulté» et «pénurie». Andrzej accepte avec empressement de m'aider, lui qui vit toujours encore à quelques rues de l'endroit où moi, toute jeune fille, j'avais essayé de mettre le mot «fin» au bout de ma propre histoire. Pour moi, il s'agit surtout de prouver à Andrzej que tout en vivant dans «l'opulence capitaliste», je suis capable de m'adapter à n'importe quoi. Notre dialogue sur la beauté et la laideur, sur le courage et la lâcheté de ceux qui ne sont pas revenus au pays et qui se sont installés ailleurs, comme c'est mon cas, continue...

Au marché en plein air, je circule d'une boutique à l'autre, j'aborde les marchandes, j'échange avec elles des propos sur le temps qu'il fait et sur celui qu'il fera le lendemain, sur l'augmentation des prix et sur bien d'autres sujets encore dont chacun devient très personnel parce qu'elles parlent polonais, ma langue, et que les braves femmes me traitent comme une cliente ordinaire, locale, autochtone et non pas comme une étrangère venue d'ailleurs. Voici une oie mal plumée, grosse, lourde et très blanche enveloppée dans le papier journal qui tache mes mains. Des légumes à présent, du fromage blanc pour confectionner un gâteau, des pommes dites canadiennes et des poires. Soudain, je découvre que je suis parfaitement incapable d'emporter toutes ces richesses. Pas de sac, juste du papier journal, impossible d'acheter un filet, pas de taxi en vue et un arrêt d'autobus très éloigné.

Il est pitoyable, mon départ du marché. Il pleut. Des regards haineux me suivent. On m'envie d'avoir été capable d'acheter autant de victuailles et on se moque méchamment de mon imprévoyance. Me voilà «étrangère», parce que je possède plus et au lieu de le cacher comme il se doit, j'ose étaler ma richesse aux yeux de tous, comme si je pouvais gagner honnêtement de quoi payer ce que je tiens dans mes bras.

Une voiture et un homme au volant qui baisse la portière et me propose de me déposer en chemin. J'accepte avec empressement, trop heureuse d'une pareille aubaine.

— C'était un agent en civil, me dit plus tard Andrzej. Il voulait savoir où tu te rendais. On te prend au sérieux, mon petit! On te surveille. Comment, il a refusé l'argent que tu lui as proposé pour rembourser l'essence? Invraisemblable! Cela devait être un officier supérieur!

À quoi bon retourner en arrière et raconter le passé?

— Vivez chaque jour comme si c'était le dernier, m'avait recommandé le docteur Méthot.

Comment utiliser au mieux le dernier jour? En racontant ceux auxquels on doit un bon moment, un peu de joie, une découverte, un sourire rassurant et en remerciant de cette façon-là à défaut de toute autre.

Dimanche

Une chambre, des arbres sous la fenêtre, des oiseaux, l'odeur, toujours la même, douce comme du miel, des fleurs et le silence. Surprenant à quel point l'atmosphère de cette chambre correspond à l'image de la Pologne que je porte en moi depuis toujours. Image qui doit avoir le pouvoir de me guérir, ou de m'apporter une mort convenable, celle qui ne dérangera pas trop l'homme que j'aime, à la fois discrète et brusque, celle qui ne peut laisser que de beaux souvenirs. Lors des séances de radio-thérapie, j'ai commencé à vivre des angoisses épouvantables. Auparavant, je ne me rendais même pas compte de la significa-tion exacte de ce mot «angoisse» pourtant à la mode en Amé-rique du Nord, et puis ici, dans ce cadre béni, cela cesse. Je m'endors paisiblement sur le divan étroit en face de la fenêtre ouverte qui se trouve à mes pieds. Il couche dans une autre pièce, je n'ai pas la protection de ses bras pour me calmer, et c'est la vue de ce ciel bleu foncé, presque noir, qui semble suffire à m'apporter la paix. Il est bon de rester ainsi suspendue dans la zone étrange de l'inconscience, mais au réveil je sais immédiatement que je suis en Pologne et une telle joie s'empare alors de moi que j'ai envie de chanter, de crier et de... prier.

Comment le père Henryk a-t-il compris que pour me guérir, ou me calmer, juste comme ça en quelques jours, il fallait ce cadre-là et aucun autre ? Comment réussit-il à avoir une vision aussi précise d'autrui, cet homme seul qui n'a jamais pu partager avec un autre être les joies et les peines de la vie ?

Je me demande comment je vais pouvoir le remercier et je me rends compte que cela me sera de toute façon impossible. On ne peut expliquer à quelqu'un ce que signifie une merveilleuse paix qui remplace l'angoisse...

Les longues robes des religieuses, les rayons du soleil qui se promènent sur les cornettes, la grâce de cette matinée unique et le goût du bonheur dans la bouche. Je fais l'impossible pour profiter de chaque instant qui passe, le retenir et l'enfermer au fond de moi-même comme un trésor dans lequel il me sera loisible peut-être de puiser plus tard quand le vide recommencera à m'aspirer et que l'angoisse me tiendra à la gorge.

Les cloches sonnent à l'église, la foule calme, grave, entre lentement par les portes largement ouvertes, le bruit de la prière s'élève sous les hautes voûtes. Dieu ne peut pas ne pas les entendre, eux qui savent prier avec une ferveur telle que chaque mot se détache et vibre dans la lumière dorée filtrée par les vitraux. Les poumons, les poitrines, les jeunes corps de femmes et d'hommes vibrent à l'unisson. Ils prient comme si dans un instant cela devait être défendu, comme s'il s'agissait d'un privilège dont ils doivent profiter aussi pleinement que possible. Les voix sont belles, fortes, les chœurs là-haut chantent juste et au fond, devant l'autel, le prêtre se tient droit, prêt à ce sacrifice éternel et à ce don absolu de sa personne dont parlent les évangiles.

Cette messe, c'est une grande fête à laquelle je suis heureuse de pouvoir participer. C'est des mains du père Henryk que je reçois la sainte communion, et cela aussi est miraculeux, en quelque sorte, puisque le père vit ailleurs, dans un autre pays. Se rend-il compte à quel point il continue à appartenir à celui-là, quoi qu'il fasse et quoi qu'il lui arrive ?

On ne perd pas son pays en le quittant mais en cessant de l'aimer. C'est cela sans doute le mystère du bonheur que je ressens en foulant les trottoirs dans les rues, en marchant avec

145

Jacek dans le parc de Lazienki où une dame joue du piano en plein air, sous la monumentale statue de Chopin. Vêtu de son grand manteau noir, il nous domine tous, nous qui écoutons parmi les rangées de fleurs et d'arbustes sa musique. Imprudents, nous avons marché très tard, dans les rues désertes. Ah! qu'il serait bon de mourir ici, dans les allées d'un parc, n'importe où, mais vite, sans trop souffrir et sans faire souffrir...

À quoi pense Jacek, que je tiens par le bras? Est-il en train de regretter d'avoir épousé une étrangère qu'il n'a jamais pu rejoindre pleinement, ou se moque-t-il de ce qu'elle ressent?

Ou plutôt, est-il prêt à se féliciter de ne pas passer plus de temps avec moi dans cette Pologne surprenante, complexe et difficile à enfermer dans les schémas et les modèles familiers auxquels il est habitué dans son monde à lui? Un monde sans combines, sans mensonges, sans héroïsme et sans rêves fous, propre, confortable à force de simplifications, limpide et, tout compte fait, rassurant!

Nous arrivons à la maison en riant, nous pataugeons dans la boue parce que les rues ne sont pas encore pavées dans ce quartier de la ville, nous ignorons la petite voiture noire arrêtée non loin de là, dont le conducteur nous observe pourtant comme si nous commettions un acte criminel, et nous retrouvons la paix, la sécurité et le silence des petites chambres que nous avons la chance d'habiter pendant ces quelques jours de bonheur volés à l'éternité...

La rue du Maréchal

La rue Marszalkowska, la rue du Maréchal, s'étire, large, agréable et très propre sous le délicat soleil de cette fin d'été. Mais où donc était la barricade? Je n'ai pas envie de chercher. Peu importe, en fait, l'endroit exact; ce qui compte, c'est l'image gravée dans mon cerveau, celle du garçon qui m'avait précédée sur cette barricade, justement, et qui est tombé sous le tir allemand. Je l'avais pris par la taille et je l'avais traîné, ce qui n'était pas facile, puis quand enfin des bras s'étaient tendus, quand nous étions parvenus de l'autre côté, lui était mort. À quoi bon, pourquoi ? Non, personne ne se posait alors ces questions-là, ni mes camarades, ni mes supérieurs, ni surtout les héros, tel le docteur Zaorski, qui opérait dans la cave de la Caisse d'Épargne, parmi les coffres-forts vides, sans aération aucune, à la lumière des bougies, et cela jusqu'à la toute dernière journée, où une bombe est tombée sur le toit de l'immeuble et est descendue, avec l'ascenseur, jusqu'en bas, jusqu'à ce sous-sol qu'on croyait à l'épreuve des balles, pour y exploser ! C'est en sortant de cet immeuble-là justement que j'ai vu l'homme, couché sur les marches, et que, sans réfléchir, je l'ai transporté plus loin. L'explosion a eu lieu un instant plus tard !

Le capitaine Staff, dont le détachement se trouvait à proximité, s'était occupé personnellement du blessé. Pour ma part, je reçus, plusieurs années plus tard, une lettre m'annonçant que le gouvernement polonais en exil à Londres m'accordait la Croix de guerre pour mon attitude face à l'ennemi. Le papier me parut alors sans importance, dérisoire presque, et je le rangeai dans une de mes nombreuses boîtes en bois sculpté, comme on en trouve encore en Pologne.

Cela se passait déjà dans un univers différent, en France, et ne correspondait d'aucune façon à l'image de l'homme que j'avais soulevé et qui était atrocement lourd. Le souvenir qui demeure en moi, c'est celui d'une sorte de paralysie qui s'empara de mes mouvements, ce jour où je dus porter l'homme qui saignait. Je la ressens à nouveau. Cancer ou réminiscences, métastases ou subconscient ? Je marche à côté de l'homme que j'aime et j'évite de lui en parler pour ne pas l'inquiéter. Pourquoi n'ai-je pas pu me faire tuer comme tant d'autres, à la Caisse d'Épargne ou sur une barricade ? Pourquoi ai-je été obligée de parcourir un si long chemin sans arriver nulle part, finalement, et sans rien apporter d'important à quiconque ? L'homme que j'avais transporté a-t-il survécu à ses blessures ? Je ne le sais pas et je ne le saurai jamais !

Il se met à pleuvoir. De grosses gouttes tombent sur les pavés et les rendent luisants. C'est une belle pluie chaude. Les gens courent pour s'abriter qui dans une porte cochère, qui sous une marquise. Nous sommes devant le château royal et le préposé en uniforme refuse de nous laisser entrer. Drôle de façon de d'encourager les touristes! Je parlemente et nous finissons non seulement par passer, mais même par imposer les autres qui, patients, s'abritaient sous leurs parapluies.

Je ne me souviens pas du vieux château historique en flammes, mais je me rappelle fort bien que lorsque, prisonnière de guerre, je quittai la ville, ce n'était qu'un squelette, un bâtiment mort parmi bien d'autres...

La reconstitution est magnifique, les planchers brillent et la foule respectueuse, formée de Polonais pour la plupart, avance lentement, doucement, comme dans un sanctuaire, en s'efforçant de ne rien abîmer et de ne rien salir. Elle est touchante, cette sollicitude des gens qui viennent là retrouver leur passé et qui sont reconnaissants parce qu'il paraît beau! À la sortie, ils échangent des propos à voix basse, comme à l'église, se dispersent, mais plusieurs se retournent encore pour jeter un dernier coup d'œil. Le château royal de Varsovie a été reconstruit avec des fonds envoyés par la diaspora, les Polonais qui vivent à l'étranger, les ouvriers de Chicago et les petits commerçants de Montréal, les intellectuels et les manuels. Les travaux ont duré des années, ils ne sont pas terminés encore, mais ils avancent... Est-ce qu'un jour le pays entier, libéré de l'emprise soviétique, sera reconstruit ainsi, région par région, ville par ville, au sens propre et au sens figuré? Les symboles sont intéressants en tant que tels, mais il est désespérant de voir combien d'énergie demande chaque reconstitution...

Il ne pleut plus. Des jeunes gens passent, la conversation s'engage et nous aboutissons ensemble dans un restaurant.

— Le château royal, vestiges d'une autre époque, disent-ils. Allez voir la tombe du père Popieluszko. Les vrais héros, les vrais martyrs, ce sont ceux de Solidarité!

Solidarité... C'était en automne de 1981. Le vent froid balayait les rues de Varsovie. À l'aéroport, l'avion pour Gdansk attendait. J'y montai, persuadée que c'était le meilleur moyen de m'y rendre. Deux hommes prirent place devant moi juste au moment du décollage, à la dernière minute. Comme ils me tournaient le dos, je ne pus ni voir leurs visages, ni les entendre. À l'arrivée à Gdansk, cependant, l'un d'eux prit le même taxi que moi pour se rendre au centre de la ville. Il parlait russe et descendit devant une maison unifamiliale entourée d'un petit jardin.

— Ces salauds sont partout, commenta un instant plus tard le chauffeur.

L'entrée des chantiers avec les photos de Jean-Paul II, que la télévision rendit célèbre dans le monde entier, les haut-parleurs, les ouvriers là-haut qui montaient la garde, les familles qui apportaient des gamelles, les filles, les femmes... Je rôdai dans la ville, je rencontrai des journalistes français, j'achetai des cigarettes et des allumettes qu'on m'avait demandées et je retournai aux chantiers pour les lancer par-dessus le mur à ceux qui avaient le courage de défier le pouvoir étranger, avec ses petits agents, ses pantins ridicules et ses grands pontifes, et tout cela juste avec leurs mains nues.

Était-ce moins héroïque que de monter sur les barricades et de livrer un dernier baroud d'honneur sous les yeux vigilants des formations soviétiques qui attendaient de l'autre côté de la Vistule que l'armée allemande écrase l'insurrection de Varsovie?

J'ai appris qu'il est plus difficile de vivre que de mourir et je crois que camper dans un chantier naval et se demander quand la milice et l'armée vont entrer en action est plus pénible que de prendre d'assaut une barricade...

Avant de reprendre l'avion, j'entrai dans un café et discutai avec des serveuses et des clients. Ils étaient tous unanimes: Walesa ne pouvait avoir tort. C'était leur héros et ils étaient prêts à faire n'importe quoi pour l'aider. En attendant qu'il leur ordonne d'agir, ils respectaient scrupuleusement ses ordres concernant la consommation d'alcool. Soudain, il est devenu impossible d'acheter la moindre goutte d'alcool dans les cafés, les restaurants et les bars où il était vendu habituellement. Ils étaient heureux de se soumettre à un règlement logique, décrété par un homme «propre» dans le jugement duquel ils avaient confiance. Ils tenaient aussi à respecter cet homme plus que n'importe lequel de ces prétendus chefs d'État qu'on leur avait imposés depuis la fin de la dernière guerre mondiale et qui, à leurs yeux, n'avaient de toute façon aucune légitimité.

Je pense, en ce mois d'août de l'an de grâce mil neuf cent quatre-vingt-huit, où la légitimité réelle, démocratique de Lech Walesa demeure toujours intacte, que cela pourrait être considéré comme un record pour n'importe quel chef d'État occidental. Et pourtant, pendant ces longues années, il n'a pu ni écrire, ni publier, ni donner des conférences, ni paraître à la télévision, ni expliquer son programme à la radio... Étrange peuple et étrange héros que ce Lech Walesa, à la mesure de ce pays si difficile à expliquer et qui se laisse aimer si facilement.

Cracovie

C'est ici que j'ai été enfant, écolière, petite fille pas très sage malgré ses nattes soigneusement tirées derrière la tête. Pour retrouver le véritable goût de mon enfance, le bonheur de cette période où tout a commencé et où tout était encore incertain, il faut que j'efface le chemin de l'exil. Ceux qui, avec une indifférence souveraine, se promènent chaque matin devant l'immeuble de leur ancienne école ne se rendent pas compte à quel point il est précieux de pouvoir retrouver ainsi les goûts et les odeurs d'antan. Ils ne les retrouvent pas, d'ailleurs. Dissous dans la grisaille du quotidien, des habitudes et des coutumes, leurs souvenirs se banalisent et perdent de leur valeur. À l'opposé, l'éloignement les rend infiniment précieux, comparables à des trésors qu'il ne faut gaspiller sous aucun prétexte.

Je me promène dans les rues de Cracovie avec le sentiment d'accomplir un pèlerinage, bien que j'y sois déjà venue auparavant, il y a quelques années, à l'occasion d'un de ces voyages en Pologne qui ont précédé l'année de l'explosion de Solidarité, point tournant qui devait changer indirectement le cours de mon existence. Et puis, pour la première fois depuis vingt ans, j'y suis avec Jacek et je lui montre la ville avec cet instinct de propriétaire, un peu avare, qui dévoile avec parcimonie les trésors dont il est le seul à connaître l'existence.

Le château de Wawel, la tradition historique, la monarchie, l'époque du Moyen Âge où de ses remparts la reine Hedvige, épouse de Ladislas Jagellon, regardait les nobles polonais et lituaniens, devenus frères, venir lui rendre hommage. Les salles impressionnantes, les surveillants, fonctionnaires obtus exerçant aussi mal que possible leurs fonctions en espérant quelque chose en échange, des visiteurs émus, jeunes pour la plupart, en train d'effectuer une excursion préparée de longue date, un groupe de visiteurs de l'Allemagne de l'Est et une traductrice dont le verbe haut dérange... Le soir tombait quand nous descendîmes jusqu'à l'arrêt du tramway. Le wagon était vide. Il roulait en se balançant drôlement sur les rails, comme si leur surface était inégale. Nous passâmes par des rues tristes, le tramway s'arrêta devant l'usine où avait travaillé pendant la guerre un certain Wojtyla, devenu depuis prêtre, cardinal et chef suprême de l'Église universelle, Jean-Paul II. Je lus à haute voix la petite plaque où on l'indiquait et la traduisis aussitôt en français avec une fierté dans la voix, plutôt risible, mais que Jacek trouva touchante, car il a cette délicatesse de cœur qui lui permet de ne pas trop se moquer des richesses d'un pays pauvre dont les citoyens tiennent à susciter quand même l'admiration, sinon l'envie. La place du marché, les arcades et la chaleur de Jama Michalika, ce très vieux café qu'on n'a pas réussi à démolir, ni même à rendre risible, bien qu'il demeure le symbole d'un monde honni par les bourgeois rouges, ignorants, primitifs et prêts à suivre n'importe quelle mode venue d'Amérique. Car pour ces enfants des staliniens d'hier qui n'ont pas d'idées mais juste une envie démesurée de promotion sociale immédiate, la confusion entre l'argent et la culture est à ce point marquée que les vestiges d'hier leur apparaissent liés à des attitudes réactionnaires, retardataires et antisociales par définition.

Le café est plein de jeunes, pourtant, et l'on prétend que leurs parents n'ont pas les moyens de payer les prix qui sont exigés ici. Vrai ou faux, peu importe! On s'enfonce dans les coussins des banquettes et on regarde machinalement les murs couverts de photos et de caricatures, de dessins et de peintures. Entrer dans ce café-là sans savoir qui était Wyspianski, sans avoir une bonne connaissance des courants artistiques de la «Jeune Pologne», véritable explosion culturelle qui suivit la Première Guerre mondiale et la naissance de la Pologne indépendante, c'est comme s'installer à la terrasse des Deux-Magots à Paris sans savoir quelle a été la portée du courant existentialiste. L'ennui, c'est que les écrivains français, tels Aragon ou Jean-Paul Sartre, ont été traduits en polonais tandis que les œuvres de plusieurs écrivains de la Jeune Pologne ne sont disponibles qu'en polonais...

J'explique tout cela à Jacek et j'enrage parce que je ne parviens pas à le faire bien. C'est pédant, truffé d'une incroyable quantité d'adjectifs et cela ne peut pas en effet être convaincant tant cela ressemble, en fin de compte, à une forme de propagande culturelle. Ces artistes étaient des génies, croyez-le, braves gens, c'est moi qui vous le dis, moi dont c'est sans doute la dernière visite à Cracovie, le dernier voyage de ce genre dans mon pays! Nous nous levons finalement et nous partons dans les rues qui me sont encore familières. Nous marchons dans le parc de Planty, sorte de ceinture qui entoure la ville de sa verdure, nous traînons sur les bancs...

Là-haut, au-dessus de nos têtes, des branches meurent. La pollution souffle de Huta Lenina, complexe géant, sinistre ville ouvrière construite à l'heure du stalinisme pour mieux faire comprendre aux intellectuels de Cracovie, aux professeurs de l'Université de Jagellon que les Allemands n'ont pas réussi à exterminer, qu'il n'y a plus de place pour eux au pays du Dogme!

La pollution tue les arbres, ronge les murs des constructions architecturales d'une valeur historique inestimable, et le vent apporte le rire homérique des brutes qui ont profité de la protection des barbares dont le seul titre de gloire est d'avoir su imposer aux masses pendant des décennies une forme d'esclavage inventée pour leur bien.

J'ai tort d'insister pour qu'il se rende avec moi jusqu'à la rue Lobzowska. Je n'y ai pas été depuis que, petite fille affolée, j'y suis allée avec ma mère pour trouver un bureau éventré, des armoires vides et Inka, l'ancienne bonne, couchée sur le grand lit. Je ne m'étais pas rendu compte ce jour-là de ce qui s'était passé, mais j'avais pleuré parce que ma chambre était dans un désordre indescriptible et que je n'avais pas pu retrouver le gros livre que je voulais emporter avec moi à Varsovie. Le gros livre dont je cherche en vain dans ma mémoire le titre n'était plus à sa place sur les rayons de la bibliothèque, et moi j'étais obligée de suivre ma mère qui tenait à ce qu'on parte tout de suite. Inka, la grosse fille joufflue, était complètement soûle, et c'était d'autant plus pénible qu'elle bavait et vomissait dans l'entrée.

Quand était-ce donc? Au printemps de 1940?

Je tiens la main de Jacek et j'arrête devant la maison. Étroite mais bien proportionnée, avec ses balcons, ses petites colonnades, ses hautes fenêtres à la française et son toit surmonté d'une corniche sculptée, elle est plongée dans l'ombre. Aucune lumière ne l'éclaire plus ni de l'intérieur, ni de l'extérieur. Même le lampadaire, situé un peu plus loin, est éteint. Tout le bout de la rue d'ailleurs paraît abandonné, et cela est d'autant plus surprenant que la crise de logements force les gens, semble-t-il, à attendre des années un appartement on ne peut plus modeste. Pourquoi est-ce ainsi? Pourquoi la rue Lobzowska justement, mon ancienne maison, l'endroit d'où je partais chaque matin pour me rendre à l'école, est-elle dans un état lamentable? Pourquoi?

— Oh! constate le chauffeur de taxi qui nous attend, c'est sans doute parce que ces maisons ont appartenu à des particuliers.

Le chauffeur est jeune. Il ne comprend pas tout à fait ce qu'il avance. Par la suite, il admet d'ailleurs qu'une maison qui a appartenu à un propriétaire autorisé à percevoir des loyers de ses locataires ne doit pas être condamnée forcément à la démolition. Réflexion faite, il va même jusqu'à prétendre qu'il faudrait se renseigner et exiger du maire qu'il mette ce genre d'immeubles à la disposition des gens. Lui qui est obligé d'habiter avec sa femme et ses enfants chez ses parents aimerait bien profiter d'une pareille aubaine, car son sort n'est pas tellement enviable, entre sa jeune épouse et sa vieille mère.

Je ferme les yeux. Je rêve que le chauffeur emménage dans « ma maison » de la rue Lobzowska et qu'à nouveau les lumières s'allument dans ses fenêtres. Une petite fille brune aux longues nattes joue devant avec une chienne aux yeux noirs qui brillent sous les longs poils qui recouvrent son museau...

Le taxi repart puis s'arrête devant l'église et le couvent des franciscains où se rencontraient en cachette la princesse Hedvige et Guillaume, son prétendant allemand. L'entrée est rafistolée tant bien que mal, la lourde porte sculptée, des moines en habit, des prêtres et des bénévoles qui apportent les chaises où prendra place le public. Ce soir, un concert sera donné ici et déjà dans le fond les musiciens se préparent. Jours de fête, jours ordinaires, peu importe! L'église et le couvent continuent à vivre, à attirer des gens, à avoir leur raison d'être et une utilité incommensurable.

De l'autre côté de la petite place, les salons du restaurant Chez Wierzynek, reconnu comme un des meilleurs du pays, viennent d'être rénovés. Gorbatchev et sa femme sont venus dîner là avec le général Jaruzelski et Urban, un de ses ministres, le printemps dernier. Les garçons qui ont eu l'honneur suprême de les servir en parlent encore comme d'un événement majeur, tandis que le maire espère que puisqu'il s'agit du restaurant qui appartient à sa ville, Cracovie recevra en échange un peu de subventions pour réparer les charmants immeubles anciens qui croulent, faute d'entretien, depuis bientôt un demi-siècle.

En principe, le maire a de bonnes raisons d'espérer. L'ancien évêque de Cracovie, monseigneur Wojtyla, est devenu pape, son village natal, Wadowice, se trouve à proximité, les autorités se souviennent comme il avait lutté pour qu'on construise une église à Nowa Huta. Bref, pour la bonne entente entre le Pouvoir et l'Église, cela serait un geste valable. Et puis Gorbatchev a accepté de se rendre jusqu'ici, au lieu de se contenter d'un séjour à Varsovie, ce qui veut dire qu'à Rome comme à Moscou, une pareille initiative ne saurait être considérée comme déplacée...

Au couvent des franciscains, les moines s'enferment dans leurs cellules. Le concert est terminé et les gens sont partis. J'écoute le bruit que fait le tramway en s'arrêtant sur la petite place. Ses freins grincent comme autrefois, comme quand, petite fille, on me refusait le droit de rester sur la plate-forme, debout, à regarder les passants et à respirer le vent froid. À l'époque on m'obligeait à entrer à l'intérieur et à rester sagement assise, tandis que maintenant il n'y a plus que ce grincement des freins qui ravive mes souvenirs et mes regrets.

Cette nuit-là, avant de m'endormir, je passe un long moment à m'excuser auprès de l'autre, celle qui avait des nattes et qui habitait rue Lobzowska, de ne pas avoir su réaliser ses rêves. Je lui demande pardon, à cette petite, et je lui explique que je n'ai pas pu faire mieux.

Il fait froid dans la pièce, il dort à poings fermés et à force de le regarder je me sens moins seule et moins démunie devant l'inévitable, puis l'image de la petite fille avec ses longues nattes commence à s'effacer. À quel moment de mon existence ai-je perdu cette image qui me hante à nouveau depuis peu? Sous les barricades, pendant l'insurrection de Varsovie? Non, cela est arrivé plus tôt! La petite fille a cessé d'exister quand je suis entrée dans la pièce où ma mère, seule, isolée, a dû faire face à la mort. C'est quand on perd sa mère qu'on devient totalement une grande personne.

Torun

En revenant un jour de la foire de Torun, mon oncle m'avait rapporté un morceau de pain d'épices en forme de cœur enrobé de chocolat. Dans mon esprit, un lien s'était forgé alors entre le nom de cette ville et le goût de ce petit cœur. À l'origine, c'était un rien, une bagatelle, mais avec le temps son importance a grandi. Il me semblait que retrouver l'endroit où l'on vendait ces cœurs-là serait retrouver mon oncle que j'aimais beaucoup et qui, aviateur, avait disparu dans la débâcle quelque part entre ciel et terre sans laisser de traces. Je me promis de retourner à Torun dès que l'occasion se présenterait, mais les années passèrent et j'oubliai. C'est fou à quel point les choses glissent au fil des mois si on ne les retient pas de force et c'est incroyable comme on peut être ingrat en raison de la superposition de ces couches successives des visages des gens qui ont tous des droits en raison de leurs mérites. Le visage de cet oncle pilote est maintenant complètement flou, mais le goût de la friandise est intact, et cette sensation de fierté aussi que j'ai ressentie en recevant le petit paquet, comme si j'étais moi-même une grande personne.

Quand je demande au chauffeur de quitter la route de Gdansk pour nous emmener à Torun, je ne sais plus si je le fais pour mon plaisir ou pour rendre hommage à cet oncle si lointain.

Belle ville, des foules qui se déversent sur la rue principale entre deux rangées d'immeubles anciens, merveilleusement conservés, la tour, la vieille horloge qui sonne et, dans la vitrine d'une boutique où l'on vend des glaces, des cœurs en pain d'épices. Malheureusement, il n'y a plus rien, tout a été vendu et c'est la semaine prochaine seulement que, peut-être... La vendeuse est jolie, surmenée, débordée, entourée de clients qui achètent des cornets remplis d'une crème onctueuse rose et jaune, blanche et brune. Elle fond vite, coule sur les doigts, sur les mentons et semble, à elle seule, créer une joie contagieuse.

Un peu plus loin, des artisans exposent des bijoux où le travail compte, mais les matériaux utilisés n'ont aucune valeur : morceaux de tôle, de cuir, de corde, lambeaux de tissus traités, transformés et colorés. Ils retiennent pourtant l'attention par leur originalité, bien qu'ils soient infiniment moins séduisants que ceux de l'artisanat traditionnel où l'on traite encore des matières nobles, tel le bois. Je tends la main. Je voudrais tout emporter, puis tout distribuer une fois de retour à Montréal, mais ce n'est pas possible. Il me faut être raisonnable, ce qui est particulièrement absurde, car une pareille retenue n'a de sens que quand il s'agit d'un investissement en vue d'un autre voyage, d'une autre rencontre... C'est fou ce que ces gens ont à offrir! Dans ce pays, dans cette ville, on peut encore songer à chercher de vrais souvenirs, de menus objets fabriqués sur place qui n'ont aucun rapport avec cette production tapageuse qu'on offre ailleurs et qui porte généralement l'inscription plus ou moins discrète *made in Japan*. Ici, c'est un univers authentique, différent, attachant et dangereux parce que, quand on a appris à l'aimer, on ne peut plus se libérer de cette séduction particulière qui n'a pas besoin de vernis artificiel pour s'imposer.

À nouveau la voiture roule. Dans les champs, on ramasse le foin et parce que le terrain est plat, je constate ce phénomène curieux, propre à ce pays, où l'horizon rejoint la terre et forme avec elle une ligne droite. Plus on se rapproche de cette ligne-là, plus elle s'éloigne et on ne peut jamais la franchir. Mais on ne peut pas non plus l'ignorer: sa présence s'impose partout, sauf dans les montagnes et au bord de la mer. Les dunes de sable de la Baltique changent de configuration. Ce n'est pas un terrain stable, fixe, mais une surface qui varie au gré des saisons et des températures quotidiennes...

Les cygnes blancs de la Baltique

D'ailleurs, dès qu'on s'approche de cette mer verte et froide, on découvre qu'elle ne se livre pas facilement. Ce sont tout d'abord des forêts de pins, pas très hauts, et d'arbustes dont l'odeur en été est plus forte que celle du vent qui apporte le goût du sel. Brusquement, la mer est là, tantôt verte et tantôt grise, presque métallique. Elle lèche le quai, mais à intervalles réguliers les vagues explosent, des trombes d'eau montent, se dispersent en un voile de gouttelettes, retombent, se calment, et tout recommence à nouveau. Une langue de terre étroite, la mer des deux côtés, un phénomène naturel surprenant et, dans la grisaille de ce matin-là, l'impression d'être au bout du monde, de faire face aux forces surnaturelles.

Il y a longtemps, très longtemps, dans une autre existence, une petite fille trottait ici derrière son père et sa mère. Ils passaient les vacances au bord de la Baltique, à Orlowo ou à Jastrzabia Gora. C'était d'une part une action patriotique, puisqu'il fallait défendre coûte que coûte le droit du pays à cette ouverture sur le monde, enserré comme il était dans les doubles pinces, soviétiques et allemandes, c'est-à-dire à l'époque fasciste et communiste. Par ailleurs, c'était aussi une façon de traiter la maladie qui rendait si difficile l'existence de Stanislaw : l'asthme ! Au bord de la Baltique, il cessait d'étouffer, l'air salin, l'odeur du poisson fraîchement pêché lui permettaient de mener une vie normale, agréable et de s'amuser sans craindre ses constantes attaques si pénibles. Ensemble, nous pouvions aller dès lors à Gdynia, le port moderne construit dans un temps record, fierté nationale, comme à Gdansk, vieille ville allemande, dite libre, qu'on appelait Dantzig dans les pays étrangers où personne ne comprenait son importance pour la Pologne.

C'est ici qu'arrivaient du fond du pays, sur la Vistule, les bateaux, et c'est ici qu'on transbordait les céréales et les légumes, les viandes fumées et le charbon, richesses de cette terre polonaise qu'on vendait à l'étranger.

L'entrée des chantiers navals rendus célèbres par Solidarité est entourée par la milice, et, une fois de plus, on ne peut s'approcher, ni même traverser le petit pont qui y mène, sans montrer ses papiers d'identité et sans justifier une pareille démarche. L'image du présent se superpose ainsi à celles du passé, à Gdansk justement, et non pas à Varsovie, la capitale, ni à Cracovie, ville témoin des splendeurs des siècles d'histoire. Et on ne sait plus ce qui est le plus important, la possibilité de revoir la statue élevée par Solidarité à la mémoire des ouvriers tués dans des manifestations ou ces autres monuments, moins bien gardés, plus anciens témoins de ce que pouvait signifier ici la guerre qui avait précédé ces années de paix marquées au coin de la soviétisation.

Pour échapper aux spectres qui hantent Gdynia, nous sommes partis à Sopot. Nous voulions juste retrouver la mer et effacer, ne serait-ce que pendant quelques jours, tout le reste. Car Sopot a été pendant longtemps, et pourrait l'être à nouveau, une charmante ville balnéaire, bien située et bien pourvue, merveilleusement calme, entourée d'arbres, de parcs, de jardins et tournée comme il se doit vers la mer. Des plages s'étendent à perte de vue, la mer vient lécher le sable merveilleusement propre et laisse des traces, des coquillages, parfois, bien rarement hélas, des morceaux d'ambre, mais aucune saleté, aucun de ces déchets pénibles de la flore marine qu'on trouve au bord des mers chaudes, plus faciles d'accès et constamment envahies par des touristes. Beaucoup plus secrète, la mer Baltique ne figure pas sur les dépliants touristiques de l'Occident, et c'est dommage, car elle est plus proche et plus accessible à l'enfance. Je me suis baignée sous la pluie, à Jastrzabia Gora et lui aux Éboulements, on a couru sur les plages désertes, on a grimpé sur les dunes, on les a escaladées et on a ramassé dans les forêts de pins des petits fruits et de minuscules fleurs mauves. Moi ici, lui dans Charlevoix, à des milliers de milles de distance...

Devant le Grand Hôtel dont la terrasse fleurie donne sur la mer, mais qui ne déborde pas sur la plage, comme c'est le cas de certains établissements de luxe du sud, on a installé des paniers hauts destinés à former des abris contre le vent. On peut s'asseoir sur la banquette qui se trouve à l'intérieur, s'isoler ainsi et regarder la mer sans être vu des autres, exception faite de ceux qui passent devant. Des paniers semblables n'existent qu'ici et on les chercherait en vain sur les peintures et photos de Deauville, ou de Touquet Paris-Plage. C'est une invention autochtone qui n'a pas été exportée bien qu'elle soit commode.

En cette fin d'après-midi, le soleil se montre brusquement et se met à caresser les vagues qui sous ses rayons brillent, reconnaissantes, et ont des reflets verts et bleus. Les touristes prennent possession des paniers disponibles, les enfants se lancent à l'eau, s'éclaboussent et font jaillir des gouttelettes blanches tandis que le vent s'empare de leurs rires et les emporte au loin.

Dignes, indifférents, superbes et mystérieux, les cygnes blancs avancent seuls, par couples ou en groupes serrés. Parfois ils échangent des coups de bec qui ressemblent à des caresses ou encore à un début de communication, car ces superbes oiseaux sont muets et ne peuvent émettre le moindre son. Autour, les mouettes qui s'amusent de ce silence crient plus fort et tournent de façon à attirer l'attention, mais c'est peine perdue. On ne peut détacher les yeux du défilé des cygnes blancs qui, conscients de leur beauté, paraissent profiter du peu de cas qu'on fait des mouettes pour rendre les mouvements de leurs longs cous aussi gracieux que ceux des plus belles danseuses de ballet classique. De temps en temps, un cygne déploie ses ailes, s'élève lourdement, trace une trajectoire sur le fond bleu du ciel et se pose plus loin sur le large quai sur lequel on a aménagé un lieu de promenade. C'est là qu'on vend également les billets pour les excursions en mer et deux bateaux attendent justement pour emmener les touristes jusqu'à la presqu'île de Hel. Au bout du voyage, il y a le calme d'un petit musée des pêcheurs et d'une église, puis la route mène entre les maisons qui n'ont pas changé depuis des décennies. Les femmes des pêcheurs qui y habitent sont habituées à nettoyer le poisson et à réparer les filets, mais elles louent aussi des chambres aux touristes qui veulent emporter avec eux l'image de la mer et le son des vagues. Des écrivains et des poètes y viennent, ainsi que des musiciens et des artistes peintres polonais, mais aussi allemands.

Les gens parlent ici une langue plus dure et prononcent autrement certains mots. C'est un univers à part, protégé par son indifférence à l'égard de ce qui se passe sur la terre ferme, son manque d'ambition et son amour de ce coin du monde, où pourtant l'existence n'est pas facile pendant les longs mois d'hiver quand les vagues déferlent sur les quais et frappent les remblais comme si elles voulaient tout engloutir. C'est la nuit surtout que les démons du bien et du mal s'affrontent. Les vieux pêcheurs racontent que seule la Vierge Marie parvient à les éloigner et à calmer les vents, à condition qu'on sache la prier du fond du cœur, ce qui n'est donné qu'aux humbles et aux simples d'esprit...

Montagne de lumière, montagne d'espoir

Une grande maison pleine de vie, c'est cela le couvent où les pèlerins affluent sans cesse, campent dans les dortoirs, prient, se confessent et repartent. Le couvent de Jasna Gora, à Czestochowa, leur appartient plus qu'aux religieuses et aux moines, gardiens de ces lieux qui les reçoivent avec un tel sens de l'hospitalité qu'on se demande comment ils parviennent à faire face aux menus travaux que cela leur impose, aussi bien dans les cuisines que dans les jardins, à la buanderie que partout ailleurs. J'ai envie de les aider, ces femmes qui portent leurs lourdes robes noires et leurs cornettes bien qu'il fasse très chaud et qu'elles doivent en souffrir comme n'importe qui d'autre. Elles ont choisi en partage la voie la plus difficile, mais on ne leur a pas donné en échange de moyens particuliers pour supporter l'effort qu'exigent les escaliers qui mènent des cuisines vers la salle à manger, ni le long parcours, faiblement ombragé par les arbres, qui sépare le couvent de l'église située sur la hauteur.

Les cloches sonnent, les portes sont largement ouvertes, la foule afflue à l'intérieur et déjà la place manque. Le père Henryk parvient à nous introduire là, au pied de l'autel et, agenouillés, nous attendons. Les prêtres entrent, il y a le bruit des chaises, des voix, puis, brusquement, tout cela cesse. Les chœurs eux-mêmes ne chantent plus. Dans un silence complet se lève au milieu de l'autel la plaque qui cache l'image miraculeuse de la Sainte Vierge noire de Czestochowa et, aussitôt, le regard de ses yeux frappe et crée une tension telle qu'elle devient palpable. L'image, vieille de trois siècles, blessée au visage par un coup d'épée, selon la légende, vénérée et adorée, domine tout. Des miracles ont eu lieu et des ex-voto en attestent. Ici, c'est l'espoir, un espoir dur et pur dont seuls sont capables ceux qui ont la foi du charbonnier, ne discutent pas, ne réfléchissent pas et ne doutent pas! La messe dure longtemps puis les fidèles descendent vers la ville, se dispersent en petits groupes tandis qu'au couvent on commence à servir le repas du soir. La vie, la mort, tout paraît simple, comme si le passage d'un état à l'autre se faisait tout naturellement, sans souffrance, avec une totale facilité. Depuis trois cents ans, les religieuses et les moines ont travaillé à l'édification d'abord, puis à la consolidation du culte de la Sainte Vierge Marie à Jasna Gora, réconfortant les femmes et les hommes venus prier et s'occupant des enfants infirmes qu'ils ont pris en charge. Comme autrefois, ils reçoivent aussi des séminaristes qui progressivement remplacent les pères au fur et à mesure de leur disparition. Tout est paisible et conforme ainsi à la volonté divine de ce renouvellement de générations contre lequel il est inutile de se révolter, puisqu'il est aussi inévitable que le rythme des saisons lui-même.

Un certain retour

Quand je suis arrivée pour la première fois dans cette ville, je l'ai détestée. En ce début des années soixante, elle semblait vide, absurde et plutôt provinciale. Petit à petit, cependant, à force de bonté, de gentillesse et d'une certaine humilité, Montréal m'a apprivoisée et m'a appris à l'apprécier. Était-ce de la reconnaissance, ou une certaine forme de capitulation? Par goût, par entêtement et par principe, je ne capitule jamais, cela doit donc être de la reconnaissance. Ce n'est pas ici que j'avais choisi de vivre et de mourir au départ, mais il m'est impossible de ne pas admettre que le hasard m'avait apporté la possibilité de creuser mon « trou », de me forger des habitudes et de découvrir des satisfactions, car les gens se sont montrés prêts à me recevoir, moi l'étrangère, et même à me faire, parmi eux, une petite place. Certes, ils ne m'ont pas traitée comme une invitée de marque, mais ce fut bien ma faute car je n'ai pas su m'imposer, négocier, manipuler et parvenir ainsi jusqu'à mon but fixé à l'avance. D'autres l'ont fait avec beaucoup d'à-propos, tandis que moi je savais juste travailler, me dépêcher et remplir plusieurs rôles à la fois. Au bout du compte, il ne me reste de tout cela qu'une petite étagère chargée d'une trentaine de livres, et le souvenir surtout des journées remplies de la joie et du plaisir d'écrire.

Je vous ai peut-être ennuyés, Messieurs Dames, mes lecteurs, bien que vous me disiez le contraire en me rencontrant dans les magasins et dans les rues, mais moi je me suis beaucoup amusée en écrivant et cela sans déranger personne, ce qui est déjà quelque chose.

Tout cela pour vous dire que ce retour de notre voyage en Pologne à Montréal n'a rien de pénible, bien au contraire. Mais dès le lendemain les choses se gâtent, je ne peux éviter l'hôpital, les examens d'usage et la peur d'avoir mal, de tout recommencer et d'attendre cette heure ultime où, à l'instar des prisonniers des camps de concentration, je vais devenir chauve et perdre jusqu'au goût de survivre.

Déjà l'automne cède la place à l'hiver, mon livre paraît, j'effectue l'habituel «tour de piste», j'évite les questions trop personnelles concernant ma santé, je me retrouve au Salon du Livre dans un kiosque, comme si rien n'était changé et comme si je pouvais encore avoir un avenir. Pitoyable et risible illusion, puis une série de déceptions qui ne comptent plus. Non, je n'ai pas eu le prix pour lequel mon nom a été proposé, non, pas de nouvelles de Paris, non, pas de réédition, pas tout de suite!

La réussite d'une romancière ne dépend pas de son éditeur, son échec non plus, disait Pierre Tisseyre. Il avait raison le vieux monsieur charmant qui m'avait pourtant reproché d'être partie. Mais est-ce que cela compte encore face à cette feuille que je viens de recevoir de l'hôpital où l'on indique noir sur blanc que mon poumon droit... Mais oui, malgré la radiothérapie, malgré les vitamines de la clinique mexicaine auxquelles je suis redevable, sans doute, du fait que j'ai gagné des dizaines de kilos, c'est déjà la rechute! Théoriquement, j'aurais pu avoir une rémission d'un an au moins, mais non, c'est cela, mon cadeau de Noël! Pour oublier, je me mets à acheter des cadeaux, à organiser la fête de famille, à m'occuper de toutes ces obligations à la fois inutiles et si importantes en apparence.

Décembre me glisse entre les doigts, puis c'est janvier, la nuit de la Saint-Sylvestre dans ses bras encore, en train de danser, merci, mon Dieu, et le manuscrit qu'il me faut absolument commencer. L'histoire de la reine Hedvige que je n'aurai sans doute pas le temps de raconter, mais pour laquelle j'ai réuni une documentation qui doit servir. Car je me sens liée à cette belle jeune femme morte il y a six cents ans en sacrifiant tout à une idée qu'elle avait réussi à imposer et à mettre en pratique. En fait, je devrais ranger mon cabinet de travail pour que ma pauvre fille ne soit pas forcée de le faire un jour à ma place, mais j'ai trop envie de parler de ma reine Hedvige et de raconter aussi ma vie à moi pour ne pas céder à la tentation. Ma dernière tentation, sans doute...

Raspoutine

Février. Il neige. Les jours passent à une vitesse folle, Hedvige... Le manuscrit n'avance pas. Je lis beaucoup, je commente, je rédige des textes ponctuels que je dois remettre à des dates précises, mais je ne parviens pas à franchir l'étape où systématiquement je pourrais rédiger, selon mon habitude, l'histoire de cette vie de femme. Et puis, brusquement, c'est la douleur, le mal, la hanche qui refuse de porter le corps, la sensation que tout se décompose, la colonne vertébrale, les hanches et le dos tout entier. Impossible de s'asseoir, de se lever, de bouger, d'avancer et de reculer. Juste au moment de me coucher, les muscles se relâchent un peu. Il est là alors, avec son sourire, sa patience, sa gentillesse et sa façon de désamorcer le drame.

«Le pire n'est jamais certain», dit-il, et cela nous fait sourire tous les deux.

Des médicaments prescrits, des médicaments que personne n'a besoin de prescrire, des cachets, des calmants... Rien à faire! Je serre les dents pour ne pas crier! Visite chez le docteur Dupuis, piqûre de cortisone traditionnelle, amabilité du médecin et la douleur qui continue, horrible, lancinante, absurde...

Escapade aux îles. Mer, soleil, hôtel cher, anonymat reposant, végétation tropicale et l'horrible image dans le miroir. Je regarde mon corps, la graisse qui recouvre tout, chaque ligne et chaque angle. C'est effrayant! Assez effrayant pour que, malgré toutes les menaces, je cesse de manger et perde quinze livres en sept jours. Mais à quoi bon tout cela puisque les vitamines que je prends vont faire remonter à nouveau mon poids très vite? Et puis, est-il vraiment important de lutter contre cette graisse envahissante quand de toute façon, de l'avis des médecins, le rendez-vous avec la mort est proche?

Absurdité de la condition féminine puisqu'un homme, n'est-ce pas, peut toujours survivre au-delà de cette sensation, combien pénible, qu'il a cessé d'avoir «figure humaine». Je me sens soulagée quand arrive le jour du retour, puisque je sais qu'au bout du voyage il y aura l'hiver et les vêtements bénis qui cachent ce que dévoilent avec une cruauté totale un maillot de bain, un chemisier léger, une robe dont le tissu fin souligne ce que la laine parvient à escamoter.

Le vol de nuit est pénible. Une escale imprévue, la chaleur, l'air conditionné qui cesse de fonctionner, la sensation d'étouffer, sans même pouvoir se lever, avec cette douleur à la hanche. Je deviens enragée et vindicative, incapable de parler, d'expliquer ce qui se passe et de me confier. Je voudrais crier, comme si cela était encore possible dans cet univers civilisé où un comportement de ce genre évoque une sauvagerie inacceptable. Finalement, c'est Montréal, la neige, le froid, le vent qui frappe ma figure, la voiture endormie dans son coin et l'angoisse qu'elle ne pourra pas partir, que le moteur refusera de ronronner et qu'il me faudra cacher à Jacek à quel point j'ai mal quand je dois rester assise derrière le volant.

Lui, pour sa part, se contente de vanter les mérites des taxis sans même se rendre compte à quel point il est inconséquent. Car il sait fort bien que je tiens à avoir la voiture, que la conduite me donne un peu de cette assurance dont j'ai tant besoin et que, dans les îles, ce qui fut très triste pour moi, c'était cette incapacité, due à mes douleurs à la hanche, de conduire une jeep. Nous aurions pu la louer enfin à la Barbade, cette jeep décapotable à laquelle je rêvais depuis toujours, depuis la guerre en fait. C'était donc pour moi une occasion unique que je ratais sans même oser me plaindre, car comment, tout en étant une grande personne, un être plus qu'adulte, en terme d'âge, admettre qu'un déplaisir, aussi insignifiant en somme, peut prendre les dimensions d'une catastrophe?

À la Barbade, je me sentis humiliée aux larmes quand je dus rendre la clé à l'homme au costume blanc qui, déçu, se tenait devant moi. Et maintenant, ici à Montréal, je suis reconnaissante à ma voiture, cet objet inanimé pourtant en apparence, d'être confortable et d'avoir un siège qui n'aggrave pas mon mal. Dès le premier tour de clé en plus, elle se met à ronronner.

Retour à la maison, l'illusion que la douleur se calme et puis, le lendemain matin, tout recommence. Pour les médecins, cette douleur à la hanche est tout simplement ridicule chez une patiente qui souffre du cancer du poumon, mais cela ne rend pas la douleur moins paralysante et humiliante. J'ai du mal à me mouvoir, à me déplacer, à bouger, à m'asseoir et à demeurer dans la même position plus de quelques minutes. En somme, le seul moyen d'y échapper consiste à rester debout!

Les jours passent, mais malgré les calmants, les anti-inflammatoires, la douleur ne cède pas et ressemble à une sorte d'infirmité permanente, désespérante qu'il est impossible de surmonter. Et c'est ainsi qu'un jour je découvre Raspoutine...

Tout a commencé par un coup de téléphone de Jurek, un homme extraordinaire, un héros des temps modernes, qui a tous les courages. Paralysé à la suite d'hypertension, pauvre, ne disposant que d'un revenu mensuel minimum, Jurek ne cesse pas de sourire. Couché sur son lit, incapable de se déplacer plus loin que le cabinet de toilette et la petite cuisinette où il parvient, Dieu sait comment, à se préparer des repas, il ne cesse de plaisanter au téléphone, de blaguer et d'annoncer ses incroyables succès. Avec les moyens du bord, il réussit, en effet, à confectionner des colis de vêtements usagés que les braves gens lui apportent et à les expédier en Pologne à raison de plus de mille par an, chiffre absolument astronomique quand on songe aux conditions dans lesquelles il accomplit ce tour de force. Jurek, c'est l'être humain qui rend les autres honteux, sans pour autant culpabiliser personne, c'est quelqu'un de très important dont il est absolument impossible de décrire l'état physique et le courage moral sans susciter en retour une réaction d'incrédulité.

— Je sais que vous êtes malade, me dit-il, sans autre préambule.

Les choses sont claires ainsi entre nous. Inutile de jouer la comédie, Jurek sait toujours tout ce qui se passe, ou plus simplement ce qui se dit, dans la colonie polonaise. Il connaît les potins, les projets, les succès de diverses entreprises et leurs échecs.

— Vous allez vous soigner, ajoute-t-il. Un médecin polonais vient d'arriver avec sa femme. C'est un scientifique qui a un pouvoir particulier et opère des guérisons miraculeuses. Voyez-le, je vous en conjure, voyez-le absolument!

Je promets, je m'excuse, j'explique que je suis pressée, ce qui est parfaitement vrai, d'ailleurs, et j'oublie le « guérisseur » en question jusqu'au jour où Wanda m'emmène avec elle en auto. C'est en dehors de Montréal, un village, lieu de vacances d'été qui en hiver dort de ce sommeil qui cache la joie de ses habitants de ne pas être dérangés par des touristes. À cause de ces touristes, justement, dont le séjour rapporte assez pour faire vivre plusieurs commerçants, hôteliers et employés qui travaillent dans ces établissements pendant la saison chaude, une solidarité existe entre les voisins ayant le statut de contribuables et de citoyens permanents.

Un peu en retrait du village, pas loin de l'école, se trouve une maison basse, cachée parmi les arbres. Au premier étage, on affiche une mise en garde qui concerne des chiens méchants et les dangers qu'il y a à s'approcher et à sonner à cette porte différente des autres.

Ils vivent là depuis plus de sept ans. Un couple d'immigrants dont la femme a le cancer. C'est elle qui fait venir de Pologne des amis qui, à l'époque où elle était infirmière dans un hôpital polonais pour cancéreux, réussissaient à aider certains malades. L'homme obtenait des résultats là où les médecins échouaient. Désespérée, elle a donc décidé de faire appel à lui, à sa femme, à ses deux amis, car il refusait de se déplacer seul, et de les loger tous au sous-sol de sa maison. Aussitôt, le téléphone commence à sonner. Je ne suis plus qu'une cobaye parmi d'autres, mais peu m'importe ; ce qui me fascine, c'est ce guérisseur.

Petit, avec de longs cheveux noirs bouclés comme les perruques des dames sous la monarchie, il dégage une sorte de magnétisme contre lequel il est difficile de se défendre. D'ailleurs, pourquoi le ferait-on, puisque nous tenons tous à nous persuader de la puissance dont il dispose pour nous guérir, nous soulager, nous aider et nous éviter les cruautés du processus de la chimiothérapie et des souffrances jusqu'à présent inévitables qu'elle entraîne ?

Il ne promet rien. De ses petits yeux noirs, brillants, il dévisage les femmes et les hommes, les évalue, puis définit leur maladie, comme ça, sans même les palper ou les interroger. Surpris, les gens se soumettent aussitôt à sa volonté, parce qu'il leur apporte ce qu'ils désirent le plus au monde : l'espoir d'une guérison ou, tout au moins, d'une rémission.

Il m'ordonne de m'allonger dans le petit réduit attenant à la pièce principale du sous-sol qui sert de salle d'attente. Dans ce réduit, éclairé par une large fenêtre, proche du sol, cachée de l'extérieur, en été, par les fougères et les arbustes et, en hiver, par la neige et la boue, se trouvent un lit, un fauteuil et une planche recouverte de couvertures. C'est là que je dois me coucher et attendre.

Or, assez curieusement, en présence du petit homme et de sa femme, je n'éprouve pas la gêne que je ressens devant les infirmières et devant les médecins, mais juste une sorte de soulagement, une sensation qu'enfin quelqu'un est prêt à s'occuper de mon corps endolori et à trouver des solutions sans faire appel à aucune machine et à aucune mesure sophistiquée. Le petit homme devine tout et sait tout, je le baptise donc Raspoutine. Comme ce paysan rustre surgi du passé qui avait soigné le fils du tsar en poussant involontairement les souverains vers leur perte inévitable et vers leur mort atroce, il se disait infaillible. Et parce que Raspoutine a existé, j'ai confiance, dès le début, dès le premier moment, aux massages du petit homme venu de Pologne, dont la femme aux fortes mains et à la poitrine généreuse se met à traiter ma hanche avec une force telle qu'à chaque mouvement elle m'arrache un gémissement. La douleur qui se répand alors dans mes muscles alterne avec une chaleur qui les soulage, puis Raspoutine s'installe sur une chaise à côté et appuie ses mains sur ma hanche. Cela dure plusieurs minutes pendant lesquelles je me tais et je les écoute, lui surtout.

Dit-il la vérité, ou a-t-il inventé cette histoire de l'écrasement d'un avion, de sa miraculeuse survie et de ses deux années passées dans un hôpital en Suisse? Cela n'a vraiment aucune importance! L'histoire est mystérieuse et touchante à souhait. Officiellement, on a annoncé qu'il n'y a pas eu de survivants à la suite de cet accident survenu près de Varsovie, mais Raspoutine prétend que cela est faux. Il a été retiré des décombres avec son enfant et, pour que l'affaire ne s'ébruite pas, on les a transportés à l'étranger où le médecin qui les a traités par la suite connaissait bien, ou lui était apparenté, la femme d'un des plus puissants ministres polonais de l'époque.

Une intrigue médico-politique, en somme, digne d'un roman d'aventures à l'américaine, mais dans la bouche de mon Raspoutine, tout cela sonne vrai, car il s'exprime avec difficulté dans un polonais mêlé de russe, avec une lenteur calculée qui en soi peut impressionner. Dans son discours haché et cahoteux, il y a quelque chose de profondément humain, une sorte de plainte qui le rend sympathique et le rapproche de la patiente qui, couchée sur la planche, écoute. La pression de ses doigts se déplace, devenant tantôt plus légère, tantôt plus insistante, comme s'il avait le don de deviner où se trouve exactement le foyer de la douleur, de l'infection ou de l'inflammation. Dès qu'il décèle ce qu'il cherche, il insiste, joue avec les muscles, les veines et les nerfs jusqu'à ce que la douleur se fasse moins présente, moins aiguë et cède peu à peu la place à une irrésistible envie de dormir. Aucun raisonnement ne peut résister à cette sensation de relâchement, d'abandon à ce bien-être qui, lié avec la fatigue, balaie l'angoisse et la peur.

Je ferme les yeux et j'écoute le petit bonhomme qui se plaint de l'impossibilité de pratiquer son art au Canada, pays trop logique, «trop propre», comme il disait, où l'on ne veut pas faire de la place pour son art bien qu'il ait prouvé à quel point il savait être efficace. Même des femmes médecins sont venues se faire traiter par lui, mais ces même femmes n'accepteront jamais de témoigner en sa faveur devant un tribunal.

— Je voudrais retourner dans mon pays, dit-il. Là-bas, je suis sur mon terrain et les gens font des kilomètres pour me rencontrer.

Dans sa bouche ce n'est pas une constatation mais une sorte de plainte, et il y a quelque chose d'émouvant dans sa façon de regarder l'invisible point sur le mur devant lui. L'histoire universelle a retenu le nom de Raspoutine, mais dans la réalité quotidienne d'hier et d'aujourd'hui, ils doivent être nombreux, ces êtres simples qui comme lui ont un pouvoir dont ils ne connaissent ni l'étendue ni les limites. Certains deviennent des charlatans, font naître des espoirs et exploitent des malades, d'autres savent être humbles et essayer de se rendre utiles en échange de peu. Mon Raspoutine doit surtout boire à ne plus voir clair et à ne plus s'interroger lui-même sur ce qu'il est et ce qu'il pouvait accomplir.

À force de me préoccuper des problèmes de Raspoutine, je parviens à surmonter mes propres angoisses. Ma hanche me fait un peu moins mal et il m'est un peu moins difficile de marcher jusqu'à ma voiture, mais quand j'arrive à Montréal, je tremble comme si j'avais la fièvre et je suis obligée de me coucher. D'ailleurs, je m'endors aussitôt, et je ne me réveille que beaucoup plus tard, quand il fait déjà nuit. Chaque fois que je vais voir Raspoutine, je suis épuisée au retour et je dors comme une souche, puis je passe une longue nuit blanche à chercher en vain la paix de l'esprit et le calme.

Le jour où une voix de femme que je ne reconnaissais pas au téléphone me demanda ce que je pensais de Raspoutine et si je pouvais le recommander, j'ai hésité.

— J'ai le cancer et je suis encore à l'étape de la chimiothérapie, me dit-elle. Vous comprenez, j'ai été traitée il y a deux ans, ensuite nous avons espéré, mon mari et moi, et maintenant tout recommence. C'est l'enfer, je suis chauve, j'ai peur, je ne crois plus à ma guérison et... Nous sommes allés voir cet homme venu de Pologne. Il nous a dit des choses étonnantes. Il a été clairvoyant, surprenant, rassurant... Il se réclame de vous. Prenez-vous les herbes qu'il recommande? Que pensez-vous de son pouvoir?

Je ne sus pas trouver les mots qu'il fallait. Je demeurai polie, aimable, rassurante, mais je fus incapable d'aller au-delà, de faire preuve de cet élan du cœur dont l'autre avait sans doute besoin plus que jamais. Ce fut honteux de ma part, mais c'est ainsi. Je parlai de Raspoutine et de son pouvoir, au bout du fil la femme cultivée, élégante, jolie, courageuse parut rassurée. Au-delà de la médecine officielle, elle venait de trouver, comme moi, un lien entre l'imprévu et le mystérieux.

28 avril

Il l'avait dit, il était malheureux ici, dans ce pays des dollars, des relations claires, de la médecine officielle et de très mauvais charlatans. Il appartenait à un autre monde et il repartit, comme il était venu, sans même se souvenir des gens qu'il avait soignés ici et qu'il aurait dû normalement saluer, ne serait-ce que pour pouvoir compter sur eux un jour, en cas de besoin.

Adieu, Raspoutine aux longs cheveux noirs bouclés comme une perruque, adieu et bonne chance!

Mai, le mois de Marie

Le mois de mai, le mois de Marie. Pourquoi suis-je incapable d'accepter la chimiothérapie? Il est gentil pourtant, le docteur Ayoub. Gentil, compétent, motivé et aimable. Il promet de me traiter lui-même, de faire les injections aux quinze jours, de s'occuper de moi, en un mot. Je n'en ai pas moins peur pour autant, non pas de souffrir, non pas de devenir chauve, puisque les cheveux repoussent en cas de survie, on ne peut plus problématique par ailleurs, mais de franchir une sorte de passerelle sans aucune possibilité de retour. Ce n'est pas à la mort que je pense, mais à l'engagement irréversible, au départ vers une autre forme de maladie, de nouveaux malaises, des crises et des catastrophes. C'est cela la source de mon angoisse. J'en avais parlé avec Raspoutine et il m'avait dit en secouant ses boucles noires, vraies ou fausses, car on disait qu'il portait une perruque :

— N'acceptez pas ! Jamais ! Il ne faut pas. Ils vont vous envoyer dans la poussière. Vous ne voulez pas être confondue avec la poussière ?

Non, je ne pouvais pas accepter la chimiothérapie ! Il ne s'agissait pas là de la mort ou de la vie, mais d'une répulsion parfaitement animale que je ne savais ni surmonter ni expliquer. À l'opposé, j'étais prête à prendre des risques avec le docteur James, le Mexicain, dans ce pays de Montézuma qui était si lointain et où vraiment je n'avais ni attaches ni raisons de croire qu'on pouvait m'offrir un salut, une cure miraculeuse, une chance quelconque de survie. Et pourtant... Quand le docteur James me dit au téléphone : « Il faut revenir, c'est le moment... » j'acceptai sans rechigner et je pris l'avion... C'était difficile, cher et compliqué. Les dates étaient fixées, puis, soudain, il ne pouvait plus m'accompagner. Tout bougeait, les pages du calendrier se déplaçaient, Jacek ne pouvait partir qu'une semaine plus tard, mais en même temps, il était impossible de changer la période prévue puisqu'il devait revenir à une date fixe. La quadrature du cercle, en somme ! Douze jours, avait dit le docteur James, mais pas moins. Douze jours ! C'était juste pour qu'il ne puisse pas avoir mauvaise conscience, car je pouvais fort bien y aller seule. L'amour est à l'origine parfois de ces comportements absurdes qui sont en fin de compte plutôt humiliants.

Le vol, les avions, les aéroports; destination: El Paso. Le docteur James a eu une promotion, il a été nommé directeur d'une nouvelle clinique, mieux située.

— C'est beaucoup plus beau, me dit-il au téléphone. Vous verrez.

Comme il s'agissait d'un interurbain, je n'insistai pas sur l'ironie de cet adjectif...

Le deuxième dimanche du mois de mai, j'arrive: le soleil qui brille, une limousine grise qui attend à l'aéroport, la clinique située du côté mexicain, la traversée de la frontière, du pont et quelques formalités... Isabelle est avec moi.

Une maison coloniale, des salons qui ressemblent à certains salons mortuaires de Montréal, des patios vides, lunaires, invraisemblables... Il n'y a personne. Juste le docteur James et son collègue, un autre médecin, une infirmière aux yeux en amande et le chauffeur. Ce luxe inspire une méfiance que je ne ressentais pas à la clinique Manner, l'année précédente, avec sa vue imprenable sur des amoncellements de pneus. Je me demande ce que je fais là et je résiste à l'envie de reprendre un autre avion et de repartir, en laissant Montézuma et ses mirages. Et pourtant... Ici la nature est belle, les cèdres du jardin intérieur spécialement taillés pour le plaisir des yeux se font semblables tantôt à des tambours, tantôt à des vases étrusques, l'eau de la fontaine rend la verdure brillante et juteuse, la vie circule là, sur le gazon où les oiseaux dansent la sarabande de la joie et du plaisir de s'agiter au soleil en touchant, de temps en temps, la mère terre...

Troisième samedi du mois de mai

C'est la dernière journée de cette étrange cure. Jacek est venu me rejoindre. Demain, tout sera terminé et je vais reprendre l'avion. La fatigue pèse moins sur mes épaules et ma toux a cessé. J'ai plusieurs raisons en somme de me sentir heureuse, ou tout du moins un peu rassurée, mais avec cette horrible maladie, rien n'est simple. La nuit, la peur, les douleurs dans le dos, le doigt qui brusquement cesse de fonctionner et l'éternelle question : vais-je partir lentement, estropiée, incapable d'écrire et vais-je connaître ainsi mille morts au lieu d'une seule qui me paraîtrait alors une bénédiction ? La peur et l'angoisse sont là, dans les draps, dans les ombres qui s'allongent sur les murs quand dehors passent des autos, dans les yeux des gens dont j'évite les regards. Mon doigt me fait mal et ne se plie plus, mon bras gauche me fait mal et ma tête tourne...

Troisième dimanche du mois de mai

Enfin Montréal, l'aéroport, la voiture qui attend sagement, les valises, la poussette, des événements précis, des efforts à faire, simples, concrets, d'une banalité merveilleusement rassurante. La maison, l'ordre, l'odeur naissante des lilas dans le minuscule jardin en arrière, les journaux et le sentiment d'impuissance. Tout est échec en vérité dans mon existence, et maintenant que je touche au bout du temps qui m'a été accordé, je réalise que la plus grande bénédiction qui m'ait été donnée, c'est d'avoir pu essayer... En dehors de son amour à lui, je ne possède rien, mes mains sont vides et mon dégoût de moi-même, de la maladie, est aussi fort que l'instinct de survie qui m'empêche, bien que je refuse de le reconnaître, de mettre fin aux angoisses et aux déceptions. Pourtant le temps joue en ma défaveur. Autour de moi, il n'y aura bientôt personne, ni amis ni famille, juste lui qui me tient serrée dans ses bras et qui fait l'impossible pour me rassurer de son mieux comme s'il devinait à quel point j'ai peur du fauteuil roulant, des béquilles et de l'impuissance.

Juin

Il fut un temps où la marche des mois et des saisons était pour moi d'une importance capitale. Je me devais de ne pas perdre une minute du précieux temps qui m'était accordé pour accomplir quelque chose, pour essayer tout au moins d'écrire. Et voilà que cela a cessé d'être vrai. Trop tard ! La vie, ma vie, n'est plus devant moi, mais derrière, noyée dans une sorte de bruit d'eau qui dégringole des rochers. Et dans ce bruit il y a le murmure des mots, vrais ou faux, auxquels je m'accroche désespérément. Lui, le magicien qui sait transformer les échecs en succès et les défaites en victoires, est le seul qui parvienne encore à me bercer d'illusions. Nous partons pour Paris. Voyage officiel. Il suffit de vaincre la maladie, l'espace d'un soir, de dominer cette fatigue stupide et de réapprendre à être gaie en public pour apprécier le dîner sur le bateau-mouche.

Paris est beau, c'est une ville de rêve, puisqu'elle me renvoie mes souvenirs de prime jeunesse, l'époque de mes ambitions démesurées et de mes joies folles où tout paraissait encore possible. Et puis Paris, c'est la faculté pour moi de m'amuser des bruits des rues, du sourire d'un homme ou d'une femme, de la couleur du ciel et des parcelles de luxe saisies au passage, comme par mégarde. Il y a aussi cette revanche, pas absolue, mais au moins partielle, la voiture dans laquelle je roule et que je conduis, là où je passais autrefois en bicyclette. La pauvreté d'hier et le confort d'aujourd'hui se superposent, mais ce qui compte c'est que j'ai été heureuse à bicyclette parce que je sortais de la guerre et que j'appréciais la liberté qu'elle me donnait d'aller et de venir!

Certes, il y avait l'obsession des examens, la crainte de les couler, l'insécurité du lendemain, l'interrogation qui dominait l'avenir à un point tel qu'elle débordait sur le présent, mais ces craintes sont restées en moi et je les ai emportées telles quelles en quittant Paris. Comme dit la chanson, on vit des drames à Paris comme partout ailleurs, mais ailleurs on ne retrouve pas Paris...

En fait, avec le recul, je me rends compte qu'un sentiment a dominé ma vie depuis le début. Celui de culpabilité à l'égard de ma mère que je n'ai pas pu sauver et à laquelle je n'ai pas su épargner une fin atroce. Assez curieusement d'une étape à l'autre, ce sentiment de culpabilité m'a poursuivie en changeant chaque fois d'objet : soupirants éconduits ou amies. La dernière, Anne Cusson, a eu l'imprudence de m'accompagner à Terre-Neuve où je devais faire un reportage. Le premier soir, un orignal a frappé le côté de la voiture que je conduisais. Je ne l'ai ni vu ni entendu : ça n'a été qu'une question de fractions de seconde, l'animal sortant de la forêt au moment même où la voiture passait devant lui, mais madame Cusson a eu une fracture du cou. Irresponsabilité légale, responsabilité humaine ineffaçable, incapacité de m'occuper de madame Cusson autant que je l'aurais dû sous peine de ne plus pouvoir écrire... L'écriture...

Pendant l'insurrection de Varsovie, comme avant, sous l'occupation, des gens disparaissaient autour de moi : les membres de ma famille, des parents, des amis. De cette période, j'acquis la conviction profonde que je devais rembourser à quelqu'un, quelque part, ce dont j'étais redevable : la joie d'exister. Pour avoir eu la vie sauve, je devais, pensais-je, étudier, passer des examens, travailler, produire, avoir des enfants, les élever aussi bien que possible, écrire... Aujourd'hui, je sais que je n'ai pas pu atteindre les buts que je m'étais fixés, mais que j'ai quand même mis dans ce que je faisais toute mon âme, tout mon cœur, toute mon énergie et toute ma volonté. Malade ou bien-portante, fatiguée souvent jusqu'à la limite extrême de la résistance, je me suis astreinte à écrire comme on rembourse une dette, et ces efforts justement m'ont apporté le bonheur le plus pur et le plus sûr, puisque parfaitement indépendant de toutes les contingences extérieures.

Non, je ne regrette rien, ou plutôt une seule chose : chemin faisant, je ne me suis pas assez souciée de donner le bonheur. J'aurais dû m'arrêter, réfléchir, prendre le temps, porter des offrandes aux uns et aux autres, mais cela, je n'ai pas su le faire. J'estimais qu'il était plus urgent d'écrire, de noircir des pages, que de vivre au rythme d'une camaraderie, d'une amitié ou même de l'amour. Le père Pieprzycki, homme d'Église, capable de tout comprendre et de tout pardonner, m'a donné l'absolution. Cela se passait par une belle journée de printemps où l'air m'a paru plus léger que de coutume...

Et puis, j'ai ma punition. Je suis très seule, de cette solitude définitive d'où l'on ne sort pas puisqu'on est comme retranché derrière la barricade du sourire, du rire et des paroles de politesse. Jacek aussi est habitué à cette solitude-là et parfois en fait même partie.

Donc, en ce mois de juin, Paris, la découverte de ceux qui arrivent maintenant, des gens de Solidarité qui à leur tour s'installent. Ils ont un objectif, celui de contrecarrer la propagande officielle ou officieuse ; ils seront les porte-parole de l'embryon fragile de la démocratie qui est en train de naître là-bas, malgré l'isolement et malgré la soviétisation. Et ils ont peur d'échouer, comme ceux qui sont venus avant eux sur les bords de la Seine, pleins d'énergie et d'espoir. L'émigration, destinée enviable pour certains individus, mais toujours catastrophique pour un groupe et pour une collectivité...

Accueil chaleureux, atmosphère de camaraderie... Je suis heureuse dans le bureau sombre où la canicule qui s'est abattue sur Paris paraît moins pénible. Une femme blonde, affable, prête à raconter, me retient toute une journée et je suis contente de découvrir qu'elle ressemble tant à celles que nous étions hier, tout en ayant infiniment plus de chance que nous de vaincre, de s'imposer et de réussir ! Au lieu de parler de la guerre, elle parle des grèves organisées par Solidarité en 1984, de la signature des accords de Gdansk, de la « loi de guerre » et des arrestations, puis du courage de ceux qui ont su faire durer leur action pendant des années jusqu'à la victoire actuelle, partielle, il est vrai, mais qui étonne le monde et qui bientôt sera à l'origine de l'écroulement du mur de Berlin.

Puis, c'est le départ sur les chemins de France, la grande route des vacances qui mène vers la mer, la côte basque, Biarritz, l'écume sur les vagues et la plage de Capbreton. Des dunes de sable que je n'ai plus la force d'escalader et des sentiers que je ne peux plus explorer ! Mais la voiture roule et je suis en mesure de satisfaire ma curiosité parce que justement j'ai ce volant entre les mains. Les échéances s'éloignent, la maladie recule et, optimiste impénitente, je recommence à faire des projets. Il est incroyable cet optimisme dont l'être humain est capable. L'année prochaine, à Varsovie... Je me donne ce rendez-vous à moi-même, et aux vagues qui s'écrasent sur le sable. La fatigue me retient sur le fauteuil, sous le parasol, et au lieu d'écrire, je lis. Sous le fallacieux prétexte d'avancer trois manuscrits en même temps, je passe de la biographie de la reine Hedvige à un roman dont le plan et le relevé des personnages sont faits et à ce journal de bord, qui est le plus facile puisqu'il remet les choses en place telles que vécues au jour le jour. Parler devient de plus en plus fatigant et, tout compte fait, inutile. Moi qui tiens à communiquer, à confronter mes opinions et mes images, je suis heureuse de m'enfermer dans un silence où la rêverie prend la place de la réflexion. La mer seule est assez belle pour me redonner le goût de vivre, pour pouvoir la regarder encore et encore...

Il faut partir cependant. La route, une halte dans un village construit au Moyen Âge où se réunissent les marchands de vins, un château transformé en hôtel et les ruelles étroites qui montent à pic dans la montagne. Les pavés inégaux et les bosses sont durs sous les pieds et imposent à ceux qui vivent là un effort constant et tout compte fait absurde. Certes, il devait être plus facile autrefois de se défendre contre les envahisseurs dans un pareil site, mais il fallait disposer quand même d'une armée prête à entreprendre la lutte. Les sièges se terminaient par des épidémies et la famine qui exterminaient aussi sûrement les populations que les armes. Alors, à quoi bon et pourquoi imposer à des générations de femmes, pendant toute l'année, la dure obligation de transporter des seaux d'eau le long des ruelles abruptes en prévision d'une offensive éventuelle?

La vie est ainsi faite qu'on s'efforce de s'entourer de protection en prévision d'une offensive du sort alors que, en bout de piste, il ne reste que le prix à payer pour ces tentatives stupides, sans parler de l'évaluation sommaire de tout ce qu'on a déjà versé auparavant. Sur la route des vacances, j'ai commencé à faire le bilan et j'ai eu peur de ces bouts de phrases tels que: j'aurais dû, ou comment ai-je pu? L'animal odieux de la jalousie, dont je soupçonnais à peine l'existence chez les autres, sans en comprendre ni l'intensité ni la portée, m'a paru très proche, comme ça, devant mes yeux. Je ne voulais plus fréquenter les gens normaux, les gens bien-portants, ni ceux qui sont affligés de crises de foie ou de douleurs passagères, abdominales ou autres. Et brusquement, à partir de ce moment-là, je cessai d'être sociable et décidai de m'enfermer dans ma coquille et de ne plus en sortir. Seule, face à moi-même, j'étais moins aigrie et moins vindicative qu'avec les autres, car je cessais d'avoir pitié de moi. C'est dans son for intérieur qu'on retrouve Dieu, et c'est à partir de là qu'on peut reconstituer sa propre résistance. Les autres ne sont ni des béquilles, ni des anges gardiens, ni des compagnons de route, même s'ils souffrent de la même maladie qui, de toute façon, varie de l'un à l'autre, si bien qu'il est pratiquement impossible de se rejoindre et de cheminer côte à côte comme frères et sœurs.

Juillet

Un vol fantastique et la sensation oubliée depuis longtemps d'être vraiment bien dans ma peau. Après une nuit blanche, puisque je n'ai pas dormi un instant, je me sens reposée, prête à recevoir à dîner, prête à aller danser, prête à faire des choses... Un bien-être parfait, en somme, d'une intensité que ne peuvent atteindre que ceux qui ont perdu leur santé et la retrouvent sans trop savoir pourquoi ni comment.

La vieille maison, les fleurs, les retrouvailles et la chaleur moite qui vous étouffe. Montréal, devenue une cité africaine, me cerne de partout, m'empêche de bouger, de vivre, d'être ce que j'ai été il y a quelques heures à peine. J'ai de la température, je m'écrase, je m'endors sur n'importe quel meuble, et c'est la visite chez le spécialiste, des radios catastrophiques et l'obligation de me rendre à l'évidence : c'est la rechute !

Hela n'est plus à la maison pour me faire rire. Elle est repartie, cette femme qui, sans le savoir, me faisait du bien et m'aidait à flotter sur la surface du drame au lieu de me laisser aller jusqu'aux profondeurs du désespoir.

Hela

Tout d'abord, elle ne fut qu'une parcelle de mon passé, mais peu à peu, sans crier gare, elle devint un personnage, et cela avec une rapidité tout à fait surprenante. À l'origine, c'était la femme de Maciek, un lieutenant surgi de l'époque du bac militaire que vingt filles passaient au camp de La Courtine où elles vivaient parmi des milliers d'hommes. L'après-guerre, l'instabilité, l'insécurité, la démobilisation... Et dans cette atmosphère, une jeune fille blonde, longtemps couvée par ses parents, aux grands yeux bleus délicieusement naïfs, Hanka, ma meilleure amie de l'heure, compagne de chambre, amoureuse du lieutenant Jurek, surnommé Maciek à cause de son ventre un peu rondelet et de sa calvitie naissante. Ils se marièrent un dimanche matin, en robe blanche et uniforme de gala, confectionnés l'une et l'autre par le tailleur militaire du camp, un brave homme, et ils se déclarèrent heureux comme aucun couple ne l'avait jamais été auparavant. Il ne leur restait plus qu'un seul problème à résoudre : celui du choix ! Revenir en Pologne, d'où la mère de Hanka écrivait qu'elle les attendait dans le château familial situé dans leur domaine, ou se forger une nouvelle existence en exil, faire des études, passer des examens, chercher du travail et tout cela en français ! Hanka, belle et fragile, Maciek, amoureux et inquiet, ne demandaient pas mieux que de croire leur mère et belle-mère. Ils se rendirent donc au consulat polonais. Ce fut la période où le commandement militaire demandait aux troupes polonaises démobilisées de rester en Occident et d'attendre, mais surtout de ne pas retourner immédiatement au pays dominé par l'armée soviétique où l'on arrêtait les héros de la lutte contre les nazis, craignant leur résistance. Les diplomates polonais proposaient l'inverse, qualifiant de traîtres ceux qui s'y opposaient. Finalement, ils prirent le train sans possibilité de retour, ostracisés par les uns et plaints par les autres. Maciek ne devait jamais se pardonner, par la suite, cette décision, irréversible au demeurant, et lourde de conséquences incalculables. Le domaine et le château n'étaient que des rêves d'une vieille dame qui par-dessus tout aimait sa fille. Ils se retrouvèrent dans une pièce. Hanka, enceinte, malade, ne savait que faire, tandis que Maciek était forcé de retourner aux études pour obtenir son diplôme d'ingénieur. Deux ans plus tard, Hanka, qui avait mis au monde une petite fille, mourut de cancer, et quatre ans plus tard, sa sœur, Hela, épousa Maciek devenu veuf. Je les rencontrai, pour ma part, vingt ans plus tard, à Varsovie, où je me rendais pour la première fois, passeport canadien en poche. Petite, ronde, pleine de vie, chaleureuse, Hela ne ressemblait en rien à mon amie, sa sœur aînée, Hanka.

— Elle a élevé notre enfant, m'expliqua Maciek en exhibant fièrement la photo de la petite Malgosia, dont la ressemblance avec sa défunte mère était hallucinante. Je lui dois tout: mon diplôme d'ingénieur, car c'est elle qui m'a poussé à terminer mes études, mon statut actuel et ma vie, car c'est elle qui m'a soigné quand j'ai été malade.

Je passai quelques jours à Varsovie, voyageai en Pologne et repartis, puis les oubliai dans le flot des occupations quotidiennes, et ce, d'autant plus facilement que je n'écris pas de lettres et que je ne tiens pas à en recevoir. Plus tard, je les retrouvai lors d'un autre voyage et le temps avait coulé sur tout cela. Malgosia s'était mariée, Maciek souffrait du cœur, Hela attendait sa retraite comme infirmière pour entreprendre avec lui un voyage autour du monde, leur vieux rêve le plus cher. En attendant, à l'occasion d'un voyage solitaire en Pologne d'Isabelle, ils acceptèrent de la recevoir dans leur petit appartement de deux pièces: salle de bains et cuisine, avec un passage sombre et étroit. Je fus touchée, émue, et j'en eus le cœur empli de reconnaissance. Car par-dessus le marché, mon copain d'autrefois traita ma fille comme la sienne et il sut la guider et l'amuser dans son français d'autrefois, celui appris à La Courtine et qu'il n'avait jamais oublié.

Et puis j'appris qu'il s'était endormi, mon Maciek, pour ne plus se réveiller, et j'écrivis à Hela que je l'invitais chez moi juste pour tenir en partie cette promesse faite par son mari d'un voyage autour du monde. Et c'est ainsi qu'un certain matin du mois de janvier, j'allai la chercher à l'aéroport. Hela n'était alors, dans la foule des passagers, qu'une petite femme perdue avec deux valises minuscules au bout des bras. Dès le premier instant, tout lui parut luxueux, affolant, inquiétant, moi y comprise, car elle ne cessait de se demander pourquoi, sans être sa parente, j'avais décidé de lui offrir ce séjour de six mois, ces vacances inespérées au bout du monde, avec en prime la possibilité de gagner des dollars. Car dans ce malheureux pays de mon enfance où depuis peu l'on discute ouvertement de la démocratie, les gens sont obligés de partir à l'étranger, gagner un peu de «devises fortes» en faisant tout et n'importe quoi comme travail, pour pouvoir survivre ensuite dans un confort très relatif mais qu'on ne peut se procurer autrement.

Hela avait besoin de dollars pour compléter sa minable pension d'infirmière. Elle trouva du travail chez des voisins, une Polonaise et, avec beaucoup de plaisir, joua son rôle d'invitée chez nous, le samedi, le dimanche et les jours fériés. Elle était merveilleuse d'ailleurs, dans ce rôle, et elle savait créer une atmosphère comme personne. À son arrivée, dès le premier moment, la maison commença à s'emplir d'odeurs familières d'une autre époque et cela se répéta ensuite chaque vendredi. Des tartes délicieuses sortaient alors du four comme par enchantement, des plats oubliés de mon enfance apparaissaient sur la table et le rire de Hela planait sur tout cela. Elle savait être heureuse d'un rien que j'avais laissé dans sa chambre pour son arrivée : boîte de chocolats, sac de bonbons, petits objets amusants ou un mot gentil tracé sur une jolie carte. Ensuite, on fêtait nos retrouvailles hebdomadaires en parlant de la semaine écoulée, des petits faits et gestes ou d'événements politiques importants. Elle savait me redonner du courage, me rassurer quand j'avais peur et me rendre plus forte face à la douleur. Elle racontait par bribes sa propre vie et cela suffisait.

— Tu sais, commençait Hela, quand le docteur a décidé de m'opérer pour mon rein, je n'ai pas voulu inquiéter Jurek, enfin ton Maciek, drôle de surnom, mais quand même ! J'ai téléphoné à la dernière minute, juste avant de rentrer dans la salle d'opération pour lui dire au revoir. On ne sait jamais avec la chirurgie. Parfois on revient, et parfois on ne revient plus. Il est arrivé tout de suite. Il était très énervé. Pourtant, je lui avais recommandé de rester à la maison et de dîner tranquillement. J'ai tout préparé d'ailleurs avant de partir.

— Voyons, Hela. C'était normal de sa part.

Je l'interrompais pour la rassurer, pour lui répéter qu'il l'aimait, car je sentais que c'est de cela qu'elle avait le plus besoin. Un matin, en se levant, ne m'avait-elle pas demandé au petit déjeuner:

— Crois-tu que dans l'autre monde je vais pouvoir être avec mon Jurek, ou est-ce qu'il retournera auprès de Hanka, ma sœur? J'ai rêvé cette nuit qu'ils étaient ensemble et qu'ils ne voulaient pas de moi... Tu sais, quand j'étais enfant, mes parents ne m'aimaient pas. Ils me trouvaient trop petite, trop grosse, trop bête... C'était Hanka la préférée. Elle était grande, mince, blonde... Jurek m'a épousée parce qu'il était veuf et ne savait que faire du bébé, mais je me suis débrouillée par la suite pour l'aider à étudier, à passer ses examens... Bref, avant de mourir, il m'a dit qu'il m'aimait et qu'il ne m'avait jamais trompée.

Rassurer Hela, lui donner confiance en elle-même était à la fois facile et compliqué, mais j'étais très heureuse de le faire. Jamais personne ne m'avait remboursé au centuple comme Hela. J'ai cru à un acte gratuit en l'invitant, mais c'est elle qui me fit le cadeau royal de sa sincérité et de son amitié. D'instinct, elle trouvait les mots qu'il fallait et savait ce qui me déplaisait. Elle ne lisait pas l'avenir dans les cartes, mais mettait des patiences à l'ancienne mode avec un entêtement digne d'une meilleure cause.

— Tout va bien pour toi, m'annonçait-elle ensuite. Tu guériras et tu pourras encore écrire beaucoup.

De son côté, elle avait sa propre façon de se soigner en cachette, ce qu'elle faisait, sans m'inquiéter, en me confiant ses ennuis de santé par bribes.

— Quand je ne dors pas la nuit, j'allume la lumière et je lis. Comme ça, je ne m'énerve pas.

— Cela t'arrive-t-il ici de ne pas dormir ? Tu marches tant au froid et tu te démènes comme deux, sinon trois.

— Oh, très rarement, répondait Hela avec un empressement tel qu'il devenait évident qu'elle mentait, mais il y avait alors une expression de naïveté dans ses yeux de poupée de porcelaine et nul ne pouvait lui en vouloir. Elle avait également des problèmes de tension qu'elle mesurait tous les matins. Elle la «faisait baisser» en consommant de l'ail, et le lendemain cela recommençait. Pour ne pas incommoder ses semblables, elle lavait soigneusement ses dents et prenait des bains, car elle est particulièrement tenace, l'odeur de l'ail !

Hela avait le don de raconter les joies et les difficultés de son existence d'une façon telle qu'on les vivait avec elle avec un certain plaisir, puisque cela se terminait invariablement bien, comme dans les contes de fées.

— Nous sommes allés avec Jurek en Allemagne. On aimait voyager, nous deux. En voiture, en train, en camping, sans un sou en poche, peu importe ! On mangeait sur les bancs des parcs, on s'embrassait avant et après et on était heureux. Hanka, ma sœur, était plus exigeante. Avec elle, cela n'aurait pas été possible. Tu ne penses pas ?

Machinalement, j'acquiesçais.

— Imagine-toi qu'un jour je suis tombée, comme ça, à Berlin-Est, et je me suis cassé le bras... Oh ! là ! là ! pauvre Jurek. Malgosia était enfant encore et elle ne pouvait se débrouiller seule, alors forcément il a dû me mener à l'hôpital, la faire manger, m'attendre et finalement repartir avec nous deux tard dans la nuit. Ouf ! quelle aventure ! Remarque : j'ai été brave et je ne me suis pas plainte. Quand on a de l'argent, c'est plus facile, mais avec notre petit budget...

Hela ne parlait pas d'argent. Elle constatait tout simplement que les taxis, les bons restaurants, les hôtels confortables, les grands appartements où l'on peut s'isoler un peu ne lui avaient pas été accessibles, mais qu'elle avait eu des compensations.

— Nous étions si heureux ensemble, Jurek et moi! Nous savions rire ensemble, nous amuser, vider une bonne bouteille de vin et aller danser jusqu'aux petites heures...

Quand il a été opéré pour son rein, il était à l'hôpital en dehors de Varsovie. C'était loin. J'y allais en autobus et en train, je lisais en chemin un bon livre et, en arrivant, je le lui résumais à ma façon. Un jeu entre nous deux qui nous évitait de parler de sa maladie. Tu sais, il croyait avoir des problèmes cardiaques et j'étais la seule à savoir que c'était le cancer. Les reins d'abord, puis les poumons. Entre les deux, une période merveilleuse. Nous étions heureux. Il lisait, écrivait et m'attendait. Moi, je comptais les mois qui me séparaient de ma retraite. Ensuite nous devions partir, et déjà on voyageait sur les cartes de notre grand atlas, on allait chez toi et on se demandait à l'avance si cela ne serait pas trop difficile pour toi de recevoir deux personnes remuantes comme nous. C'est au cours de cette première année que ta fille est arrivée. Il s'est énervé, Jurek, mais ç'a été un changement pour lui, un moyen de parler français, de remonter dans son passé, d'oublier le présent...

Hela disait ces choses très simplement, sur le même ton dont on rend compte d'une grippe, d'un rhume ou d'une promenade matinale. Elle pétrissait la pâte, elle souriait, le travail «revolait» dans ses mains, bien que la gauche fût souvent prise d'un tremblement autonome, comme si, détachée du reste du corps, elle agissait pour son propre compte et trahissait ainsi les fonctions premières qui lui incombaient. Au début, l'inquiétude de déplaire aidant, le tremblement était si fort qu'elle ne pouvait transporter une tasse; mais petit à petit, elle s'habitua et commença, comme je le voulais, à se sentir parfaitement à l'aise chez moi. Cette simple constatation me procura beaucoup de joie, et un certain bonheur. Elle se détendait, elle s'épanouissait, elle retrouvait aussi l'image de la femme qu'elle aurait été probablement si la soviétisation n'avait pas brisé ses élans de jeunesse et ne l'avait pas nourrie d'amertume, de déceptions et de cette misère cachée, plus difficile à supporter que la misère des mendiants.

— Au début, quand les Camarades sont entrés, disait Hela, j'ai voulu adhérer au Parti et de là avoir prise sur l'évolution des événements. Je suis une fille de la campagne, née dans une propriété terrienne dont les maîtres travaillaient autant que les paysans et étaient à peine plus riches mais beaucoup plus cultivés et plus exigeants à l'égard d'eux-mêmes. Je savais que la collectivisation des terres serait une catastrophe chez nous, compte tenu du tempérament de nos gens. Ce ne sont ni des moujiks, ni des koulaks, ni des nobles stupides et ignorants. Gogol ne pouvait pas être Polonais et *les Âmes mortes* est, et sera toujours, un livre peuplé de personnages qui n'ont rien de polonais.

Nous étions assises dans ma voiture, arrêtée en bordure du trottoir, près du port. C'était une nuit d'été où on lançait vers le ciel les colonnes colorées et brillantes des feux d'artifice. Des foules, souriantes, déambulaient dans le Vieux-Montréal. Les femmes et les hommes, les garçons et les filles se posaient des questions : sur quoi donc ? La prochaine flambée de couleurs vers le ciel ? Leurs sentiments intimes ? Leur goût de se retrouver plus simplement ensemble au lit en se protégeant soigneusement au préalable contre les risques d'une maladie vénérienne ou d'une grossesse, ces deux attrape-nigauds qui résistent encore aux techniques modernes ?

— J'assistais aux réunions, soupira Hela. Je subissais les blagues et les critiques de Jurek, mais je me suis entêtée. Puis un jour on m'a priée de quitter le groupe, de ne plus intervenir au micro et de retourner, comme me l'ont ordonné froidement les Camarades, à mes chaudrons. Ce fut la fin d'une époque et de mes derniers espoirs. Jurek et ses amis avaient raison. On ne pouvait influencer le Parti. Ce n'étaient pas des êtres humains pensant, réfléchissant et raisonnant, c'était le Dogme ! C'est justement cela que je n'avais pas compris, moi. Je croyais pouvoir discuter et convaincre. J'espérais expliquer des réalités que moi, élevée à la campagne, je connaissais bien. Je me suis cognée contre un mur...

Ce soir-là, Hela, la petite femme rondelette et ridée, avait franchi sous mes yeux une limite qui m'avait paru être la sienne et avait atteint une dimension que je ne soupçonnais pas.

— Remarque, je n'ai pas abandonné, a-t-elle ajouté, mais je n'étais plus capable de cette impétuosité première. Je louvoyais, je trichais, j'influençais qui je pouvais et comme je pouvais, pour que les choses changent et pour que cela aille mieux. À l'hôpital où je travaillais, dans les queues où j'attendais avec d'autres, partout... Le Dogme absurde, aveugle, invincible! Tu te fais des illusions parce que tu ne vis pas là-bas, mais moi je sais! Jamais, ils ne nous laisseront revenir en arrière, à l'époque bénie où nous étions encore des individus maîtres après Dieu chez nous, dans nos chaumières comme dans nos châteaux. Jamais! Ils veulent nous transformer en moujiks, comme l'exige le Dogme, et progressivement ils réussissent, puisque personne ne se souvient plus, parmi les jeunes, que l'existence pouvait être différente dans le passé.

Par la suite, Hela ne me parla jamais plus de politique. Je lui apportais des coupures de journaux, je les traduisais, j'essayais de l'intéresser à la *perestroïka* de Gorbatchev, mais je sentais que tout cela sonnait à ses oreilles comme des faussetés. Pourquoi ai-je continué? Sans doute parce que je voulais y croire à tout prix moi-même. Optimiste par nature, j'éprouvais le besoin de m'y raccrocher comme à un message valable pour l'avenir. Je m'imaginais aussi par moments que le renouveau de confiance dans le changement chez Hela pouvait avoir à la longue un pouvoir magique. Ne dit-on pas : *vox populi, vox Dei* ? Les vieux proverbes latins ne peuvent mentir. Convaincre le peuple, c'était en même temps l'obliger à aller de l'avant et à vaincre le Dogme.

— Ils tiennent à garder le Dogme, objectait Hela. Le Dogme justifie leur paresse, leur goût de la combine et leur passion pour la vodka! Ce sont des demi-civilisés persuadés d'être au même niveau que ceux qui détiennent les postes de commande et pressés surtout de les remplacer à la faveur de n'importe quel changement.

Les discussions graves étaient impossibles avec Hela. Elle lançait son opinion en quelques phrases judicieuses, logiques, claires et passait à autre chose, à ces détails humains, humbles, tragiques ou cocasses, mais jamais indifférents.

Au milieu de l'hiver, je partis dans les îles. À mon retour, je rapportai à Hela quelques coquillages amusants, des photos et des cartes postales que j'avais négligé d'expédier. Elle les examina attentivement et décida de les emporter en Pologne.

— Comme ça, je pourrai épater les copines, m'annonça-t-elle avec un clin d'œil complice. Elles vont s'imaginer que j'y suis allée moi-même.

Je riais. Songeuse, elle examinait les cartes postales comme des documents d'une importance capitale.

— Jurek donnait des leçons de conduite automobile à une de mes amies, dit-elle. Je l'avais surprise en train de l'attendre dans une tenue ultra-légère, transparente. Je n'étais pas jalouse, je lui faisais confiance, mais ce jour-là je n'ai pas pu résister. J'ai exigé qu'elle aille se changer immédiatement.

Sur son lit de mort, Jurek m'a dit que jamais il ne m'avait trompée, mais cette bonne femme existe toujours et certains souvenirs me sont pénibles. D'autant plus qu'elle se débrouille à la perfection, passe la moitié de l'année à travailler à Rome pour une famille polonaise et gagne ainsi assez pour avoir un bel appartement et aider sa fille, tandis que moi...

Je pensai à mon copain Maciek, chauve et bedonnant, à son double menton, à sa chaleureuse amitié et à sa gentillesse. Pour sa femme, il était Jurek, un Don Juan jusqu'au bout et jusqu'au dernier souffle pourchassé par des femmes désireuses de le séduire. Un homme, deux images, deux dimensions différentes. Quel bel hommage à la diversité humaine et à ses capacités de séduction ! En ce qui concerne mon copain Maciek, il m'avait dit, lors de mon passage à Varsovie en cette année historique mil neuf cent quatre-vingt-un, qu'il devait à la petite Hela, sa femme, l'éducation de Malgosia, sa fille, son propre diplôme d'ingénieur, des moments de détente dans la grisaille quotidienne et beaucoup de sollicitude.

— Elle a toujours su m'aider à rire, m'a-t-il dit.

À ce moment-là, il ne savait pas encore qu'au début de l'hiver de la même année elle allait être obligée de l'aider à mourir. Et puis, à cette époque, Maciek, qui ignorait son état de santé, faisait des projets. Cela commençait par la phrase consacrée :

— Maintenant que Malgosia est mariée et n'a plus besoin de nous...

Suivait la description de la noce organisée à grands frais dans un pays où il était difficile alors de trouver l'indispensable comme le superflu, quelques réserves concernant le jeune mari, sa famille et ses origines sociales, puis l'étalage de photos particulièrement réussies.

Pauvre Maciek ! Il ne prévoyait pas que le mariage se terminerait par le divorce mais il le pressentait confusément. Dans son esprit, le divorce n'était concevable que chez des étrangers, mais pas dans son entourage immédiat. Et puis, quel homme pouvait manquer de bon goût au point de laisser partir une épouse telle que sa fille Malgosia, image fidèle de Hanka, sa mère, jeune fille blonde que lui-même avait aimée comme un fou ?

Maciek est mort, Malgosia gagne tant bien que mal sa vie et celle de sa fille, tandis que Hela va me quitter et repartir à Varsovie pour s'occuper de la petite Dominique et l'élever comme elle l'a fait pour sa nièce Malgosia, autrefois, quand elle était encore très jeune. En partant, elle me laissera une lettre dont je n'ai retenu que ces phrases : « Grâce à toi je me suis retrouvée telle que j'étais. Je ne croyais pas cela possible. De toutes mes forces, je vais essayer de préserver cette confiance en moi que tu m'as donnée... »

Hela : la dernière bonne action que nous avons pu faire ensemble, Jacek et moi. Pour lui, ce fut un sacrifice que de supporter à sa table d'une fin de semaine à l'autre une femme qui ne pouvait communiquer que par l'entremise de mes traductions. Pour moi, cela fut une tentative parfaitement égoïste de mourir en Polonaise, qui échoue, hélas, par la faute de mon destin...

189

Refus de traitement

Il fait chaud. Un nuage s'élève au-dessus des toits, lourd, imbibé d'eau et teinté de poussière grise. Ils sont là, les médecins, assis autour d'une petite table longue et étroite, et moi je suis malade tout en ne l'étant pas. Une petite toux comme on peut l'entendre chez n'importe qui et n'importe où, des frissons passagers, rien de particulier en somme! Je dois me décider néanmoins à accepter les infiltrations dans les veines d'un poison tellement fort que mes cheveux tomberont, ma santé se désagrégera d'une certaine façon avec des nausées et des crampes, et ma résistance psychique disparaîtra. Je serai chauve et déprimée sans avoir la moindre garantie de guérir ni même d'éviter des métastases, l'invalidité, le fauteuil roulant et je ne sais trop quoi encore. À l'opposé, le refus de la chimiothérapie signifie la condamnation à des souffrances immédiates, l'incapacité de respirer, les bonbonnes d'oxygène, le séjour à l'hôpital jusqu'à ce que le corps, enfin vaincu, se laisse aller à un dernier spasme. Impossible d'y échapper! Les médecins vont essayer de me sauver jusqu'au bout et ma famille n'acceptera certainement pas de signer les papiers fatidiques la libérant de cette obligation...

La chimiothérapie...

J'ai vu ses victimes mourir et j'ai entendu les confessions amères des survivants. J'ai cru en ma bonne étoile. J'ai refusé à plusieurs reprises de l'accepter. Ai-je eu tort ou raison? Ai-je pris des risques inutiles là où nul n'est capable de dire et de prédire? À Paris, le médecin m'avait déclaré du haut de son indifférence que j'étais condamnée et que la chimiothérapie seule était capable de m'assurer une mort pas trop affreuse. En ce qui a trait à la radiothérapie, il était étonné que les médecins québécois aient eu la clémence de m'en donner. Il estimait que le coût de ce traitement était vraiment trop élevé pour que cela vaille la peine de l'investir dans ma minable carcasse.

Au Mexique, le docteur James m'avait suppliée, les larmes aux yeux, d'accepter la chimiothérapie. Ce fut un moment privilégié qui ne dura que quelques jours: sur les radios, la tumeur avait complètement disparu. Cruauté additionnelle de la maladie et de mon destin! Un espoir fou qui ne dura pas plus d'une semaine. À Noël, la tumeur était là à nouveau, bien en évidence sur la radiographie. Et voilà qu'après quinze mois elle se met à grossir, m'empêche de respirer, affecte mes bronches, mes veines, mes tissus, ma capacité de bouger, de manger, de crier, de monter les escaliers et surtout d'espérer. Car avec le souffle qui me fait défaut et la toux qui me force à interrompre une conversation, mes chances de survie diminuent et se rétrécissent comme une peau de chagrin. Tout cela, je le sais et les médecins assis en face de moi le savent eux aussi. Ils estiment de leur devoir de me persuader que je dois me laisser soigner, mais moi je ne sais vraiment pas où est mon devoir à l'égard de moi-même et surtout de Jacek.

Étrange maladie où les décisions incombent au patient. Je voudrais ne rien savoir, être emportée par une tornade, ne pas être l'observatrice privilégiée de l'évolution de mon mal, mais c'est ainsi, et je ne peux que remercier mes médecins pour la rapidité avec laquelle j'ai passé mes examens. Car j'aurais pu attendre des heures en clinique externe, m'énerver bien davantage et subir des confessions dont je n'ai que faire.

Je n'aime pas voir dans les yeux des gens la pitié et je déteste parler de maladie. Les souffrances de mon corps ne regardent que moi, et c'est moi seule qui dois les subir avec autant de courage que faire se peut. C'est ainsi que j'ai été élevée et c'est ainsi que je continue à réagir, mais jusqu'à quand, je ne saurais le dire. Mes défenses et mes résistances cèdent et j'ai l'impression que le destin s'acharne à accélérer le processus.

Non, elles ne sont pas le fait de l'imagination, ces rencontres fortuites qui surviennent l'une après l'autre. D'abord la jeune employée aux cheveux blonds qui prenait ma température à l'hôpital. J'ai cru, à tort, qu'elle n'avait que vingt ans, cette femme mûre qui par-dessus le marché avait des réponses aux questions que je me posais en vain. Radiothérapie, opération, chimiothérapie, rechute et ainsi de suite pendant des années, la solitude absolue, l'incapacité de travailler, l'indifférence des médecins, la peur, l'angoisse qui vous prend à la gorge pendant les longues nuits d'insomnie et l'impossibilité de se confier à quiconque.

— Le dégoût de vivre, m'a-t-elle dit. L'incapacité d'apprécier quoi que ce soit, une pièce de théâtre, un bon film, des aliments qu'on aimait autrefois, des fleurs et des plantes... J'ai lu votre dossier et je vous admire. Vous êtes une des rares patientes qui osent refuser ce traitement inhumain. Vous devez aller à la télévision, le dire, expliquer aux gens qu'ils doivent apprendre à agir comme vous au lieu de donner aux médecins l'impression rassurante que leur science a une valeur quelconque. Je travaille dans le milieu hospitalier, je vois leurs victimes et je sais ce que vaut leur science.

Je me fais l'avocat du diable et je plaide. Après tout, elle est toujours sur ses deux jambes, capable de gagner sa vie. Elle doit beaucoup, en somme, aux médecins en question. Après tout...

— Mais à quel prix!

C'est presque un cri qui vient de lui échapper.

— Je suis devenue énorme, j'ai pris beaucoup de poids. Je n'ai plus envie de rien. Je m'enferme dans ma solitude et je rôde sans but entre mon lit, la télévision et une salle de bains. Tenez, ma sœur aînée a voulu m'aider coûte que coûte. Elle m'a invitée, a fait pour moi ma tarte préférée et j'ai été obligée d'avaler un morceau mais il n'avait aucun goût. Rien! Le goût et le dégoût de l'existence... Les petites choses, les joies infimes qui se dérobent et laissent un vide tel qu'on ne veut plus lutter. Car à quoi bon? Par instinct et par habitude? Dans les sociétés très évoluées, les instincts s'émoussent tandis que les exigences s'accroissent. Le niveau de satisfaction devient de plus en plus élevé.

On ne veut pas accepter le minimum, on exige le maximum comme seuls certains individus de marque osaient le réclamer par le passé. Les individus de marque, de Hemingway à Jacqueline Picasso, se sont suicidés sans demander l'aide de personne. Je ne le dis pas à la jeune fille. Cela serait mal de ma part, et puis de quel droit oserais-je risquer de l'influencer?

192

Pour le moment, la chaleur baisse...

Sa terre à lui

La ville commence seulement à respirer avec la tombée du soir. À l'hôpital, on sent que c'est vendredi, la fin de semaine. Plusieurs patients sortent pour le week-end et l'heure des bonnes actions commence pour d'autres. Les familles et les amis rendent visite à ceux qui restent couchés sur leur lit de douleur.

J'ai de la chance ! Je peux emprunter l'ascenseur, descendre, franchir la grande porte qui donne sur la rue, la traverser et retrouver ma voiture. Pendant combien de temps encore ? Autant ne pas réfléchir et se satisfaire de l'instant qui passe. Le reste me sera donné par surcroît. La déchéance physique s'accentuera, je le sais, ce que j'ignore, c'est le facteur temps, c'est-à-dire le rythme de ma déchéance.

L'instant qui passe, ce sera un dimanche à la campagne, à la «Datcha». La vieille maison de ferme, le jardin, la grange, la forêt de cèdres et la voie ferrée un peu plus loin, où le train passe deux fois par jour en sifflant.

Cela a commencé il y a des années, quand les enfants ont voulu des espaces verts, des chevaux, des chiens et la liberté des champs. Par hasard, ce sont eux d'ailleurs qui ont trouvé l'endroit, mais c'est Jacek qui a eu le coup de foudre. Quelque part dans le fond de son passé, il y avait ce goût de la terre, des espaces qu'on croit posséder et qu'on protège jalousement contre les intrus, de la reconquête d'un univers sauvage mais accessible qu'on veut domestiquer.

Avec les années, les cèdres ont grandi, les sapins ont pris leur élan vers le ciel et ils ont tous décidé d'entourer, à leur façon, la maison blanche au toit rouge. Elle s'élevait en bordure du chemin, humble cabane en bois, exposée en hiver aux vents froids et en été au soleil brûlant et à la poussière. À force d'attentions et de soins constants, la cabane est devenue une maison de ferme respectable, et seuls les cultivateurs des environs ont été affectés par cet état de choses. Car brusquement, ils ont cessé de voir de la route ce qui se passait dans cette maison et cela les mortifiait d'autant plus qu'ils soupçonnaient fortement, et à juste titre, que ses occupants avaient une existence domestique originale sans télévision, ni radio.

Je regardais en ce dimanche-là pousser les fleurs, je ramassais des petits fruits, framboises et cassis, et je pensais à la fin de toutes choses qui se produit au rythme des saisons...

Au printemps, les glaces disparaissent, la terre respire et les premières fleurs sortent, poussent, cherchent à s'épanouir avec l'été, puis se fanent à l'automne. À force de les regarder, on accepte mieux la mort. En ville, elle est terrible, vulgaire et obscène parfois, mais à la campagne tout devient différent, naturel, normal et logique. Comme les plantes, on doit, à un moment donné, céder au vent glacial qui souffle, s'éclipser, laisser sa place aux autres et se dépêcher de le faire afin de ne peser sur le destin de personne et de ne pas être à la charge de ses proches. Marcher dans la forêt, écouter le réveil des oiseaux à l'aube, s'assoupir le soir quand les criquets commencent leur concert, c'est se familiariser avec la mort et cesser de la craindre.

Je l'ai toujours su et j'ai toujours eu peur instinctivement de ce coin de terre si beau que j'ai baptisé la « Datcha ». Est-ce superstition, ou réminiscences des romans que j'ai aimés ? Nom russe pour les maisons de campagne des privilégiés du régime, les datchas sont justement les lieux où l'on boit sec, où l'on s'amuse, où l'on fait des ententes et des combines mais où l'on ne meurt pas nécessairement. Certes, Pasternak a été assassiné par le KGB dans la forêt proche de la modeste cabane où il avait raconté son amour pour Lara. Il n'avait plus d'appartement en ville et il fallait qu'il paie pour les idées de son héros, le Docteur Jivago, ce qu'il fit parmi les cèdres et les sapins.

Dans cet heureux pays du Canada où la police secrète ne s'occupe pas d'artistes et d'écrivains, ce qui d'ailleurs a un effet déplorable sur leur production, généreusement subventionnée par le Conseil des arts en pure perte, on ne peut compter sur la cruauté du pouvoir pour mourir plus vite. J'envie Boris Pasternak pour son immense talent et aussi pour cette sortie discrète. Moi, je suis condamnée à recevoir des lettres émouvantes et des téléphones charmants, signes d'amitié, mais personne, absolument personne ne songe à me fournir ce qu'il faut pour que je puisse m'en aller sur la pointe des pieds. Mon destin, tracé par des médecins impuissants pourtant à vaincre la maladie faute de connaissances et de médicaments efficaces, sera donc celui de la souffrance et de la déchéance physique. C'est banal et stupide de prétendre que les condamnés sont décharnés, maigres à faire peur, etc. Moi, je suis une condamnée grosse, énorme même, de celles qu'on ne photographie pas car elles ne sauraient être représentatives. Autrefois, dans cette autre vie où j'ai été prisonnière de guerre, j'ai rencontré ce phénomène dit d'exception et j'ai eu très peur.

Cela se passait au mois de mars 1945. Oberlangen, notre camp, était situé non loin de la frontière hollandaise, dans cette zone géographique où la mer menace d'emporter la terre toujours imbibée d'eau. Nous étions en train de décharger les wagons remplis de gros navets pourris quand un autre groupe de prisonniers déboucha sur la voie. Il était composé d'hommes, de véritables squelettes, et l'on chuchota dans nos rangs qu'ils venaient d'un camp de concentration installé depuis peu dans le voisinage où l'on ne pouvait survivre plus de quelques semaines. Sur la route, située en bas du remblai, était arrêtée une camionnette de la Croix-Rouge. Le conducteur descendit avec un autre représentant de la vénérable société et ils se mirent à faire des photos. Nous leur tournâmes le dos, mais les hommes se sentirent obligés, encouragés par leurs gardes, de se tenir droits, en rangs serrés, et de leur faciliter le travail. Le plus grand des prisonniers était aussi le plus gros. En fait, il était énorme et, parmi les autres, donnait l'impression de mener, contrairement à eux, une existence de pacha. Sa figure était ronde et ses joues rebondies à un point tel qu'il paraissait sourire, de ce sourire à la fois niais et timide des personnes qui tiennent coûte que coûte à dissimuler leurs véritables sentiments.

Le groupe nous dépassa. Les malheureux avançaient comme des spectres. Les gardes allemands qui les encadraient regardaient droit devant eux, semblables à des marionnettes. Le gros homme passa tout près de moi, et c'est alors que je vis sa peau horrible, craquelée comme une terre rouge trop sèche où se formaient une multitude de petites plaies qui suppuraient et saignaient. Je ne pus jamais oublier par la suite cette vision, et à mes yeux l'horreur, la maladie extrême, le drame ne sont pas dépeints par les images consacrées d'affamés, mais par celles, beaucoup plus rares, d'obèses dont on se moque sans pitié, comme si l'obésité devait être fatalement le résultat d'une boulimie obscène.

C'est à tout cela que je pensais en regardant les fleurs et les arbres, le ciel bas, gris et lourd et en me demandant une fois de plus pourquoi je n'avais pas le courage d'écrire le mot «fin» au bout de l'histoire de mon existence avant que je ne me transforme en cette femme chauve et obèse que je vais être obligée bientôt de regarder dans mon miroir et que je vais mépriser pour sa lâcheté.

La datcha sous la pluie, car il pleut, n'a pas la séduction de la maison blanche endormie sous le soleil, mais cela m'importe peu. Demain matin à l'aube, je vais avoir l'impression d'apprivoiser la mort, tandis qu'en ville, parmi les murs et les briques, la mort ressemble davantage à un voleur : en ville, on ne l'entend pas et elle intervient par surprise tandis qu'à la campagne, elle est continuellement présente.

Me voilà à la croisée des chemins. Dans quelques jours, je devrai peut-être accepter de devenir chauve, malade, incapable de rire et même de sourire, et tout cela rien qu'à titre préventif, pour combattre, joli terme, mon cancer. Le médecin qui m'injecterait le «cocktail» en question, une autre façon risible de donner un nom à un mélange qui empoisonne lentement en vue d'une guérison on ne peut plus incertaine, ne me cache pas la vérité. Il peut me prolonger la vie d'un an au maximum et cela sera déjà énorme. Il est très humain, le docteur Ayoub, et en même temps très honnête, ce qui est rare. Je découvre avec stupeur que ces médecins qui jour après jour essaient d'insuffler un peu de courage aux cancéreux qu'ils voient ensuite mourir sont plus amicaux à mon égard et plus humains que je ne l'aurais cru.

DEUXIÈME PARTIE

Ma carrière, mes livres, mes aventures

Les biographies ont un avantage; elles sont agréables à lire parce que, comme dans les contes de fées (que les adultes lisent de moins en moins, hélas!), tout commence mal et tout finit très bien. Dans ma vie à moi, ce sont plutôt des montagnes russes. Je voulais écrire, mais en cours de route, entre l'enfance et l'adolescence, j'ai changé de langue. Au lieu de persister et de compter sur des traductions éventuelles, je me suis lancée à l'eau. Confusément, je sentais que le polonais et les Polonais auraient toujours des exigences à l'égard de l'œuvre écrite qui seraient pour moi un carcan. J'aime les poètes romantiques, les romanciers du début du siècle imbus des traditions chrétiennes, mystiques et héroïques dont je suis avide aujourd'hui encore, mais je tiens par-dessus tout à ma liberté. La liberté, elle, était, dans mon cas, liée à des manuscrits rédigés, corrigés et publiés en français. J'avais seize ans et, dans le Paris d'après-guerre, rien ne paraissait impossible. En plus, impatiente, je n'ai pas attendu, je n'ai pas investi assez dans l'apprentissage et je me suis appliquée à choisir d'instinct plutôt telle forme grammaticale de préférence à une telle autre. Mes choix n'étaient pas heureux par définition, mais je noircissais des pages et cela me procurait une forme particulière de joie. Je ne suis pas agressive, je n'ai pas confiance en moi et je déteste les affrontements directs avec mes pairs. Écrire m'a permis d'expliquer ma vision du monde sans m'impliquer directement dans des discussions sans fin. C'était une évasion merveilleuse, un mode de réflexion et un pays de rêve où évoluaient des personnages que je créais moi, pauvre boursière, étudiante médiocre, parfaitement incapable d'être à la hauteur de ses propres ambitions plutôt démesurées.

Premier roman, début de la vraie aventure, publication mal faite par un éditeur débutant, peu importe! Il me suffisait de tenir entre mes mains ce volume où Paula, une jeune femme, une avocate, ne parvenait pas à assumer son destin pour ressentir une certaine fierté. Un roman, un vrai, de trois cents pages, un gros volume écrit de nuit, faute de temps le jour, par une jeune femme mariée, mère de deux bébés. Mon triomphe se cogna contre le silence du milieu québécois qui ne reconnaissait à l'époque comme chefs-d'œuvre que des histoires où l'on vantait les vertus traditionnelles ou, au contraire, dans lesquelles on les dénigrait en envoyant le cardinal passer la nuit au bordel. Je n'étais pas capable de me décourager! J'aimais tant l'écriture, ce long et lent processus de création, que je me contentai de ce silence-là tout en publiant une série d'articles qui, eux, suscitèrent beaucoup de réactions dans le public.

Mon deuxième livre, *Survivre*, fut pour moi d'une importance primordiale. Après maintes hésitations, je réussis à surmonter mon incapacité de me livrer, de raconter mes souvenirs de guerre et en quelques mois je terminai ce roman. En fait, j'y travaillai nuit après nuit, rivée à ma machine à écrire comme portée par un élan plus fort que la fatigue et le sommeil. Quand j'inscrivis en bas de la dernière page le mot « fin », je me sentis délivrée, exorcisée et, en même temps, dépossédée. Je n'avais plus rien en moi. Mes personnages étaient partis et vivaient leur propre existence, et moi j'étais la seule qui puisse les aider à se faire connaître, eux et leur histoire. En outre, il était de mon devoir de raconter leur héroïsme, leur courage et leur abnégation aux lecteurs dont la plupart ne s'intéressaient pas à la Pologne en particulier et à la dernière guerre mondiale en général.

On considérait d'ailleurs, au Québec d'alors, que ce qui n'était pas publié en France ne pouvait être digne d'être imprimé. Le terme «littérature» s'appliquait aux romans, bons ou mauvais, peu importe, qui paraissaient en France, mais pas à ceux lancés à Montréal. Moi, je ne doutais de rien! Forcément, j'étais si heureuse de pouvoir écrire! Je considérais comme une bénédiction l'inspiration qui me permettait de créer des personnages et de faire vivre à ma manière ceux que j'ai connus.

À l'époque, j'ignorais les secrets du milieu littéraire et je ne me rendais pas compte que Pierre Tisseyre, marié à Michèle Tisseyre, vedette de Radio-Canada, publiait surtout des romans dont les auteurs, tous réalisateurs, recherchistes et employés, avaient pour trait commun leurs liens avec Radio-Canada, justement. Cela était parfaitement normal, en outre, puisque tout ce qui pensait, vivait pleinement et était cultivé, dépendait de ce milieu-là, le seul où l'on pût trouver une pâture, une incitation et surtout une possibilité de créer.

Pour présenter un manuscrit, il valait mieux faire patte de velours devant madame Gilliot, la sœur de Pierre Tisseyre, puisque ce dernier, selon la bonne vieille tradition française, était protégé par les femmes de son bureau et ne répondait au téléphone qu'à quelques privilégiés dont son ami Robert Laffont, à Paris, et son associé américain de New York qui, théoriquement, se chargeait des traductions. Intimidée, tremblante, j'allai porter mon manuscrit chez cet éditeur sans même essayer de rencontrer qui que ce soit de la «maison». J'étais naïve, respectueuse, c'est-à-dire confiante. Je tenais pour acquis que le véritable talent ouvrait toutes les portes, qu'un éditeur lisait chaque manuscrit qu'on lui soumettait avec la même attention et que Pierre Tisseyre ne manquerait pas de remarquer le mien.

C'était le printemps, je m'en souviens comme si c'était hier, Isabelle était une petite fille dont le charme fou séduisait les passants dans les rues et mon gars, son frère aîné, ne la lâchait pas d'une semelle, en protecteur et chevalier fidèle. C'était la période faste et lumineuse de ma vie mais, hélas, je ne m'en rendais pas compte. Il est étrange de découvrir, avec le temps, à quel point nous possédons tous l'art de nous empoisonner l'existence avec des broutilles. C'est une sorte de purgatoire que chacun s'organise inconsciemment et qui, chez certains, prend les dimensions d'un enfer. La créature humaine ne peut se passer, en somme, de malheur réel ou artificiellement imaginé, peu importe. Et c'est ainsi que le bonheur n'existe pas, parce qu'on refuse de le vivre tandis que le véritable malheur se surmonte parfois mieux que les événements qui rendent malheureux.

Nous étions à Paris, cet été-là, et moi je ne pensais qu'à mon manuscrit. À Montréal, Pierre Tisseyre me fit parvenir une lettre pour m'aviser que *Survivre* serait présenté au prix du Cercle du Livre de France. Adolescente dans l'âme, je m'en réjouis comme d'une preuve que mon manuscrit avait été apprécié. Plus tard seulement, beaucoup plus tard, je compris que pour mousser la publicité du prix littéraire en question, le seul de son espèce au Québec d'alors, il fallait beaucoup de titres et beaucoup d'auteurs et que je n'étais qu'une romancière parmi bien d'autres.

À Paris, Jacek m'emmenait danser le soir. Le jour, on vivait au rythme de ma famille. Mais au lieu d'en profiter, je me laissais torturer par l'obsession du temps qui passait, ce temps précieux que je gaspillais, puisque au lieu de donner quelque chose aux autres, bon ou mauvais, je profitais en somme de ce que je recevais, moi, de l'existence.

Un jour, donc, je me décidai à frapper le grand coup. Sans rien dire à personne, je me présentai chez Gallimard et demandai à rencontrer le directeur littéraire, dont j'ignorais le nom. J'eus d'abord droit au plaisir de me heurter à une femme revêche qui trônait au rez-de-chaussée et qui, surprise par mon sourire naïf, me conseilla de monter au premier étage. J'enfilai alors un long corridor sombre, jouai les habituées, et parvint ainsi au pas de la porte où figurait l'inscription magique que je cherchais: Directeur littéraire! Je frappai, je tournai la poignée et entrai. La pièce était petite, remplie de livres qui, telles des âmes mortes, gisaient partout, sur les chaises, sur les tables et sur le plancher, sans parler des rayons des bibliothèques qui s'élevaient jusqu'au plafond. À travers la vitre sale de la fenêtre pénétraient les rayons de soleil qui éclairaient le bureau derrière lequel un homme maigre et plutôt âgé lisait un manuscrit.

— Qu'est-ce qui me vaut le plaisir? me demanda-t-il d'un ton susceptible de geler n'importe qui, n'importe où, y compris au désert du Sahara en plein midi. Timidement, je tendis en sa direction mon gros manuscrit, joufflu et dodu. Il le regarda, le toucha du bout des doigts, le posa sur une pile de papiers et se leva.

— Qui êtes-vous et pourquoi écrivez-vous?

J'expliquai de mon mieux mes passions, mes états d'âme et mon besoin de les raconter. Il m'écouta sans m'interrompre. Il avait des yeux verts et paraissait souffrir quand il se déplaçait. Il boitait, portait une prothèse, avait des béquilles. Il était à la fois laid et émouvant, ce qui est beaucoup plus rare qu'on ne l'admet. La laideur est rarement émouvante en réalité, bien qu'on s'efforce de l'idéaliser d'une certaine façon, et la souffrance n'a avec la beauté que des liens purement livresques.

— Allez-vous-en, dit-il. Je lirai votre roman et je vous téléphonerai. Inscrivez votre numéro ici! Et ne vous énervez pas. La littérature ce n'est pas comme un examen où on peut toujours considérer qu'on aurait dû travailler davantage. Ce n'est la faute ni le mérite de personne, le talent...

Je rêvai, comme jamais auparavant ni jamais plus depuis, que ce talent-là je le possédais, que mon manuscrit en témoignait de façon éloquente et que *Survivre* serait publié par Gallimard et aurait le prix du Cercle du Livre de France à Montréal. Je n'en parlai à personne, mais je ne pensais qu'à cela.

— Il ne te téléphonera pas, m'avait prévenue Papusiek qui n'aimait pas la façon dont je présentais la famille dans *Survivre*, à la veille de la Deuxième Guerre.

Selon lui, il s'agissait de notre famille et mes portraits ne correspondaient pas à ses souvenirs. Comme il vivait déjà à l'époque à Paris et ne venait que rarement en Pologne, son opinion n'était pas valable, selon moi, et je refusais de me laisser abattre. Une semaine passa. J'étais excitée à un point tel que je ne voyais pas comment je pourrais quitter Paris sans communiquer avec l'homme infirme dont je ne savais même pas le nom. Et puis, un matin, il m'appela et me demanda de passer à son bureau le lendemain.

Les idées les plus insensées me tinrent éveillée cette nuit-là. Je m'attendais à un triomphe, puisque les refus sont signalés au téléphone sans autre formalité. Aussi cet appel ne pouvait-il être qu'une bonne nouvelle.

Ici, une parenthèse s'impose. Dans les autobiographies, les auteurs racontent avec plus ou moins de modestie leurs réussites. Dans mon cas, tel n'est pas mon propos. Comme je l'ai déjà écrit, ma principale chance, mon unique succès fut celui d'avoir pu essayer, d'avoir été publiée, de ne garder dans mes tiroirs aucun texte oublié ou perdu et de gagner ma vie, oh! à un niveau fort modeste, avec ma plume.

Mais revenons à Paris et à cet été ensoleillé marqué par les sourires charmeurs d'une petite fille et de son frère, mes deux enfants. Je me rendis chez Gallimard et, pendant toute une matinée, j'écoutai les propos de l'homme infirme aux yeux verts qui criait et gesticulait. De son monologue, il ressortait que j'avais un talent immense, que pour le développer je devais rester à Paris et revenir le voir ponctuellement pour transformer avec son aide mon manuscrit en trois gros volumes aussi importants que *Guerre et Paix* de Tolstoï. Impressionnée, secouée, incapable de protester, je partis avec ce viatique et ce grand projet, parfaitement irréalisable dans mon cas...

En automne, de retour au bercail, j'appris qu'un autre écrivain avait eu le prix du Cercle du Livre de France. Un écrivain sans importance et sans envergure dont personne n'entendit plus parler ensuite. Plus tard, beaucoup plus tard, quand à mon tour je fus membre du jury de ce prix, je rencontrai un prêtre. Il me confia que *Survivre* était le meilleur manuscrit qu'il leur avait été donné de lire au cours des nombreuses années pendant lesquelles lui-même avait été membre dudit jury.

— Toutefois, me dit-il, ayant deviné qu'il s'agissait de quelqu'un qui n'était pas québécois de naissance, nous avons décidé de donner le prix à un auteur d'ici. Vous comprenez, le milieu est restreint et le nombre de prix disponibles limité.

En ce qui me concerne, cet aveu m'a guérie. À partir de ce moment-là je n'ai plus jamais rêvé, attendu et espéré. J'écrivais, je travaillais, je publiais et j'étais heureuse de rencontrer mes lectrices et mes lecteurs. Le reste est venu parfois par surcroît, et je me suis contentée alors de remercier et de passer aussitôt à autre chose. Je n'ai pas envie d'ailleurs de raconter ici ce qui est arrivé à mes livres, car ce qui compte pour moi c'est leur genèse, l'inspiration et ma passion d'écrire.

Survivre a été le roman que j'ai porté le plus longtemps en moi, jour après jour. Cela a duré des années. J'avais honte d'être en vie, tandis que mes camarades, filles et garçons, beaucoup plus méritants que moi peut-être, beaucoup plus doués, dormaient sous l'asphalte des rues de notre ville détruite, de cette capitale polonaise que nous aimions tant. Il me fallait, pour justifier ma propre existence, ce cadeau du Bon Dieu, raconter leurs sacrifices et leur courage de manière telle qu'ils puissent s'imposer à l'imagination de n'importe quel lecteur et d'un public aussi large que possible. L'objectif était évident, mais les moyens pour y parvenir beaucoup moins. J'avais honte de dévoiler publiquement des sentiments qui, pour moi, étaient très intimes. Je m'identifiai donc à Yves, un garçon.

Comme moi, Yves, fils d'une famille exceptionnellement riche, ne profitera pas des privilèges de sa naissance mais devra payer néanmoins leur dû aux envieux qui le poursuivront *a posteriori*, comme s'il pouvait être responsable des succès de ses ancêtres.

Le jardin où Yves passe ses journées, c'est mon jardin, ses gouvernantes sont bien les miennes, et comme moi il se retrouve à Lwow sous l'occupation soviétique puis à Varsovie sous l'occupation allemande. Le maquis, l'action clandestine, la captivité, la libération, tout cela demeure parfaitement authentique, mais je n'osai pas raconter certaines anecdotes qui pourtant auraient rendu notre héroïsme d'enfants plus supportable. J'avais peur de mal refléter l'idéalisme de mes copains qui ne pouvaient se défendre et témoigner de leur vérité à eux. Je crois aujourd'hui que le principal défaut de ce livre réside dans son manque d'humour justement. Nous frôlions la mort, mais nous avions confiance en notre bonne étoile. Avec cette inconscience qui caractérise les enfants, nous étions persuadés que nous allions gagner la bataille. Nous partions en chantant et nul ne se doutait à l'automne de 1944 que l'insurrection ne serait qu'un horrible carnage, bien que les canons lourds et les tanks allemands fussent visibles de loin.

Mon livre a été publié et vendu au Québec et mon éditeur, Pierre Tisseyre, me suggéra d'indiquer les noms réels au lieu de me contenter de symboles, mais il respecta ma décision. J'étais incapable d'écrire en toutes lettres «Varsovie». Le drame était trop profond encore, trop présent. Une sorte de pudeur me retenait. On me le reprocha dans les journaux de l'immigration en langue polonaise qui, par la suite, ne firent la critique d'aucun de mes livres. On ne me pardonnait pas, dans ces milieux-là, d'écrire directement en français et on me rejetait d'emblée comme «traîtresse à la langue nationale».

En ce qui concerne les lecteurs québécois, un critique qui avait alors la réputation d'être particulièrement exigeant, voire méchant, Jean Éthier-Blais, que je ne connaissais pas personnellement, affirma que *Survivre* était un grand livre et que je devais absolument continuer à écrire. Il ne saura jamais, sans doute, ce que je lui dois. Car sans lui je n'aurais peut-être pas eu le courage de passer autant d'heures de ma vie derrière une table de travail...

On prétend que l'écriture a des effets thérapeutiques, ce qui est certes vrai dans certains cas; mais pour moi, elle est un besoin et une consolation parce qu'elle parvient toujours et partout à me procurer l'oubli total du quotidien. À cet égard, je me souviens avec une précision parfaite de la ferveur avec laquelle je rédigeais *Survivre*, en me dépêchant comme si je devais mourir sans pouvoir terminer mon bouquin. J'avais alors des problèmes, mais ils passaient au deuxième plan et mon existence s'effaçait derrière le passé. Par la magie de cette évocation, certaines difficultés fondaient comme le métal sous la flamme du soudeur, mais en même temps je devenais de plus en plus solitaire.

J'ai très peu d'amis, peu de camarades en dehors de quelques survivants en Pologne auxquels je n'écris pas souvent et, faute de savoir me ménager des périodes de liberté, j'ai rayé en chemin des gens que j'aimais et que j'estimais en me contentant de réceptions plus ou moins impersonnelles données chez eux ou chez nous. Déjeuner avec une amie, aller avec une autre au cinéma m'aurait fait plaisir pourtant, mais je me suis toujours refusé ce genre de relations de crainte de gaspiller le temps dont je devais disposer pour écrire ou pour faire des choses me paraissant objectivement indispensables.

Les exilés

C'est ainsi qu'au cours des années soixante je voulais aider les exilés, mais ce fut un échec. Trop de déceptions, trop d'amertume, pas assez de satisfactions! Je suis une incorrigible romantique et j'aime idéaliser mon prochain, le plaindre, lui apporter du réconfort et lui donner de l'assurance. Avec un pareil état d'esprit, les humiliations ne sont jamais loin et en dehors des enfants, aucun milieu ne paraît à la hauteur des attentes. Car seuls les enfants sont pleinement irresponsables de leurs actes...

J'écrivais *Rue Sherbrooke Ouest*, un bouquin qui devait être la suite de *Survivre*. Yves, mon héros, s'enfonçait dans la médiocrité. L'exilé ne parvenait pas à s'adapter, à se créer une nouvelle vie et à aimer. Était-ce le même homme qui avait lutté, enfant, pour la liberté de son pays? Blessée, fatiguée par les réactions des familles exilées, j'avais envie de tout dénigrer. Le Yves de *Rue Sherbrooke Ouest* ne ressemblait plus à celui de Varsovie, la logique du personnage n'était pas évidente et il s'agissait, en somme, d'un tout autre être. Viscéralement, je me demandais si l'exil pouvait avoir un sens et s'il n'aurait pas été plus logique, tout compte fait, de retourner au pays même au risque de me faire enfermer là-bas dans une prison quelconque.

Yves de *Rue Sherbrooke Ouest* échappait à la médiocrité et à l'inutilité de son existence en partant dans le Grand Nord. Bien que j'aie rêvé depuis des années de ces espaces vides de l'Arctique et du Nord canadien, je ne trouvai pas, ni à Frobisher Bay ni à Fort Chimo, de défi à long terme. J'ai admiré le courage, l'endurance et la science des missionnaires, j'ai aimé le rire franc des Inuit, mais je ne me suis sentie à aucun moment directement concernée par l'évolution de ce peuple. Artificiellement agités par des individus blancs venus d'ailleurs, les Inuit ne se rendaient pas compte qu'ils étaient des marionnettes entre leurs mains. Ils se complaisaient dans leur animosité à l'égard des Indiens puis à l'égard des pouvoirs canadiens en matière d'éducation et de travail, fédéraux et provinciaux, tout en apprenant à boire plus et à user de divers stupéfiants. Pour mobiliser les jeunes, pour les motiver et les faire évoluer, il fallait élever des leaders naturels susceptibles d'être acceptés comme tels par la communauté. On ne pouvait agir directement, en somme, mais par personnes interposées, ce que je n'ai jamais su envisager. Je n'ai ni la patience, ni les vertus des diplomates, ni les talents d'une animatrice de groupes qui assiste aux réunions et les oriente sans intervenir directement. Je préfère, en outre, écrire qu'agir et je n'ai pas pu terminer mon roman sur le Grand Nord parce que mes personnages principaux me paraissaient, du début jusqu'à la fin, en carton-pâte.

Forcément, mon retour à Varsovie après quinze ans de séjour à l'étranger avait une tout autre connotation. En quittant la ville en ruine sous la garde des Allemands qui nous emmenaient en captivité, je n'étais qu'une personne parmi bien d'autres, portée par le rythme des événements. Aujourd'hui, je prenais délibérément certains risques. Mon passeport précisait que la protection à laquelle chaque citoyen canadien a droit cessait dès qu'il se retrouvait dans la patrie de son enfance si elle est située dans un des pays de l'Europe centrale ou de l'Est.

Un risque, aussi minime puisse-t-il être, rend moins médiocre cette vie normale qui, pour les survivants de la dernière guerre mondiale, est difficile à surmonter. Ce qui comptait pour moi, cependant, ce n'était pas le risque, mais l'amour...

Varsovie reconstruite était belle dans le soleil du printemps, parfumée aux odeurs de mon passé, des fleurs, des plantes et des herbes de ses parcs et de ses allées ombragées. C'était cela, le miracle, la victoire du bien sur le mal, de l'amour du pays sur la haine des occupants. J'étais comme ivre du matin au soir, à force de parler avec les gens dans les cafés et dans les rues. Je retrouvais cette communication privilégiée dans ma langue natale que j'appréciais d'autant plus que pendant des années je n'avais pu l'utiliser que d'une façon très parcimonieuse. Je ne me rendais pas compte que petit à petit défilaient déjà devant mes yeux les personnages d'un roman qui devait paraître plusieurs années plus tard.

Je prenais des notes en vue d'un reportage et j'étais heureuse de refléter ainsi cet univers si différent, si dur et, selon moi, si digne d'estime. Aucun de mes textes ne m'a paru aussi important que ce *Voyage en Pologne*, première publication en Occident, à ma connaissance, où quelqu'un racontait les conséquences des accords de Yalta telles que vécues par les gens d'un des pays sacrifiés par Roosevelt aux appétits de Staline. Il n'y avait rien de théorique dans ma démonstration. Je refaisais avec des femmes et des hommes rencontrés au hasard le parcours des années d'après-guerre. Déjà la période d'avant-guerre avait sombré dans l'oubli et on établissait des comparaisons avec l'occupation.

— Sous les Boches, disaient mes interlocuteurs, c'était ainsi, tandis que maintenant...

À l'héroïsme du maquis avait succédé le règne des petites affaires, des petits problèmes et des discussions interminables sur les difficultés d'approvisionnement en produits de première nécessité. Discussions académiques, difficultés réelles, mais tout cela n'avait aucune portée plus large, plus profonde. C'était la superficie visible d'un drame infiniment plus grave, vécu par des millions de gens dont certains croyaient au succès à long terme du régime communiste, tandis que d'autres se considéraient eux-mêmes comme des condamnés à la médiocrité et au nivellement vers le plus bas commun dénominateur.

Je n'osais pas leur dire que l'exode n'était pas une solution et qu'en Occident les exilés subissent aussi, à quelques exceptions près, un nivellement économique et social d'autant plus pénible qu'ils le vivent parmi leurs pairs étrangers qui sont chez eux. Un professeur d'université condamné à accepter un travail manuel pour des raisons politiques pouvait compter sur l'admiration de ses proches et de ses amis, mais en tant qu'exilé il ne suscitait qu'une certaine pitié...

J'étais considérée comme quelqu'un de la «famille». Mon accent, mes manières, mes vêtements ne me trahissaient pas, et cela me faisait particulièrement plaisir. J'allais d'une maison à l'autre, je passais des nuits à discuter dans des appartements où il y avait des trous dans les murs, traces tangibles des drames vécus par ces maisons de Varsovie, encore debout depuis l'insurrection et les massacres. Je ne pouvais m'empêcher alors de songer à l'hiver, aux neiges et aux glaces et à la façon dont les gens parviendraient à calfeutrer tout cela pour préserver le peu de chaleur qu'émettaient le plus souvent des appareils de fortune, faute de chauffage central. C'est en regardant ces étranges plaies dans les murs qu'en quinze ans le régime n'a pas réussi à «cicatriser», que je sentais monter en moi la haine des hommes au pouvoir du Parti, de ses défenseurs toujours intéressés et, rarement, idéologiques! Car déjà les communistes convaincus étaient rares et le tissu idéologique était fortement érodé par l'insurrection de Budapest de 1956.

J'assistai au défilé du Premier Mai où Varsovie recevait Nikita Khrouchtchev avec sa suite, et j'enrageai devant les statues et les affiches, fort heureusement disparues depuis, qui vantaient les glorieux héros du communisme. Je partis ensuite à Cracovie, vieille ville historique que la guerre avait laissée presque intacte mais que la pollution du complexe sidérurgique installé juste à côté rongeait lentement.

Je humai l'air salin au bord de la mer Baltique, à Gdansk et à Gdynia, je roulai sur les pavés inégaux de Lodz, ancien centre de l'industrie textile, et je visitai des usines, des chantiers et des entrepôts. Au retour, j'en avais tiré une série de reportages et un petit volume, *Voyage en Pologne*, où je m'appliquai à parler des autres et jamais de mes propres souvenirs.

Car qui donc pouvait être intéressé à savoir comment on se sent quand on visite la maison familiale transformée en édifice à bureaux et quel est le bruit que font les spectres du passé dans les pièces dont les lustres ont été arrachés et dont la répugnante saleté cache les fresques et les dorures des plafonds? Je n'étais pas triste, en voyant tout cela, mais furieuse contre ceux qui n'avaient pas su utiliser avec un minimum d'intelligence ce qui était beau autrefois et pouvait servir pendant longtemps comme cadre d'un musée, d'un théâtre, ou d'une école d'art dramatique. Ils avaient gaspillé ce qui avait survécu et ils n'avaient pas été capables de le remplacer par autre chose que des slogans vides de sens.

En terminant *Voyage en Pologne*, j'ai rêvé à un homme, un leader naturel, qui saurait un jour s'imposer pacifiquement, et je n'osais pas l'écrire parce que l'idée paraissait alors complètement farfelue. Aujourd'hui, je retiens mon souffle en souhaitant bonne chance à Lech Walesa, et je me dis que, dans l'histoire des nations, les rêves les plus fous deviennent parfois réalité.

Mais moi, où est-ce que j'ai navigué dans tout cela, dans quelle eau et dans quelle direction?

Je compris lors de ce voyage que j'étais toujours aussi stupidement attachée au pays où ma mère, mon père et bien d'autres membres de ma famille étaient morts sans sépulture. Je me rendis compte que moi, installée au Canada, à Montréal, au Québec, amoureuse de Paris, je demeurais néanmoins farouchement liée à cette Pologne où je n'ai connu que misères, drames et luttes désespérées, que cette terre qui pour moi a été moins accueillante qu'une marâtre demeurerait jusqu'au bout, jusqu'à la fin de mon existence, une sorte de terre promise que je serais incapable de ne pas aimer avec une passion parfaitement aveugle. Seule de mon espèce parmi les survivants de ma famille, dont Papusiek qui détesta chez moi cet attachement qu'il jugeait absurde, je me trouvai isolée aussi parmi mes propres camarades. Car ceux qui comme moi sont restés à l'étranger au lieu de rentrer au cours des années cinquante méprisaient les communistes, les chefs soviétisés de la Pologne de Bierut, de Gomulka et de Gierek et les arrivistes qui avaient adhéré au Parti pour mieux vivre. Certes, ils plaignaient leurs compatriotes et envoyaient argent et colis à leur famille, mais ils accomplissaient tout cela avec un brin de condescendance.

Moi, j'aimais, et parce que j'aimais cette terre, son passé, ses villes et ses villages, j'essayais de comprendre, d'analyser et d'expliquer. *Voyage en Pologne* n'était qu'une tentative en ce sens; d'autres suivirent. Ce furent des romans, des textes, des articles et des émissions radiophoniques, des milliers de pages et des mots que je portais en moi et qu'il me fallait mettre sur papier. Ma vie, en somme, aura été absurde. Née en Pologne, instruite à Paris, adoptée par le Québec, je n'ai pas été en mesure de me libérer d'une passion sans espoir pour un pays qui ne voulait pas de moi.

Mais là, placée dans la perspective du temps et de l'histoire récente, cette passion me paraît belle, bien que folle et inexplicable, comme toutes les vraies passions. Non, je ne regrette rien, en dehors du fait que j'aurais dû comprendre tout cela il y a longtemps, très longtemps. Ce qui est le plus étrange dans mon parcours, c'est que j'ai été adulte à onze ans, par la faute des circonstances, et qu'ensuite j'ai grandi sans vraiment mûrir. Adolescente attardée, j'ai du mal à concilier ma date de naissance et le reflet de mon visage dans le miroir avec mes états d'esprit, et seule l'écriture parvient à m'apaiser vraiment... Étrange destinée et surprenante évolution d'un être humain que j'observe parfois de l'extérieur, comme s'il s'agissait d'une autre, avec beaucoup de commisération. Car rien n'est transparent et limpide dans ma vie. Au contraire tout, mais absolument tout, est compliqué.

Mes origines, mes racines que j'avais effacées pour ne pas compliquer l'existence de mes enfants reviennent et se vengent. Je n'ai pas voulu leur raconter que ma famille, donc la leur, avait une longue tradition et une immense fortune pour l'époque, afin de ne pas les rendre bêtement snobs.

J'ai écrit mes livres en français et j'ai été classée «écrivain québécois», mais ceux d'ici n'ont pas dû me pardonner mes origines puisque je n'ai jamais reçu le moindre prix québécois.

Un écrivain de l'exil, c'est cela entre autres: un indésirable qui ne peut compter que sur les succès auprès d'un public lecteur. Pour ma part, je suis très reconnaissante aux lecteurs québécois d'avoir bien voulu lire mes romans et mes reportages... Un exilé n'est pas comme n'importe quel autre romancier. Il est plus humble, plus effacé, moins vociférant. Pour remercier mes lecteurs, j'ai donc écrit *les Militants*, un très mauvais livre tout compte fait. Je n'ai pas su créer les personnages que je côtoyais pourtant dans toute leur vérité et, à force de les styliser, je les ai dénaturés, d'une certaine façon. Je les voulais plus beaux que nature et j'ai eu tort. Dans un roman, on ne peut pas tricher. La laideur, la lâcheté et la veulerie ont autant d'importance, sinon plus, que les aspects positifs des individus qui peuplent ses pages...

Entre la fiction et la science

Pourquoi écrit-on? Parce qu'on éprouve un besoin impossible à combler autrement. Mais parfois, à un croisement de chemins, on s'arrête et on se met à réfléchir. Je vivais dans une situation de voleuse puisque j'enlevais à ma famille le temps qui lui appartenait sans rien lui donner en échange. Un homme ne se serait jamais posé la question dans les mêmes termes, mais déjà portée naturellement à me sentir coupable pour tout et pour rien, j'amplifiais encore cette sensation pénible de «parasite» familial. Dans cet univers nord-américain où chaque activité et chaque geste ont une contrepartie, comment pouvais-je utiliser mon temps selon mon bon plaisir, sans faire profiter la famille d'aucun résultat tangible?

Et puis en définitive, où cela m'a-t-il menée d'écrire? Chaque activité intense exige en échange une satisfaction, ou tout du moins une reconnaissance quelconque sans laquelle il est impossible de continuer à tourner dans le vide. Quand on n'a pas assez de talent pour créer et qu'on est dominé par la passion d'écrire, il reste la solution de pénétrer dans un autre univers. C'est exactement ce que je me suis dit. Je me laissai guider par le hasard et je travaillai quinze ans à l'université en criminologie.

Le hasard, ce fut la Commission royale d'enquête où l'on voulut bien m'engager comme analyste, puis l'offre d'un emploi permanent, le défi de la recherche, des étudiants et cette impression tellement grisante de changer progressivement le sort du monde!

Mon « 9 à 5 » se transforma insidieusement en un « 9 à 10 p.m. ». Je travaillais beaucoup, je rédigeais de gros rapports, je croyais qu'on pouvait éviter à l'enfance malheureuse une adolescence délinquante et je m'appliquais à découvrir des solutions peut-être pas nouvelles, car rien n'est vraiment nouveau sous le soleil, mais certainement différentes. Je m'appliquais à analyser, à vérifier et à décrire avec un maximum de précision les observations faites par moi et par d'autres. Mais en fait, cela aussi n'était qu'une impasse!

Tant que je me contentais de connaissances théoriques et de propositions de réformes législatives, tout était simple, mais dès que je pénétrais dans le monde concret où travailleurs sociaux, avocats et juges devaient les appliquer, les idées les plus positives sur papier se transformaient! Certaines devenaient absurdes, d'autres nuisibles et d'autres encore parfaitement farfelues. J'étais déçue, malheureuse et incapable d'accepter les conseils de mes collègues selon lesquels la science ne doit pas se commettre avec la pratique. Et ce sont eux qui avaient raison. On ne peut enseigner pendant des années à l'université et espérer en même temps changer les institutions et les structures. L'erreur des sociétés nord-américaines particulièrement à l'aise consiste dans la confusion des rôles. On peut ici avoir un poste, un statut et des honoraires tout en gardant le droit et le privilège de remettre en question les institutions dont on doit en principe être le défenseur privilégié. On se trouve ainsi, en quelque sorte, des deux côtés de la barricade, ce qui est un non-sens! Car on s'attaque ainsi à ce qu'on doit en principe respecter et faire respecter.

En chemin, j'ai rencontré des gens merveilleux, dont le juge Marcel Trahan, un homme étrange, capable d'un regard particulier et d'un sens de l'humour fantastique! Il aimait les enfants et voulait les aider, et c'était déjà surprenant pour quelqu'un qui, depuis des années, acceptait des échecs et des déceptions qui sont le lot de tous ceux qui osent s'impliquer personnellement dans un processus souvent désespéré. Il y a eu aussi l'avocat Philippe de Massey, l'idéaliste impénitent, des bénévoles que madame Anne Cusson prenait en charge, des hommes et des femmes de bonne volonté, mais aussi des personnes désœuvrées.

Je me souviens d'un Noël où nous avions tous beaucoup de mal à préserver un peu d'intimité pour nos familles. Le téléphone sonnait, les policiers respectaient rigoureusement l'accord qu'ils avaient conclu avec nous et nous référaient les enfants au lieu de les placer sous surveillance du centre de détention toujours ouvert. Mais nous, nous devions de notre côté les recevoir, ce qui n'était pas facile... Nous, la Société québécoise de protection de l'enfance et de la jeunesse, la S.Q.P.E.J., association sans but lucratif qui ne demandait ni aide ni subventions, juste des bonnes volontés.

En quittant plus tard mon poste à l'université, je laissai derrière moi la S.Q.P.E.J. et le bénévolat fou, quelques essais, dont l'un traduit en anglais et publié aux États-Unis (ce qui me redonna à l'époque une certaine confiance en moi-même), deux ou trois étudiants qui ne m'ont pas oubliée et une certaine camaraderie avec un ou deux collègues.

Pour ma part, j'étais alors folle de joie; mon roman venait d'obtenir un prix à Paris. Conformément à la promesse que je m'étais faite à moi-même, cela me donnait le droit à mes propres yeux de retourner à l'écriture. Il faisait beau. Le soleil brillait dehors et je le ressentais physiquement comme un cadeau du Bon Dieu qui m'était destiné. J'ai pris le téléphone ce matin-là pour parler à Renia, ma cousine de New York. Je l'eus tout de suite au bout du fil.

— Un prix ? C'est le Goncourt ou le Femina ? demanda-t-elle avec une simplicité dénuée de méchanceté.

Aussitôt, je changeai de sujet et je parlai du temps, de la chaleur, du ciel bleu et des oiseaux qui gazouillaient. Peu importe ! J'étais heureuse quand même de retrouver mon cabinet de travail encombré de papiers, le silence de la vieille maison et ma machine à écrire. J'étais à nouveau libre et, cette fois-ci, pour de bon !

Après des congés annuels sans solde, c'est la retraite anticipée et une pension minable, mais je n'ai plus de remords ! J'ai cessé de croire qu'à défaut d'un grand talent d'écrivain nous pouvons être utiles, ma plume et moi, dans le domaine de la science. Au fait, je suis vraiment blasée. Je ne crois plus à la science avec un « S » majuscule, ni à l'université actuelle en tant que lieu privilégié où les scientifiques peuvent se faire connaître. Plus encore, j'ai le sentiment d'une immense supercherie ! En sciences sociales, en criminologie en particulier, où les normes sont floues, les théories n'ont que peu d'intérêt pratique et plusieurs présumés savants n'ont pas d'autre titre d'excellence que leurs multiples participations à des congrès et des colloques sans intérêt où les étudiants perdent leur temps. Incapables d'apporter une réflexion digne de vrais universitaires, leurs professeurs les nourrissent d'un jargon stupide et leur dispensent au bout de trois ou quatre ans un parchemin qui les place particulièrement haut dans l'échelle des demandes salariales des syndicats. Ils deviennent par la suite des travailleurs sociaux et se distinguent de leurs collègues moins diplômés par leur ignorance totale du terrain, leurs prétentions, risibles au demeurant, leur façon de déformer les mots usuels en s'imaginant qu'ils deviennent par ricochet savants.

Non, l'université, ce n'est pas que cela, je le sais fort bien, puisque moi-même j'ai d'abord été étudiante, mais c'est aussi cela! J'ai beau d'ailleurs minimiser ma déception, elle m'a marquée. J'ai compris brusquement, à un âge plutôt canonique, je l'admets, que la science n'est pas un moyen de compensation, bien que les professeurs de littérature, entre autres, se fassent à cet égard beaucoup d'illusions.

Je dois admettre, cependant, que j'ai vécu à l'université quelques moments tout à fait emballants, en particulier ma rencontre avec le directeur de Lexington Books, maison d'édition américaine. Cela s'est passé par une grise journée d'automne. Dans mon bureau, pourtant pourvu de grandes fenêtres, tout paraissait triste et sombre. Je n'avais aucune envie de rappeler une série de professeurs étrangers parfaitement inintéressants qui devaient arriver sous peu pour un colloque, et je cherchais un prétexte pour remettre cela à plus tard. C'est justement à ce moment qu'on frappa à ma porte. Il était grand, large d'épaules et merveilleusement américain: il paraissait efficace et pressé.

— Je dirige les éditions Lexington Books, me dit-il. Auriez-vous des manuscrits ou des rapports intéressants à publier?

À partir de ce moment, je vécus une sorte de film à l'américaine. Les secrétaires couraient, madame Zacharie en particulier, les travaux de divers professeurs s'accumulaient sur mon bureau, tandis que lui, de son côté, examinait les étagères de ma bibliothèque et prenait ce qui l'intéressait. Ensuite, il demanda qu'on lui fasse venir un taxi et s'en alla en me promettant de revenir le lendemain. Il s'appelait Mike Carroll, mais pour moi ce fut «l'Américain» par excellence. Le lendemain, à l'heure du midi, comme convenu, nous déjeunions dans un bon restaurant proche de l'université. Il m'indiqua plusieurs titres pour les coéditions avec les Presses de l'Université de Montréal, dont mon livre, et demanda de rencontrer sur-le-champ les responsables pour finaliser les contrats. À quatre heures de l'après-midi, tout était terminé. Il repartait aux États-Unis et moi je renonçais à raconter cette histoire aux collègues parce que personne ne voulait me croire.

Une autre jolie journée, vécue à l'université, fut celle d'une fin d'année. Les diplômés rangés en bas de l'estrade montaient chercher leurs doctorats. Richard (ce n'est pas son vrai nom) était parmi eux, et quand il descendit il se dirigea vers moi et m'embrassa sur les deux joues.

— Tenez, il est à vous, ce parchemin, m'a-t-il dit, car sans vous, je ne l'aurais pas eu.

Nous avions les larmes aux yeux l'un et l'autre. Nous étions émus... Richard, le maigre jeune homme qui avait hurlé un jour dans mon bureau que je devais sacrifier mon temps, mon énergie et mon savoir pour lui. Fils de parents démunis, assistés sociaux depuis deux ou trois générations, sans aucune chance ni goût de s'en sortir, Richard était le premier du clan à étudier, à passer des examens, à gagner de l'argent et à se passionner pour les grands philosophes. En vain, il essaya de tirer sa plus jeune sœur de ce milieu qu'il détestait. Elle se suicida en lui laissant une lettre où elle racontait les avances de leur père, l'inceste, la relation trouble qu'elle ne parvenait pas à effacer et sa haine pour cet homme. C'est en lançant cette lettre sur ma table de travail que Richard m'avait annoncé que la société que je représentais, moi, son professeur, avait l'obligation absolue de compenser pour ce drame en lui procurant les outils nécessaires pour s'élever dans la hiérarchie sociale. L'outil, en l'occurrence, c'était le doctorat, mais je me préoccupai quand même en premier lieu de son niveau de connaissances. Il étudia, il analysa, il apprit à écrire et à lire d'une certaine façon, il fit un stage en France et il sacrifia beaucoup de plaisirs, dont le hockey, pour arriver à son but.

Ensuite, après le doctorat, Richard eut du mal à trouver un bon poste, mais c'est là une autre histoire. Car je persiste à prétendre que, jusqu'à preuve du contraire, des études de doctorat permettent de se forger une autre vision du monde, et que c'est là l'essentiel !!!

220

Les enfants du malheur

C'est en travaillant sur le terrain avec les parents et les enfants du malheur que j'ai compris à quel point la guerre et l'occupation pouvaient servir de bouclier. Mes amis et moi, orphelins perdus dans le maquis, trop jeunes pour tirer sur l'ennemi et juste bons pour servir de messagers, avions une échelle de valeurs très élevée. L'honnêteté, l'obligation de ne pas mentir (sauf aux Boches) nous paraissaient fondamentales. Nous ne ressemblions nullement à ces gosses tristes et sales que je côtoyais dans les bureaux des juges ou encore, ce qui était souvent pire, dans les centres d'accueil. Elle a beau être permissive, cette société québécoise, elle est bien obligée de placer quelque part, peu importe le nom de l'institution, ses jeunes délinquants. Elle les confie, entre autres, aux laïcs qui ont remplacé les religieux et dont les motivations, beaucoup plus variables, sont tributaires des modes particulièrement malfaisantes dans ce domaine et, comme il se doit, dépourvues de spiritualité. Il est même défendu de transmettre aux jeunes des valeurs et il faut attendre qu'ils veuillent bien les inventer eux-mêmes. En plus, le gros bon sens, dépôt de l'expérience des générations, est systématiquement remis en cause.

Je n'oublierai jamais en particulier une discussion que j'eus dans une institution anglophone avec des travailleurs sociaux formés et déformés à un niveau largement supérieur à la moyenne. Cette institution reçoit des enfants très jeunes et des adolescents.

— Vous comprenez, m'expliquaient-ils, c'est comme dans la famille. On mélange les âges, et notre système devient plus conforme à la réalité sociologique.

— Pourtant, osai-je protester, les psychologues, les criminologues et les médecins prétendent que cela met une pression additionnelle sur les plus jeunes, les plus vulnérables, et que c'est dangereux. Aucune comparaison possible avec une famille...

Ils me traitèrent aussitôt d'universitaire retardataire, francophone et réactionnaire, peu importe ! En sortant de la salle où se tenaient les débats, j'allai faire un tour à ma manière dans les résidences.

— La nuit, c'est horrible, m'avait murmuré un petit garçon de dix ans. Ils nous battent, ils...

— Qui, ils?

— Les grands, ceux qui ont quatorze ans et plus. Regarde...

Il écarta sa chemise et m'obligea à me pencher. Quand je me redressai, j'avais les larmes aux yeux. Dans les camps de concentration allemands, ils ne marquaient pas de cette façon les enfants. On jugeait plus économique et plus efficace de les tuer sans les torturer de la sorte... Et c'est ainsi que, petit à petit, j'en vins à plaindre les enfants que je voyais dans ce pays de cocagne de ne pas avoir eu la chance de vivre la guerre, l'occupation allemande, la soviétisation, les pénuries et l'endoctrinement idéologique. Je les comparais avec les jeunes délinquants que je rencontrais au cours de mes séminaires et colloques dans les pays communistes et dans les vieilles démocraties européennes et je m'appliquais à tirer des conclusions sans trouver pour autant de réponses aux deux grandes questions: comment prévenir et comment guérir?

La plaie, le danger, ce sont aussi bien les parents que les «préposés», ces messieurs dames, présumément de bonne volonté, qui, pour oublier ou soigner leurs problèmes personnels, s'occupent des enfants du malheur... Je ne pouvais plus les supporter, les sentir et les subir. J'avais envie de leur dire des vérités élémentaires et de m'en aller ailleurs. J'étouffais tout en me sentant coupable de ne pas dénoncer ces gens, bien braves, en fait, mais obsédés au point d'être, sans le vouloir, absolument inaptes à éduquer qui que ce soit.

C'est ainsi, et il n'y a aucun moyen d'échapper à ce déterminisme-là, sous peine de se faire rappeler à l'ordre par les syndicats, par les étudiants et par les chers collègues soucieux de faire régner la paix entre les théoriciens et les praticiens, gage indispensable pour obtenir des subventions. J'ai eu l'impression parfois de participer à une immense supercherie et je suis partie finalement comme on se sauve! Soulagée, libérée et fermement

222

décidée à ne plus jamais recommencer aucune expérience «scientifique». J'ai fermé une porte et j'ai lancé la clef au fond de la mer de l'oubli.

Les lilas fleurissent à Varsovie

Écrire... Le plus beau métier du monde! Le roman, la fiction permettent non seulement de raconter, mais aussi de s'identifier, de créer et en même temps de reconstituer, de se mettre en avant et de se cacher, de rattraper le temps perdu et de réparer les erreurs commises dans la vraie vie.

Ai-je eu tort de ne pas rentrer en Pologne après mes expériences parisiennes? À l'époque, pareil retour paraissait impensable. Il aurait été suicidaire pour moi, fille unique, héritière unique de mon père et à qui revenait la moitié de la fortune de ma grand-mère, de me présenter à Varsovie. Je ne voulais rien recevoir de mon pays ruiné par la guerre, ni remboursement ni compensation. J'y aurais pourtant eu droit à Paris. Mais personne ne me comprenait. Papusiek, mon oncle bien-aimé, se demandait lui-même si j'étais saine d'esprit, moi qui disais que je n'avais pas le droit de demander à la Pologne des dollars que je n'avais pas gagnés. Je préférais encore être obligée de compter chaque sou de ma minable bourse juste suffisante pour m'empêcher de crever de faim en France.

Plus tard, après la période stalinienne, je m'y rendis avec mon passeport canadien et je rêvai devant la maison transformée en conservatoire de musique. Je refusai pourtant d'admettre que c'était là que j'avais vécu, quand une femme qui m'avait reconnue tenta de m'embrasser... Je ne voulais pas de sa pitié. Et puis, ce n'était pas ce retour-là qui comptait mais cet autre, définitif, avec une famille au bout pour m'aimer et pour m'attendre. Hélas, j'étais seule, je n'avais plus de famille. Ils étaient tous morts sans que je sache même le jour et le lieu où ils avaient été enterrés, ou jetés dans une fosse commune, ou partis. Plus encore, je ne pouvais pas parler d'eux sans avouer que j'étais faite de la même souche, issue de leur univers (que je dénigrais au nom de ma vision de la justice sociale) et que je leur étais redevable, par conséquent, de ce que j'étais devenue. Et c'est alors que je créai Helena, qui était rentrée à ma place tout de suite après la guerre dans les ruines de Varsovie telles que je les avais laissées en sortant de la ville avec mes camarades, soldats de l'insurrection de Varsovie devenus prisonniers de guerre, derniers survivants de la grande aventure.

J'écrivis *Les lilas fleurissent à Varsovie* avec la même sensation merveilleuse que pour *Survivre* même s'il ne s'agissait pas là de souvenirs. Je reconstituais, je créais, je fouillais et je bâtissais une chronologie d'événements marquants dont il n'était pas permis alors de parler là-bas en Pologne et dont personne ne tenait à entendre parler ici, de ce côté du monde, prétendument imbu du goût de la démocratie et de la justice. Tout se passait comme si l'on ne voulait pas savoir que les ouvriers et les mineurs polonais avaient été matraqués à Poznan, à Varsovie ou à Gdansk, et comme si seules leurs familles avaient la possibilité et le devoir de se souvenir de ces événements.

Patiemment, j'amassai tout d'abord la documentation, puis je m'efforçai de vivre les événements à travers mes personnages. Physiquement, je profitais de tous les avantages de ce confort quotidien si important pour travailler qui était le mien. Mentalement, moralement, j'étais liée à une réalité différente. C'est cela, entre autres choses, écrire et c'est cela qui permit à Gustave Flaubert de dire : «Madame Bovary, c'est moi.»

Hélas, je n'ai jamais pu m'identifier avec un seul personnage! Irena, la mère d'Helena, c'est un peu ma mère que j'ai si peu connue finalement, et si mal aimée. Le diplôme de médecin décroché par Helena constitue certainement ce moyen de rendre service à la collectivité, ce que je considère, bien malgré moi, comme fondamental. Dans ma vie quotidienne, j'ai rêvé à une certaine époque de faire ma médecine, mais je n'avais ni les moyens matériels ni les capacités intellectuelles pour y parvenir.

En devenant médecin, Helena se venge en quelque sorte de la grisaille et de la médiocrité qu'on veut lui imposer et efface

224

l'amour qu'elle éprouve pour l'ami de ses parents, un homme trop âgé pour elle, le Tonton.

Ce Tonton ressemble certes par plusieurs côtés à mes oncles que j'ai admirés enfant, mais ce sont là des réminiscences subconscientes. C'est seulement une fois le manuscrit terminé et le livre publié que je me rendis compte brusquement des liens qui pouvaient exister entre mes personnages et les femmes ou les hommes en chair et en os que j'avais croisés dans ma vie.

Il y a eu aussi les états d'esprit, les malaises physiques, les infirmités temporaires dont j'ai eu à souffrir à un moment ou à un autre de ma vie. Si le père d'Helena, qui ne peut pas marcher, parvient néanmoins à faire vivre sa famille, cela vient de ce que moi-même je risque depuis des années, à la suite d'un accident stupide, de me retrouver en fauteuil roulant et que je tiens à me consoler en me promettant que cela ne saurait m'empêcher d'écrire.

Voici quelques points de repère qui me viennent à l'esprit. L'imagination pure existe certainement, mais il est rare qu'on ose s'en servir, car il est rassurant de la lier avec le réel puisqu'on pense alors, sans trop le dire, que seule la vérité «sonne vrai» dans un roman et capte pleinement l'intérêt des lecteurs.

Et puis il y a l'amour.

J'aime tous mes personnages, autant les figures positives que négatives, et je les observe du début à la fin de leur histoire avec beaucoup de bienveillance. C'est dangereux, certes, puisqu'il ne me sera jamais possible de dépeindre des héros aussi négatifs que Falcoche, par exemple, d'Hervé Bazin, ou certains prota-gonistes des romans de François Mauriac, mais c'est ainsi. Pour raconter, j'ai besoin d'aimer les gens, les objets et les lieux que je mets en scène.

C'est ainsi que je tenais beaucoup à parler de Varsovie, la ville d'Helena, de Kazik, d'André, mais aussi de la vieille capitale de l'époque de la royauté, Cracovie. Je voyais les rues de Varsovie pendant la guerre et l'occupation, l'insurrection et la capitulation. Je retrouvais les odeurs du vent d'automne quand il s'engouffre dans la rue Marszalkowska, soulève les jupes des filles et emporte les chapeaux des vieux messieurs aux crânes chauves. Je sentais cette atmosphère unique où la ville se réveille. En été, les camions poussifs sortent pour arroser les trottoirs et faire disparaître la dernière couche de poussière ; en hiver, ils lancent sur la neige qu'on ne ramasse pas du sable et des cendres, afin qu'elle ne devienne pas trop glissante. Et tout cela est prometteur et gai puisqu'on a reconstruit Varsovie et que sur la place du marché de la vieille ville les jeunes déambulent comme autrefois avec des cornets de glace et du jus de framboises délayé dans de l'eau gazeuse.

Certes, il y a toute cette horrible partie de la ville, le Palais de la Culture en tête, construite selon la mode stalinienne, des blocs de béton gris marqués par les griffes du temps, lourds et infiniment tristes. Mais on peut leur tourner le dos quand on n'est pas forcé de se loger avec famille et enfants, disparaître dans les allées du parc de Lazienki ou encore parcourir des quartiers qui ont un passé et un présent. Les noms des rues rappellent dès lors une foule de souvenirs, lus et entendus, et l'on a l'impression de marcher sur les traces d'un être cher.

Varsovie, la capitale, se couche aussi tôt qu'une ville de province, mais le jour, selon les saisons, elle a son rythme dont je retraçais les pulsations en consultant ma montre et en établissant avec précision l'heure de tel ou tel déplacement de mes personnages. C'est là, toutefois, que j'ai dû faire face à des problèmes complexes. Soudain, je fus saisie de panique en essayant en vain de retracer les noms des rues transversales, les distances, les arrêts d'autobus et des tramways et plusieurs autres détails importants pour rendre fidèlement le visage de la ville. C'était d'autant plus pénible qu'il s'agit après tout pour moi d'une ville pour laquelle j'ai risqué ma vie et dont les ruines ont failli à maintes reprises m'engloutir sous leur poids. En vain, je cherchai un plan assez détaillé avec l'indication des monuments, des squares, des hôtels particuliers convertis en écoles, sans parler des fleurs et des arbres dont il fallait absolument parler pour rendre justice à l'ensemble !

En ce qui concerne Cracovie, tout est différent! Certes, je ne saurais corriger mon manque d'orientation chronique, mais l'essentiel, le noyau, les édifices historiques sont là gravés dans mon esprit. Je disposais, en outre, de photos et de livres d'histoire qui dormaient dans ma bibliothèque, dont ceux sur le château royal de Wawel qui s'élève fièrement au-dessus de la ville. Pendant l'occupation, les officiers allemands y habitaient, mais d'une manière générale, les destructions furent négligeables. Contrairement aux Varsoviens qui se sont battus dans les rues et dans les parcs, prêts à mourir jusqu'au dernier, les gens de Cracovie ont su se taire et attendre. Universitaires, ils ont payé un lourd tribut à l'envahisseur qui expédia massivement les professeurs de la vieille université de Jagellon dans les camps de concentration d'où l'on ne revenait pas, mais ce sont les Soviétiques, finalement, qui s'attaquèrent aux musées et aux édifices historiques.

Wladyslaw Gomulka accepta avec empressement la proposition de Nikita Khrouchtchev de construire un complexe sidérurgique. On édifia à la gloire de Lénine une ville ouvrière, laide et sinistre, et aussitôt «Lénine» commença à polluer l'air et l'eau. Les forêts des environs moururent progressivement, un nuage épais de brume grise s'installa en permanence au-dessus des clochers gothiques des églises de Cracovie, et même les pierres commencèrent à s'effriter. Les défenseurs du plus absurde des dogmes s'attaquèrent ainsi volontairement aux vestiges des époques précédentes en essayant délibérément de les détruire.

Les habitants de Cracovie, étudiants, professeurs, artistes, peintres et écrivains, acteurs et chansonniers débutants, laïcs et religieux, prêtres, moines et religieuses, ne se rendirent pas compte de ce qui se passait ni de la façon dont on démolissait leur héritage. Par la suite, quand ils le comprirent enfin, il était trop tard pour éliminer la pollution.

Difficile de raconter tout cela dans un roman, mais le fait qu'un de mes personnages, la petite Inka, puisse passer plusieurs années à Cracovie comme écolière me fit particulièrement plaisir. Grâce à elle, je me retrouvais, avec mes nattes dans le dos et ma serviette, en train de traverser les Planty, ce parc qui entoure la ville et où autrefois s'élevaient des statues. Les étudiants plus âgés, leur faluche sur la tête, embrassaient subrepticement les jolies filles et je les enviais, moi petite et grassouillette, qui me croyais trop laide pour être un jour l'objet d'attentions pareilles.

Plus tard, des années-lumière après la guerre, un jeune homme très séduisant, un Québécois, me serra dans ses bras sur un banc des Planty couvert de neige, mais ce fut là une autre période de ma vie dont l'écho ne saurait se retrouver dans mon roman, puisque *Les lilas fleurissent à Varsovie* appartient à une époque antérieure.

Je voulais aussi raconter la campagne pour rendre plus vraie l'image de l'ensemble. Helena, André, Inka, leurs parents, tout ce petit monde se retrouve chez le curé de Celestynow, petit village entouré de forêts, proche de Varsovie. Le père Marianski, c'est la personnification de la force calme et déterminée, de l'amour humain et du respect de l'autre. C'est autour de lui qu'on se regroupe parce qu'on peut lui confier ce qu'il faut cacher, lui poser des questions qui restent sans réponse et enlever ainsi les armures qu'on doit généralement porter pour survivre. Dans les campagnes, depuis la nuit des temps, les gens se fréquentent entre eux à l'ombre des clochers et du presbytère où, traditionnellement, les portes sont toujours ouvertes. D'une occupation étrangère à l'autre, lors des époques troublées, des batailles épiques comme des calamités diverses, telles que les tempêtes d'été avec leurs éclairs et leur foudre ou encore les froids à pierre fendre des longs hivers, c'est le prêtre qui console, conseille, soigne, organise les équipes de secouristes et intervient pour obtenir de l'aide tantôt du châtelain, tantôt du préfet, tantôt du secrétaire général du parti communiste local. Quand il s'agit d'un homme énergique, aimé et adopté par la communauté, les choses avancent rondement, mais si monsieur le curé n'a pas ces caractéristiques de leader, le vieil équilibre des structures d'autorité est menacé. Puritaine, arriérée sous plusieurs aspects, attachée à une morale autoritaire, exclusive et on ne peut plus intolérante et xénophobe, la campagne polonaise, ce monde à part, m'a fascinée et me fascine toujours.

Je l'ai connue enfant, pour l'avoir vue du côté du château ; elle m'a reçue pendant la guerre, à l'époque du maquis, et je l'ai retrouvée plus tard après la débâcle et le changement de régime. Le règne de l'Utopie ne lui a pas été très salutaire. Elle s'est repliée sur elle-même en s'efforçant coûte que coûte de garder un peu de son passé, mais elle cède de plus en plus aux tentations de la ville. Elle a une mémoire collective et, donc, des remords inconnus des citadins.

La campagne polonaise, ce havre de paix et de verdure, reçut pendant l'occupation allemande des vacanciers étranges venus pour peu de temps mais qui s'attardèrent, se regroupèrent, s'installèrent en permanence et ne retournèrent plus en ville. Leurs jeunes enfants allèrent à la petite école avec les autres, mais ils étaient différents. Leurs cheveux et leurs yeux étaient plus noirs et plus brillants, ils étaient plus vivants et tranchaient ainsi sur l'ensemble du groupe. Premiers de classe, ils décrochèrent les meilleures places, osant poser des questions qui embarrassaient l'institutrice elle-même, souvent incapable d'avoir la bonne réponse. Cela ne pouvait durer ! Un corps étranger suscitait la curiosité, puis l'envie.

Du fond des cabanes pauvres des paysans sans terre, des ouvriers agricoles qui ne savaient plus que boire et mendier, montaient l'envie et l'avilissement. À force de frapper aux portes de ces étranges vacanciers, à force de regarder un peu à l'occasion leur façon de vivre, à force d'obtenir à Noël qui une bouteille de vodka, qui un bon morceau de viande, qui une tablette de chocolat pour les enfants, ils commencèrent à se poser des questions. Ces familles-là étaient-elles si bonnes pour eux par grandeur d'âme et charité, ou parce qu'elles avaient peur ? Et puis, pouvaient-elles vraiment être charitables ? Certes, elles fréquentaient l'église le dimanche, mais quand on interrogeait monsieur le curé sur la question, il hochait la tête. De toute évidence, lui non plus n'avait pas confiance en ces paroissiens venus d'ailleurs dont on ne connaissait pas les origines et qui ne racontaient pas de quoi ils vivaient.

Quand le curé ou le vicaire passaient leur rendre visite, ils y trouvaient le crucifix suspendu à la bonne place, des sourires, la tasse de thé traditionnelle et un morceau de gâteau, mais en même temps une atmosphère différente. Un cadre de vie, une façon de s'exprimer et parfois même de petits accents inhabituels, les nez busqués et les cheveux crépus.

— On dirait des Français, prétendaient certains qui ont voyagé un peu, ou des Italiens, comme à Rome, affirmaient d'autres, mais pas des gens de chez nous, de la campagne surtout.

Ils évitaient, ces messieurs les ecclésiastiques, de dire clairement que c'étaient des Juifs, car la Gestapo n'était jamais loin et les persécutions étaient épouvantables, mais ils le pensaient quand même. Et les Juifs, n'ont-ils pas assassiné le Christ?

L'horreur véritable commençait avec cette dernière question, car elle était pire que tout le reste et bien plus monstrueuse que le génocide. Elle allait au-delà, le justifiait, l'excusait, en somme, sans qu'il soit nécessaire d'ajouter quoi que ce soit d'autre. Et c'est ainsi que dans ces campagnes polonaises, si belles, où le clergé apportait depuis toujours la bonté et la lumière, il faillit en partie à sa tâche, lors de la dernière guerre mondiale, sans se commettre d'aucune façon avec l'occupant. Il ne condamnait pas, il est vrai, au nom de la malédiction éternelle, mais il ne proposait aucune action structurée d'aide et de charité chrétienne, ce qui était déjà tragique et contraire à sa véritable mission.

Andrzej, le Tonton, le médecin, le sait, et Magda, la femme humble de la campagne, le sent elle aussi comme un souvenir honteux dont elle ne peut pas parler.

Les rafles étaient fréquentes dans la campagne polonaise pendant la guerre. La Gestapo arrivait généralement en train ou en camion et elle encerclait la localité. Cela commença très tôt, dans les environs de Varsovie, dès la deuxième année de la guerre, ou même avant. Les cheminots avertissaient comme ils le pouvaient, les gens annonçaient à leurs voisins que des mouvements suspects avaient été observés sur les routes et les maquisards qui se cachaient dans les forêts reculaient aussitôt pour s'enfoncer plus profondément, là où les Allemands n'osaient pas s'aventurer.

Les familles aux cheveux noirs, qui habitaient surtout les anciennes villas abandonnées, vendues ou louées à des prix d'or par leurs propriétaires, ne pouvaient pas se cacher. Certaines, prévenues à temps, montaient dans les trains et partaient n'importe où pour quelques jours, puis revenaient un peu plus fatiguées, plus affolées, plus craintives et plus résignées. D'autres, ne sachant rien, restaient sur place et attendaient. La Gestapo arrivait généralement la nuit, et c'est dans l'ombre que tout se passait. On entendait juste des cris, des coups de revolver, des pas et les camions qu'on chargeait et qui s'éloignaient en roulant lourdement sur les pavés inégaux.

Le lendemain, quand la lumière du jour réapparaissait, le village était juste plus silencieux que d'habitude. Il était inutile toutefois d'interroger les gens sur ce qui s'était passé la nuit. À les entendre, personne, mais absolument personne n'était au courant. Ils dormaient à poings fermés et n'avaient rien entendu, rien vu. Il fallait accepter ce silence-là et surtout ne pas insister, car on devenait alors suspect et on se faisait désigner comme des informateurs possibles, puis probables, puis certains, même, de la Gestapo.

Avec le sable, le vent apportait aussi des ragots, minuscules parcelles de la méchanceté humaine dont la capacité de nuire était d'autant plus marquée que la Gestapo, les SS, la cruauté des occupants déchaînés étaient présents partout. Et sous l'influence conjuguée de l'obscurantisme et de la peur, la campagne polonaise se rendit coupable pendant la dernière guerre du péché de lâcheté contre lequel elle avait su lutter victorieusement pendant les longues années des partages du XIXe siècle. Mais il faut dire qu'à l'époque, sous les toits des chaumières, se cachaient les insurgés, commandés par des officiers issus de la petite noblesse terrienne, capables d'expliquer les choses, ou encore de braves garçons du village, fraîchement revenus de

l'étranger où ils avaient pu vivre avec d'autres l'épopée napo-
léonienne.

Or, pendant ces terribles années de l'occupation allemande,
ce sont surtout les prêtres et les religieuses qui conseillaient,
rassuraient et expliquaient. En ce qui concerne l'aide aux maquisards, certains hésitaient dans leur interprétation des dix
commandements en ce qui a trait à l'amour du prochain, la
condamnation de celui qui ose tuer et le patriotisme. Par ailleurs, le même amour du prochain ne protégeait pas nécessairement les Juifs qui demandaient de l'aide ou achetaient à prix
d'or une place dans quelques granges abandonnées. À ce niveau, la terrible phrase qui dominait certains raisonnements
abjects qu'on se plaisait à développer, hélas, dans tous les pays
occidentaux : « Après tout, ce sont les Juifs qui ont tué le Fils de
Dieu », servait d'excuse aux pires comportements. Pour un
jeune bouc, fils de cultivateur, il n'était pas grave de violer une
jeune Juive, tandis que pour d'autres il était normal d'exploiter
des enfants juifs qu'on acceptait de garder sur la ferme comme
ouvriers agricoles. Certes, ce faisant, on risquait sa vie et celle
des voisins, puisque les SS fusillaient tout le monde pour faire
bonne mesure et brûlaient volontiers les habitations, comme au
Moyen Âge, mais cela ne changeait rien à l'atmosphère empoi-
sonnée de cette campagne polonaise que j'aime tant. Car comment idéaliser les gens de la terre quand on sait qu'ils ont été
aussi durs et aussi inhumains que le prolétariat urbain qui avait
infiniment plus de raisons pour justifier pareille conduite ?

Pour exorciser les démons et les drames, je retrouvai quelque
part dans ma mémoire, ou dans mon cœur, je ne sais trop,
Magda, la brave femme. Elle était là, en moi, et je n'eus aucun
mal à la raconter. J'aurais même voulu lui consacrer beaucoup
plus de pages mais je n'osai pas empiéter ainsi sur les personnages principaux et, par ricochet, déséquilibrer l'ensemble. Car
Magda a existé dans le fond de mon enfance.

Elle était petite, très grosse, et sa tête pendait drôlement,
toujours du même côté. Elle venait deux fois par semaine faire
la grande lessive et je faisais l'impossible alors pour me glisser

dans le quartier des domestiques et la rejoindre. J'aimais son visage en forme de pomme, ses joues rouges rebondies, ses mains usées et violacées qui pourtant me paraissaient belles et l'odeur qui flottait autour de ses jupes superposées. Je me souviens que la première jupe était bleu clair, large et longue, la deuxième, un peu plus courte, était plus foncée, de couleur marine, et la troisième, celle sur le dessus, changeait selon le travail qu'elle faisait et était tantôt noire, tantôt grise ou blanche.

Il me fallut des années pour comprendre que ce n'étaient pas de véritables jupes, mais plutôt des tabliers d'une forme particulière, noués à la taille. Mais peu importe! Autour de Magda flottait l'odeur d'un savon aux amandes, de fabrication domestique, que je confondais avec celle de la propreté. Pour moi, la propreté, c'était Magda, et la grande planche recouverte d'une sorte de métal ondulé sur laquelle elle frottait les draps, les nappes et mes chemisiers d'école pour enlever les taches était son armure. Je l'imaginais volontiers comme une fée toute-puissante capable de me livrer des secrets sacrés.

En hiver, quand j'arrivais tôt le matin, Magda émergeait des vapeurs qui noyaient la pièce dans laquelle elle travaillait, la «petite cuisine», où elle plaçait sur le feu des chaudrons immenses dans lesquels elle faisait bouillir le linge. C'était la première opération, la plus spectaculaire et la plus proche de mes contes de fées. Magda grimpait sur un tabouret, prenait un long bâton et le plongeait dans le chaudron noir puis le tournait dans le sens des aiguilles d'une montre. J'aspirais la vapeur, je regardais Magda, la tête renversée en arrière, et je l'admirais. Je lui apportais des mandarines, des oranges, tous ces fruits exotiques très rares alors en Pologne, que je volais consciencieusement pour elle dans la réserve dont une gouvernante avait la clef. Nous parlions peu, mais elle m'aimait et je le sentais.

J'avais alors et j'ai toujours un besoin fou d'amour, tout en ayant souvent le sentiment d'être incapable de le susciter. Car pour se faire aimer des autres, il faut savoir et pouvoir se confier, ce que je suis justement incapable de faire. Il ne faut pas craindre, en outre, d'inspirer la pitié, ou plutôt cette sympathie humaine qui donne à l'autre l'impression qu'il peut et doit aider. À force de prétendre que je n'ai besoin de rien ni de personne, que je n'attends ni reconnaissance, ni prix littéraires, ni voyages, ni même le moindre petit lancement, je suis en fin de compte très isolée et très solitaire... Passons!!!

Une autre femme qui m'aimait vint se joindre à Magda pour compléter ce personnage dans mon roman. Elle s'appelait Zosia. Bonne à tout faire, elle commençait tôt sa besogne et la finissait au milieu de l'après-midi, me semble-t-il, quand je revenais de l'école. Toujours souriante, Zosia avait une résistance incroyable et un non moins incroyable besoin de tendresse. J'aimais l'embrasser, d'autant plus que cela était défendu et, en quittant l'école où mon existence n'était pas rose, je me réjouissais d'avance à l'idée de la retrouver. C'était l'heure où la grande salle à manger se vidait enfin, puisque mes oncles partaient après le repas où ils avaient l'habitude de s'attarder en compagnie de maman et de ma pauvre grand-mère qui avait l'esprit «dérangé». Selon Zosia, «la vieille dame», comme elle l'appelait, se retirait dans sa chambre pour prendre un peu de repos, car la nuit ses cauchemars l'empêchaient de dormir et elle rôdait dans la maison suivie de sa garde-malade, en hurlant dans son délire. Elle revoyait la mort, les bolchéviques, le sang qui coulait, elle entendait le sifflement des balles et elle s'attendait à ce que d'une minute à l'autre on vienne la chercher, elle et son mari, mon grand-père!

Bref, dans l'après-midi, Zosia s'arrangeait pour jouer avec moi au ballon dans le jardin ou, en hiver, pour tirer ma luge et patiner sur la surface gelée du bassin central. Elle était la seule à deviner ma solitude, mon besoin de camaraderie et d'amitié, et elle essayait à sa façon d'être présente auprès de moi. Ce n'était pas facile, car il répugnait à ma mère que sa fille se plaise en la compagnie d'une bonne à tout faire plutôt qu'en celle de la gouvernante qu'on avait choisie avec soin pour ses connaissances pédagogiques et linguistiques, mais on s'arrangeait.

En été, les feuilles des arbres nous cachaient et, du balcon, on ne pouvait nous voir. En hiver, il suffisait de se déplacer derrière l'allée des sapins pour obtenir le même résultat. Zosia mobilisait les pompiers qui gardaient l'entrée principale de l'usine, et tout ce petit monde m'entourait gentiment. On jouait au volley-ball, on faisait des escapades sur les toits, exercice qui devait bien me servir par la suite sous l'occupation, et on riait beaucoup. J'étais heureuse avec eux, moi que mes cousins torturaient et traitaient de « visage pâle » dans leurs jeux d'Indiens, que mes camarades de classe persécutaient comme l'enfant trop riche, trop grosse et trop nulle en plusieurs matières. Moi qui n'avais ni « meilleure amie » ni copine susceptible de vouloir soigner toutes mes blessures d'amour-propre, j'étais heureuse parmi eux.

Comme Magda, Zosia était une fille de la campagne, et c'est là, chez elle, dans la petite ferme de ses parents, qu'elle avait emmené « la vieille dame » quand il n'y avait eu plus rien à manger en ville et que le fringant officier de la Gestapo s'était installé avec ses collègues dans notre maison.

La troisième femme dont j'ai emprunté les traits pour ma Magda à moi, mon personnage, ce fut Amelia, la cuisinière. Grande, maigre à faire peur, dotée de longs bras et de longues jambes, elle trônait à la cuisine et dominait de son autorité évidente un personnel nombreux, choisi avec soin. En premier lieu, il y avait Boleslaw qui, dès l'aube, venait allumer le feu. Il apportait ensuite les bidons de lait, accompagnait Amelia au marché, portait les paquets et disposait les victuailles dans la chambre froide où pendaient sous le plafond les jambons, les saucissons et autres viandes préparées par Amelia et fumées selon ses directives. C'est Boleslaw également qui se chargeait en automne de mettre les choux dans les tonneaux où ils devaient macérer avec les épices et le vin blanc pour se transformer en choucroute.

Pour moi, c'était une véritable fête. Les odeurs de la cuisine, mélange de chou, d'épices et de quelque chose d'indéfinissable, m'étaient une source d'excitation, comme une drogue. J'avais en plus un sentiment d'urgence parfaitement inexplicable dû sans doute au fait qu'Amelia s'énervait. Elle pressait Boleslaw qui, flegmatique, se lavait longuement les pieds dans la grande bassine blanche remplie d'eau chaude. Cette opération demandait d'autant plus de temps et de savon qu'il ne la recommençait pas souvent au cours de l'année et qu'il fallait changer l'eau à plusieurs reprises avant qu'elle ne cesse d'être noire comme de l'encre. Des morceaux de corne flottaient dans la bassine. Boleslaw posait ensuite ses pieds, qui me paraissaient beaucoup trop blancs, maigres et comme morts, avec ses veines bleues, nettement visibles sous la peau, ses os trop apparents et ses longs orteils très fins dont il venait de couper fraîchement les ongles, sur les torchons gris, étendus sur le carrelage de la cuisine. Les torchons placés bout à bout ressemblaient à un sentier étroit et, en se levant, il avait du mal à maintenir son équilibre comme cela lui arrivait quand il traversait le petit pont sur le bassin de notre jardin.

Boleslaw avançait en tenant ses deux bras en l'air jusqu'au bac rempli de chou râpé. Avec son pantalon noir, déformé aux genoux, et sa chemise blanche, sa silhouette était infiniment drôle. Plus tard, beaucoup plus tard, je retrouvai Boleslaw dans un tableau de Francisco Goya où un chapeau cache la figure d'un homme pendu sous la poutre du plafond. On remarque surtout ses pieds nus qui se balancent légèrement dans le vide. J'avais alors vingt ans et je me rendis brusquement compte de ce que le personnage de Boleslaw pouvait avoir de tragique.

Amelia ne l'aimait pas, en tout cas, et le traitait comme quelqu'un qui n'a pas toute sa tête. Par contre, Wisia, sa préférée, belle fille élevée avec les vaches et les poules, comme elle disait, méritait constamment ses éloges. Rapide, rieuse, elle chantonnait en exécutant les besognes qu'Amelia lui confiait. Tantôt elle ouvrait le four pour arroser les viandes, tantôt avec un pinceau fin elle recouvrait de blanc d'œuf mélangé avec du jus de pomme les gâteaux qui refroidissaient sur les longues tables en bois blanc.

Amelia intervenait aussi dans l'existence du jardinier, qui la consultait pour l'organisation de son potager, et dans celle du jeune assistant garde-chasse, qui lui apportait le gibier. Il tenait à être dans ses bonnes grâces pour obtenir une augmentation de son minable salaire de garçon de vingt ans et pouvoir se marier, ce que mon père refusait, le trouvant trop jeune. Parallèlement, auprès des gens de l'extérieur, Amelia jouissait d'une renommée tout à fait exceptionnelle, puisqu'elle assurait toute seule, sans aucun contrôle de ma mère, la distribution des vivres lors des fêtes de Noël et de Pâques. D'une année à l'autre, maman se plaignait que sa cuisinière était trop économe, mais Amelia ne l'écoutait pas et agissait selon ses propres impulsions et ses propres calculs. La guerre lui donna raison. Les familles qui recevaient ses viandes, tartes et gâteaux furent les premières à piller la maison, puisqu'elles la connaissaient mieux que d'autres. Bientôt, Julia, la femme de chambre de maman, les chassa avec l'aide d'un SS dont elle fit son amant et son protecteur dès le premier jour de l'occupation. Comme il s'agissait d'un haut gradé, dans un deuxième temps il installa sa famille venue d'Allemagne et fit emprisonner Julia pour une vulgaire histoire de vol. Ainsi vont la vie et les affaires des gens peu recommandables...

Ma Magda, c'est l'amalgame, en somme, de beaux souvenirs que trois femmes exceptionnelles, chacune à sa manière, m'ont laissés. Je l'ai compris en lisant le manuscrit pour une dixième fois, je crois, avant la remise définitive à mon éditeur. J'avoue n'avoir pas osé décortiquer les autres personnages avec autant de précision, de crainte de retrouver en chemin des drames qui font toujours mal, bien que des années se soient écoulées depuis la disparition de celles et de ceux que j'ai aimés. Il vaut mieux laisser les plaies se cicatriser que de les gratter pour impressionner les témoins par la vue du sang qui coule. À notre époque, c'est en outre hautement dangereux, puisque la sensiblerie est à la mode.

Une intrigue politico-littéraire

Le roman *Les lilas fleurissent à Varsovie* fut lancé à Montréal en 1981, juste au moment où le monde entier découvrait brusquement les problèmes vécus par les Polonais depuis l'entrée des Soviétiques après la dernière guerre mondiale, soit depuis bientôt un demi-siècle. Pendant tout ce temps-là, j'avais essayé avec mes modestes moyens de parler des secousses qui se produisaient au pays de mon enfance, mais je n'avais eu qu'un succès très limité. Certains journalistes québécois, et pas des moindres, comprenaient l'importance de ces «craquements» du glacier soviétisé et, au journal *le Devoir* comme à *la Presse*, on passait mes papiers sur la question, mais on me traitait systématiquement de réactionnaire. Nul n'est prophète dans son pays! dit le proverbe. D'une part, on affirmait que j'étais devenue trop «québécoise» pour refléter les opinions de gens vivant à Varsovie ou à Gdansk, d'autre part les pages consacrées à la politique internationale sont on ne peut plus squelettiques dans nos quotidiens, pour la bonne raison qu'on prétend que la majorité des lecteurs n'y attachent pas assez d'importance. Dans les pays européens, les voisins sont menaçants, tandis qu'ici, de l'autre côté de l'Atlantique, ils se divisent surtout en deux blocs; le premier connaît des hivers rigoureux et offre des centres de ski intéressants, le second permet de passer l'hiver sous les palmiers.

Bref, j'avais beau me donner du mal, lutter contre la censure et la désinformation de l'Est qui escamotaient plusieurs événements marquants sur lesquels j'aurais voulu avoir des détails, la portée de mes entrevues à la radio et à la télévision et celle de mes articles restaient limitées, hélas! En rédigeant mon manuscrit, je m'appliquai à lier la fiction à des faits réels, à mon avis de portée internationale, non seulement à court terme, mais aussi pour des années à venir. L'actualité me donna raison depuis, mais ce n'était pas cela qui m'importait au départ!

C'est l'implacable pression de l'État totalitaire sur l'existence des individus et des familles qui me fascinait. On croit généralement que cette pression n'atteint son paroxysme qu'en temps troublés, pendant la guerre, par exemple, et qu'en période de paix elle n'est jamais omniprésente ailleurs qu'en U.R.S.S., où la police politique intervient d'une façon particulièrement musclée. Malheureusement, les Soviétiques et leurs agents autochtones ont eu tout le temps d'exercer leur emprise jusque dans des pays aussi civilisés que ceux de l'Europe centrale.

En Pologne, dominée par les hommes-marionnettes accrochés aux ficelles tirées à Moscou, ignorant non seulement le concept d'un idéal, mais aussi le plus élémentaire bon sens en matière d'économie, on réussit ainsi à créer la psychose de la méfiance. Les gens humbles, dont la seule richesse consistait à se faire mutuellement confiance et à s'entraider, apprirent à avoir peur les uns des autres !

Certes, cela n'était pas vrai des intellectuels à la parole facile, mais surtout des masses, et j'eus bien du mal à rendre cette atmosphère particulière dans laquelle les fils des ouvriers avaient été plongés à leur insu.

En d'autres termes, pour revenir à mes personnages, Kazik n'aurait pu être tel qu'il est ailleurs que dans la Varsovie de Gomulka et de Gierek. Dans le deuxième volume intitulé *la Charge des sangliers*, il change radicalement puisque c'est l'heure de la vérité. Grâce à l'organisation du KOR et à l'avènement du mouvement Solidarité, dont les leaders dévoilent publiquement leurs noms et choisissent la prison de préférence à l'exode que les autorités en apparence magnanimes leur offrent, on dédramatise brusquement la détention !

L'évolution de mes personnages est liée en somme aux transformations et aux secousses sociopolitiques qui pèsent sur l'ensemble de leur collectivité, et cela à un point tel que j'ai éprouvé la nécessité d'inclure une chronologie historique à la fin du volume. Cela ne se fait que très rarement dans une œuvre de fiction, mais j'estimais de mon devoir d'indiquer les dates qui me paraissaient importantes, et cela avec un maximum de précision. Or, compte tenu de la désinformation et de la censure, j'eus bien du mal à les retracer et surtout à vérifier certains détails. J'avoue que je peinai et que ce «corset factuel» me compliquait singulièrement la tâche. Et voilà que, par le plus extrême des hasards, mon roman paraissait juste au moment où la photo d'un certain Lech Walesa, électricien de son métier, était publiée dans tous les journaux occidentaux et que les revues françaises à grand tirage faisaient enfin état de ces révoltes ouvrières et de ces courants de pensée qui agitaient la Pologne depuis 1956 et dont elles n'avaient jamais traité auparavant!

Je me souviens que je m'en suis plainte auprès de Pierre Tisseyre, mon éditeur, qui me consola en affirmant que malgré tout ma chronologie demeurait utile et que j'avais eu, en somme, raison de la réunir. La campagne de presse qui accompagne généralement le lancement d'un roman commença en automne. Une femme délicieuse, madame Payette, qui aimait mes romans et avait une confiance aveugle en mes capacités créatrices m'avait prise en charge. Sa présence dans les studios et dans les salles où je prononçais des conférences me donnait une assurance, une sécurité intérieure que je n'ai pas eues ni avant ni depuis.

Comme d'autres attachées de presse, elle n'avait pas d'emploi permanent et je n'étais pas en mesure de me substituer à mon éditeur pour rémunérer ses services, mais madame Payette était une lectrice assidue, connaissait très bien la littérature québécoise et vouait aux écrivains cette admiration revalorisante dont chaque scribe, même les plus célèbres, a besoin. Au début, je crus donc comprendre que les invitations que je recevais de partout venaient de la complicité entre madame Payette et les concernés puis, petit à petit, certaines rencontres commencèrent à me surprendre. Je suis plutôt dépourvue par nature de toute forme de méfiance, mais cela devenait trop évident...

Il y eut d'abord cette entrevue radiophonique à Québec lors de laquelle l'animateur d'un poste privé que je ne connaissais pas m'interrogea longuement sur mon enfance puis demanda aux auditeurs d'intervenir sur les ondes. Je connus ainsi, grâce aux lignes téléphoniques, une dame qui avait été prisonnière de guerre avec moi, après l'insurrection de Varsovie, et qui se souvenait de ma fameuse évasion. Étant donné que nous étions deux mille femmes, filles et enfants de sexe féminin et qu'on nous avait transportées dans des wagons plombés d'un camp à l'autre pour nous réunir finalement, à la fin d'avril 1945, dans celui d'Oberlangen, moi je ne la connaissais pas. Mais elle avait entendu parler de la toute jeune fille qui s'était sauvée et avait été prise à la frontière hollandaise. Poussée par le dégoût de la captivité et le rêve de parvenir jusqu'en Grande-Bretagne pour se battre contre les Allemands et retourner libérer mon pays comme une véritable héroïne nationale à la tête d'un régiment d'homme, je fus, simple affaire de hasard, la seule de mon espèce à m'évader !

— Avez-vous le temps d'attendre cette dame ici ? me demanda l'interviewer.

Je répondis, comme d'habitude, que j'étais pressée, ce qui était rigoureusement exact. Je rentrais le soir même à Montréal, on m'y attendait, et l'après-midi s'achevait. Il sembla étonné mais n'insista pas. Pour ma part, j'oubliai aussitôt l'incident en conduisant ma voiture et en écoutant la délicieuse madame Payette parler de littérature québécoise. Le surlendemain, cependant, je me retrouvai dans un poste de radio privé à Montréal soumise à un véritable interrogatoire par un homme que je n'avais jamais rencontré auparavant devant un micro. Je savais qu'il était journaliste à la pige, mais j'ignorais cet autre aspect de son activité professionnelle. Agressif, désagréable, il posait des questions sur ma vie, mon passé et la guerre...

Ici, une parenthèse s'impose. Je n'ai jamais su ni voulu parler de moi. Les confidences me paraissent non seulement superfétatoires, mais même indécentes. J'appris très tôt, en France déjà, que personne ne pouvait comprendre ce que cela avait signifié, pour une fille de dix ans, d'être dans le maquis, perdre son père, lutter pour gagner un peu d'argent pour elle et pour sa mère, la perdre également, se retrouver dans un appartement destiné aux officiers de formations clandestines de l'Armée du Pays et repartir sur les barricades de l'insurrection de Varsovie. Mes interlocuteurs se divisent généralement en deux groupes, ceux

241

qui ne me croient pas, ce qui est humiliant, et ceux qui me regardent comme un veau à six pattes qu'il est urgent de faire disparaître pour ne pas se sentir honteux de n'avoir que quatre pattes, comme il est d'usage. Parfois, très rarement, il m'est arrivé de me laisser séduire par une atmosphère particulière et aussitôt, ou peu après, de le regretter amèrement. Je me souviens très bien encore de ce matin où, dans le bureau de Gérard Pelletier, mon rédacteur en chef à *la Presse* à l'époque, j'appris que je partais faire un grand reportage en Espagne. C'est à cette occasion qu'il me demanda comment et où j'avais vécu la guerre. Tout bêtement, je commençai à raconter puis, les souvenirs aidant, une sorte de boule de neige s'était mise à rouler. Je parvenais toujours à maintenir le ton léger, car j'ai horreur de ces spectres qui racontent la guerre avec des trémolos dans la voix et je ne veux surtout pas leur ressembler, mais j'étais incapable de m'arrêter et de me taire !

— Mon Dieu, mais vous étiez plus jeune alors que ma fille, constata Gérard Pelletier, complètement abasourdi.

C'est alors que je me ressaisis, mais déjà il était trop tard. Dans les yeux de mon interlocuteur, je lus une expression de pitié et, humiliée à l'extrême, je me levai et je quittai le journal en filant comme une flèche. J'eus l'impression soudain que je devais mon assignation non pas à mes talents de journaliste, mais à ce passé si différent de celui vécu par les gens que je côtoyais dans ce pays du Québec...

Donc, devant cet homme et ce micro, dans ce petit studio où les gens entraient et sortaient lors des pauses publicitaires, j'étais vraiment, et sans raison évidente, mal à l'aise. De quoi s'agissait-il au juste ? De mon dernier roman ou de ma vie à moi ?..

— C'est une autobiographie, insistait l'homme assis en face de moi. Avouez-le donc !

J'adoptai le ton ironique, décidée à me moquer du monde entier, mais je ne parvenais pas à me libérer de l'impression plutôt pénible que quelque chose ne tournait pas rond.

— Voyons, dis-je, il est de notoriété publique que j'ai le don d'ubiquité. Je suis revenue après la guerre à Varsovie, comme Helena, mon héroïne, et en même temps j'ai été étudiante en France. Ensuite, Helena, c'est-à-dire moi, a terminé sa médecine à Varsovie et en même temps s'est mariée à Montréal avec un garçon dont le seul défaut consistait à ne pas connaître le polonais.

Assez curieusement, c'est une journaliste que je ne connaissais pas alors qui s'efforça de me sortir de là et elle y parvint. Sans le savoir, Denise Bombardier me rendit un service dont je lui suis toujours reconnaissante. Elle m'invita à son émission télévisée avec un jeune homme fraîchement arrivé de Pologne. D'une question à l'autre, elle démontra que mon roman n'avait rien d'autobiographique mais reflétait néanmoins la réalité polonaise. De mon côté, j'eus l'occasion enfin de parler de mes personnages. Le jeune homme, pour sa part, annonça d'une voix de stentor que lui qui venait tout juste de quitter la Pologne pouvait confirmer que ma toile de fond comme ma chronologie d'événements qui ont secoué le pays et le secouent encore étaient on ne peut plus véridiques.

— Moi-même, je ne saurais mieux situer tout cela, déclara-t-il textuellement, et il est surprenant que quelqu'un qui vit comme Alice Parizeau à l'étranger ait pu réussir un pareil tour de force.

Le lendemain, cependant, je recommençai à me défendre de mon mieux, tandis que mon éditeur me taquinait gentiment en répétant que peu importait qu'on parle de mon roman en bien ou en mal, pourvu qu'on en parle. J'ai beaucoup de défauts, mais je n'ai jamais réussi à être vaniteuse. Par conséquent, quand je commençai à recevoir des invitations pour prononcer des conférences, je ne m'imaginai pas que cela était dû à mon génie littéraire quoique très heureuse de pouvoir parler de mon travail de romancière. Même l'Institut polonais de Montréal, centre culturel de l'immigration polonaise, daigna, pour la première fois, m'inviter, bien que je connaisse tout le monde là-bas depuis des années et que j'y sois connue. C'était vraiment le comble ! ! !

— Il faut accepter, me conseilla mon éditeur. C'est une excellente façon de faire de la publicité.

J'eus beau protester que je ne parviendrais pas à terminer mon deuxième volume *la Charge des sangliers*, je suivis quand même les avis de Pierre Tisseyre à la lettre. J'aime avoir confiance dans les gens. À plus forte raison, j'avais confiance en un éditeur qui avait publié tout ce que j'avais écrit par le passé.

D'une conférence à l'autre, cependant, surtout à l'université, je rencontrais des auditeurs étranges. Soudain, sans raison évidente, quelqu'un se levait dans la salle pour me poser, sur un ton très agressif, des questions tout à fait surprenantes. À entendre mes interlocuteurs, j'exagérais à plaisir dans mes écrits les difficultés vécues dans les pays de l'Est, oubliant qu'au Québec des pauvres et des sans-abri luttent et souffrent. Je profitais de l'hospitalité québécoise tout en me permettant de traiter dans mes romans de la Pologne, ce qui en soi était déjà une trahison. J'osais dénoncer des ententes occultes soviéto-polonaises qui, selon moi, minent la Pologne sans documents à l'appui. Je prétendais que le défunt maréchal Pilsudski était un héros : or, c'était un fasciste !

C'est ainsi que j'eus une véritable prise de bec avec un journaliste français dont les orientations politiques et surtout la conscience professionnelle me paraissaient plus que douteuses. Il critiquait tout ce qui était américain, vantait le communisme et allait jusqu'à prétendre que la situation économique de la Pologne était bien meilleure qu'on ne le disait. Son ton pédant et prétentieux avait le don de m'énerver.

Ils étaient plusieurs, ce jour-là, à m'attaquer en même temps. Une grosse fille au passé politiquement suspect, une journaliste polonaise qui avait joui de beaucoup de privilèges, dont celui de travailler en Afrique, et celui de choisir la liberté en Italie, avant d'arriver au Canada avec voiture, bagages et statut d'immigrante reçue, me reprochait mon patriotisme polonais. Le journaliste français affirmait que les Soviétiques ne tiraient pas sur la population civile en Afghanistan contrairement aux Américains au Salvador, et un économiste polonais, envoyé d'office par l'ambassade de Pologne, sortait des statistiques pour démontrer au public dans la salle que Solidarité, mouvement ouvrier autonome, minait le pays.

Je ne trouvais pas de rapport entre ce qui se disait et mon roman. Je ne comprenais pas les attaques, mais j'étais prête à les réfuter, ne fût-ce que pour persuader l'auditoire que la liberté est plus importante que la vie. Leurs arguments étaient en outre à ce point stupides qu'ils suscitaient des éclats de rire. Quand un inconnu accusa le gouvernement de René Lévesque d'être responsable de la ruine prochaine du Québec à cause de la taxe sur l'essence, les étudiants décidèrent quand même de le vider de la salle... Passons...

Ce qui importait, c'était que mon pauvre roman disparaissait sous ce fatras de discussions. Seul Pierre Tisseyre parvenait à me rassurer en me répétant de semaine en semaine qu'il se vendait très bien. Comme l'optimisme de mon éditeur n'avait d'égal que mon pessimisme, mon moral demeura intact.

Je ne comprenais pas, mais je n'avais pas le temps d'approfondir mes interrogations. La nuit, dans le silence de mon cabinet de travail, Inka me hantait avec son désespoir et son besoin d'amour. J'écrivais le deuxième volume et elle était là, vivante, en train de s'imposer de plus en plus. Le jour, je la défendais devant des gens qui contestaient son droit à une existence normale, comme celle de n'importe quelle jeune fille dans un pays démocratique, et cela me rendait nerveuse.

À l'Institut polonais, on me donna une petite heure pour parler, non pas de mes livres, mais de ma vision de Solidarité et du rôle du mouvement. Un autre conférencier, Jan Nowak, écrivain politique avantageusement connu qui avait travaillé pendant des années à la radio Free Europe et qui vit à New York, était présent dans la salle. J'aurais voulu lui parler, le féliciter pour ses apparitions à la télévision américaine et ses commentaires sur la situation en Pologne, mais ce fut peine perdue. On nous présenta, on nous empêcha d'échanger plus que quelques mots de politesse, il monta sur l'estrade, présenta un exposé d'une demi-heure, refusa de répondre aux questions sous prétexte qu'il devait prendre l'avion, puis resta vissé sur une chaise au premier rang et écouta ma conférence jusqu'au bout. Compte tenu des us et coutumes qui prévalent dans ce milieu, la conduite de Jan Nowak était surprenante. Il se comportait à mon égard comme un examinateur qui tient à vérifier la conduite de l'élève Alice, la clarté de ses idées et ses préférences idéologiques. Il me demanda par l'entremise des responsables de la bibliothèque de lui envoyer mon bouquin, ce que je fis sans obtenir ni accusé de réception ni appréciation quelconque.

J'avais, par ailleurs, l'impression pénible d'être suivie le soir et j'avais de la peine à me défendre contre ce sentiment de suspicion qui m'envahissait. Quelqu'un, quelque part, me tenait responsable de quelque chose et voulait savoir qui avait été mon complice. En attendant, il me dénonçait pour empêcher que mon roman ne se vende en dehors du Québec, tandis que quelqu'un d'autre tenait absolument à ce que cela se fasse. Ce n'était plus une réaction littéraire mais politique. Pierre Tisseyre s'amusait ferme, mais lui aussi finissait par trouver étranges certains événements qui survenaient dans mon existence de romancière.

De passage à Paris, j'allai voir le rédacteur en chef de la revue *Kultura*, monsieur Giedroyc, et madame Hertz, sa collaboratrice. Ils trouvèrent mon roman remarquable et ils me proposèrent de le présenter à la Foire de Francfort. J'étais flattée et gênée.

Je respecte beaucoup ces gens-là et je tiens à leur estime. Après la Deuxième Guerre mondiale, ils se sont installés à Paris et, sans un sou vaillant en poche, ils ont lancé une revue trimestrielle qui n'a jamais cessé de paraître depuis. Revue copieuse, documentée, fort intéressante et très bien informée. Forcément, tous ceux qui parvenaient à sortir de Pologne, à choisir la liberté, à rapporter des manuscrits interdits de publication là-bas passaient d'abord chez monsieur Giedroyc et madame Hertz. De cette façon, des habitudes se créèrent et elles ont subsisté jusqu'à présent. *Kultura* lança également une maison d'édition qui fait paraître systématiquement des livres rédigés en polonais qui ne peuvent être lancés ailleurs. Désagréables dans les rapports humains, méfiants, les rédacteurs en chef de la revue *Kultura* paraissent d'autant plus gentils quand ils profèrent le moindre compliment...

Par la suite, monsieur Giedroyc ne réussit pas, semble-t-il, à vendre mon roman à la Foire de Francfort, mais ça, c'est une tout autre histoire. Je sus, par l'entremise d'un professeur d'origine polonaise de littérature comparée, que mon roman avait déplu au Quai d'Orsay.

— Cette romancière ne sera jamais adoptée par la France, lui aurait-on dit, et cela non pas pour des raisons littéraires, mais politiques.

Potin ou vérité? Peu importe. Intriguée, je commençai à me demander ce qu'il y avait de si important dans mon roman. La chronologie? Certes, une année plus tôt elle était encore unique et inédite, mais depuis que le mouvement Solidarité négociait avec le pouvoir à Gdansk au grand jour, devant les caméras de télévisions étrangères, nous n'étions plus à l'heure de la désinformation de ce type. Non, il ne s'agissait pas de ma chronologie des révoltes diverses, plus ou moins vite écrasées par la milice, les ZOMO, l'armée et, d'une façon plus générale, le Parti communiste! Les dates et les faits venaient brusquement d'émerger au grand jour dans les revues à grand tirage, autant françaises qu'anglaises, allemandes ou américaines. Alors, qu'est-ce qu'il y avait de si particulier dans ce roman qui puisse inquiéter le Pouvoir?

De retour à Montréal, après le Salon du livre à Paris où le kiosque du Québec était particulièrement bien placé au Grand Palais, j'eus l'impression de tourner comme une toupie d'une bibliothèque publique à l'autre. Comme je travaillais en même temps sur le deuxième volume et que mon éditeur ne cessait de m'encourager, ce fut une belle année. Au printemps, *la Charge des sangliers* était terminée, comme je m'étais promis de le faire. C'est alors que je reçus un appel de Toronto. A. D. Martin

Sperry se présenta en riant comme un lieutenant-colonel à la retraite, traducteur de l'œuvre de Gérard Bessette, Britannique de naissance, ayant la citoyenneté canadienne.

— Je viens de terminer votre roman, m'a-t-il dit, et je voudrais qu'il paraisse en anglais. Je suis prêt à le traduire. M'autorisez-vous à le faire sans aucun engagement financier de votre part?

J'étais trop gênée par l'idée du travail que cet homme semblait prêt à entreprendre gratuitement pour accepter. Je demandai un délai d'un jour, le temps de réfléchir et de consulter mon éditeur. Il accepta mais ajouta en riant que j'avais tort d'avoir des scrupules.

Martin Sperry avait alors l'habitude de passer ses hivers sur la Côte d'Azur et il prétendait qu'en faisant des traductions, même gratuitement, il gagnait des sommes faramineuses en cessant tout bonnement de perdre son argent à la roulette. Cela semblait d'une logique impeccable et m'était annoncé sur un ton on ne peut plus drôle. Le lendemain, Pierre Tisseyre me confirma, une fois de plus, que les éditeurs de Toronto continuaient à bouder mon roman en étirant constamment l'échéance prévue pour leur réponse. Il me recommanda donc d'être prudente, de ne pas m'engager financièrement à l'égard de ce Martin Sperry qu'il ne connaissait pas et promit d'écrire à l'agent littéraire américain, un dénommé Rick Balkin, petit homme plutôt désagréable, mais optimiste. Selon lui, *Les lilas fleurissent à Varsovie* pouvait faire l'objet d'un film, Hollywood n'était pas loin, il fallait juste disposer d'une traduction en langue anglaise pour intéresser les maisons d'édition américaines. Oui, mais...

Car il y avait un mais.

Pour les livres édités par des maisons canadiennes, on peut avoir une subvention du Conseil des arts qui couvre les frais de la traduction, mais dès qu'il s'agit d'Américains, leurs concurrents, pas de subvention pour le traducteur... J'étais dans une impasse totale.

Et puis, c'est à cette époque que j'essuyai d'abord un refus formel du consulat de Pologne à Montréal d'apposer sur mon passeport canadien un tampon de visa. À cause de mes écrits, j'étais soudain une pestiférée incapable de me rendre dans le pays de mon enfance. Cela était d'autant plus surprenant, par ailleurs, que dans le *Voyage en Pologne* et dans une série de reportages de l'époque, je critiquais très sévèrement le régime polonais, ses têtes d'affiches et l'emprise constante de Moscou sur le gouvernement de Varsovie, prétendument indépendant. Alors pourquoi, à l'époque, avais-je obtenu mon visa? Pourquoi, pendant que je travaillais à l'Université de Montréal en criminologie, suffisait-il que ma secrétaire se présente avec mon passeport pour que je puisse répondre à l'invitation de l'Université de Varsovie et aller passer un mois là-bas? Je participais alors, bon an mal an, aux séminaires. Je discutais des travaux de recherches entrepris en commun avec les professeurs polonais. Je donnais des cours aux auditoires où les professionnels étaient plus nombreux que les étudiants et je développais des projets d'application de la libération conditionnelle à la canadienne dans le cadre de la dictature communiste, ce qui avait en soi quelque chose de tragi-comique.

Pourquoi?

S'agissait-il d'une protection spécifique, universitaire, que je venais de perdre en tant que romancière? Et si oui, était-elle liée à une personne en particulier, ou à un objectif global, puisque ces échanges permettaient aux universitaires polonais de se familiariser avec les méthodes et les techniques de recherche nord-américaines et leur donnaient accès aux bibliothèques?

Je ne le sais toujours pas...

À ce propos, un incident très pénible se déroula lors de ma visite au bureau central de Solidarnosc à Varsovie. C'était l'automne de 1981, deux mois avant la déclaration d'état de guerre du général Jaruzelski, qu'un chef d'État occidental, un seul, il est vrai, devait vanter comme appropriée dans les circonstances (décidément, l'ignorance et la morgue n'ont pas de frontières et d'autres auraient pu le répéter): Pierre Elliott Trudeau, premier ministre du Canada d'alors!

Le temps était beau et l'air tiède. Dans les rues, les feuilles dorées tombaient sur les trottoirs. Je revenais de Gdansk et je rapportais les derniers tracts de Solidarnosc polycopiés à la hâte sur une minable machine manuelle. J'étais certaine, dans ma naïveté, d'être bien reçue!

On m'introduisit immédiatement auprès du responsable des relations publiques, un merveilleux gars très occupé qui répondait à plusieurs appels téléphoniques à la fois, transpirait à grosses gouttes et souriait. Cet homme était visiblement heureux et réagissait comme quelqu'un qui avait attendu très longtemps les instants qu'il était en train de vivre. Je lui remis le paquet et je lui demandai s'il voulait que j'organise quelque chose au Canada. Je parlai d'échanges universitaires, mais il m'interrompit très vite.

— «Ils» (c'est-à-dire le Pouvoir) choisissent qui ils veulent envoyer chez vous. En criminologie surtout, «ils» gardent le contrôle. Un bon conseil, quittez la criminologie. C'est la pire des disciplines: «ils» vivent là-dedans comme les rats dans un fromage et il est inutile d'essayer de démasquer leurs agents. C'est trop compliqué.

Mon intention de prendre un congé sans solde à mon retour à Montréal et de me consacrer à plein temps à l'écriture se précisa en un instant. J'eus l'impression d'avoir même le devoir de réaliser ce vieux rêve. Mon roman eut un prix à Paris, le prix de l'Association des Écrivains de langue française, je me sentais libre comme l'air, libre d'écrire et de gagner mal ma vie, puisque l'un ne va pas sans l'autre!

Et puis, de retour au Québec, j'appris que Martin Sperry s'était exécuté et que sa traduction était à la fois somptueuse et très fidèle. Rick Balkin, l'agent américain, venait en outre d'aviser Pierre Tisseyre que le livre était accepté par la New American Library et qu'il fallait juste régler les modalités financières dont le versement initial de l'avance à l'auteur et à son premier éditeur. Pierre Tisseyre et moi-même devions nous rendre à New York pour rencontrer les gens de la New American Library ainsi que Rick Balkin.

Pour moi, un roman publié cesse de me préoccuper. Il vit à son propre rythme de ventes, de réactions des lecteurs, des attitudes de certains critiques ou analystes littéraires dont les réactions vont au-delà de la période du lancement et se retrouvent dans les revues spécialisées. Pour Pierre Tisseyre, cela ravivait le souvenir d'André Langevin qui avait failli lui rapporter le prix Goncourt et dont l'œuvre lui importait beaucoup. Avec lui aussi, il avait été à New York lors de la publication d'un de ses romans. Mais, mal lancé, le livre n'eut pas une longue carrière. Je ne m'attendais, pour ma part, à rien de plus. Je ne comptais pas sur une réussite fulgurante mais mon éditeur, toujours aussi optimiste à mon sujet, pensait juste le contraire. Il n'était pas le seul d'ailleurs! Mon autre éditeur, américain celui-là, était persuadé que mon roman serait le livre de l'année. Mike Carroll l'avait trouvé particulièrement intéressant.

Je me souviens que le temps était ensoleillé, l'air léger comme cela arrive au printemps et que j'étais particulièrement heureuse. Du côté financier, l'opération s'annonçait mal. En vain j'ai communiqué avec Naïm Kattan. Il me confirma que, selon les règlements, mon traducteur ne pouvait être payé par le Conseil des arts puisque mon éditeur n'était pas canadien mais américain. Et ce règlement, il va sans dire, ne pouvait tolérer aucune exception! Fort heureusement, Pierre Tisseyre accepta l'idée que sur l'acompte que nous devions recevoir on paierait en premier lieu Martin Sperry et on diviserait ensuite le reste entre nous deux selon les clauses de notre contrat d'édition. J'étais débarrassée, en somme, de mes remords à l'égard de Martin Sperry et j'avais envie de raconter mon aventure au monde entier.

Au téléphone, je continuais à recevoir à cette époque des appels étranges où l'on entendait dans l'écouteur quelqu'un souffler mais où le correspondant s'abstenait de parler. Lors de mes conférences publiques, il m'arrivait toujours d'avoir dans la salle des gens hostiles que le reste de l'assistance ne connaissait pas et qui me posaient des questions surprenantes. Un soir, elles portaient sur l'antisémitisme chronique des Polonais et un autre sur mon incapacité de m'intéresser au Québec où je vis et à ses pauvres. Certains individus, des hommes pour la plupart, s'amusaient à m'interroger sur mon passé. C'était un exercice stupide. Je me souviens que dans une grande salle où il y avait beaucoup de monde, je parlai de la genèse de mon personnage de médecin et qu'on m'interrompit en plein milieu de ma phrase. Mon auditeur-agresseur affirma que j'avais un faible pour les terroristes et exigea que j'explique pourquoi en octobre 1970 j'avais fondé le Comité d'aide aux personnes arrêtées en vertu de la Loi des mesures de guerre. Je répondis que cela avait été pour moi une nécessité absolue et non pas le résultat d'une mûre réflexion. Toute arrestation arbitraire me paraît être une forme intolérable d'injustice que je me dois de combattre de mon mieux sans me préoccuper des conséquences éventuelles pour moi et pour mes proches. C'était cela, mon action en octobre 1970, et je peux la raconter en détail à n'importe qui et n'importe où.

Après cela, les questions se multiplièrent et, au lieu de parler de mon roman, je racontai les événements et surtout des anecdotes qui dataient de la période où, dans le petit bureau prêté par monsieur le curé de l'église Saint-Jacques, les bénévoles, Gabrielle Labbé et Anne Cusson surtout, les deux saintes femmes, recevaient les appels des prisons et les visites des femmes qui sortaient de la maison de détention et avaient peur de rentrer seules chez elles. Le comité des « trois sages » que nous avions organisé tant bien que mal, composé du professeur Roland Parenteau, du père Tellier et de Jacques Hébert, président de la Ligue des droits de l'homme d'alors, mais aussi le meilleur ami du premier ministre Trudeau, rencontrait les détenus, enregistrait leurs plaintes et, la fin de semaine, intervenait auprès du ministre de la Justice, Jérôme Choquette. Ce même ministre, tant décrié à cause de ses apparitions intempestives à la télévision, avait payé par la suite des dédommagements sans publiciser cette décision qui ne relevait que de lui et qui aurait pu lui valoir un peu de reconnaissance, ce dont il aurait eu un besoin d'autant plus urgent que les pouvoirs politiques supérieurs s'étaient arrangés pour faire peser sur ses épaules le fardeau d'une responsabilité qui n'était pas du tout la sienne...

Prise par mon sujet, je m'amusai à invoquer Charlotte Corday de Montréal, un fait authentique plutôt drôle. Un dimanche matin que j'assumais seule la permanence sous le clocher de l'église Saint-Jacques qui domine désormais un des édifices de l'Université du Québec, une jeune femme arriva. Elle refusa de s'asseoir, et debout devant la table sur laquelle je classais des fiches de personnes qui réclamaient une aide, elle me tendit cent dollars.

— Mes copines et moi avions décidé de donner cela pour les femmes qui ont été arrêtées pour rien, mais on a mis une seule signature. On a cherché dans les dictionnaires et on a pris le nom de Charlotte Corday. Elle était courageuse! Vous comprenez, avec le métier qu'on fait, on risque d'avoir des ennuis si on indique nos noms.

Faute de réactions, j'expliquai qui était Charlotte Corday, la femme qui avait poignardé Marat dans son bain, mais mon auditoire ne semblait pas avoir de vision particulière des conflits qui ont existé pendant la Révolution française entre les Girondins, les Jacobins et les autres, et mon histoire suscita des sourires polis, sans plus.

Cette fois-ci, j'en avais assez! Au lieu de partir, je cherchai mon auditeur-agresseur et je m'arrangeai pour qu'il ne puisse pas quitter la salle autrement qu'en ma compagnie. Aussitôt dehors, je lui demandai à brûle-pourpoint pourquoi il avait tant voulu me faire passer pour quelqu'un qui défend les terroristes et m'empêcher en même temps de parler de mon roman, en précisant qu'il n'était pas seul de son espèce. À ma grande surprise, il admit qu'il avait des contacts avec des gens qui s'intéressaient à mes activités. Ces gens voulaient savoir comment j'avais obtenu certains détails qui figuraient dans mon livre. Il parlait un polonais cahoteux, faisait des fautes, mais paraissait ne pas trouver cela particulièrement gênant,

— Quels détails ?

Je fus à ce point surprise que je posai bêtement la question la plus simple qui m'était venue à l'esprit. Car, comme je l'avais déjà mentionné, ma chronologie, ramassée à grand peine, ne pouvait plus énerver aucun censeur, ayant cessé avec Solidarnosc d'être un secret trop bien gardé par les hommes du pouvoir de l'Europe de l'Est.

— Il y a dans votre roman un attentat contre Wladyslaw Gomulka et Nikita Khrouchtchev. Un attentat manqué. Qui vous a raconté cette histoire ? Vous ne l'avez pas inventée, c'est trop précis et trop conforme à ce qui aurait pu se passer en réalité.

C'était donc cela qu'ils cherchaient à savoir... Je ne suis pas une lectrice assidue de romans d'espionnage, mais je crus pendant un instant être au centre d'une histoire que je n'avais pas écrite et dont je ne connaissais pas les tenants et les aboutissants.

— Mais cet incident date et n'a plus aucune importance !

Il me regarda avec un sourire ironique, puis recommença à parler dans son charabia assez difficile à comprendre. Il en ressortait que les témoins de cette affaire étaient peu nombreux et que celui qui m'avait parlé de l'attentat devait avoir une raison particulière de le faire. Une raison liée au besoin de communiquer avec d'autres, de leur signaler son existence et de leur demander de l'aide.

— Mais il s'agit d'un roman !

Visiblement, il n'avait pas la même attitude à l'égard de la littérature que moi. Enfin, je comprenais pourquoi tant de gens s'étaient comportés d'une façon aussi surprenante. En même temps, je cessais aussi de considérer que mon imagination me jouait des tours. Effectivement, on me suivait et l'on profitait de chaque occasion pour me poser des questions qui, elles non plus, n'étaient pas à caractère littéraire ! Je crois, le recul aidant, que ma réaction fut plus convaincante que ce que j'aurais pu raconter à cet homme. Par la suite, l'agitation que des inconnus créaient lors de mes conférences se calma peu à peu. De toute évidence, on ne me jugeait plus assez importante pour me surveiller. De mon côté, je cessai de raconter à mes auditeurs comment, en parlant avec monsieur et madame Tout-le-monde en Pologne, j'avais pu réunir des bribes de renseignements et de réactions, ces matériaux dont les journalistes sont friands et que les romanciers utilisent pour offrir à leurs lecteurs un fond de vérité...

Je suis malade. J'espérais surmonter les effets du cancer en dominant l'angoisse et la peur de la mort, mais je n'avais pas prévu les problèmes réels, ceux de respiration ! Un incident, un autre encore, séjour à l'hôpital et retour à la maison dans un état lamentable. L'obligation d'accepter la chimiothérapie pour éviter d'étouffer devant Jacek. Résultat : j'étouffe toujours, mais en même temps j'ai mal à la tête, j'ai mal au cœur et je continue à chercher péniblement mon souffle. Impossible de rejoindre mon médecin. Il ne rappelle pas. Il n'a pas envie, sans doute, de me répéter que la médecine n'a rien de mieux à offrir pour me soulager. Car il ne s'agit pas de me sauver la vie pour quelques mois ou quelques années encore, mais juste de me soulager... C'est horrible, cette façon de traiter des millions de gens depuis des décennies sans lancer un appel, comme on le fait en ce moment pour les sidatiques. Là on sait qu'on ne sait rien, tandis que, dans le cas du cancer, on prétend savoir et même sauver des patients qui, s'ils avaient vécu dans le passé, seraient morts sans aucun secours. Est-ce de la médecine que d'infliger des souffrances pareilles ou une expérimentation absolument sinistre ? Il serait normal qu'ils nous fassent au moins la charité d'un coup de téléphone, surtout dans des cas où on se garde d'abuser. Dois-je continuer à avaler ce poison prescrit par mon médecin, ces cachets d'Etoposide (Vepesid) (drôle de nom, on dirait un titre de tragédie grecque) ou arrêter l'exercice et retourner à l'hôpital pour des séances de chimiothérapie intraveineuse ? Je viens de composer le numéro de Jacques Baillargeon. C'est le seul qui, vieil ami fidèle, essaie depuis le début de me persuader que je peux m'en sortir, et c'est le seul à l'égard duquel je suis d'une ingratitude absolue. C'est que j'ai vu dans ses yeux, comme dans ceux de sa femme Hélène, elle aussi une amie de toujours, de la pitié, et je ne veux pas susciter la pitié...

C'est bête, mais j'ai toujours crâné. Pendant la guerre, je refusais d'admettre que j'avais faim et que j'avais froid, que j'étais seule et que je souffrais comme n'importe quel enfant qui vient de perdre son père, puis sa mère. Après la guerre, je refusais d'admettre à quel point mes neuf mois de captivité avaient été durs et pénibles. J'estimais que, comparativement aux gens qui avaient été dans des camps de concentration, je n'avais pas le droit de me plaindre. Pourtant, je suis montée avec mes camarades de l'insurrection de Varsovie dans des wagons à bestiaux, nous avons été sous les bombes à Hanovre et je me suis évadée, j'ai été arrêtée à la frontière hollandaise, enfermée en prison sous les bombardements à Osnabrück, seule dans une cellule, puisque j'avais eu le front de refuser, même sous la menace d'un revolver, de demeurer avec les femmes condamnées pour relations amoureuses avec des étrangers, moi, soldat de l'insurrection de Varsovie, prisonnière de guerre...

Je ne voulais pas raconter. Je ne voulais pas entendre la petite phrase : «Pauvre Alice!» Tout, mais pas cela! Plus tard, étudiante à Paris, j'eus la malchance de sortir par une journée pluvieuse avec mon amie Wanda. Elle fut frappée sur le trottoir par un camion. Je me penchai, je roulai sous les roues et je me retrouvai à l'hôpital Laennec. J'y demeurai une année complète... En sortant, j'emportai en souvenir des cicatrices horribles, mais comme je devais en principe y laisser ma jambe gauche, qu'on voulait amputer à la suite de la gangrène, je ne me plaignis pas. J'avais gagné au change.

Aujourd'hui, je ne veux pas que cela se sache que j'ai le cancer du poumon et que je ne peux pas respirer! Je ne veux pas qu'on m'inflige des traitements barbares qui ne soulagent pas, démolissent, mais prolongent... On comprend qu'à défaut d'autre chose, les médecins soient obligés de les prescrire, mais cela ne change rien!

Ah! si seulement les gens voulaient cesser de fumer!

D'accord, mais il n'est pas certain que la cigarette soit l'unique agent responsable de la maladie. Selon les statistiques, la mortalité des suites du cancer est plus élevée chez les fumeurs que chez les non-fumeurs. Culpabiliser les malades est odieux; c'est plutôt les médecins qu'il faudrait culpabiliser, les spécialistes surtout qui savent bien combien en fin de compte leur savoir est mince...

Jacques Baillargeon ne m'a pas retourné mon appel... Je sais pourtant qu'il a communiqué avec le docteur Ayoub, qu'il agit et intervient sans cesse en ma faveur et que je lui dois beaucoup. Pardon, mon cher docteur, mille excuses et ne me crois pas ingrate, s'il te plaît...

Mardi soir

Le docteur Ayoub se dérange et passe me voir à la maison. Dans le cadre dur et déshumanisé de cet univers nord-américain, si confortable par ailleurs, c'est vraiment une grande faveur. Je pense que je ne le dois pas à mon œuvre littéraire, ni à mon charme personnel, mais à Jacek, qui s'en défend bien. Comme disait Papusiek:

— La seule chose intelligente que tu aies faite dans ta vie, c'est de tomber amoureuse de Jacek!

C'est injuste à la fin. J'ai beaucoup travaillé, je me suis beaucoup appliquée et débattue, mais en bout de piste tout a été réglé dans mon existence grâce au plus pur des hasards! En fait, quand je voulais obtenir quelque chose, cela ne se réalisait pas et c'est ainsi que j'appris très vite à me sentir responsable de mes échecs. À l'opposé, les réussites les plus surprenantes, les manifestations de reconnaissance ou d'amitié me sont tombées sur la tête sans être attendues ou même sollicitées. L'imprévu a toujours été là, parfois même à ce point surprenant que je ne pourrais le raconter sans risquer de passer pour une sacrée menteuse.

Jeudi matin

— Je suis une abonnée. Chambre avec vue sur le parc Lafontaine, s'il vous plaît.

La demoiselle à l'accueil me reconnaît et joue le jeu.

— Côté est ou côté ouest, chère madame?

Le sens de l'humour est certainement la seule défense (les calmants et autres médicaments mis à part) contre la souffrance et à l'hôpital surtout, lieu privilégié de la souffrance collective, il devrait être indispensable. Or, il est rare. Il est difficile de savoir dans quelle mesure cette atmosphère morne qui règne dans les hôpitaux du Québec (si luxueux comparativement à ce qui existe ailleurs, aux États-Unis surtout, dans les lieux semblables, c'est-à-dire destinés à ceux qui ne paient pas) est due au travail lui-même, ou découle d'une pression syndicale. Car enfin, le travail à l'accueil ressemble à n'importe quelle occupation du même ordre dans les bureaux où des secrétaires affables et élégantes subissent des visiteurs ennuyeux qu'elles doivent éconduire poliment sous peine d'avoir des problèmes avec leurs supérieurs. Même dans les universités, où pourtant la sécurité d'emploi existe depuis deux décennies au moins, le personnel de soutien, comme on l'appelle pour ne pas froisser l'amour-propre de personne, garde cette amabilité souriante qui distingue les Québécois de leurs cousins de France. Pour être importants, les Canadiens français ne s'estiment pas obligés de garder des distances entre eux et ceux qui en dépendent...

— Merci, mademoiselle. Votre accueil a été charmant pour moi qui justement n'ai plus le courage de paraître en forme et qui désespérément manque d'air. Courir après son souffle est vraiment une occupation pénible. En plus, même si dans les romans comme dans les films la maladie n'engraisse pas et ne donne pas bonne mine, dans la vraie vie, cela arrive. Croyez-en mon expérience!

Ma chambre enfin, vue imprenable sur le parc Lafontaine, un rideau de pluie et des rayons timides de soleil derrière. Un bras, le gauche, immobilisé par les médicaments qui, goutte à goutte, tombent dans mes veines, civière, ascenseur et le bon sourire du docteur Méthot. Il ne demande rien, ne me plaint pas, ne critique pas, ne conseille pas et plaisante. Ouf... C'est reposant! Voilà, six séances de radiothérapie, c'est tout ce qui reste à mon compte, ensuite il ne pourra plus rien pour moi. Je suis prévenue. Deux séances, trois jours de congé, puisque les services seront fermés jusqu'à mardi, et ensuite le reste de la semaine. Cette interruption, du samedi, dimanche et lundi n'est peut-être pas idéale au plan médical, mais ce n'est ni sa faute ni la mienne! Des visages nouveaux. Mon ancienne équipe, celle de l'année dernière, n'est plus là. Une nouvelle machine, beaucoup plus sophistiquée, qui tourne autour de mon corps allongé et qui est à mon vieil Eldorado ce que l'équipement d'un sous-marin ultramoderne est à celui de l'armement de la Première Guerre mondiale.

Vendredi soir

Lech Walesa et Geremek, Louis Laberge et Jacek sur l'écran de la télévision. Ils sont là à Mirabel, et moi je suis dans mon lit en train de chercher mon souffle! Pourquoi maintenant, justement, et pas dans deux semaines, plus tard, après ces journées historiques? Pourquoi?

Je sais que Lily Tasso, une merveilleuse femme qui a su, il y a des années de cela, me montrer en quelques instants l'image parfaite du bonheur, une excellente journaliste, couvre l'événement. Je sais que Denise Bombardier a fait une remarquable entrevue avec Geremek. Je sais que le gouverneur général, Jeanne Sauvé, recevra à déjeuner en tête à tête Lech Walesa et lui parlera du projet de construction de l'hôpital. Je sais que Wanda fera l'impossible pour mobiliser la colonie polonaise à Montréal comme à Toronto... Je sais que je ne peux faire plus, ni à plus forte raison mieux, et pourtant je voudrais être juste un peu plus utile que ce corps couché sur le lit. L'orgueil, la volonté de se croire indispensable? Non, pas du tout! Je suis profondément persuadée qu'il n'y a pas de gens indispensables. Bien au contraire! Je pense même que le meilleur service que je pourrais rendre à ma famille au complet, et surtout à Jacek, c'est de m'effacer rapidement et silencieusement. Les visites à l'hôpital sont épuisantes, les nuits à la maison, avec le bruit de cet air que je pourchasse, sont sinistres et il est temps, me semble-t-il, de changer de cap. Nous avons été heureux ensemble, j'ai rempli mon rôle du mieux que j'ai pu et le rideau peut tomber ! Il poursuivra seul, ou avec une autre, et il gagnera, j'en suis certaine.

Pour ma fille et mon fils, je serais plus utile morte que vivante. Les souvenirs embellissent, le quotidien d'une mère malade complique l'existence, culpabilise inutilement et ne rapporte rien sinon de petites satisfactions passagères.

La nuit, le lendemain, les journées qui passent et les nuits qui se traînent de quatre heures en quatre heures, ponctuées par le passage des infirmières et l'obligation d'avaler des cachets, de subir des prises de sang et je ne sais trop quoi encore. Des visages aimables, des visages pénibles chargés d'indifférence ou encore de cette sorte de provocation stupide qui ne correspond pas du tout aux réactions des malades et qui découle directement des objectifs très syndicaux de la répartition des tâches. Répartition entre qui et qui ? Entre l'assistant et l'assistante, l'infirmière et le médecin, mais en fait ce n'est pas de cela qu'il s'agit ultimement, mais du droit de celle ou de celui qui est couché sur le lit étroit de ne pas abuser de leurs prétendus privilèges.

— Savez-vous, me dit une jeune technicienne, quand j'étudiais, je ne savais pas qu'il fallait travailler dans un hôpital la nuit et les jours fériés. C'est en troisième année seulement qu'un professeur s'est donné la peine de nous l'expliquer...

Oh ! *sancta simplicitas* !

Cela serait fantastique de pouvoir fermer boutique chaque soir, de vider les lieux, de se retrouver ailleurs, de partir en laissant la maladie, la douleur, la déprime, et en prenant congé ainsi de tout cela «syndicalement», de préférence avec compensation pour les heures supplémentaires...

À la télévision les murs s'effondrent, un demi-siècle après la guerre, une nouvelle Europe émerge par la grâce des Soviétiques (les véritables occupants, avec la bénédiction du président Roosevelt) dont les tanks qui sont sur place ne tirent pas. J'ai un profond sentiment d'inutilité qui ne fait qu'accentuer mon découragement. Pendant des années, pendant toute ma vie professionnelle, en fait, je me suis efforcée de crier, d'écrire, de raconter et de commenter une vérité, celle de l'Europe de l'Est et de la Pologne en particulier, écrasée, dominée, condamnée à subir la censure, le communisme, la pénible utopie qui crée des classes autrement plus dominantes et plus puissantes que celles du capitalisme libéral. J'ai affronté, chemin faisant, des imbéciles particulièrement tenaces, au Canada surtout, mais aussi en Europe occidentale, prêts à m'accuser d'être réactionnaire, d'exagérer, de magnifier la civilisation du dollar par opposition à celle du prétendu sacrifice social. J'ai de la compréhension pour les réactions d'ici, pour celles des gens de l'Amérique du Nord parce qu'ils sont loin, complètement détachés de cette autre réalité européenne qui ne les concerne pas directement. Mais quand même, les journaux, les nouvelles, les livres circulent. Il est drôle de songer que dans les pays riches où l'on vit bien, il est à la mode de flirter avec les utopies de gauche et de pleurer sur les malheurs des assistés sociaux sans savoir que, selon Karl Marx, c'est justement cela, le *Lumpenproletariat* à fusiller d'urgence. Bref, j'ai beaucoup usé de mon énergie pour lutter contre la désinformation. Et voilà que soudain les murs tremblent, les protestations fusent, les gouvernements tombent là-bas tandis qu'ici on hurle à qui mieux mieux : nous le savions bien depuis toujours, mais on ne pouvait rien faire !

Drôle, n'est-ce pas ? Drôle à crever de rire !

Dimanche

Quinze jours se sont écoulés. Quinze jours perdus, rayés de ma vie, jetés dans l'obscurité d'une chambre d'hôpital que je ne peux quitter guérie parce que la médecine n'a pas de réponses dans mon cas, juste des interrogations et des menaces. C'est la fête — Noël et Nouvel An en même temps — c'est le retour à la maison, les odeurs, les couleurs, la présence de Jacek, sa tendresse, son sourire, sa gentillesse. Dehors, le monde continue de tourner, le Salon du livre a lieu et cette année je ne suis pas dans le kiosque.

Ma première pièce de théâtre vient de paraître. Un tout petit livre que je peux tenir dans ma main et qui m'a demandé pourtant tant de travail...

Merci, mon Dieu, pour ce dimanche de paix, cette belle journée avec la neige qui tombe dehors à petits flocons, puis... J'ai cessé, à force d'être malade, d'avoir des exigences à mon propre égard, et cela est tout à fait fantastique. C'est reposant. On ne se confronte pas, on ne se compare pas, on ne ressent aucune ambition ni l'urgence d'aucun devoir à remplir, et c'est finalement merveilleux, ce détachement...

Et puis, j'ai pu monter à l'étage, ce qui en soi est déjà fantastique. D'en haut je vois le parc, la neige blanche, j'entends la nuit le bruit du vent. Le matin, l'aube rose est particulièrement belle dans sa délicatesse hivernale. Elle entoure le clocher de l'église Saint-Germain, s'humanise et devient non pas un spectacle surprenant chaque fois, mais plutôt quelque chose de familier, de justifié et de parfaitement domestiqué par l'esprit.

Il était six heures quand quelqu'un commença à gratter en bas, sur ma galerie, la neige poudreuse. Déjà l'homme travaillait, un aide-jardinier, un ami du nôtre, car le nôtre ne passe que plus tard avec son équipement impressionnant. Pauvre être humain que celui qui est sous ma fenêtre et dont mon balcon me cache le visage ! Être obligé de se lever si tôt, d'accomplir des tâches dérisoires qu'il faut recommencer sans cesse et qui ne laissent aucune trace à la longue, sauf une vague reconnaissance chez moi, ou un agacement quand je ne peux sortir à cause des amoncellements de neige, n'est-ce pas triste ? Non, je ne le crois pas ! J'ai vécu la pauvreté et les risques de la misère à la manière fantaisiste accessible uniquement à ceux qui ont la certitude de s'en sortir. Et cette certitude, je l'ai toujours eue. J'avais confiance dans ma bonne étoile et une énergie à toute épreuve. Maintenant, la seule certitude qui me reste, c'est celle que je vais aller de plus en plus mal avant d'avoir le droit de partir...

Ce n'est pas la pauvreté qui est difficile à supporter, mais le déterminisme qui l'accompagne. Le mythe nord-américain consiste à nier ce déterminisme tout en l'accentuant dans les faits, à cause de la confusion créée entre les droits à l'aide sociale et au salaire minimum d'un niveau presque équivalent ! Et puis, il y a les maladies du désespoir ou de l'absurde : l'alcoolisme, la drogue, l'absence de volonté et la tentation des refuges artificiels, l'hérédité, obscure et inexplorée, ou l'incapacité de s'intégrer dans un univers qu'on ne comprend pas.

Ma victoire, ce matin, c'est de me réveiller dans mon lit et de ne plus camper en bas au salon. J'ai eu très peur de ne pas être en mesure de monter les escaliers et je n'aurais pas pu y parvenir sans penser à Jacek. Déjà la vieille maison se décomposait sous mes yeux, cassait, cessait d'être un cadre d'existence pour se transformer en dernier refuge. J'ai connu cela, enfant, pendant les quatre années de la guerre et de l'occupation.

À Lwow, tout d'abord, où nous avions échoué, mes parents, ma gouvernante et moi à l'hôtel Georges. La ville était assiégée par les Soviétiques. Le partage de la Pologne entre Hitler et Staline commençait à se réaliser selon l'accord signé. Nous étions tous des otages. La population de la ville et des environs était condamnée à disparaître, mais on ne le savait pas. Pas encore ! Les premiers signes avant-coureurs étaient anodins en apparence, mais lourds de signification symbolique. Les lieux, les maisons se décomposaient de l'intérieur en unités utilitaires.

À l'hôtel Georges, dans le grand hall, sous les plafonds dorés, on avait placé des lits, des civières et des matelas. À défaut de couvertures, on utilisait les tentures en velours arrachées aux hautes fenêtres. La lumière crue du plafonnier en cristal aveuglait nuit et jour, car personne n'osait l'éteindre. Les ascenseurs ne fonctionnaient plus et dans les étages l'encombrement était tel qu'on enjambait les corps quand on montait l'escalier. La laideur était partout, celle des objets qu'on avait crus beaux, meubles, potiches, lustres et tableaux, et les miroirs renvoyaient les reflets des visages grisâtres marqués par l'affolement. Seuls les visages d'enfants se distinguaient par leur fraîcheur et cette sorte de naïveté qui ramène les sensations à leur plus juste place. Et puis, nous sommes partis, papa toujours en uniforme d'officier, maman, la gouvernante et moi, pour nous installer ailleurs.

C'était une jolie petite maison située en bordure d'un parc, celui qui portait alors le nom du grand poète polonais, Adam Mickiewicz. Cela paraissait à maman un bon présage et à moi aussi. Je récitais des extraits de ses poèmes de mémoire comme je le fais aujourd'hui encore, semblable en cela à des milliers d'autres de mes compatriotes vivant au pays ou ailleurs. La maison appartenait aux dames Osner, mère et fille. Elle comprenait un petit salon, une salle à manger, deux chambres à coucher avec vue sur le parc et une grande cuisine, un corridor, des réduits, de vieilles armoires, des coins et des recoins perdus, des horloges grands-pères et des tapis en grosse laine rouge qui assourdissaient le bruit de nos pas et protégeaient en même temps contre le vent froid qui, en cette fin d'automne, soufflait du parc.

D'un commun accord, nos logeuses et mes parents acceptèrent de préserver la salle à manger commune. Les dames Osner emménagèrent dans le salon et nous dans les deux chambres. Après quelques jours de remue-ménage, tout était parfaitement placé, organisé et arrangé. Moi, tout au moins, avec mes dix ans, j'avais la sensation rassurante de retrouver un cadre où, comme autrefois, chaque chose avait sa place. Ma gouvernante, mademoiselle Ula, m'emmenait à la bibliothèque publique toute proche, où je pouvais prendre des livres. Et une fois ces volumes placés à côté de mon lit, j'avais l'impression d'être protégée.

L'armée soviétique entra dans la ville. Des officiers ou des soldats, je ne sais trop, fusillaient devant l'hôtel Georges des femmes et des hommes qui criaient : « Vive la Pologne libre ! » On croyait alors qu'on les entendrait en Occident, et c'est seulement maintenant que je sais qu'il faudrait cinquante ans pour que l'écho de leurs voix parviennent jusqu'aux grandes capitales des pays démocratiques...

À ce moment-là, cependant, on évitait de discuter devant moi de certains événements. Mon existence s'organisait. Le cadre immédiat se fixa. Mon lit pliant, le fauteuil au bout de la petite table avec les livres, à l'autre bout le divan de mademoiselle Ula, en face la jardinière, dans le coin près de la fenêtre, deux chaises, une table ronde, un napperon rose, un service à thé pour deux ou encore nos couverts, pour que nous puissions manger plus tôt que les autres le soir, sur le mur du fond, la grande armoire sculptée qui grinçait drôlement et où je pouvais me cacher au besoin avec ma gouvernante derrière la rangée de vêtements qui sentaient la naphtaline... Je pense que je pourrais dessiner ce cadre de mémoire en fermant les yeux afin de mieux le retrouver sous mes paupières. Combien de jours y ai-je vécu? Je ne me souviens pas, mais il fut d'une importance capitale parce qu'il fut reconstitué miraculeusement au bord d'une sorte de précipice que je portais en moi depuis le soir où j'avais quitté ma maison et ma chambre d'enfant pour ne plus jamais y revenir. J'étais bien, là. Je ne dérangeais pas. Les grandes personnes cessaient de chuchoter et de mentir sur mon passage.

Mademoiselle Ula me donnait mes cours le matin. L'après-midi, je faisais mes devoirs, mais enfin je parvenais à m'échapper. Elle avait beau jouer le jeu, ma gouvernante, nerveuse, elle disparaissait avec maman ou je ne sais trop qui, et je pouvais me glisser dehors, toute seule, marcher dans le parc et rôder dans les environs. Ce n'était pas une vraie existence, puisqu'il n'y avait pas d'école, mais une apparence de sécurité et de retour à la normale... Et puis, un dimanche, le cadre éclata en miettes pour ne jamais plus se reconstituer.

Le colonel soviétique arriva avec sa femme et son fils en pleine nuit. Il tira dans le miroir qui vola en morceaux dans le corridor. Sacha, qui avait mon âge, arracha les chaînes de la vieille horloge et sa mère, complètement ivre, s'écrasa dans les bras de ma mère en pleurant. Notre chambre, celle de mademoiselle Ula et la mienne, ayant été réquisitionnée, on m'installa un matelas par terre chez les parents; mes livres, mes cahiers se retrouvèrent pêle-mêle avec mes autres affaires, et en vain j'essayai par la suite de reconstituer quelque chose. Désormais, nous roulions nos matelas le matin et, chaque soir, le cadre se transformait en un désordre sinistre et laid !

En rentrant de l'hôpital, incapable de monter à l'étage, je me suis couchée sur le divan du salon, j'ai fermé les yeux et je me suis efforcée de m'imaginer comment je pourrais réorganiser la pièce de manière à avoir une niche là sans priver pour autant mon Prince Charmant d'une pièce de réception. Et brusquement, j'ai retrouvé intacte mon angoisse d'enfant, celle d'autrefois, celle de Lwow, sans être capable de l'expliquer à qui que ce soit autour de moi.

Le cadre éclaté, la fin d'un appartement, d'une maison, d'un intérieur, la mort de l'intimité, des objets familiers, la promiscuité, le désordre et la laideur ! Car seul le désordre individuel peut être créateur, tandis que celui imposé par d'autres est destructeur par définition. Cette fois-ci, cependant, il ne s'agissait pas des autres, ni de la guerre, mais de la paix, du luxe, du bien-être et d'une maladie assez puissante pour me forcer à faire éclater le cadre que j'ai créé moi-même et que les autres se sont habitués à aimer.

Sinistre et surprenante découverte qui m'a fait une telle peur qu'en pleine nuit, de samedi à dimanche, j'ai réussi à monter l'escalier toute seule ! ! !

La Charge des sangliers

— Je crois que votre roman n'est pas terminé, m'avait dit Pierre Tisseyre, après la lecture du manuscrit. Y aura-t-il un deuxième volume à ces *Lilas fleurissent à Varsovie* ?

Oui, j'avais très envie de l'écrire, ce deuxième volume, cette suite de l'existence de Kazik et Inka. Ils m'accompagnaient, ils étaient avec moi tels de vrais êtres humains en chair et en os, pendant que je rôdais le long du mur des chantiers navals de Gdansk, sous les banderoles de Solidarnosc.

Ce fut un étrange voyage que celui que j'étais en train de faire en cet été qui fut un point tournant de l'histoire de l'Europe et du monde. Je le savais, je le sentais, mais j'osais à peine l'écrire, car nul n'est prophète ni devin, et les allusions des journalistes, à cet égard, sont toujours dangereuses. Les mots s'envolent, les écrits restent et, quand on les retrouve, on se sent ridicule, ce qui est foncièrement mauvais pour l'«ego». En plus, la tentation de considérer que la Pologne à elle seule allait déclencher un mouvement de révolte en profondeur, non seulement en Europe de l'Est mais aussi en U.R.S.S., était d'autant plus grande dans mon cas qu'il s'agissait du pays de mon enfance. Donc, l'orgueil aidant... Une remarque en passant : la censure soviétique ne parvenait pas, faute d'une bonne technique, à bloquer les ondes de radio et de télévision. À Berlin-Est, on recevait les images de Gdansk et à Moscou, les dirigeants, les hommes de la Nomenclature, commençaient à les connaître par cœur.

Les tanks ne tirèrent pas. Pourquoi ? Il y avait des manœuvres des armées du Pacte de Varsovie, et pourtant ils ne tiraient toujours pas ! La Chine ? La menace chinoise ? Le premier et le seul pays qui avait envoyé des félicitations et une promesse d'appui à Walesa, n'était-ce pas la Chine ? Et puis, Jaruzelski, le fidèle gradé, le seul officier d'un tel rang au monde incapable de se passer de lunettes fumées, était là, disponible...

C'est à tout cela que je pensais pendant que j'écrivais ce que je voyais et ce que j'entendais. Un instant saisi sur le vif. Un reportage ! Et puis, sur cet autre plan, strictement personnel, je vivais le passé, le présent, tout cela dans une sorte de détachement qui me transformait en témoin objectif, si l'on admet que l'objectivité existe. Ce qui est certain, c'est que j'écoutais et que je ne jugeais pas.

Étrange voyage de ce début de l'été où, comme par les années passées, j'allai donner des cours et faire de la recherche à l'Université de Varsovie. Organisé, réglé à l'avance, ce voyage m'assurait un bureau, des contacts avec des chercheurs, des séances de travail et un secrétariat pour dactylographier mes textes écrits en polonais. J'expliquais les règles du traitement de l'enfance, la loi de protection si «chèrement» conquise au Québec par notre groupe et aussi l'application des normes de la libération conditionnelle. Si je me souviens bien, je me sentais moralement obligée, en tant que déléguée de l'Université de Montréal et invitée de l'Université de Varsovie, de passer des heures dans le petit bureau au quatrième étage, sans ascenseur. Dans les magasins, les pénuries étaient insensées et les médias locaux aggravaient tout cela d'une drôle de manière. À défaut d'allumettes, j'allumais mes cigarettes sur le petit réchaud électrique que le concierge m'avait prêté. Tout à coup, le courant s'éteignit et je terminai mon texte à la tombée du soir en m'éclairant avec une lampe de poche. Le lendemain, les journaux annonçaient que toutes les difficultés étaient dues aux grèves organisées par Solidarité et certains de mes interlocuteurs s'empressèrent par la suite de me le confirmer dans un ensemble touchant de réactions unanimes. Le seul, et je lui serai toujours très reconnaissante pour cette honnêteté personnelle, qui ne s'empressa pas de commenter quoi que ce soit dans le même sens était un « vieux » communiste, certes idéaliste par le passé, puis revenu de tout, ancien ministre dans le gouvernement Gomulka, détenteur de trop de dossiers pour être inquiété, monsieur X. Il venait me chercher le matin à l'hôtel, nous prenions le petit déjeuner ensemble et il me reconduisait dans sa voiture à l'université, dont il était l'un des professeurs senior. Tout cela paraissait très « occidental », ce lien entre la politique, l'université, les idées et les hommes, mais en fait ce ne l'était pas. Le propre des manières de X, c'est qu'elles étaient parfaitement conformes aux modèles connus, et cela à s'y méprendre, bien qu'« intérieurement » il en était tout autrement...

Merci quand même professeur X, pour cette atmosphère de pure normalité que vous avez su créer à chacun de mes passages à votre université. Grâce à vous, je pouvais par moments me sentir moins coupable à l'égard de mes amis que je voyais le soir, qui n'avaient rien et qui eux admettaient à quel point ils détestaient ce régime qui n'a été pour tout le monde, idéalistes, opportunistes et opposants, que déceptions et désespoir! Sans le savoir, monsieur, vous m'avez permis aussi de trouver le fil, le lien entre mon premier volume *Les lilas fleurissent à Varso-*

vie, qui était alors chez l'imprimeur, et le deuxième que je portais en moi, dans mon cœur et dans mon esprit. Vous m'avez prêté votre voiture, je m'en souviens fort bien. Il n'y avait pas d'essence. Je me levais tôt le matin, je m'installais devant le garage où les autres conducteurs attendaient déjà depuis le milieu de la nuit, et je passais deux à trois heures agréables à lire tranquillement au soleil les travaux qu'on m'avait remis pour commentaires. Le soleil brillait, je souriais, on me répondait qu'à Gdansk le petit électricien était en train de transformer le monde ! J'étais heureuse de vivre ces événements-là et heureuse de penser qu'à mon retour au Québec, je prendrais entre mes mains mon nouveau roman, habillé d'une couverture rouge et blanche. Pour une fois, je ne me sentais pas coupable à l'égard de mes amis de vivre confortablement à Montréal tandis qu'eux n'avaient toujours que des appartements exigus. Brusquement, je savais, j'étais persuadée que si le hasard m'avait guidée autrement, je serais en prison ou en train de rédiger des textes aux chantiers de Gdansk, ou de participer aux discussions, ou de manifester à l'intérieur des chantiers. C'est dans cet état d'esprit que le soir je retrouvai Danka. Cela se passait un vendredi, mon réservoir était plein, j'avais reçu mon *per diem*, je n'étais pas condamnée à « tricher » en changeant mes dollars au marché noir et je pouvais les donner à mes amis. La fin de semaine s'annonçait libre et belle !

Danka... grande fille blonde aux petits yeux parfaitement ronds et très bruns. Je ne connais personne au monde qui ait les yeux dessinés de la même façon. Il y a aussi sa manière de marcher, de bouger les bras et les mains, de sauter et de nager qui n'appartient qu'à elle.

Depuis sa plus tendre enfance, Danka voulait être danseuse classique tandis que moi je rêvais d'être romancière. Exaltées, romantiques, nous ajoutions à nos ambitions de ces adjectifs qui rendraient malheureuses les âmes les plus endurcies et les plus résistantes. Danka devait être « la plus grande danseuse classique de sa génération » et moi « la plus importante romancière de notre siècle ». Rien de plus, mais rien de moins !

269

Pendant l'insurrection de Varsovie, nous survécûmes sur les barricades et fûmes faites prisonnières de guerre par la suite. Nous ne nous séparâmes jamais sauf pour la courte période de mon évasion ratée. Les deux grandes filles inséparables, la blonde et la brune. Au camp d'Oberlangen, où les baraques venaient tout juste d'être libérées la veille de notre arrivée par des prisonniers de guerre soviétiques, la vermine défilait sur les planches nuit et jour. Punaises et poux affamés, gelés, se lançaient à l'assaut de nos peaux, de nos cheveux, et nous étions condamnées à passer des nuits blanches, tremblantes de froid sur les planches nues, serrées l'une contre l'autre, à nous raconter notre avenir. J'improvisais à haute voix des poèmes merveilleux sur ses performances de première danseuse de l'Opéra de Paris et nos voisines de baraque nous écoutaient, ce qui les aidait, paraît-il, à surmonter leurs propres démangeaisons. Et puis ce fut le printemps, le mois d'avril, la fin de la guerre et la libération. Danka partit en Belgique, moi en France. Danka eut un accident terrible et, après des mois d'hospitalisation, elle se retrouva avec une jambe qui ne pouvait plus la supporter de la même façon que l'autre. Pour faire des pointes cela était un handicap très sérieux. Elle ne m'écrivait plus. Je n'avais plus son adresse, ni elle la mienne. Nous étions misérables et malheureuses, chacune pour des raisons différentes, mais nous ne voulions pas nous plaindre. C'était là notre fierté fondamentale : ne jamais se plaindre, ne jamais demander de l'aide, ne jamais avouer que cela n'allait pas... Danka découvrit qu'elle ne serait pas la plus grande danseuse de tous les temps et ne pouvait pas l'avouer à Ala, sa meilleure amie, car celle-là avait encore des chances de réaliser ses ambitions, ce qui signifiait qu'elle était une privilégiée. Stupide fierté de jeunes soldats-filles qui ne savaient plus ni ce qu'elles étaient, ni où elles s'orientaient.

À Bruxelles, Danka apprit le français et le sens du sacrifice qu'elle ne possédait pas... Amoureuse d'un jeune homme aussi fou et aussi entier qu'elle et moi, elle crut qu'il deviendrait, avec son aide, il va sans dire, le plus grand pianiste de tous les temps. Elle se produisit donc dans des cabarets minables comme danseuse débutante pour qu'il puisse accompagner l'orchestre au piano. Après deux ans de ce régime-là, il coulait ses examens au conservatoire et elle se faisait soigner à l'hôpital pour la tuberculose. Comme elle ne pouvait m'écrire tout cela de crainte de susciter ma pitié dont elle ne voulait pas, Danka se maria sans m'envoyer ne serait-ce qu'un petit mot. Pour me faire signe, il fallait qu'elle soit riche, célèbre et heureuse!

En ces années cinquante, les agents polonais cherchaient des candidats au retour. On en faisait grand cas et ils servaient d'instruments de propagande largement traités dans des journaux aussi fourbes que l'Humanité! Ceux qui rentraient au pays disparaissaient souvent sans laisser de trace dès leur arrivée sur le sol polonais, mais de cela personne ne tenait compte et, pour les agents à l'étranger, seul le nombre de gens expédiés à Varsovie pouvait jouer en faveur d'une promotion. Et c'est ainsi que Danka, persuadée que le génie de son mari ne pouvait être reconnu en Occident à cause des haines et des jalousies suscitées par son immense talent, quitta Bruxelles. Comme la Pologne les reçut aussi mal que possible, comme on marqua leur dossier d'une façon particulière, puisqu'ils étaient contaminés, en cette ère stalinienne, par la «contagion occidentale», le mari de Danka ne trouva pas de travail ni de place au conservatoire, et Danka non plus. Elle fit mille métiers de misère pour le faire vivre, et lui brûla consciencieusement le reste de son talent en buvant du cognac français hors de prix.

Devenue veuve, Danka se fixa à Varsovie, mais elle ne communiqua pas avec moi et n'essaya pas de me retrouver. Elle n'était pas première ballerine à l'Opéra de Varsovie, mais enseignait aux acteurs l'art du maintien, de la présence physique sur scène, la façon de bouger et de marcher. C'était cela, sa réalité, son présent et son avenir. Ambitieuse, exigeante, fidèle à ses rêves de jeune fille, elle n'avait pas changé... Je la retrouvai intacte mais meurtrie à un point tel qu'il me fut impossible de la rejoindre. Elle disait:

— Tu as gagné et moi j'ai perdu. Si tu mourais, je pourrais épouser ton mari...

Je riais et je lui parlais de Solidarité, du KOR, du monde nouveau qui était en train de naître sous nos yeux...

Donc, vendredi soir ; la voiture devant la porte, Danka, son appartement, une seule pièce arrangée avec infiniment de goût, salle de bains et cuisine communes avec les voisins, un cabinet de toilette trop petit, la gêne de Danka de me recevoir ainsi...

— Tu sais, j'ai un divan, tu peux coucher chez moi. Je ne veux pas que tu retournes à l'hôtel. Je vais te préparer un bon dîner. J'ai trouvé de la viande...

Pauvres paroles, pauvre sourire, et cette insupportable sensation de rendre malheureuse l'autre par le simple fait d'exister, de vivre... Et les mots maladroits pour la rejoindre, qui ne servent à rien.

— Danka, te souviens-tu d'Oberlangen, des poux, des punaises, de nous deux, des planches nues, du froid, des copines ? Allons !

Peine perdue. Elle n'entend pas, ne comprend pas, ne veut pas admettre que nous avons quand même de la chance toutes les deux d'être en vie. Elle me regarde de ses yeux bruns et ronds et elle dit :

— Quelle vie ? Ma vie ? Est-ce que c'est une vie ?

Je ne connais contre le drame qu'un seul remède : l'humour et la fantaisie. Le reste doit s'arranger par surcroît.

Et c'est ainsi que je bousculai la pauvre Danka et que nous partîmes dans la petite voiture vers la frontière soviétique, vers Przemysl et vers Rybotycze...

— Pourquoi justement là ?

Mes souvenirs d'enfance, tout d'abord. C'est à Przemysl que nous avons retraversé, ma mère, mon père et moi, la frontière entre la cruauté soviétique et les déportations en Sibérie et la cruauté nazie avec ses camps de concentration. Nous revenions de Lwow à Varsovie, mon père tenait à retrouver et à aider sa mère, la frontière était installée là, et c'est là que les Soviétiques dépouillaient de leurs alliances et de leurs dents en or ceux qui quittaient leur zone, tandis que les nazis fouillaient à l'aide de rayons X les bagages à la recherche de bijoux cachés.

272

Revoir Przemysl, n'était-ce pas déjà remporter .v .c Danka une victoire sur notre passé et notre présent? À Rybotycze, j'avais une jeune amie, Ula, l'agronome, qui y vivait avec son mari et ses enfants. Elle m'avait invitée, elle avait de l'espace et je pensais y arriver en pleine nuit avec Danka. C'était simple, évident et amusant.

L'air était tiède. Devant mes phares, la route se déroulait comme un ruban argenté, Danka me racontait son amour pour le jeune pianiste si doué qui avait de beaux yeux tendres et des cheveux bouclés. Le temps n'existait plus. Elle avait à nouveau vingt ans et chantait dans une boîte de nuit minable de Bruxelles, en dansant un peu, juste un peu, car sa jambe mal guérie après l'accident lui faisait encore très mal.

Quelque part entre ciel et terre, à la limite d'une ville noyée dans les brumes, il y avait de la lumière. C'était un restaurant.

— Un bon restaurant, disait Danka tout heureuse. Un restaurant comme il faut où on ne permet pas aux ivrognes de faire n'importe quoi.

Des nappes propres, des serveurs propres, des tables bien dressées : une vraie aubaine ! Nous avons commandé beaucoup trop de plats, de la vodka et du vin rouge hongrois qui brillait dans les coupes et réchauffait ma pauvre Danka. Nerveuse, tendue, affolée par cette escapade, elle commençait enfin à me faire confiance ! Elle savait désormais que je savais conduire, que la voiture était en état de marche et que nous allions aboutir quelque part, ailleurs qu'au cimetière. Nous sommes reparties après le repas de fort bonne humeur. Hélas, peu après, nous avons été arrêtées par des miliciens. Ils étaient deux, parfaitement risibles avec leur voiture plus petite que la nôtre et leur air prétentieux. Ils voulaient savoir où nous allions et pourquoi. Ils voulaient voir nos papiers... Je protestai : au nom du code de la route polonais et des règlements du code, ils n'avaient aucun droit de nous interpeller ainsi. Je le savais bien et Danka aussi, sans doute, mais elle n'avait pas dans sa poche de passeport canadien et elle tremblait de peur tout en me tirant par la manche de ma veste pour me forcer à adopter un ton moins agressif.

— Cette voiture appartient à X, vous savez; et c'est un très bon professeur.

Mes droits, c'est avec lui que j'avais appris à les mémoriser et à les faire respecter. Je gagnais, je le savais...

Après cet incident idiot, Danka retrouva brusquement cette confiance aveugle dans ma bonne étoile que mes camarades du maquis et de l'insurrection avaient toujours eue par le passé. Les officiers en avaient profité pour m'envoyer n'importe où et me faire faire n'importe quoi. Les autres ne devaient pas prendre de risques inutiles, mais moi, avec mes nattes et mon sourire, je pouvais foncer. Quarante ans se sont écoulés depuis. Peu importe! C'était l'atmosphère d'autrefois, mes onze ans et le poids sur mes épaules de l'obligation particulièrement lourde de ne pas les décevoir...

La route, la nuit faite de velours clouté d'étoiles, l'odeur des champs polonais, cultivés selon les méthodes anciennes, inefficaces, périmées, mais si beaux dans leur pureté première. La sueur, la fatigue, le hennissement des chevaux, les cris et les danses, l'écho du passé, l'absurde du présent, mais émouvant pour moi. Car il est toujours émouvant, le lieu où l'on peut remonter le temps jusqu'à la source première des souvenirs de sa propre enfance quand on n'y vit pas et qu'on ne sait pas si on pourra y retourner.

— Cela n'a pas d'importance pour toi qui as gagné le gros lot à la loterie de l'existence, disait Danka.

Elle vint à Montréal, elle y resta plusieurs mois, mais nous ne nous sommes pas rejointes. Elle ne pouvait pas me pardonner ce qui pour elle était «la réussite absolue» et elle me provoqua sans cesse. Un matin, elle décida de rendre visite à des amis que je ne connaissais pas et dont je n'avais ni le nom ni l'adresse, resta absente deux jours et deux nuits. Comme une folle, je la cherchai partout, craignant un accident. Chose certaine, je ne pouvais plus l'inviter à nouveau, et nous en étions conscientes toutes les deux...

Przemysl sous la lune...

Pourquoi était-il alors si important pour moi de retrouver cette ville la nuit plutôt que le jour?

C'est que rouler la nuit, marcher la nuit, travailler la nuit est une forme accentuée de liberté, le fruit défendu dans l'enfance, le symbole du mal et de la mort. La grande faucheuse qui se glisse sous les toits de chaume après la disparition du soleil et la nuit qu'on oppose à la joie de vivre et aux bonnes actions faites le jour, tout cela est là, subconscient! Car sur le plan de la pure logique, il s'agissait pour moi de gagner du temps et de revoir le maximum de lieux en cette fin de semaine qui ne se répéterait pas puisqu'il me faudrait repartir. Danka me traita de fantaisiste. Elle cessa d'avoir peur et elle commença à s'amuser.

Przemysl sous la lune...

La place du marché, joli dessin, proportions bien préservées, et les souvenirs qui remontent à la surface, vrais ou faux, je ne sais plus. Il me semble que c'est là justement, devant les portes du petit hôtel-restaurant-bar, que se tenaient les soldats allemands, la Gestapo, que nous prenions pour des douaniers. En fait, ils étaient les douaniers de la mort, mais nous ne le savions pas, pas encore! Il me semble que des tables étaient dressées partout, de longues planches sur des tréteaux plutôt, et que chacun devait y déposer ses bagages et vêtements. Nous venions alors de quitter la zone soviétique où l'on déshabillait les femmes dans la salle d'attente d'une très grande gare et prenait les bijoux que certaines cachaient dans leurs sous-vêtements.

Le film de ma mémoire d'enfant avait enregistré l'image de la vieille dame qui était juste devant moi et qui, terrassée par une crise cardiaque, ou une autre maladie, tomba à mes pieds. Le soldat soviétique se pencha, repoussa son corps d'un coup de pied, écrasa son sac à main sous ses grosses bottes et fit signe à quelqu'un, un officier supérieur.

— Morte, constata l'autre.

C'est alors qu'un troisième homme en uniforme arriva avec des tenailles, ouvrit la bouche de la dame et, agenouillé à côté, arracha consciencieusement ses dents en or. Il me semble que c'est alors seulement que je compris que la dame était morte.

J'avais très peur des dentistes, et dès qu'ils me touchaient je criais. Or, la dame ne criait pas et ne se débattait pas non plus, ce qui était évidemment «suspect» au plus haut degré selon moi. Derrière moi, maman sanglotait et mon père lui passa son grand mouchoir. Comme elle était très belle ainsi, l'officier soviétique s'empressa de la consoler.

— Elle est morte, la vieille, dit-il, et elle ne sent rien. C'est vous, camarade, qui prenez des risques inutiles. N'allez pas de l'autre côté chez les Allemands. Ils sont cruels. Ils n'aiment pas les Slaves. Tandis que nous, nous sommes slaves comme vous.

Je me rappelle très bien que mon père intervint immédiatement pour répéter une fois de plus que nous étions obligés de passer dans la partie de la Pologne occupée par Hitler pour rentrer à Varsovie, où ma grand-mère nous attendait. C'était la seule explication qui désarmait sur-le-champ la méfiance et l'agressivité des «camarades».

— Vous n'avez qu'à attendre un mois ou deux, conseilla l'officier, puisque nous allons y aller, nous aussi, et chasser de chez vous les Allemands. Vive Staline!

Promesse répétitive qu'on entendait partout à Lwow en cette fin de printemps de 1940, après les déportations sauvages en Sibérie du début d'avril qui avaient littéralement vidé la ville de ses habitants. Nous tous qui nous trouvions à Przemysl étions en train de profiter d'une entente entre deux alliés: Staline et Hitler. Les autorités d'occupation allemande voulaient bien nous recevoir pour nous éviter la déportation en Sibérie...

Przemysl sous la lune...

Je ne suis plus avec Danka au volant de la voiture si généreusement prêtée par X..., mais avec ma mère et mon père. Derrière eux se profile l'image d'un homme qui exploite la naïveté amicale de mon père pour passer à Varsovie et y retrouver sa maîtresse. Il n'a rien, mon père paie tout pour lui, mais il compte obtenir davantage encore. Je le hais instinctivement, cependant mes parents exigent que je me conduise comme une enfant bien élevée, ce qui est parfaitement ridicule. En réalité, jusqu'à la fin, jusqu'à leur mort, ils ne comprendront pas le jeu de cet homme-là qui aura été un véritable salaud doublé d'un maniaque. Et c'est tant mieux, peut-être! Sa prétendue amitié leur a été étonnamment précieuse...

— J'ai faim, se plaint Danka.

Tout est fermé à Przemysl. Il est plus de minuit. La cloche de l'église sonne douze coups. Je m'arrête à côté du poste de milice et je demande aux gardes devant la porte comment me rendre à Rybotycze. Je me conduis comme si j'étais au Québec, Danka me traite de folle, mais c'est moi qui ai raison. Les miliciens sont surpris à un point tel par les marques de confiance que je leur manifeste qu'ils oublient de m'interroger et de me demander mes papiers. J'explique d'ailleurs tout de suite que je me suis égarée, que je dois absolument rouler jusqu'à Rybotycze, car c'est là que nous allons être reçues. Nous ne pouvons quand même pas coucher dans la petite voiture, c'est l'évidence même! Ils sont tout à fait d'accord avec moi, m'indiquent mon chemin et nous laissent repartir. Danka prend une profonde respiration et récite à mi-voix des prières à la Sainte Vierge.

Nous quittons Przemysl avec ses rues silencieuses sous les rayons de la lune. La nuit est douce. J'ai honte de balayer avec mes phares les maisons basses au bord de la route en dérangeant peut-être les braves gens qui y dorment. Les petites fenêtres ne sont pas protégées par les persiennes. Généralement, elles sont même largement ouvertes, comme si les gonds ne fonctionnaient pas ou comme si l'on craignait de s'en servir autrement qu'à titre de décoration. L'air qui entre par la portière baissée apporte l'odeur des lilas, ou du jasmin, ou peut-être de ces petites fleurs bleues, si modestes, qui poussent comme de la mousse et résistent à la chaleur, la pluie et l'indifférence. Elles n'ont pas besoin de soins ni d'eau, elles poussent, heureuses d'exister et d'embaumer, et elles s'offrent aux regards avec beaucoup de modestie. Quelqu'un dans mon entourage les ramassait, Zosia ou Boleslaw, je ne saurais le préciser, et les séchait. En hiver, elles dormaient ainsi dans de petits sacs de tissu parmi des draps et me faisaient rêver aux vacances. Je cherche le nom de ces fleurs bleues en français et en polonais, mais je ne le trouve pas. Je l'explique à Danka, mais elle refuse absolument d'admettre que des fleurs aussi merveilleuses existent ailleurs qu'en Italie et en Suisse. Nous réussissons même à nous quereller à ce propos.

Danka a des amis en Suisse qui l'invitent souvent. Pour elle, ce pays est le principal lieu de tous les bonheurs et de toutes les richesses. Du moment que les fleurs en question ne poussent pas en Suisse, cela prouve, pour elle, qu'elles n'ont pas d'existence propre. Elles ne peuvent être que de mauvaises herbes hors de cette civilisation sans laquelle une plante perd son auréole de beauté. Et c'est ainsi que, tout en roulant sur la route déserte, nous nous mettons à parler d'Andrzej.

André, ou Andrzej, grand garçon aux yeux qui jetaient sur le monde un regard plein de tendresse, si je me souviens bien, avait été avec nous sur les barricades. Après la capitulation, les Allemands nous séparèrent, les garçons et les hommes partirent de leur côté dans des camps de travail proches, des mines de charbon, comme nous l'avons su plus tard, et nous, les soldats-femmes, nous nous sommes retrouvées dans le camp international de Falingbostel. Déplacées ensuite à Bergen-Belsen, du côté de Bergen, où il n'y avait que des baraques sales et inoccupées pour nous recevoir, puis à Hanovre sous les bombardements, à Oberlangen et finalement à Niederlangen, Danka et moi étions inséparables. En vain nous attendions des nouvelles de nos copains! Danka, surtout, qui s'était fiancée le dernier jour de l'insurrection de Varsovie avec Andrzej, répétait sans cesse son nom dans son sommeil et ne cessait de se demander où il pouvait bien être. Elle portait la bague qu'il lui avait donnée, une petite bague sans valeur, et au cou, comme cela se pratiquait alors, la chaîne d'Andrzej avec la croix, tandis que lui avait la sienne.

Andrzej nous retrouva à Niederlangen où il arrivait, comme bien d'autres survivants, de ces camps horribles où ils avaient travaillé dans les mines de charbon à moitié inondées. Car malgré les accords de Genève concernant les prisonniers de guerre, les Boches ne s'étaient pas gênés pour faire travailler les soldats polonais de façon à les exterminer n'importe où et de n'importe quelle façon. Andrzej voulait se marier avec Danka tout de suite, mais elle refusa. Elle tenait d'abord à devenir la plus grande danseuse classique, étudier avec les ballets britanniques de Jos et ensuite seulement fonder un foyer. Moi non plus, je ne pouvais me marier sans avoir terminé d'abord mes études. Une romancière se devait d'avoir son bac, des années d'université et beaucoup de talent. Mais moi, je n'étais pas amoureuse, tandis que Danka sacrifiait sur l'autel de sa future gloire l'homme de sa vie qui, comme elle, avait à l'époque seize ans...

Et André au regard tendre s'en alla...

Danka reçut une lettre de lui un quart de siècle plus tard. Elle était alors veuve et lui, homme marié et père de famille solidement installé en Suisse... C'est ce même Andrzej, devenu chauve, bedonnant et, je présume, moins romantique, qui l'invite chaque année chez lui en Suisse... Cette fidélité absolue de nos camarades et cette véritable amitié qui étaient la principale caractéristique de notre épopée d'enfants du maquis. Les rares survivants ne sont pas prêts à reprendre le chemin du passé, à se venger et à réclamer des réparations. Ils tiennent juste à garder l'illusion qu'ils ont pu combattre quand même comme de vrais soldats, ce qui est faux, d'ailleurs. Il ne leur reste, en somme, qu'un certain regard, la vision d'un avenir national, pas forcément optimiste, et la fidélité au passé. Petit bilan, plutôt pauvre compte tenu des ambitions de départ, mais très riche en réalité.

C'était tout cela, la teneur de ma conversation avec Danka en cette nuit si parfumée sur la route de Rybotycze. À l'un des tournants, nous sommes tombées sur un camion de l'armée et la patrouille qui le suivait. La frontière russe n'était pas loin. Les soldats nous expliquèrent qu'à force de continuer tout droit, nous allions y arriver et que, pour arriver à Rybotycze, il fallait tourner à droite. Contrairement aux miliciens, ils ne manifestèrent aucune surprise de nous rencontrer là. Il était plus de trois heures du matin, la nuit s'achevait et eux sortaient frais et dispos de la caserne. Ni vulgaires, ni autoritaires, ni familiers, ils s'informèrent chez qui nous allions à Rybotycze. Le plus jeune nous demanda de saluer de sa part ses parents qui habitaient juste à côté, et nous nous séparâmes.

Et c'est ainsi que nous sommes arrivées à Rybotycze en discutant des recrues de l'armée polonaise, fils de paysans croyants, catholiques et obligés en même temps de se familiariser avec des théories marxistes des plus étroites et d'absorber à fortes doses une propagande soviétique très spécifique. Certes, ils demeuraient au bout de cet entraînement, sauf exception, catholiques, nationalistes polonais et ennemis jurés des Allemands, mais politiquement ils étaient persuadés qu'il leur faudrait, tôt ou tard, combattre pour défendre les frontières polonaises et les terres récupérées aux Allemands après la Deuxième Guerre mondiale, puis lutter contre les Juifs qui, sur le plan international, ne cessaient jamais de menacer la Pologne. Cet antisémitisme odieux était d'autant plus difficile à comprendre de la part de fils de paysans qu'il n'y avait plus de Juifs en Pologne et que, pour eux, il s'agissait de personnages mythiques dont ils ignoraient les aspects extérieurs et les comportements.

La nuit se déchirait à l'horizon en gros plans noirs parmi lesquels les lignes plus claires s'élargissaient très rapidement. Le rose, l'orange et le jaune teignaient délicatement le ciel d'où les étoiles et la lune avaient disparu. Je suis arrivée sur une hauteur. Devant moi se déroulaient les voies de chemin de fer parallèles à la route qui entrait dans le village. Les forêts nous entouraient, vertes, épaisses, presque noires par endroits. Une gare et le toit à pignons de la maison en brique, preuve évidente que l'Empire austro-hongrois a laissé des constructions autrement plus solides que les tsars! La pelouse, le quai, des bancs, des pierres blanches pour marquer les limites à ne pas transgresser et une clôture peinte en blanc, elle aussi, pour empêcher les passagers de s'aventurer de l'autre côté de la voie, limites telles qu'on peut les imposer aux gens civilisés qui, d'un commun accord, ont convenu de les respecter. Aucun rapport avec la brutalité et la force aveugle des piquets noirs électrifiés et les murs hauts comme ceux des prisons que prônent les méthodes soviétiques.

La route, les maisons à deux étages de construction récente en cette horrible pierre grise que les intempéries couvrent très vite de taches, atrocement laides, carrées, désespérantes de banalité et de manque de respect pour les usagers, leurs habitants. Je me rappelle avoir prié pour que mon amie n'habite pas là, mais hélas, c'était bien cela. Pis encore, nous avions beau frapper dans les fenêtres du premier étage, sonner, faire du bruit, il n'y avait pas de réponse, ni en bas ni en haut. Pourtant c'étaient, selon ses indications sur la porte, son domicile et son bureau. Le jour était gris, de ce gris trop clair qui n'a rien de romantique et ressemble au lait sale renversé dans une cuve au fond écaillé. La laideur de l'endroit me serrait le cœur. D'où me vient, à moi qui suis une primaire, cette sensibilité idiote qui, en l'espace d'un moment, m'enlève la joie de vivre pour des raisons absurdes qui ne devraient jamais entrer en ligne de compte ? Dieu est beauté absolue, et il est normal que les créatures issues de la glaise, investies de vie par la grâce de son souffle, en rêvent... Est-ce cela ? Et pourquoi le sens même de la beauté n'est-il ni universel ni absolu mais variable selon chacun et même selon les époques et les âges de l'humanité et de ses multiples composantes ?

Danka remonta dans l'auto. Nous étions déçues et épuisées. La fantaisie de notre escapade résistait mal à la fatigue. Les poules sortaient sur la route, les coqs chantaient, au loin on voyait des vaches, juste deux ou trois, une motocyclette pétérada, la campagne, ou le village, on ne savait plus comment définir tout cela, se réveillait. C'est alors qu'une charrette chargée de bidons de lait s'arrêta non loin de nous et que je décidai de chercher du café et quelque chose à manger. Rien de plus déprimant au monde que l'absence d'un liquide chaud à l'aube après une nuit blanche ! Et c'est ainsi, grâce à ce besoin de café chaud et à l'homme qui était en train de ramener le lait dans le voisinage, que je trouvai l'élément déclencheur pour mon deuxième volume, *la Charge des sangliers*, et surtout son titre.

Il était vieux, le bonhomme, connaissait les habitants de Rybotycze et des environs comme sa propre famille, et il était loquace. De l'autre côté de la route s'élevait, derrière un écran d'arbres, une vieille maison de ferme. Il nous conseilla d'y aller.

— Ils seront contents de voir des gens qui arrivent de Varsovie, dit-il, et qui ont des nouvelles fraîches. Ici, nous sommes plutôt isolés. Moi, cela ne me fait plus grand-chose, à mon âge, mais eux sont jeunes et curieux. Vous verrez, ils vous recevront bien. Les autres sont partis, mais eux sont restés.

— Pourquoi sont-ils partis? demandai-je sous le regard réprobateur de Danka qui ne pouvait pas comprendre que je puisse parler à n'importe qui, n'importe où, sans me soucier de cette réserve qui doit caractériser une «vraie dame» et qu'on avait essayé de nous inculquer enfants.

— C'est que...

Il se tourna comme pour vérifier que personne ne se tenait derrière lui. La route était déserte, la charrette avec les bidons de lait était arrêtée de telle façon qu'elle justifiait notre présence, mais pendant un instant il sembla quand même inquiet.

— Vous ne connaissez pas le coin, nous dit-il. C'est ici qu'ils venaient chasser avec leurs invités. Depuis que Solidarité existe, ils ne viennent plus parce qu'ils ont peur qu'on les dénonce. Ils ont de belles maisons dans les environs, des pavillons de chasse comme des manoirs. C'est vide à présent, mais les animaux ne se gênent pas pour venir.

Mon ignorance lui paraissait à la fois stupide et indigne. Il nous regardait comme des êtres absolument sans intérêt mais qu'il devait quand même affranchir coûte que coûte. Cela dura finalement toute la matinée. Il nous emmena dans la maison cachée derrière les arbres où nous fûmes reçues à bras ouverts. À l'intérieur, la petite maison qui ne payait pas de mine ressemblait à un manoir, avec ses meubles rustiques sculptés, ses trophées de chasse sur les murs et ses planchers couverts de tapis de laine tressée, colorés et très épais. Le jeune couple et leurs enfants étaient plutôt sympathiques, mais ils se conduisaient d'une drôle de manière. Ils avaient l'accent et le mode d'expression des paysans mais traitaient avec condescendance la bonne qui nous avait servi notre petit déjeuner fort copieux : œufs, viandes, pommes de terre et pain noir fraîchement sorti du four. Je pénétrais dans un monde que je ne connaissais pas et, petit à petit, ses divers éléments s'agençaient dans ma tête.

Notre hôtesse était chargée autrefois de recevoir les ministres et leurs invités dans des pavillons de chasse répartis dans la région. Elle dirigeait même un groupe de femmes et de filles qui les servaient et qui, désormais, étaient toutes parties. Son mari était garde-chasse et, entouré de rabatteurs, il avait pour mission de s'assurer que le gibier arrive au bon moment pour faire plaisir aux chasseurs. Rien de plus normal et de plus simple, en somme ! Dans d'autres pays, des endroits semblables sont aménagés aussi bien à l'intention des touristes qu'en vue des réceptions officielles données par les gouvernements. Mais là, à Rybotycze, dans cette Pologne où les gens font la queue pendant des heures devant les magasins pour se procurer l'essentiel, le lieu paraissait aussi suspect qu'un repère de la mafia. La jeune femme nous parlait des beuveries ministérielles, son mari racontait qu'en raison de la proximité de la frontière soviétique, des étrangers, des Russes en civil, étaient passés récemment et, sous la menace des revolvers, avaient fouillé les maisons à la recherche des fusils de chasse et des cartouches.

— Ils n'ont rien trouvé, conclut-il sur un ton triomphal. Les hommes sont partis et ont emporté leurs fusils, tandis que d'autres les ont bien cachés. Nous sommes obligés de nous défendre. Ici, la nuit, les loups hurlent dès l'automne. Forcément, ce sont des loups soviétiques qui sont plus affamés que les nôtres ! Et puis, les sangliers ne se gênent pas pour déterrer les pommes de terre dans les champs et, avec les premières neiges, ils vont s'attaquer à nos poulaillers, nos étables et nos écuries. Faudra établir une surveillance par roulement et tirer dans le tas. Sinon, Dieu sait ce qui va nous arriver, cet hiver. On a peur pour nos enfants et pour nous-mêmes. Dites-le à votre retour à Varsovie. Faut que les gens de Solidarité le sachent et qu'ils nous viennent en aide. On a de la place pour les loger et tout ce qu'il faut pour les nourrir, mais quelqu'un doit décider. Est-ce qu'on continue comme par le passé à organiser des chasses, ou est-ce qu'on ne le fait plus ? Mais alors, comment va-t-on empêcher les sangliers russes de franchir la frontière ?

Je regardais par la fenêtre la route déserte et je me souviens très bien que je l'imaginais couverte de neige. Inka et Kazik, mes héros, arrivaient, les portes d'un pavillon de chasse s'ouvraient et ils s'installaient devant le feu de la cheminée allumé spécialement pour eux. Sous les fenêtres du pavillon de chasse, le vent balayait les traces des loups...

J'avais le cadre rêvé pour leurs amours, leur voyage de noces inespéré et en même temps les symboles de cette soviétisation chaotique et contraignante qui ruine les pays où elle s'installe. *La Charge des sangliers*, la charge des cochons sauvages, c'était bien cela le titre qui correspondait rigoureusement aux symboles que suggérait tout naturellement cette situation...!

Déjà je commençais à prendre des notes, à faire des petits dessins et à compléter le plan des chapitres élaborés depuis longtemps. De retour à Montréal, installée derrière ma table de travail qui fait face à un mur blanc, je revoyais chaque détail de ce voyage à Rybotycze avec une acuité telle que j'avais l'impression d'y être. Je vivais avec les gens de là-bas, j'avais pitié de leurs peines et je comprenais leurs craintes et leurs angoisses. Ce que je comprenais moins bien, c'est ce que je faisais à Montréal dans cet autre monde où je m'étais égarée par amour pour un homme auquel je me suis attachée à un point tel que je ne suis plus capable de le quitter.

Quand on veut écrire, quand on veut continuer à être romancière, il vaut mieux ne pas se poser trop de questions personnelles. C'est mauvais et cela mène fatalement à un nombrilisme qui génère l'ennui. Non, il faut surtout raconter les autres tels qu'on les a vus, conçus, imaginés et aimés, ce qui est déjà suffisamment exigeant pour remplir une vie.

Une nuit, une vérité, un drame!

Tous les voyages au pays de mon enfance furent pour moi à la fois enrichissants et épuisants, car ce furent des voyages dans le temps et dans l'espace. Le plus tragique, le plus absurde fut celui que je n'ai jamais raconté jusqu'à présent. J'avais pensé qu'il pouvait donner lieu à une nouvelle que je promis à un certain moment à Yves Dubé, mais pour des raisons diverses, je ne pus pas m'exécuter. Les années passèrent sans que je réussisse à en effacer le souvenir. En ce moment, pendant que j'écris, en regardant de ma fenêtre du Château Frontenac la neige tomber sur la ville de Québec, ils sont à nouveau devant moi, ces braves gens, monsieur et madame Horys.

Cela avait commencé lors de mon premier voyage en Pologne, en 1962. Sans l'avouer, j'avais très peur de ne retrouver personne, d'aboutir dans un hôtel anonyme et d'être une étrangère dans mon propre pays, car bien qu'on dise et qu'on répète, et à juste titre, que des millions de Juifs ont été exterminés en Pologne par des Allemands, il ne faut pas oublier que des millions de maquisards et de résistants l'ont été aussi. Et c'est ainsi que beaucoup de mes camarades, juifs et chrétiens, dorment d'un sommeil éternel sous les pavés de Varsovie reconstruite sur les ruines de l'insurrection de 1944... Ma famille, mes parents, mes amis n'ont pour la plupart au cimetière que des tombes vides ou une stèle au pied d'une croix, où sont inscrits leurs noms. On peut ainsi aller prier sur les tombes, déposer des fleurs, rêver ou pleurer, et c'est déjà beaucoup.

Non, je n'avais pas envie d'aller prier sur ces tombes lors de mon premier retour. J'espérais de tout mon cœur retracer des survivants de notre aventure commune et même me faire pardonner ces années passées à l'étranger pendant lesquelles eux avaient été obligés de lutter contre la soviétisation et les pénuries.

J'achetai mes billets d'avion dans une agence de voyages appartenant à un Polonais installé à Montréal depuis la guerre. Un de ses employés, un homme fort gentil, réussit à me faire parler.

— C'est de la folie de partir avec deux jeunes enfants là-bas, m'avait-il dit en guise de conclusion. Écoutez, j'ai des cousins et ils seront pour l'occasion les vôtres. Ce sont de braves gens. Vous verrez. Je leur écris aujourd'hui même.

La véritable hospitalité n'existe que dans les pays pauvres. Ceux qui ont peu ont un sens de la solidarité humaine plus développé que ceux qui ont beaucoup. Monsieur et madame Horys déménagèrent chez leur fille pour me laisser leur minuscule appartement de deux pièces avec cuisine et salle de bains élémentaire, au quatrième étage d'un immeuble neuf et très stalinien, d'où l'on avait une vue imprenable sur la cour. C'est là que nous avons échoué, Jacek, affolé, feignant de ne s'étonner de rien, ma fille et mon fils, prêts à jouer n'importe où comme tous les enfants de leur âge, et moi. Et dès le lendemain, les problèmes commencèrent, d'autant plus imprévisibles qu'ils n'étaient pas du tout en rapport avec mes prévisions.

Pas d'accent étranger en polonais, identification parfaite avec les habitants, et cela à un point tel qu'on me traitait aussi mal que tout le monde. Donc, à sept heures du matin, le lendemain de notre arrivée, scène à la crémerie ponctuée des cris aigus de la vendeuse. J'exige qu'on me vende du lait pour mes enfants, elle affirme que tout est déjà vendu, je menace de faire intervenir la milice, elle s'affole, sort une bouteille cachée avec plusieurs autres sous le comptoir et, surprise par cette victoire, je sors triomphalement sans songer qu'il me faut lui laisser en échange un pourboire. Je n'ai pas l'habitude. Cela viendra...

— Bravo, me dit une dame. Vous venez de la campagne, sans doute. Chez vous, tout est plus facile. En ville, il faut graisser les pattes, sinon pas de lait...

Je m'excuse : ils m'attendent, c'est assez loin et il fait chaud, donc je ne discute pas ! Le reste de la journée se déroule à l'avenant. L'ascenseur ne fonctionne pas et il n'y a pas d'eau dans les robinets. On descend avec des seaux la chercher à la pompe. La pompe est dans la rue. Il faut faire la queue. J'attends... Déjà midi ! Madame et monsieur Horys me viennent en aide. Elle prépare le repas, il emmène les enfants et Jacek visiter la ville, et moi je file faire des entrevues. Le soir : dîner ! Je suis la traductrice, puisque les Horys ne parlent, en dehors du polonais, que les langues des occupants : le russe et l'allemand. Mon fils file en bas, dans le petit jardinet aménagé dans la cour grise et sale de notre bloc. Impossible de le garder dans l'appartement par cette chaleur. Des petits voisins sont venus le chercher. Ils communiquent par gestes et se manifestent la touchante camaraderie des enfants de quatre, cinq ou six ans... Ce sont les six ans qui se déclarent responsables ! Nous, les « vieux », nous décidons de prendre le café que j'ai apporté dans ma valise, et c'est alors que le drame éclate ! Mon fils est tombé de la balançoire. Forcément, le petit gars, habitué aux balançoires spécialement conçues pour les jeunes de son âge, ne sait trop comment se tenir debout sur une planche suspendue si haut au-dessus des pavés de la cour qu'on pouvait en tombant se casser le cou !

Départ à l'hôpital dans la voiture de monsieur Horys qui s'énerve comme s'il s'agissait de son propre enfant. Une salle d'attente pleine de monde, des gens de la campagne des environs, des banlieues éloignées, des malades et des blessés qui attendent. Un médecin fait le tour, expédie mon fiston à la radiographie. Monsieur Horys tient mes mains dans les siennes et madame Horys explique en allemand à Jacek que tout va bien. Elle se risque même à lui murmurer timidement que le système hospitalier polonais était, avant la guerre, l'un des meilleurs d'Europe. Poliment, il acquiesce, mais je lis dans ses yeux un affolement total. Au milieu de la nuit, nous rentrons en triomphe. Mon fils est tombé sur le pavé, mais il n'a ni fracture du crâne ni aucun autre dommage. Tout va bien. Une nouvelle exceptionnelle à fêter immédiatement. On couche les enfants et on vide une bouteille de vodka en riant comme des fous...

Tel fut le début de notre longue amitié. Pendant des années, nous avons échangé des cartes et des cadeaux de Noël, des envois d'argent et des colis de mon côté et des lettres chaleureuses du leur. Monsieur Horys tomba malade peu après, mais à chacun de mes voyages je me débrouillai pour avoir quelques instants de liberté, tout d'abord pour les rencontrer tous les deux, puis madame Horys quand elle fut devenue veuve. Il m'arriva à l'occasion de passer une nuit ou deux chez elle à discuter, à boire et à manger des gâteaux qu'elle préparait pour moi. À cette époque, elle vivait de la minable pension laissée par son mari, mais elle disposait de certaines sommes qu'il avait réussi à économiser pour elle. Sa vue baissait, mais elle parvenait à faire de la couture pour les voisines, ce qui lui permettait d'acheter des cadeaux pour sa petite-fille, fille de sa fille unique. Son gendre, qui, contrairement à mes amis, se plaignait tout en étant le premier à avoir une voiture, summum de luxe et signe de relations au plus haut niveau avec des protégés du Parti, se manifestait peu à l'époque. Généralement, nous passions une ou deux soirées en tête à tête, elle et moi.

Madame Horys parlait et moi j'écoutais. Petite, ni maigre ni grosse, blonde, ni jeune ni vieille, pleine d'énergie, elle n'était pas curieuse des autres. L'Occident, la démocratie libérale, l'Europe de l'Ouest et l'Amérique, tout cela lui paraissait loin. Ce qui la touchait surtout, c'était sa réalité quotidienne, passée et présente. Madame Horys adorait me raconter sa première rencontre avec monsieur Horys, leur premier bal, leur mariage et leur installation dans le joli appartement acheté pour le jeune couple par ses parents. Elle énumérait avec plaisir les beaux objets reçus alors, les tasses en porcelaine viennoise, les poupées qu'on installait sur les div...s et les canapés de style Biedermeier alors en vogue et les préparatifs pour l'arrivée de l'enfant.

Tout cela s'enchaînait et formait une sorte de continuité, toute une existence de femme brusquement cassée par la guerre et divisée en deux périodes distinctes. La première était celle du bonheur absolu et la deuxième était dominée par le drame. Au cours de cette deuxième période, il n'y avait plus que des îlots de joies, surtout la première communion de sa petite-fille puis les quelques bonnes soirées passées dans les restaurants et les boîtes de nuit où je les entraînais lors de mes passages à Varsovie. Je l'écoutais et je me sentais bien. Il y avait quelque chose de protecteur dans tout cela. Moi qui me débattais avec des questions existentielles sans réponse, j'étais heureuse d'avoir en face de moi madame Horys avec ses préoccupations simples et son passé limpide. Car la seule inquiétude que cette femme avouait consistait à se demander si son défunt mari bien-aimé l'avait trompée, et si oui, combien de fois et avec qui?

Je suis mauvaise correspondante, je déteste échanger des lettres qui arrivent toujours trop tard par rapport aux pensées qu'on y formule à un moment donné, mais je m'efforçai toujours de ne pas décevoir madame Horys. Je crois qu'elle m'aimait sincèrement, et moi je le lui rendais bien. Et puis ce fut l'année 1981, celle de Solidarité et de la très profonde remise en question de ce que je voulais faire de mon propre présent et de mon propre avenir.

J'arrivai à Varsovie à l'université par une soirée de pluie et je téléphonai à madame Horys. Je comptais repartir tout de suite à Gdansk, mais elle insista pour que je passe au moins une nuit chez elle et que je prenne le train le lendemain. De toute façon, je ne disposais plus d'aucun moyen de transport. Madame Horys s'efforça aussi de me mettre en garde. En couchant chez elle, vieille femme sans importance, je n'exposais personne, tandis que mes autres amis pouvaient être inquiétés après mon passage. Contrairement à ce qu'on s'imaginait à l'étranger, la pression policière était de plus en plus lourde à Varsovie, les gens disparaissaient, se retrouvaient en prison, et il était particulièrement difficile de les faire libérer en déposant un cautionnement.

J'acceptai. J'avais envie de la revoir avec son bon sourire, manger son poulet aux prunes et revivre pendant quelques moments ma jeunesse dont elle faisait, à sa façon, partie. Plus encore, quand je sonnai à sa porte qu'elle ouvrait lentement puisque, tel un coffre-fort, elle avait plus de quatre serrures et exigeait plus de six clés, j'étais heureuse. Dans le petit salon, le sofa était déjà transformé en lit pour moi. Sous la fenêtre, la table était dressée et l'air embaumait le poulet aux prunes.

Madame Horys m'embrassa, traîna mon sac de voyage sous son lit à elle, pour économiser l'espace, et m'offrit de la vodka. Elle parlait beaucoup de façon saccadée, ses yeux étaient étrangement vides et ses mains tremblaient. En fait, c'était à peine perceptible, mais tout en mangeant, assise en face d'elle, je ne pouvais pas ne pas les remarquer.

— Vous ne vous sentez pas bien ? lui demandai-je. Solidarité, le renouveau, le changement...

Non, cela ne faisait pas partie de ses préoccupations. Son gendre avait très peur. Il n'allait plus au bureau et, d'un mois à l'autre, se déclarait gravement malade, certificats médicaux de complaisance à l'appui. Par contre, fort heureusement, sa petite-fille avait eu son bac, mais elle avait été obligée de donner de l'argent à son gendre pour qu'il l'achète. Le directeur de l'école, un vrai cochon, voulait coucher avec la petite et la faisait chanter.

À partir de là, son discours devint incohérent et moi, affolée, clouée sur place, je ne sus, ne pus ou ne voulus pas, allez donc le savoir exactement, l'interrompre.

— Lila était assise à ta place, disait madame Horys. Elle avait des larmes aux yeux, mais Wlodek, mon cher mari que tu aimais bien, ne bougeait pas. Elle le suppliait et lui répondait n'importe quoi. Un vrai salaud ! Mon gendre lui aussi est un salaud, un salaud qui fait partie de la bourgeoisie rouge, mais il n'a pas eu l'occasion de devenir un tueur. L'autre, mon défunt mari, était un tueur ! Tu comprends, Lila, lui était un tueur et moi j'ai été sa complice.

À partir de ce moment-là, je devins pour elle Lila, et petit à petit j'entrai dans le jeu, à un point tel que l'identification absolument parfaite s'opéra toute seule.

— Au début, je n'ai pas compris, s'étonnait madame Horys, et puis j'ai commencé à réaliser... Lila, j'ai sincèrement aimé ton mari. Quand il a remis son argent à Wlodek, je ne l'ai pas su. Moi, il m'avait juste dit que si on vous arrêtait, il fallait intervenir tout de suite et payer. J'ai cru que nous devions avancer l'argent de notre poche et j'ai accepté. Je suis chrétienne, Lila, et pour toi, en plus, j'ai accepté de bon cœur. Je te le jure! Me crois-tu, Lila? Je vais mourir et j'irai en enfer. Aide-moi, Lila...

Elle était pathétique, vieillie soudain avec son expression hagarde, et moi je frissonnais et je retenais chaque mot de son monologue comme s'il me visait moi et moi seule.

— C'est ainsi que mon mari venait d'être dénoncé par un salaud rencontré dans la rue. Il était au poste de police. À genoux, je suppliais Wlodek Horys d'aller le libérer tel que convenu en donnant aux policiers un peu de cet argent qu'il lui avait confié. Des milliers de dollars en fait, nous étions riches, mon mari et moi! Nous étions Juifs! Avant la guerre, mon mari avait fait la fortune de Wlodek Horys, petit employé de banque, en transigeant avec lui, et c'est pourquoi il lui faisait confiance. Il croyait à sa reconnaissance et à son honnêteté.

— Je vais y aller, répondait Wlodek Horys, dont la grande photo lourdement encadrée ornait le pan du mur de la pièce juste en face de la place où j'étais assise. Je termine mon dîner et j'y vais.

— Non, tout de suite, protesta Lila. Ils vont le battre, le torturer...

Madame Horys me soufflait les mots que Lila, cette étrangère dont j'ignorais l'existence quelques minutes plus tôt, avait prononcés cette nuit-là, et l'horrible réalité se profilait dans toute sa simplicité.

Vers minuit, Horys accepta enfin de partir en forçant Lila à l'accompagner. Ils revinrent aux petites heures du matin. Lila avait froid et pleurait. Madame Horys la coucha sur le divan sur lequel je devais dormir, moi, et s'en alla avec son mari dans leur chambre.

— Il a abusé de toi, je le sais, disait la vieille femme en serrant mes mains. Il avait bu. L'argent, l'argent de ton mari, il l'a pris pour lui, pour nous! Il me l'a avoué beaucoup plus tard. Toi, il t'a chassée le lendemain. Il t'a dit qu'il ne risquerait pas la vie des locataires de notre immeuble et la nôtre, la sienne, la mienne et celle de notre enfant qui devait naître bientôt, car j'étais enceinte. Et toi, malheureuse, tu n'as même pas protesté et tu es partie les mains vides. Ton sac de voyage, regarde-le bien, je l'ai fouillé comme il me l'avait ordonné, et j'ai pris tout ce qui pouvait avoir de la valeur. Cette nuit, je vais le fouiller à nouveau...

Tout en parlant, madame Horys chercha mon sac de voyage sous son lit et commença à le vider. Je le lui arrachai des mains. La réalité de son récit devint alors à ce point hallucinante que je dus me contrôler pour l'aider à se déshabiller et à se coucher. Elle était malade, avait la fièvre et bafouillait, mais moi j'avais envie de poser mes mains sur son cou mince, très ridé et serrer jusqu'à ce que sa voix meure dans sa gorge. Fort heureusement, elle s'endormit et moi je passai le reste de la nuit assise dans un fauteuil. J'avais l'impression d'être responsable de ce qui était arrivé à Lila et à son mari, et je priai jusqu'à la levée du jour. Puis je secouai la vieille femme comme quelqu'un d'étranger, que je n'aurais jamais connu auparavant. Non sans peine, j'obtins d'elle le numéro de téléphone de sa fille et je l'appelai. J'eus le gendre au bout du fil. Je lui demandai de venir tout de suite et j'expliquai que madame Horys était très malade. Il répondit sur un ton indifférent :

— Elle a la sclérose, la vieille. Les histoires qu'elle raconte n'ont ni queue ni tête. J'espère que nous n'avez pas cru ce qu'elle dit au sujet de mon beau-père.

Je me contentai de lui répéter de venir le plus rapidement possible parce que moi je quittais l'appartement tout de suite, et je promis de leur téléphoner avant de repartir pour le Canada. Madame Horys, en longue chemise de nuit blanche, s'accrochait à moi et répétait :

— Ne pars pas, Lila, ne pars pas. Pardonne-moi d'abord. Pardonne... L'argent, je veux bien te le rendre, mais je ne l'ai plus. Ma fille a tout pris et mon gendre a mis la main dessus. Impossible de les forcer à me rembourser. Ils disent qu'ils le placent pour moi en dollars, et moi je suis pauvre et je crève de faim. Oh! Lila! Aide-moi, Lila...

Je laissai cent dollars sur la coiffeuse, je me sauvai, je courus dans la rue, je réussis à trouver un chauffeur de taxi prêt à me véhiculer et je partis à Gdansk. À mon retour à Varsovie, quelques jours plus tard, je téléphonai quand même : j'avais pitié de la vieille femme malade, en quoi j'avais tort. Car après ce coup de fil, je ne pus plus m'imaginer que j'avais juste vécu un cauchemar, que cette histoire qu'elle m'avait racontée était fausse ! Son gendre la confirma involontairement en me soumettant à un véritable interrogatoire. Il craignait tellement à ce moment-là que Solidarité ne s'en mêle qu'il n'osait pas se montrer. Il avait peur d'être obligé de rembourser le magot. Il voulait que je l'aide à quitter le pays avec sa femme et sa fille. Tout cela frisait brusquement la tragi-comédie ! Lila et son mari avaient bel et bien été dénoncés et assassinés par les Allemands et, pour ce crime, il n'y avait pas de prescription, mais monsieur Horys était mort... De plus, monsieur Horys, qui s'était si bien occupé de mon fils, fut économe. Il plaça l'argent, ne dépensant que les intérêts, assura à sa femme le maximum de confort qu'il pouvait lui offrir sans attirer l'attention des autorités et mourut en lui laissant une petite fortune. Madame Horys eut tort de faire confiance à son gendre, et voilà que le jeu se prolongeait au-delà d'une trentaine d'années...

L'antisémitisme polonais, honte et malédiction du pays ? Oui et non ! Rien ne saurait excuser la façon dont certains ont profité de la terreur créée par les nazis, sur le sol polonais comme ailleurs, avant la guerre comme pendant l'occupation.

Ceci dit, ce voyage dans le passé fut pour moi horrible à un point tel que jamais je ne pus l'oublier par la suite. Je ne cherchai pas à avoir des nouvelles de la famille Horys. Je n'ai pas reçu de faire-part et je ne sais pas si la vieille dame vit encore avec ses remords, ou si elle est partie dans cet autre monde où tout sera pardonné. Je ne suis pas en mesure non plus d'évaluer le degré de lâcheté et de cruauté des peuples qui, dans le sillage de celles des occupants étrangers, ont profité de la situation, mais je suis certaine que nous devons tous, gens de bonne volonté, défendre les droits et l'intégrité des frontières d'Israël. Patrie de pourchassés, de poursuivis, d'humiliés et de déshérités, si Israël avait existé entre les deux guerres mondiales, avec son armée, ses héros, ses dirigeants et ses diplomates, monsieur Horys et ses semblables n'auraient été que des gens de bonne volonté...

Certes, écrire cela, le penser, n'excuse et ne règle rien, mais cela rend moins abjects les gentils messieurs calmes qui, sous la pression des circonstances favorables, ont été la véritable honte de la civilisation chrétienne de notre siècle.

Automne 1989

Une période s'achève, une page de l'histoire du Québec tourne. J'essaie de la vivre en spectatrice sans penser à moi, mais je suis directement impliquée. Les élections! Le comité! Le sentiment qu'un échec serait catastrophique et la pénible sensation d'être non seulement inutile, mais de représenter pour lui une charge. Je m'énerve, je m'agite, je tousse et j'étouffe. Les chaleurs épuisantes de l'été se prolongent. Et puis, brusquement, c'est terminé...

Sur l'estrade, il prononce le discours du chef de l'opposition qui vient d'être élu haut la main dans son comté. Cachée dans les coulisses, je respire mieux, au sens propre et figuré. C'est fini! La première étape est franchie, malgré les difficultés, les oppositions, les méchancetés et le reste.

Détendue, je rentre à la maison avec Jacek, mais pas pour longtemps. Des quintes de toux, le bon sourire du docteur Ayoub en pleine nuit, mon fils à côté de moi à l'hôpital, la salle d'urgence, la chambre, le lit, les inhalations et le soluté. Des infirmières, des médecins, une immense fatigue... Une semaine, retour à la maison et à nouveau l'obligation de retourner à l'hôpital pour deux semaines. La pauvre fête de ma fille, dont l'anniversaire a lieu dans cette chambre d'hôpital, puis enfin le retour à la maison... Le trou noir se referme, l'eau retombe, je remonte sur une sorte de plage et, comme je sais que c'est temporaire, autant en profiter...

C'est l'ouverture de la session et nous partons ensemble à Québec. Il dit qu'il tient à ce que je sois là avec lui et je ne veux pas savoir si cela est vrai ou s'il s'agit juste d'une forme de galanterie de sa part. L'Assemblée nationale, le discours du premier ministre, puis la réponse du chef de l'opposition. Les marges de manœuvre sont très étroites dans ces régimes de véritables démocraties. Fascinée par ce qui se passe en Europe de l'Est, où le mur de Berlin croule, où le premier ministre polonais dépose une couronne pour honorer la mémoire des officiers assassinés par les Soviétiques à Katyn, meurtre collectif et crime de l'histoire dont il était défendu jusqu'à présent de parler là-bas, j'efface tout cela pour mieux écouter Jacek. Et pendant ces journées que je passe au Château Frontenac à écrire et à l'attendre, je retiens chacune de ses paroles et de ses expressions.

Les fenêtres de la rotonde du petit salon donnent sur le fleuve, Québec, ses petites maisons cachées sous la neige et le Saint-Laurent majestueux qui secoue la carapace de glace qui commence à le recouvrir et à le paralyser. La nuit, quand je ne parviens pas à dormir, je m'installe là, sur le large parapet, et je suis des yeux la poudre blanche que le vent fait danser autour des tourelles du Château. De mon douzième étage, je les domine et je vois briller les surfaces en cuivre, ou je ne sais quel métal, qui recouvre le toit en pente. Une flèche droite se dresse vers le ciel caché par la fumée d'un gris bleuté absolument inimitable. Et à force de regarder ainsi et de me fondre dans ce paysage à la fois grandiose et humanisé par les lampes dont les lumières trouent la nuit et éclairent les rues, la chaussée, la base du phare, les environs du port et le traversier qui circule entre Québec et Lévis, je comprends mieux certaines bribes de phrases et de sons qui me reviennent à la mémoire. Les poèmes de Mickiewicz et de Pouchkine, les visions de Slowacki, le début de *la Nuit sur le mont Chauve* de Moussorgski...

Merci, mon Dieu, pour tant de génie, tant de beauté et cette faculté de les découvrir et de les aimer que tu as bien voulu me donner sans que je le mérite aucunement...

Québec, un univers civilisé, humanisé, où l'on a vaincu la nature sans la domestiquer totalement! Québec, une belle ville où l'histoire est au rendez-vous. Une histoire qui n'apporte pas avec elle ce cortège de drames, de remords, de révolutions et de conflits qui empêchent parfois de respirer librement et de se débarrasser des remords si écrasants dans d'autres pays... Québec, un monde singulier auquel je ne manifesterai jamais la reconnaissance qu'il mérite pour la paix et la sécurité qu'il procure à ceux qui veulent bien y vivre.

Ils se sont connus à Lwow

Pourquoi ai-je commencé ce roman?

Le sujet était particulièrement difficile. Il s'agissait de reconstituer une époque et des événements au sujet desquels on ne savait que fort peu de chose. Les pages occultées de l'histoire dormaient là, les victimes aussi, et ceux qui avaient survécu miraculeusement, adjectif particulièrement approprié dans ce cas-là, ne pouvaient ou ne tenaient pas à en parler. Je n'oubliai jamais les scènes vécues à Lwow, scènes qui m'ont marquée d'autant plus que je n'étais qu'une petite fille sage brusquement arrachée à l'existence organisée et réglée exactement par mes parents, comme il était d'usage à l'époque. Une image me hantait sans que je puisse la raconter à qui que ce soit. J'étais dans la fenêtre, je voyais une statue en face et des hommes, des êtres humains vivants, qui l'entouraient. Brusquement, d'autres hommes, en uniformes ceux-là, commencèrent à tirer. Les Soviétiques procédaient à l'une de ces exécutions sommaires qui se produisirent assez souvent après leur entrée...

Par la suite, du côté de la Pologne occupée par les Allemands, à Varsovie surtout, j'assistai à d'autres actes tout aussi barbares, sinon plus encore, mais c'était autre chose déjà. Nous étions les plus jeunes maquisards du monde, nous avions l'illusion de lutter et l'espoir de vaincre un jour, nous étions prêts à croire, dans notre naïveté, que notre rôle avait une importance quelconque pour l'issue de cette horrible guerre. À Lwow, tout commençait, je me sentais atrocement inutile, stupide et impuissante et j'étais une charge pour mes parents. Une nuit, j'entendis mon oncle Stefan supplier mon père de partir avec lui à l'étranger par la frontière verte.

— Je ne peux pas, hélas, lui répondit mon père, prendre un tel risque avec la petite.

La petite, c'était moi qui découvrais justement l'insomnie à force de me demander indéfiniment si les gens qui étaient tombés autour de la statue étaient vraiment morts, ou s'il y avait parmi eux des blessés qu'on aurait pu sauver après le départ des soldats soviétiques. Une obsession comme une autre, tenace comme peuvent l'être les obsessions de l'enfance. C'est ainsi que j'ai appris par ailleurs le goût amer de l'impuissance et la peur panique de regarder les bourreaux à travers une vitre sans avoir la moindre chance d'intervenir en faveur des victimes. Il m'arriva souvent de le ressentir, au cours des années qui suivirent cet instant. Il me fallait absolument le raconter dans un roman pour m'en libérer. Le premier symbole qui me vint à l'esprit était celui de l'enterrement de la vieille femme. Une époque touchait à sa fin qui, pour la ville de Lwow, était définitivement close puisqu'elle devait être vidée de ses habitants, annexée par les Soviétiques et cesser ainsi d'exister pour devenir partie intégrante d'un autre univers. Au terme du conflit armé, les pays occupés pouvaient espérer le retour des libertés démocratiques, tandis que les habitants de Lwow, aussi bien les catholiques que les orthodoxes, les Polonais que les Ukrainiens, entre lesquels les Soviétiques alimentaient soigneusement les animosités en se servant entre autres des Juifs polonais, n'avaient aucun espoir. Comment se sent-on, comment réagit-on quand on sait qu'il n'y a pas d'issue et que la seule voie encore ouverte mène aux camps de concentration allemands, aux rafles, aux emprisonnements, à la torture et à une lutte inégale de tous les instants contre une autre occupant ? Mon père se rendait-il compte que c'est à cette question qu'il lui faudrait répondre ? Je me souviens très bien encore de notre première rencontre à Varsovie avec ma grand-mère très malade, couchée sur un lit sans possibilité de se lever, ni même de bouger beaucoup.

— Pourquoi es-tu revenu ? demanda-t-elle à mon père. Ce que tu viens de faire est absurde !

Ma mère fut indignée. Elle considérait qu'il était du devoir de son mari de chercher à aider ma grand-mère, bien qu'entre les deux femmes les relations n'aient jamais été chaleureuses et qu'elle jugeât son comportement injuste et cruel à son égard...

Pour exorciser les spectres, rien de tel que de raconter ! Je me mis donc à chercher la documentation pour mon roman, et j'ai trouvé les mémoires du général Anders, deux livres de souvenirs, celui de M. Czapski et celui du père L. Z. Krolikowski, des brochures, des plaquettes, des articles, une revue d'anciens combattants publiés en Grande-Bretagne, certains chapitres des mémoires de Winston Churchill et puis, au moment où je désespérais déjà, car aucun texte ne parvenait à me servir d'élément déclencheur, une enquête menée à l'Université Berkeley par deux jeunes professeurs d'origine polonaise. Je ne sais trop comment ils avaient réussi à retracer des témoins, des survivants parmi ceux qui avaient été incarcérés au couvent d'Ostachkov.

Des livres sur le charnier de Katyn existent et je les ai lus. Il s'agit là de l'horreur d'un assassinat collectif des prisonniers de guerre, officiers polonais, par le KGB, la police secrète et omniprésente de l'U.R.S.S., qui portait alors le nom de NKVD. Ce n'est pas cela que je voulais reconstituer, mais l'atmosphère dans laquelle ces héros de la dernière guerre mondiale, ces hommes courageux qui avaient défendu jusqu'au bout leur patrie et leurs familles, furent obligés de passer les derniers moments de leur existence. J'aurais sans doute dû en discuter avec M. Czapski que je rencontrai lors d'un de mes passages à la revue *Kultura*, mais je n'ai pas osé. Son livre de souvenirs ne me rejoignait pas. Je l'admirais, mais je ne « m'identifiais » pas, si je peux m'exprimer ainsi, et je ne pouvais pas « recréer » dès lors à ma manière ce qui était arrivé à mes héros, c'est-à-dire aux personnages que j'essayais de créer. Et c'est ainsi que, tout à fait par hasard, je rencontrai à Montréal un médecin dont je ne savais rien puisqu'il ne fréquentait pas les milieux polonais, vivait son existence à part dans son cadre propre, était marié à une Québécoise et voulait surtout effacer ses origines.

— Quand j'y repense, m'a-t-il dit, je me mets à hurler la nuit dans mon sommeil. C'est très pénible pour ma femme!

Nous avons passé plusieurs heures ensemble, enfermés dans son petit bureau. Il racontait son enfance dans son polonais absolument parfait, et c'était d'autant plus surprenant qu'il n'avait pas utilisé cette langue depuis des années. Contrairement à moi-même, il ne tenait pas à retourner en Pologne, à revoir le pays, à prendre parti et à s'impliquer... Il voulait oublier. Mais j'avais néanmoins l'impression que cela lui ferait du bien de raconter son enfance, la mort de ses parents, de ses frères, la faim, le froid, la vermine...

Plus tard, beaucoup plus tard, il fut le premier et le seul auquel j'envoyai mon roman terminé avec une dédicace. J'espérais un mot, une réaction, mais c'est seulement quand j'eus cessé d'y penser que j'eus droit à un coup de téléphone. Oui, c'était conforme à la réalité, me dit-il, mais ses obsessions à lui étaient pires que mes descriptions.

Eh oui, la réalité dépasse toujours la fiction, je le sais, et je n'ai pas la prétention de m'imaginer que je pourrais un jour écrire un chef-d'œuvre et dépasser une certaine limite qui est infranchissable!

Ostachkov... À force de fouiller dans les livres d'histoire, dans les dictionnaires et les atlas, je pus situer le village et le couvent, mais ce sont les enquêtes faites à l'Université de Berkeley qui me permirent de comprendre l'atmosphère qui y régnait. Voici un vieux couvent désaffecté depuis longtemps mais où flotte encore dans l'air la présence des moines. C'est là qu'ils ont été exterminés, selon toute probabilité, mais même si l'on oubliait les cruautés de la révolution, la configuration des lieux, les traces sur les pierres humides des cellules et du réfectoire rappellent forcément leur mode d'existence tournée vers Dieu où le sacrifice occupe la première place.

Les moines ont-ils eu des serviteurs au XIXe siècle, ou est-ce que les bâtiments en bois servaient d'entrepôt avant qu'on ne les transforme en baraques? La deuxième éventualité paraît plus probable, mais peu importe. En lisant et en relisant les témoignages, j'ai senti soudain le jeu que les officiers du NKVD ont utilisé pour parvenir à leurs fins. Ils ne tenaient pas du tout à faire cette sale besogne, mais il avait été décidé, néanmoins, que leurs prisonniers, à quelques exceptions près, devaient mourir, et ce dans des conditions aussi pénibles que possible.

Les prisonniers étaient surtout des soldats et des officiers des douanes, un groupe de militaires qui assumaient également des fonctions policières et qui se distinguaient par leur intransigeance à l'égard des communistes. Les Soviétiques qui voulaient passer la frontière pour porter la «bonne parole» parmi les Polonais et les Ukrainiens, distribuer des dépliants et des brochures, faire de l'animation politique ou de l'espionnage ne pouvaient compter sur la moindre clémence. Bien au contraire! Ils risquaient gros. Les corps de douaniers dans les années qui précédaient la Deuxième Guerre mondiale étaient persuadés d'avoir une mission de première importance! Le jeune État polonais, qui n'avait vécu que vingt ans de liberté, d'indépendance et de démocratie, avait besoin de leur vigilance, ils en étaient profondément persuadés et, dans une certaine mesure, à juste titre. Car ils freinaient au moins le passage de personnes tout en étant incapables, il va sans dire, de freiner celui des idées. Pour ces militaires, gars simples de bonne volonté, le communisme était l'œuvre de Satan et, le fanatisme religieux aidant, ils étaient à leurs propres yeux les chevaliers d'une sorte de guerre sainte. Je présume qu'ils croyaient avoir carte blanche et que ceux qui tombaient entre leurs mains ne sortaient que rarement vivants. En somme, les Soviétiques responsables de cette prison à Ostachkov devaient considérer qu'ils avaient des comptes personnels à régler avec leurs prisonniers et agir en conséquence.

Les conférences sur les bienfaits du léninisme se succédaient donc, d'une part, et, d'autre part, on s'appliquait à provoquer des haines de classes. Les officiers avaient des cellules chauffées, les soldats vivaient dans des baraques où la glace couvrait les murs. Les officiers restaient enfermés bien au chaud, les soldats travaillaient dehors par les pires froids et mouraient de pneumonie et de diverses autres maladies. Les officiers recevaient une nourriture chaude, au réfectoire, les autres prisonniers attendaient, dehors, gamelle à la main, des bouillies infâmes et à peine tièdes ! Je sentais presque physiquement, ayant été prisonnière de guerre, la rage des soldats, mais aussi l'humiliation des officiers polonais de jouir de pareils avantages. Car le respect de la hiérarchie était certainement très exagéré dans l'armée de l'époque, mais le patriotisme fou, à la polonaise, survivait et la solidarité dont ils devaient se nourrir tous pour vaincre était sacrée. J'idéalise, certes, mais il me semble que c'est cette solidarité-là qui a dû leur épargner cette émeute fratricide que le NKVD tenait à provoquer. Je voulus donc reconstituer cette atmosphère dans mon roman, parce que je l'avais connue et vécue moi aussi, dans des conditions beaucoup plus faciles, il va sans dire, comme prisonnière de guerre.

Et puis, je tenais à parler à ma manière du courage et de l'abnégation des femmes déportées, de ces jeunes filles qui, dans les camps, dans le bois, étaient solidaires des hommes, leurs camarades, et refusaient les traitements de faveur. Nous aussi, qui étions dans le maquis et dans l'insurrection de Varsovie, nous avions cette conception de l'égalité des sexes qui imposait la solidarité et la camaraderie après la longue période où les femmes devaient se conduire comme des princesses et les hommes comme leurs chevaliers servants. La démocratie pour nous c'était, entre autres choses, l'égalité des droits, des responsabilités et des devoirs entre les filles et les gars...

Ils se sont connus à Lwow, c'était en fait, pour moi, un roman historique très important que je me devais d'écrire. En effet, en Pologne, comme à l'étranger, paraissaient des autobiographies, mémoires et romans, sur la période de l'occupation allemande. À l'opposé, il était défendu en Pologne de traiter de l'occupation, des déportations et des camps de concentration soviétiques. Les mémoires du général Anders, le livre de Czapski et celui du père Krolikowski étaient exceptionnels à cet égard et,

301

hélas, peu lus. Les mémoires du général Anders furent traduits en plusieurs langues. Leur conclusion, toutefois, est non seulement peu convaincante, mais tout à fait inacceptable. Le général développe la thèse que la Troisième Guerre mondiale sera déclenchée bientôt contre les Soviétiques et, en ces années cinquante où son livre paraît, c'est tout à fait saugrenu. Car c'est mal connaître les Américains que de s'imaginer qu'après la guerre avec le Japon ils vont lancer la bombe atomique sur Moscou ou encore accepter de renvoyer les G.I. se battre à nouveau contre les Russes alors qu'ils viennent tout juste de rentrer à la maison et de retrouver leur confort. En ce qui concerne les livres de Czapski et du père Krolikowski, ils n'ont pas été traduits et lancés à temps de façon convenable. Je devais donc, dans la mesure de mes moyens limités, de cette parcelle de talent dont je dispose, m'efforcer de raconter ce que la censure ne permettait pas de publier en Pologne. À quel point s'agissait-il, jusqu'en 1989 environ, d'un secret d'État ? Seuls les faits bruts peuvent en témoigner. Andrzej, mon ami d'enfance avec qui j'ai toujours maintenu des relations de chaleureuse camaraderie, ainsi qu'avec le groupe dont nous faisions partie à l'origine, m'avait écrit cette année-là seulement que son père n'avait pas été « liquidé » dans un camp de concentration allemand mais assassiné d'une balle dans la nuque à Katyn !

Et puis l'épopée des déportés qui, du fond de la Sibérie, parviennent à rejoindre le général Anders, de ces gens qui, malgré les froids horribles, ont eu le courage de partir avec leurs enfants à l'aventure en espérant être acceptés par une armée polonaise en formation et qui, contre toute logique, y sont parvenus, est certainement une des plus belles et des plus mal connues. Histoire de notre siècle ; elle réunit les chrétiens et les Juifs polonais, le caporal Begin entre autres, futur chef de l'État d'Israël, qui l'a d'ailleurs racontée à sa façon dans ses mémoires. Message différent de celui empreint d'antisémitisme et de haine, langage de camaraderie, de solidarité et d'amitié entre Polonais, Juifs et chrétiens, que j'étais heureuse de communiquer à mon tour dans la trame de mon roman.

Ils se sont connus à Lwow, c'est finalement et surtout deux personnages, Lala et Bronek, leur grand amour et l'absurdité des circonstances qui le rendent impossible. Lala, la petite fille déportée qui a vu mourir sa mère dans le wagon plombé dans lequel elles ont vécu enfermées pendant des semaines, cherchera toute sa vie à retrouver son premier amour, Bronek. Lui, de son côté, luttera pour arriver à garder le contact avec la réalité, mais devenu infirme, il ne se reconnaîtra plus le droit de prendre dans ses bras la belle actrice qui est en train de faire une carrière. C'est la troisième étape de l'exode, celle où Lala parvenue en Occident, devenue une femme indépendante, peut organiser à sa guise son avenir. De son passé surgit alors, tel un souvenir et un remords, Bronek. Aime-t-elle encore ce spectre, ou veut-elle se rattacher à travers lui à la patrie perdue, au pays de son enfance et à ses rêves d'antan ?

Quand on crée les personnages d'un roman, il arrive parfois qu'ils se mettent à vivre à leur rythme mais jamais de façon chaotique. Il existe une sorte de logique de l'évolution de chacun à laquelle ils n'échappent pas et le romancier qui les met en scène non plus. Suivant cette logique-là, Bronek était infirme, muet, incapable d'exprimer ses idées et ses sentiments, comme le pays, la Pologne était alors muette, puisque muselée par la censure. C'est seulement une fois mon roman terminé et publié que je m'aperçus qu'en décrivant le drame de Bronek, je racontais une partie de l'histoire d'un fringant officier que j'avais connu, Jasiek, ou Jean en français, et de Boubi, un camarade d'enfance. Les personnages d'un roman ne sont jamais, dans mes livres tout du moins, des photographies, mais des portraits où les traits de deux, trois ou plusieurs êtres se retrouvent et se complètent.

Boubi est resté quelque part dans un jardin entouré de murs très hauts derrière lesquels je me sentais prisonnière. J'avais dix ans et lui quatorze quand il m'a embrassée sur la bouche. Et puis, peu après, nous nous sommes quittés, séparés par la guerre et l'exode, pour ne plus jamais nous retrouver. Je ne l'ai pas oublié, au fil des ans, parce qu'il avait fait partie de mon enfance dont j'ai emporté avec moi des miettes, des bribes et aussi des marques indélébiles...

Jean est arrivé dans ma vie après la Libération, quand je m'évertuais à passer mon bachot à la fois polonais et français au camp militaire de La Courtine, en France, dans la région désertique de la Creuse. Il avait l'auréole de l'officier héroïque, du lieutenant décoré et distingué, de l'homme très séduisant que toutes les filles remarquaient, et il était le seul au camp à disposer d'une voiture personnelle, qui, d'après les potins, avait appartenu à Hitler. C'était donc dans l'imagerie du camp, où pour deux mille hommes, officiers pour la plupart, on comptait une vingtaine de filles de l'insurrection de Varsovie et autant de garçons, tous ayant l'âge de terminer leurs études collégiales, mais pas nécessairement le niveau, un personnage de premier plan. Enfants du maquis, nous étions noyés parmi ces hommes adultes qui, eux, avaient fait en vrais militaires la vraie guerre, côte à côte avec les Alliés, les Britanniques surtout, mais nous n'étions pas si différents d'eux.

Le lieutenant Jean tenait incontestablement la vedette ! Grand, mince, très élégant, il avait des cheveux noirs bouclés qui tombaient en mèches disciplinées sur son front très haut et lui donnaient un petit air de fantaisie et de jeunesse. Ses yeux noirs, très bridés, et ses hautes pommettes avaient une allure asiatique originale du meilleur effet. En un mot, il était différent, et cela s'expliquait on ne peut mieux par l'histoire de sa famille.

Ses arrière-grands-parents, riches propriétaires terriens, n'avaient pas du tout tenu à se ruiner, comme les nobles à Monte-Carlo, mais avaient voulu plutôt faire de l'argent et ce d'une façon assez inusitée pour l'époque. Ils avaient acheté des terres au Caucase, des plantations de coton à Bakou, et ils vendaient leurs produits en Grande-Bretagne, en Pologne, mais aussi en France et en Italie. Les fruits exotiques qui poussaient au Caucase avaient un goût unique et les acheteurs étaient prêts à payer très cher des ananas qui ne venaient pas d'Afrique mais de la Sainte Russie, pays des tsars. La valeur marchande de ces ananas augmentait proportionnellement à la légende et on leur trouvait dès lors, il va sans dire, un goût unique. Polonais de cœur, mais attachés au Caucase où ils prenaient femme, les hommes du clan étaient autoritaires, dominateurs, bons cavaliers et pères de famille rarement présents au bercail. Dès que leurs fils atteignaient l'âge de communier, ils les emmenaient avec eux dans la steppe. Ceux-ci apprenaient alors à connaître leur père, tandis que les filles, leurs sœurs, restaient avec la mère et n'avaient pas droit à l'affection paternelle. La légende familiale était aussi révoltante que provocante pour nous surtout qui portions l'uniforme et n'avions aucun doute en ce qui concerne l'égalité absolue des sexes et la camaraderie qui devait en découler.

À la veille de la révolution russe, le père de Jean vendit tout ce que la famille possédait et déménagea dans un manoir en Pologne qui fut d'ailleurs incendié et brûlé au moment de l'avance des bolchéviques. Avec le reste de la fortune dont il disposait, il acheta une usine et commença à fabriquer des chaussures. Ce fut un succès, mais il n'avait que des filles et Jean, le dernier-né, était trop jeune pour le seconder. Il s'épuisa à la tâche et mourut d'une crise cardiaque, suivi de près par sa femme qui l'adorait et ne pouvait concevoir sa vie sans lui.

Au début de la Deuxième Guerre mondiale, Jean, âgé alors de dix-huit ans, quitta la maison où régnait sa sœur aînée, qui l'écrasait de son autorité souveraine, et s'enrôla dans l'armée. Auparavant, toutefois, il se maria avec une fille de seize ans qui, à en croire les photos, était très belle. La fille n'avait pas de dot, ses sœurs ne tenaient pas du tout à l'admettre, mais Jean leur imposa la présence de sa femme et laissa derrière lui ce petit monde qui dirigea tant bien que mal l'usine jusqu'à l'entrée de l'occupant allemand et même après.

Il était courageux, téméraire, fantaisiste et séduisant, le soldat Jean, mais sa compagnie, prise entre deux feux, encerclée par les Allemands, fut obligée de capituler et il se retrouva prisonnier de guerre. Là, il creusa avec d'autres un tunnel, trouva le procédé trop long et imagina un autre moyen de s'évader. Dans les environs du camp, les cultivateurs manquaient de bras dans les champs et le camp pouvait leur fournir une main-d'œuvre affamée, mais gratuite. Jean fut l'un des premiers à passer ses journées sur la ferme à badiner avec les fermières et à rapporter à ses compagnons de camp les fruits de leurs largesses. Très rapidement, il devint ainsi particulièrement populaire. Fondamentalement bon, il était prêt à partager les derniers morceaux de pain dont il disposait et à aider tous et chacun de son mieux. En même temps il s'organisait. Il tenait à se battre, à reprendre la lutte et à agir. C'est ainsi qu'il s'évada avec un camarade, traversa l'Allemagne à pied, arriva en Belgique, contacta les maquisards et passa en France en zone dite libre. De là, ils devaient partir, lui et Marian, son camarade, en Grande-Bretagne en emportant des documents secrets. Malheureusement, les documents n'arrivaient pas. Ils vécurent donc cachés jusqu'à ce que la Gestapo arrive à la suite d'une dénonciation. Jean réussit alors à s'évader une fois de plus, par les toits cette fois-ci, et à vivre avec deux filles rescapées miraculeusement d'un camp de concentration dans une maison abandonnée sur les bords d'une plage. Le départ pour la Grande-Bretagne se fit dès lors par bateau, et il fut d'autant mieux reçu à Londres qu'il apporta les documents attendus et des nouvelles fraîches du front de l'Est. Promu lieutenant, décoré, il se battit par la suite en Italie, je crois, et à la Libération il se retrouva en France où il fut démobilisé.

Brusquement, tous ces héros, ces Polonais, ces Tchèques, ces jeunes qui n'avaient pas hésité à sacrifier leur vie et à verser leur sang, à affronter les pires risques et à faire preuve d'une abnégation totale cessaient d'être utiles. On craignait, par ailleurs, de les recevoir en Grande-Bretagne où le spectre du chômage, des déséquilibres socio-économiques et des divers autres problèmes de ces vétérans hantaient les politiciens. C'est ainsi que le lieutenant Jean fut obligé d'attendre à La Courtine la permission de se rendre à Londres, la ville même qu'il y a un an à peine il défendait de son mieux comme officier d'artillerie contre les bombardiers allemands...

Il est amer, le pain de l'exode...
Nous, nous ne le savions pas! Pas encore.

L'héritage de Jean

Le bel officier avait sur le mur de sa chambre à La Courtine la splendide photo d'une danseuse classique. On chuchotait que c'était sa fiancée. Il était en effet en instance d'annulation de mariage d'avec sa femme; elle comparaissait devant le tribunal à Varsovie pour inconduite. Pendant l'occupation, elle s'était mariée, semble-t-il, avec un officier de la Gestapo, se rendant ainsi coupable de bigamie et de trahison, toutes fautes largement et lourdement dénoncées par les sœurs de Jean qui s'occupaient de la petite fille issue de son union avec l'infidèle.

Un halo de mystère et de romantisme entourait le beau lieutenant. Moi, je me trouvais plutôt laide, j'étais chroniquement décoiffée et nulle en plusieurs matières à l'école... Face à ce jeune dieu de la guerre, je n'avais donc aucune chance, et c'est la raison pour laquelle je relevai le pari de le séduire en l'espace de deux semaines, de le forcer à enlever la photo de la danseuse britannique du mur de sa chambre et de passer à travers le camp, installée sur les coussins gris de son auto. Comme cela arrive souvent avec les filles qui se trouvent laides, j'étais têtue, obstinée et ambitieuse. Mes premières approches se révélèrent d'ailleurs très faciles. De toute évidence, le beau lieutenant trouva ma laideur intéressante quand, au mess des officiers où nous, les étudiants, étions admis, je renversai ma soupe sur ses bottes brunes, soigneusement cirées. Au lieu de se fâcher ou de me contourner au plus vite, ce qu'il aurait dû faire pour éviter beaucoup d'ennuis, il s'attarda. Ce fut le début d'une longue, très longue histoire dans laquelle je n'ai pas joué un bien beau rôle...

Quoi qu'il en soit, deux jours plus tard, un dimanche matin, je quittai le camp en sa compagnie et dans sa voiture. C'était l'automne. Il pleuvait. La route était devenue boueuse. Des flaques d'eau remplissaient les nombreux trous. Il conduisait lentement. Sur le volant, je voyais ses mains, ou plutôt ses gants clairs en peau de porc comme mon père en avait portés avant la guerre. Nous sommes allés à la messe au village voisin et cela fut pour moi une escapade de rêve, mais elle fut suivie, dès le lendemain, de problèmes sans nom.

Notre colonel, un homme petit et très gros, aussi gros que sa femme, qui lui ressemblait d'ailleurs comme une sœur jumelle, se considérait responsable de notre vertu. Il nous appelait «ses pupilles» et veillait jalousement sur chacune comme sur une sorte de trésor national sans prix. Rien ne lui échappait de ce qui nous concernait. Il discutait avec nos professeurs, officiers supérieurs pour la plupart, qui n'avaient jamais enseigné de leur sainte vie, exception faite de certains qui avaient déjà donné des cours de mathématiques à l'école militaire, dénichait des corépétiteurs au besoin et, plus attentif qu'un père, parvenait à rescaper ainsi les moins avancées.

Bien entendu, notre colonel découvrit dans l'heure que je m'étais promenée avec le beau lieutenant et il me convoqua aussitôt à son bureau. L'affaire était d'autant plus scandaleuse, selon lui, que le lieutenant avait trente ans passés et appartenait à une autre génération. Selon notre colonel, il ne devait donc dans aucun cas user de sa séduction auprès d'une fille qui n'avait pas encore atteint son seizième printemps, comme c'était mon cas. Et puis, de fausses rumeurs avaient déjà fait le tour du camp. Selon certains, j'étais sortie de l'église en titubant car nous nous étions saoulés avant, au petit déjeuner, mon lieutenant et moi. Selon d'autres, j'avais été malade dans l'après-midi et j'avais eu une indigestion spectaculaire avec vomissements. Des amies m'auraient vue et soignée. J'étais perdue de réputation et le colonel me le cria en serrant les poings comme s'il se retenait pour ne pas me battre. Au début, je pensai surtout à mon pari gagné, mais il ne tarda pas à me persuader que l'affaire était devenue assez sérieuse pour coûter cher à mon beau lieutenant. Moi, je devais rester au camp pour passer mon bac, mais lui pouvait être expédié n'importe où...

Fort heureusement, Noël approchait, on organisait les fêtes et les gens commençaient à être très occupés. Ajoutez à cela que je reçus un télégramme de mon oncle de Londres m'annonçant que mon visa pour la Grande-Bretagne m'attendait à Paris. Du coup, le colonel, sous l'influence de son épouse, qui, comme toutes les femmes, avait un faible pour Jean, cessa de s'énerver. On me prépara dans les cuisines un gros paquet de victuailles, on me donna mon ordre de mission qui m'autorisait à prendre le train gratuitement et j'eus juste assez de temps pour pleurer sur l'épaule de mon beau lieutenant. Il m'avoua qu'il m'aimait, nous parlâmes de notre avenir commun et je pris le train en promettant de revenir dès que je le pourrais.

Ce fut une drôle d'aventure, d'ailleurs, que ce voyage qui se termina dans un hôtel pour femmes-officiers de l'armée britannique découvert tout à fait par hasard par la pauvre fille en uniforme qui n'avait nulle part où aller...

Car, optimiste comme toujours, Papusiek s'était fié à la parole d'un ami et m'avait expédié le télégramme. En réalité, je n'avais ni visa, ni argent, ni aucun appui à Paris, puisqu'il avait oublié de me signaler que je pouvais aller chez mon autre oncle, Léopold Marchand, ou chez Ohmie, la mère de ma tante qui vivait alors dans leur appartement de Neuilly-sur-Seine.

Et c'est ainsi que je fus obligée de vivre mon premier réveillon vraiment solitaire. Pour des raisons linguistiques, — je ne connaissais pas un traître mot d'anglais — je refusai les invitations des Britanniques, femmes-officiers, fort élégantes dans leurs uniformes parfaitement repassés, tandis que le mien paraissait plutôt minable. Je ne pouvais pas me «commettre» avec les civils français, c'est-à-dire le personnel des cuisines. Je m'enfermai donc dans ma chambre et me couchai en pleurant. Peu après, toutefois, quelqu'un frappa à ma porte.

Elle était laide, avait le même âge que moi, portait un pantalon trop grand et une chemise d'homme sale et chantait le *Minuit chrétien* en allemand! Car cette Anita, que je ne pus jamais oublier par la suite, était la fille d'une Allemande et d'un Britannique, couple séparé par la guerre. Sa mère fut tuée lors d'un bombardement et Anita, qui tomba à la Libération dans les mains des maquisards français, se retrouva dans un camp.

Comme je ne voulais pas lui parler, elle me montra son dos, couvert de plaies à la suite des coups qu'elle avait reçus dans ledit camp, et éclata en sanglots. Honteuse, j'acceptai de partager avec elle la traditionnelle hostie du réveillon, moi qui détestais à cette époque les Allemands, les occupants, la Gestapo, les tueurs, et qui étais prête à tirer sur eux n'importe où et n'importe quand.

La différence entre moi et les femmes-officiers britanniques se situait à ce niveau. Elles s'étaient battues contre les Boches, elles avaient accepté Anita, la fille d'un Britannique, à leur hôtel, mais elles ne voulaient ni la voir ni lui parler. Elle n'avait qu'à rester dans sa chambre où un serviteur français lui montait ses repas. Moi, j'avais dû subir l'occupation allemande et je n'avais pu me battre vraiment contre eux, à visage découvert, que pendant l'insurrection de Varsovie. Et là, à Paris, j'étais forcée en quelque sorte à parler allemand, parce que comme Anita je m'étais retrouvée soudain dans un hôtel pour femmes-officiers britanniques où en principe ce n'était pas ma place, n'étant pas officier de l'armée régulière...

En revanche, mon retour à La Courtine fut triomphal. Je revins chargée de victuailles, cadeaux du cuisinier et du personnel français de l'hôtel qui tenaient à me faire plaisir puisque j'étais la seule à connaître quelques rudiments de leur langue. Bien reçue dans ma baraque, fêtée comme l'enfant prodigue, j'appris que mon beau lieutenant était parti en Angleterre. Les mauvaises langues disaient qu'il était parti retrouver sa danseuse classique aux yeux immenses, mais moi, je savais qu'il voulait être démobilisé et retirer l'argent que l'armée lui devait. Il rêvait d'une petite usine, d'une petite maison de banlieue et d'une femme, une vraie, capable d'avoir des enfants et de ne vivre que pour lui. Et il eut le malheur, mon lieutenant aux yeux brillants comme des perles noires, de croire que je pourrais devenir cette femme-là. Moi qui craignais par-dessus tout la banalité quotidienne d'une vie normale...

Par la suite, le lieutenant se transforma en un homme en vêtements civils et lutta courageusement pour décrocher une place au soleil. De mon côté, je devins une étudiante à l'université, ambitieuse et un peu folle, mais jamais il ne cessa de m'encourager, de m'aider et de m'aimer, même si je ne le méritais pas. Mais alors pas du tout! Au fait, s'agit-il du mérite en amour, ou plutôt d'une suprême injustice? D'une manière plus générale, la vie traita Jean avec une cruauté insigne.

Nous ne nous sommes pas mariés et quand de mon côté je me décidai à faire le grand saut avec quelqu'un d'autre, il céda aux instances d'une très jeune fille. Elle le menaçait de se suicider, il l'épousa et ils eurent un fils, mais leur mariage s'avéra catastrophique. Il travailla comme un fou pour satisfaire ses exigences, eut une crise d'hypertension et fut paralysé. Elle l'abandonna, s'empara de tout ce qu'il possédait et refusa de lui montrer son enfant. Cela se passait au Canada, à Montréal. Placé dans un hôpital de vétérans incurables, Jean y vécut pendant quelques années encore, paralysé en partie et incapable de parler. Les seuls mots qu'il prononçait en anglais, c'étaient *good* et *very good*. Pour le reste, il pouvait communiquer avec moi par écrit en utilisant sa main gauche, la droite étant inerte.

Jean assuma son sort jusqu'au bout avec un courage admirable, resta aussi séduisant qu'à l'époque où je l'avais rencontré et mourut un beau matin sur son lit de camp placé dans une salle où ils étaient six. Anciens officiers, redevenus des civils, abandonnés des leurs, ils étaient là, attendant qu'on veuille bien construire pour eux un bâtiment destiné à remplacer les baraques temporaires. Mais quand finalement l'État canadien se décida de le faire vraiment, ils étaient tous morts!

Jean et son bon ami, un officier canadien-anglais qui, comme lui, était enfermé dans son incapacité de communiquer avec les autres, s'éteignirent à une semaine d'intervalle...

Un détail... Jean qui n'avait rien ni personne, hors quelques amis, dont moi, décida de me laisser un héritage. Me connaissant, moi et mes complexes de culpabilité, il m'expliqua qu'il voulait beaucoup avoir un compte de banque auquel il ne toucherait pas tant qu'il ne serait pas en mesure de parler. Aussitôt, je m'empressai de lui ouvrir ce compte et d'y déposer fidèle-

311

ment cinquante dollars par mois que j'économisais tant bien que mal. Quand j'allais le chercher à Senneville pour l'emmener déjeuner, généralement le dimanche, à la maison, je lui montrais son carnet de banque, ce qui l'aidait à sourire, lui qui était atrocement malheureux. Ce compte, j'étais la seule à pouvoir l'administrer, et voilà pourquoi le jour où on enterra Jean, j'héritai de deux mille dollars que je n'aurais jamais économisés sans lui !

C'est Jean aussi qui me permit de créer le personnage de Bronek et de raconter sa fin quand, installé enfin dans la maison de Lala, il essaie en vain de communiquer avec elle...

Janvier 1990

Noël est passé. Ils sont venus, chaleureux, gentils, amicaux. Craintive, j'ai préparé les fêtes comme j'ai pu avec l'aide de ma fille qui a acheté à ma place les cadeaux et a fait des emballages absolument superbes.

Que reste-t-il ? L'arbre de Noël, les lumières, les décorations et mon incapacité à moi de respirer. Je ne suis pas allée à la soirée de la Saint-Sylvestre où pourtant j'avais très envie d'être, ni au déjeuner de famille du jour de l'An.

Le reflet de mon visage dans les miroirs me hante et mon corps devenu trop lourd me dégoûte. La maladie me donne un air de clown que je déteste. La maladie, au lieu d'affiner mes traits en leur conférant ainsi une certaine noblesse, décompose tout, les désagrège, me rend simiesque et odieusement contraire à ce que je ressens et à ce que je voudrais communiquer aux autres par mon sourire, mes expressions et mes attitudes.

Impossible de me coiffer. Après l'unique expérience de la chimiothérapie, mes cheveux ont changé de texture et de couleur. Ils sont morts et je n'y peux rien. J'essaie de m'en moquer, mais ce n'est pas facile. Je n'ai jamais cru être belle, ni même jolie. Quand les hommes se retournaient sur mon passage, je me disais que je devais avoir un trou dans ma robe ou une grosse tache très vilaine. De la même façon, j'ai eu beaucoup de mal à croire que je puisse être aimée. Chaque fois qu'on m'a demandée en mariage, ce qui est arrivé souvent dans un milieu de militaires polonais où les hommes étaient très nombreux comparativement aux femmes, j'ai été persuadée que cela était dû à un mirage ou plus simplement à une telle pénurie de filles parlant polonais que les jeunes mâles étaient condamnés en quelque sorte à s'intéresser à moi.

Non ce n'est pas de mes « charmes » qu'il s'agit, mais de cette incapacité de communiquer à l'autre, ou aux autres, ce que je ressens à leur égard parce que mes expressions paraissent, sans que je le veuille, hostiles, méchantes ou tout simplement stupides. Je ne peux même plus sourire. Mes dents bougent, conséquence normale de la radiothérapie, semble-t-il ; mes gencives me font mal et je rêve quand je m'endors que je suis déjà édentée. Or, comme l'avait constaté mon médecin sur ce ton de l'évidence qui me tombe sur les nerfs :

— Les dentiers et les prothèses ne tiendront pas, puisque vos propres dents bougent. Entre autres choses, c'est cela, la maladie.

— Mais non, docteur, ce n'est pas seulement la maladie, ce sont surtout les résultats des soins que vous dispensez. Car les traitements sont inhumains, ne serait-ce qu'en raison de leurs effets secondaires, et il est scandaleux, selon moi, que le corps médical ne se donne pas la peine d'examiner toutes les découvertes, même les plus farfelues, au lieu de les condamner *ex cathedra* comme l'œuvre de charlatans.

J'ai raison et il le sait, mais il ne relève pas la remarque. Il pourrait me répondre pourtant que des milliers de malades supplient les médecins de prolonger leur existence de quelques semaines ou de quelques jours, même, peu importe.

— Vous ne luttez pas pour votre beauté, m'avait déclaré mon médecin mexicain, mais pour votre survie. Peu importe votre poids, ce qui compte c'est votre respiration... Le rythme de votre souffle...

Il n'est peut-être pas plus avancé que la médecine officielle, mais lui au moins essaie et c'est déjà beaucoup !!!

313

Côte-des-Neiges

— Vous, vous avez un passé qui sort de l'ordinaire, m'avait dit un collègue de plume. Nous, ici au Québec, nous n'avons pas vécu la guerre. Par conséquent, nous n'avons pas connu les mêmes expériences que vous et nous n'avons pas la même maturité. Et pour être romancier, tout ceci est indispensable!

Oui et non! Il n'est pas indispensable de vivre la guerre pour avoir en tête plusieurs sujets de romans. Tout en étant québécois, on peut puiser dans ses propres souvenirs et les rendre fascinants. Finalement, quand j'écrivis *Côte-des-Neiges* je ne pensais pas à mon passé mais à celui de Mado, mon héroïne. La petite Madeleine m'avait séduite dès notre première rencontre. L'ai-je vraiment vue de mes yeux, ou l'ai-je rêvée en rendant visite à une délicieuse vieille dame pensionnaire chez les religieuses à la maison des sourdes-muettes? Je n'en suis pas certaine, mais Madeleine pour moi était un être en chair et en os, vivante, belle et bien faite pour susciter la tendresse. En tout cas, elle fut à l'origine de ce roman dont on devait me reprocher par la suite le titre. Pour certains, *Côte-des-Neiges* aurait dû être une monographie du quartier; pour moi, c'était l'histoire de l'ascension de gens qui voulaient monter en haut de la côte, tandis que la neige fondait inlassablement sous leurs pieds. Amoureuse de Thomas, Mado accepta de monter avec lui et de prendre ainsi tous les risques que cette escalade comportait.

Le recul historique m'avait forcée à fouiller dans les vieux journaux, et dans ce pays du Québec, il est facile de les retrouver et de les utiliser. J'avais eu tant de mal à retracer les dates et les lieux où, dans le petit village russe, dans le couvent désaffecté d'Ostachkov, avait été enfermé avant sa mort le père de Lala, que cette marche dans le temps québécois me parut d'une émouvante simplicité. En somme, il s'agissait juste de remonter au début du siècle et de retrouver l'atmosphère des rues éclairées au gaz... En ce qui a trait à Madeleine, Thomas, son père Adam le boulanger, ils étaient pour moi de véritables amis. D'où venaient-ils? De la rue Dorion, où habitait ma femme de ménage, une petite personne très décidée qui avait dépassé la quarantaine, travaillait comme six et avait l'air toute jeune sans qu'on sache pourquoi. Née à la campagne, élevée sur la terre, elle échoua avec son très séduisant mari rue Dorion et, depuis, elle ne put la quitter. Il était ouvrier chez Kraft et, dominé par le démon de la réussite matérielle, il économisait et investissait. La rue Dorion était pour lui un bien qu'il avait loué puis acheté, une « maison de chambres ». Chaque matin, il quittait la rue pour rouler dans sa vieille Chevrolet rouillée à l'autre bout de la ville où il commençait à travailler à six heures du matin et finissait, en comptant les heures supplémentaires, à six heures du soir. Pendant ce temps-là, Claudette sa femme, par certains côtés Madeleine, l'héroïne de mon roman, de ma *Côte-des-Neiges*, frottait, astiquait ou encore cherchait de nouveaux locataires pour remplacer ceux qui partaient. Deux fois par semaine, elle s'échappait pour se rendre dans les « beaux quartiers », comme elle disait, c'est-à-dire chez moi et chez deux autres dames.

— Le luxe, voyez-vous, me disait-elle, c'est le silence. J'aime le silence de votre maison.

Elle frottait, elle astiquait, elle refusait de se reposer et quand d'aventure j'étais là, je devais la forcer pour qu'elle accepte de manger quelque chose. C'est alors qu'elle se mettait à parler de tout et de rien. De sa famille à elle et de son père, surtout, qui pendant la grande crise économique de 1929, au lieu de se précipiter comme les autres vers la ville, était resté sur la terre, épargnant à sa femme et à ses enfants la faim et les humiliations. Il y avait aussi dans sa vie cet autre personnage, son beau-père, qui me fascinait. Garçon de restaurant, il apprit à porter les gants blancs et l'habit noir. Bel homme, il perfectionna son français, observa, s'efforça d'avoir des manières, tricha un peu aux cartes, joua au casino à Las Vegas, aux États-Unis, monta en grade et devint maître d'hôtel. Veuf, il se moquait des femmes et n'avait dans sa vie qu'un seul être à aimer, son fils. Il espérait en faire un « Monsieur », mais il n'y réussit pas. Son fils, dernier de classe, ne voulait pas étudier...

— Mon beau-père mourut peu après notre mariage, racontait Claudette. J'avais seize ans et Georges, mon fiancé, en avait dix-sept. Il entrait justement à l'usine. Il avait la manière, le port de tête et la façon de parler de son père, mais il n'avait pas et il n'aura jamais sa fantaisie.

Claudette souriait, finissait de frotter ce qu'elle était en train de nettoyer et me regardait d'une certaine façon qui me mettait mal à l'aise.

— Croyez-vous que c'est héréditaire? demandait-elle naïvement. Mes deux gars, eux aussi, sont derniers de classe et ne veulent pas étudier.

Je proposai de payer les études de ses fils dans un bon collège privé, mais le mari de Claudette refusa. Il craignait pour eux les humiliations, des relations artificielles avec des camarades d'un autre milieu, que sais-je encore.

— Il est comme ça, se plaignait Claudette. Son père aurait accepté avec empressement. Son père savait saisir la chance au passage, en tirer parti et s'y accrocher à deux mains.

Je fermais les yeux et j'imaginais cet homme, grand, très mince, à en juger d'après ses photos, ressemblant un peu à Fred Astaire, et il se mettait à vivre pour moi, mais le personnage mourait sur le papier. Comment l'expliquer? Adam le boulanger était différent. Aujourd'hui encore, je regrette cet échec. Car je voulais créer un héros proche du beau-père de Claudette dont l'histoire ne ressemblerait en rien à celle des Québécois de l'époque qu'on retrouve indéfiniment dans la littérature canadienne-française. Pourtant, il avait existé à Montréal, ce type d'homme, proche par sa fantaisie et sa gouaille de ses cousins français, situé aux antipodes du misérabilisme et de la tradition rurale, drôle, un peu chapardeur à l'occasion, mais finalement un bonhomme digne d'estime...

J'appris beaucoup avec Claudette, moi qui étais alors plongée jusqu'au cou dans les milieux de l'enfance malheureuse, des assistés sociaux et des femmes névrosées. Elle avait un jugement très sûr, un mépris certainement exagéré pour les éternelles victimes des devoirs conjugaux et une âme de conquérante. Avec cela, elle me rassurait. C'est grâce à elle que j'osai raconter des gens capables de monter dans l'échelle

316

sociale, de s'instruire et en même temps d'avoir des idées sur leur monde à eux, mais aussi sur des événements aussi lointains que la guerre d'Espagne et la Deuxième Guerre mondiale. Parmi les classiques québécois, seul Roger Lemelin m'offrait, dans ses romans, la confirmation qu'au Québec comme ailleurs, les «perdants» du *Bonheur d'occasion* de Gabrielle Roy ne sont pas forcément plus respectables que les «gagnants». *Pierre le magnifique* était en fait aussi québécois que le pauvre gars crève-la-faim... La pression de l'élément anglophone freinait la promotion sociale des francophones, à Montréal surtout, moins dans la bonne vieille ville de Québec, et les grandes fortunes s'édifiaient sans les francophones. Les Canadiens anglais pouvaient compter sur l'aide des Britanniques, les Canadiens français ne pouvaient s'appuyer sur celle de la France.

Quand Thomas, le héros de *Côte-des-Neiges*, essaie de vendre à Paris ses produits, il n'est reçu par personne, et c'est un Américain qui finit par lui donner un coup de pouce... Réminiscence de mes souvenirs, certainement, mais aussi vérité historique. Pas aussi exotique que les îles de la Martinique et de la Guadeloupe l'avaient été lors d'une certaine période, ni aussi proche que l'Algérie avec ses fonctionnaires et ses colons français, le Québec a longtemps manqué de sex-appeal et les Québécois aussi.

Mado, affolée, Thomas, poli et réservé, comme Olek, l'étudiant polonais, n'ont pas beaucoup de chances de susciter l'engouement des foules. Olek n'a pas le talent de Frédéric Chopin, ni même les dons de Marie Curie-Sklodowska, et le fait qu'il soit Polonais ne suscite pas en 1939 la même sympathie que quarante-deux ans plus tard à l'heure de Jean-Paul II et du mouvement Solidarité à Gdansk. Mado n'est ni Diane Dufresne ni Gabrielle Lazure, mais une jeune femme romantique dont le pouvoir de séduction auprès des Américains est incontestable parce qu'ils cherchent en vain chez eux, dans leur propre univers, des êtres humains semblables. Thomas, de son côté, est d'une naïveté absolue. Il croit que puisque son produit est bon, nouveau, original, il se vendra très certainement, ce qui désarme l'Américain mais agace les hommes d'affaires européens.

Je me suis beaucoup amusée à visiter Paris avec eux, à habiter le petit hôtel et puis, brusquement, à découvrir que ce monde, qu'on croyait alors immuable, pouvait basculer du jour au lendemain. La période où j'écrivis *Côte-des-Neiges* fut certainement dans mon existence une époque faste, et cela largement grâce à Claudette, la femme en chair et en os qui, semaine après semaine, apportait dams ma maison son sourire, sa passion de la propreté et ses préoccupations de mère de deux adolescents qui étaient aussi les miennes, puisque nos enfants avaient à peu près le même âge. Une fois le manuscrit terminé, je me sentis comme d'habitude à la fois soulagée et très triste. Ils étaient partis, les gens avec lesquels je vivais depuis des mois, jour après jour, comme avec des êtres très proches. Thomas, Mado, Adam, la corsetière cessèrent de me réveiller la nuit. Quand je portai mon manuscrit chez Pierre Tisseyre, il me promit de me téléphoner, comme d'habitude, quarante-huit heures plus tard pour me donner son opinion. Et comme d'habitude, j'étais très inquiète.

D'une part, l'avis du premier lecteur a toujours beaucoup d'importance dans ces cas-là et en dehors de mon éditeur, ma fille avait toujours été ma première lectrice, mais je me méfiais de ses élans d'enthousiasme, puisque l'opinion d'une jeune fille est aveugle quand il s'agit des manuscrits de sa mère. Je me souviens très bien que quand le téléphone sonna ce lundi matin, je courus. Pierre Tisseyre eut une réaction mitigée.

— Pas mal, me dit-il, mais cette bonniche m'ennuie...

J'étais atterrée. Ma Madeleine, ma Mado que j'avais tant aimée pouvait provoquer chez quelqu'un une réaction pareille ! Que faire ? Je ne pouvais plus rien pour mon manuscrit. Je l'avais conçu, rédigé jusqu'à la dernière minute, et mes personnages étaient ce qu'ils étaient et ne pouvaient changer...

Une fois le livre publié, Réginald Martel, ce remarquable critique dont j'admire l'honnêteté intellectuelle, le courage et la capacité de travail tout à fait exceptionnelle, traita mon roman de « méli-mélo ». Ce fut pour moi un samedi très triste, pour ne pas avouer plus. Ensuite, ce fut la réaction de Claudette, ma « fée du logis ».

— J'étais très fatiguée et pourtant j'ai lu toute la nuit, m'a-t-elle annoncé. Je dois vous dire cependant que vos gens de la rue Dorion sont trop beaux pour être vrais. Ils ne volent pas, ne sacrent pas, ne font pas de combines et ne se battent pas avec les rats la nuit.

Cela frisait la catastrophe ! Et puis, de mon côté, je me disais qu'une fois de plus j'avais raté mon coup puisque mes personnages, autant féminins que masculins, n'atteignaient pas cette dimension dont les très grands romanciers ont le secret. J'ai trop aimé Anna Karénine et Wronski, Emma Bovary et Scarlet O'Hara, pour ne pas me sentir écrasée sous le poids de ce que je considère comme la preuve ultime d'un authentique talent de romancier.

— Allons, allons, me consolait Pierre Tisseyre. *Autant en emporte le vent* a été refusé par seize éditeurs et chaque fois Margaret Mitchell s'était crue obligée de remanier son manuscrit et de faire les corrections suggérées. À ce rythme-là, votre Mado deviendrait, elle aussi, un personnage unique.

Tout ce que je pouvais répondre à cela, c'est que moi, contrairement à Margaret Mitchell, je n'étais pas capable de recommencer, de reprendre et de corriger mes manuscrits au-delà des limites imposées par mon propre sens critique auquel le jugement des autres ne pouvait rien enlever ni ajouter. Bref, je donnais des conférences dans les bibliothèques publiques, je respectais scrupuleusement mes engagements, et pour éviter une dépression nerveuse, je travaillais beaucoup sur le manuscrit de mon prochain roman. Dans mes livres précédents, il s'agissait de personnages certes, mais surtout de l'histoire occultée de la Pologne que mes héros vivaient au jour le jour. *Côte-des-Neiges*, le roman qui se déroule au Québec, c'était la tentative de présenter des personnages issus de mon imagination à un public et de les faire aimer sans qu'ils soient les victimes d'une cause.

— Ils sont trop beaux, disait Claudette.

Un «méli-mélo», écrivait Réginald Martel, mais qui risque d'avoir beaucoup de succès. Un best-seller probable!

Et mon éditeur qui s'ennuyait en compagnie de ma bonniche...

Avis aux romanciers qui, le lendemain de la publication de leur livre, ont envie de sauter du dernier étage d'un gratte-ciel: attendez quelques semaines, quelques mois ou même quelques années. Rien n'est certain dans l'évolution d'un roman, ni la décision d'un jury d'accorder le prix Goncourt, ni celle de l'éditeur de l'enterrer faute de bonnes critiques et, surtout, inutile de le souligner, de publicité. Car est-il nécessaire d'expliquer que la publicité, qui permet de porter et de garder à l'écran les pires navets comme de vendre des produits carrément laids, mauvais et parfois même inutilisables, n'existe pas dans le domaine des livres? La littérature qui demeure la force et la richesse des pays et des nations est certainement le domaine où l'argent ne sonne que rarement. Quoi qu'il en soit, dans le cas de *Côte-des-Neiges*, je vécus plusieurs surprises.

Tout d'abord, dès le début de la présentation du roman dans les librairies, il se vendit fort bien. Ensuite, on en fit de nouveaux tirages. Un peu plus tard, le Club du livre France-Loisirs se déclara intéressé à le distribuer au Québec et en France. Pierre Tisseyre jubilait et moi j'eus droit à des chèques «substantiels». Quand on ne s'attend à rien, quelques milliers de dollars représentent beaucoup d'argent, n'est-ce pas? C'est quand on s'attend à beaucoup qu'on se sent maltraitée, dévalorisée et même humiliée.

Et puis vinrent l'été, le soleil, les fleurs, l'herbe verte et le sentiment de renouveau. J'étais heureuse que quelqu'un quelque part puisse aimer ma Madeleine. Le courrier que je recevais en témoignait, les lettres élogieuses aussi bien que les commentaires critiques. Un monsieur m'écrivit ainsi que, contrairement à ceux de mon beau-père Gérard Parizeau, dont les livres d'histoire sont irréprochables, mon roman contenait plusieurs inexactitudes. Suivait une liste de détails, allant de la distance entre le coin de la rue Saint-Denis et l'avenue des Pins et la rue Dorion, jusqu'au nombre de couples au mariage collectif du temps de la conscription.

Pour moi, l'idée qu'on puisse s'intéresser suffisamment à mon roman pour relever ces détails était un véritable plaisir. C'est alors que par un dimanche ensoleillé, je rencontrai Gilbert Comtois.

Acteur, il jouait au théâtre, à la télévision et au cinéma, mais les premiers rôles lui échappaient systématiquement. Il avançait en âge et cela devenait très grave. Sa femme, une jeune et délicieuse personne, décida qu'il lui fallait autre chose, un revenu, un sentiment de sécurité, et elle le poussa à acheter une terre. Je le connus donc dans le rôle de gentleman-farmer des Cantons de l'Est.

— Je viens de terminer votre roman, *Côte-des-Neiges*, me dit-il, et j'ai beaucoup aimé. Il faudrait en faire un téléroman et le présenter à Radio-Canada.

Je crus qu'il voulait juste se montrer aimable et je le remerciai puis, subitement, je le regardai d'une autre façon et j'osai avouer qu'il pourrait fort bien être mon Adam, le boulanger de la rue Dorion, celui qui disait que le pain c'est si bon qu'on devrait pouvoir le distribuer gratuitement. Deux jours plus tard, il me téléphonait pour m'annoncer qu'un réalisateur des émissions dramatiques était en train de lire, sur ses instances, mon roman et qu'il lui plaisait. Comme toujours dans ma vie, le hasard se mêlait d'arranger des situations que je n'aurais pas su ni organiser ni même inventer.

Deux mois plus tard, Richard Martin, directeur des émissions dramatiques, me proposait de transformer mon roman en téléroman. Affolée, je demandai à Pierre Tisseyre de le rencontrer pour discuter d'une éventuelle vente des droits, mais ce fut une fin de non-recevoir. Radio-Canada voulait que j'écrive moi-même le téléroman, c'était cela ou rien! J'acceptai donc, en quoi j'eus tort, car cela allait me coûter six mois d'efforts inutiles et déprimants. J'étais rémunérée, certes — merci, Radio-Canada — mais je reçus une telle leçon d'humilité de mon réalisateur que je fus incapable de travailler le manuscrit de mon prochain roman. Je me souviens que nous nous séparâmes sur un mot et que pour moi ce fut non seulement une séparation définitive, mais un profond soulagement.

La religieuse disait à un certain moment à Madeleine qu'elle pouvait sortir, et ce dans les termes suivants : « Allez, va ! » Mon réalisateur me déclara que c'était français, mais pas québécois. Nous nous quittâmes bons amis. Ce fut la goutte qui fit déborder le vase. Je refaisais le même épisode pour la cinquième ou sixième fois et je ne voyais toujours pas la moindre lumière au bout du tunnel. Il fallait absolument que je cesse de me torturer. Cela n'avait plus le moindre sens ! Mon réalisateur, le petit bonhomme au bord de sa retraite qu'il prit d'ailleurs avant la fin de l'année, se transformait en bourreau. J'étais vraiment trop malheureuse pour continuer à perpétuer en quelque sorte moi-même cet état. Je n'avais jamais rêvé d'écrire des téléromans, cette horrible et très périssable façon de raconter des histoires, et je n'avais pas l'obligation, Dieu merci, de faire vivre trois enfants en bas âge.

Eh oui ! elles sont innombrables, les occasions que j'ai ratées. Par les journées de grisaille, c'est une source fantastique de complexes d'infériorité où je peux puiser à ma guise.

À propos de complexes...

Je me promis d'aider mes collègues de plume à être mieux connus dans le milieu et de remplacer les lacunes, ou plutôt l'absence de publicité, par des analyses littéraires systématiques de leurs œuvres. Le journal *la Presse* accepta ma chronique. Et c'est ainsi que pendant un an ou deux, je traitai honnêtement les écrivains québécois qui figurent dans le dictionnaire en analysant l'ensemble de leur œuvre. J'appris beaucoup en chemin et ce fut certainement pour moi un enrichissement.

Fait à souligner : les bons romanciers qui ont eu des carrières prestigieuses ou qui les poursuivent encore m'ont tous, sans exception, femmes et hommes, envoyé un mot aimable ou amusant ; les médiocres, par contre, n'ont pas donné signe de vie. Deuxième remarque : les cinéastes et les romanciers portés par un petit cénacle pour des raisons diverses, mais pas forcément accessibles à un public plus large, se sont plaints de mes choix. Car je ne choisissais pas ! Je traitais de tous et de toutes en voulant leur faire plaisir. Je présentais leurs livres sans les juger pour indiquer aux lecteurs québécois qu'ils existent bien, qu'ils n'ont reçu encore ni prix ni reconnaissance.

Mes hommages, Messieurs Dames, et mes regrets ! Je n'ai pu dépasser les premières lettres de l'alphabet. Les mauvais coucheurs ont exercé des pressions, la chronique a été supprimée. On me reprochait d'encourager la médiocrité littéraire... Drôle d'argument ! Est-il nécessaire de rappeler que la lecture attentive des romans couronnés depuis le dernier quart de siècle, pour ne pas reculer trop loin, par des prix aussi prestigieux que le Goncourt, le Femina ou même le Nobel de littérature permet d'affirmer que les nullités supplantent très souvent les romanciers de talent ?

4 janvier 1990

Il pleut. De grosses gouttes parfaitement incongrues tombent sur la neige blanche. Je me sens mieux et, une fois de plus, je décide de me remettre à la rédaction de la biographie romancée de la reine Hedvige...

Dimanche, le 7 janvier 1990

Quelle bonne journée. Wanda, vieille amie fidèle, est arrivée avec son fils Yves, sa femme Anna et Galla et Éric, leurs deux enfants. J'ai connu Yves étudiant à l'Université de Montréal ainsi qu'Anna, qui gagnait alors quelques sous en faisant des traductions. Depuis, ils sont partis travailler pour l'UNICEF au Brésil et c'est la première fois que je les revoyais. Yves a trente-deux ans et son fils en a douze ! ! !

Ils ont eu le courage, ces deux-là, de se marier très jeunes et d'avoir des enfants. Un couple charmant, des enfants délicieux, une journée merveilleuse ! Je ne critiquerai plus jamais l'idée saugrenue de ce couple d'aller vivre les débuts de leur mariage dans une case en Afrique, où Anna a mis au monde Éric.

Un de mes cousins, Robert, a lui aussi eu une mère qui travailla ainsi en Afrique et qui, elle, est morte après sa naissance d'une maladie tropicale. Grand, mince, solide, mais avec quelque chose de mou dans les traits, Robert, le fils d'Arthur, a traversé ma vie à quatre reprises. Tout d'abord lors de mon séjour à Londres, où j'étais allée pour apprendre l'anglais, vivant dans une famille britannique où mon oncle Arthur m'avait littéralement séquestrée. Il était impensable pour lui que la fille de sa défunte sœur bien-aimée vive chez des étrangers comme étudiante «au pair», ainsi qu'on disait alors. Je devais monter à cheval et jouer au tennis avec deux jeunes garçons ou filles britanniques pour qu'ils apprennent le français et moi l'anglais. En arrivant directement de Paris à la gare Victoria de Londres, je ne me méfiai pas. Je téléphonai pour dire bonjour à Arthur mon oncle bien-aimé, l'un des grands héros de mon enfance. Il exigea que je passe chez lui. Je cédai et la suite fut tout à fait désastreuse!

Il téléphona à la famille où je devais me rendre pour la prévenir que j'étais très «irresponsable» et me garda chez lui. Je devais m'occuper de Robert, qui avait alors dix ans, peut-être douze, je ne sais trop, et lui enseigner le français et apprendre son anglais. En réalité, nous parlions polonais, Arthur et moi, et le pauvre Robert qui était toute l'année pensionnaire dans un remarquable collège britannique et ne voyait son père que pendant les mois de l'été passa son temps à s'ennuyer, à ne rien comprendre. Je me promenais avec lui le matin dans Hyde Park, mais alors il jouait avec les jeunes de son âge, et moi, j'aboutissais sur un banc avec un livre. Le soir, j'étais tenue à être présente et à veiller sur le sommeil de Robert. Cet arrangement m'autorisait à sortir les lundis, mercredis, vendredis et dimanches, mais je devais rentrer avant minuit.

— Tu comprends, m'expliquait Arthur, à mon âge je préfère recevoir ces dames chez moi plutôt que me donner le mal de les sortir. Je compte sur toi, cependant, car si tu ne te présentes pas avant minuit, jamais je ne parviendrai à me débarrasser de ces ladies qui veulent absolument rester pour la nuit et s'incruster pour mieux m'acculer au mariage...

Dieu que j'étais naïve alors! Je ne compris que plusieurs années plus tard qu'il s'agissait d'un «truc» inventé par mon oncle bien-aimé pour m'empêcher, moi, de m'engager dans une aventure. Bob, le Polonais avec lequel je sortais, tenait à ce que nous restions ensemble longtemps... Assez longtemps pour visiter, en sortant du théâtre ou du cinéma ou d'un restaurant où on dansait, sa chambre d'étudiant. Or, je n'avais jamais le temps de céder. Il me fallait être avant minuit dans la vieille maison de Pembridge Gardens où Arthur, mon pauvre veuf éploré, défendait sa vertu avec la dernière des énergies.

En automne, je retournai à Paris continuer mes études, Robert à son collège et Arthur à ses «femmes». En fait, il aimait Mildred, qu'il ne me présenta que plusieurs années plus tard. Car cet amour authentique, profond, il le cachait comme une tare, voulant rester fidèle à une morte et à son fils. Ma tante Ened mourut en couches pendant les bombardements de Londres. Elle était la fille d'un lord écossais, médecin, et de la première femme pilote à pratiquer pendant des années dans la brousse en Afrique.

Arthur sortit de l'hôpital avec le nourrisson dans ses bras. Le frère d'Ened Robertson refusa tout contact avec cet officier polonais que sa sœur avait épousé sur le tard et avec l'enfant qui était après tout son neveu. Et c'est ainsi qu'Arthur fut obligé de se débrouiller seul. Robert semblait comprendre ses sacrifices et les apprécier, jusqu'au jour où à son tour il tomba amoureux d'une jeune étudiante en médecine, comme lui, fille de pasteur. Arthur s'opposa au mariage, considérant que Robert était trop jeune, trop inexpérimenté et que la demoiselle était trop savante, trop puritaine et pas assez belle. Robert passa outre, la famille de la jeune fille se chargea de tout et Arthur m'invita à la noce; ce fut une drôle de cérémonie!

J'étais avec Jacek et nos enfants, qui ne comprenaient pas comment un prêtre pouvait bénir l'union de sa propre fille.

Robert, gêné, s'efforçait d'éviter son père. Il fut obligé de se convertir à la religion anglicane, je crois, pour pouvoir épouser sa promise. C'était la deuxième fois que nos chemins se croisaient, mais j'étais bien plus préoccupée par la tristesse de mon oncle Arthur que par le bonheur de Robert. Le rayon de soleil dans tout cela, c'était Mildred, qu'Arthur avait enfin présentée. Après des années d'attente où, pour ne pas blesser ou peiner Robert, il avait caché son amour pour cette femme merveilleuse, il se décida à nous annoncer que lui aussi allait se marier bientôt, puisqu'il considérait sa mission de « père seul » terminée.

La troisième fois, je croisai Robert, sa femme Marion et leurs enfants en Écosse. Cet été-là, je rendais visite avec ma fille à Mildred. Arthur n'était plus. Il était toujours vivant cependant pour moi, le héros de mon enfance, comme pour elle, dont il avait été toute la vie.

— Il n'est pas donné à tous, disait Milly, d'aimer d'amour et je lui dois tout le bonheur de la terre. Penser à lui, me remémorer chaque instant que nous avons passé ensemble est une merveilleuse joie. Toi, tu es en mesure de t'en rendre compte, pour Robert, c'est plus difficile parce que c'est un homme et que Marion n'a jamais échangé deux mots sincères avec son beau-père, alors tu comprends... Je veille juste à ce que les enfants fassent parfois une prière pour leur grand-père. C'est tout ce que je peux faire et ce n'est pas beaucoup !

Telle une vestale romaine, elle veillait sur la mémoire familiale. Robert aimait bien Milly, qu'il aurait pu oublier en chemin, puisqu'elle n'était pas vraiment sa parente. Il l'installa dans les environs du village où lui et sa femme pratiquaient, au bord de la mer comme elle le désirait, et dans les meilleures conditions possibles. C'est là que Mildred passait de longues heures dans son salon à regarder la mer, assise dans le fauteuil en cuir, avec à côté un autre fauteuil, exactement semblable, qui était, je ne sais trop pourquoi, le préféré de mon oncle Arthur. Elle avait beaucoup maigri, s'habillait très bien, pouvait plaire et même se remarier, mais cela était impensable. Arthur était partout avec elle, autour d'elle et en elle. Assez curieusement, je lui suis reconnaissante pour cette capacité d'aimer, moi, la romantique honteuse qui m'efforce de me moquer de ce en quoi je crois !

Robert vint d'abord nous rencontrer, ma fille et moi, chez Milly. Il était méfiant et préférait tenir sa famille éloignée plutôt que de la subir. Il m'observa, écouta mon mauvais anglais et m'invita pour la fin de semaine. Malgré la barrière linguistique, des liens existaient entre nous. Arthur avait été pour lui une figure quasi mythique, avec ses histoires qui alimentèrent ses rêves d'enfant aussi bien que les miens. Cela nous unissait, malgré notre différence d'âge, d'une manière étrange que nous étions incapables d'expliquer aux autres.

— Te souviens-tu ?..

L'hôtel particulier en Pologne de ma pauvre grand-mère maternelle, malade, puis Pembridge Gardens à Londres, les fauteuils en cuir et le feu dans la cheminée. À peine un peu plus ridé, le visage en lame de couteau de l'oncle Arthur sous son abondante chevelure noire. Coupés courts à l'ancienne mode, les cheveux d'Arthur ressemblaient à une brosse.

— J'avais seize ans alors, racontait-il en fixant les flammes, et j'étais seul à Moscou. Papa en avait plein les bras avec le reste de la famille. Nous étions douze enfants, ne l'oublie pas, et il devait, le pauvre, ramener tout ce monde en Pologne. Pas de moyens de transport, les routes infestées de tueurs, un hiver très rigoureux, rien à manger. La révolution ! Les bolchéviques, les Blancs et les Rouges. Avec papa, nous nous sommes donné rendez-vous à Varsovie et je suis arrivé le premier, les poches pleines de bijoux et de pièces d'or. Ah ! ça ce fut une épopée ! À cheval, à la tête d'un détachement de cosaques, j'ai cavalé à travers la steppe couverte de neige. Les loups hurlaient, et quand la faim nous tenaillait trop, nous les chassions pour dévorer leur viande cuite à la broche et dure comme des semelles de bottes. Sur notre chemin, il n'y avait rien. Des villages brûlés, des châteaux abandonnés, des cadavres partout, couchés pêle-mêle, les riches et les pauvres ensemble, gelés, horribles...

— J'avançais, je donnais les ordres et mes cosaques m'obéissaient parce qu'ils avaient absolument besoin d'obéir à quelqu'un. Ils ne voulaient surtout pas être obligés de décider eux-mêmes de quoi que ce soit. C'est ça, le symbole de l'humanité souffrante. Les humains se soumettent comme des imbéciles au premier venu, même si comme moi à l'époque il n'a que seize ans, pour éviter de penser...

En écoutant son père, Robert s'endormait, couché sur le tapis, et dans ses rêves, Arthur continuait à cavaler sur son cheval noir à la crinière abondante et moi, même si je n'osais plus l'avouer compte tenu de mon âge, j'avais et j'ai encore les mêmes rêves...

Puis, plus tard, par un bel été chaud, Robert, Marion et leur fille vinrent à Montréal et ils habitèrent dans notre maison. Pour Milly, il était trop tard. Elle était déjà partie rejoindre son Arthur, celui qui lui appartenait en propre et qui n'était pas tout à fait le nôtre. Car chaque fois que nous parvenons à nous faire aimer de quelqu'un, nous devenons un personnage différent de celui que nous avons été pour ceux qui nous ont aimés dans le passé.

— La différence entre quelqu'un et « quelque chose » réside dans la capacité des premiers de réfléchir, ou d'agir, sans se situer constamment par rapport aux autres, ou à un autre... Tu comprends ? disait Robert.

Est-ce que je comprenais ce qu'il voulait m'expliquer ? Je ne sais trop. Ce qui est certain, c'est que j'adoptai cette dichotomie et que je me suis souvent surprise depuis à classer ceux que je côtoyais de la même manière...

Blizzard sur Québec

Elle est étrange, la magie de l'écriture. J'ai souvent essayé à une certaine époque de m'imaginer les bombardements à Londres et l'oncle Arthur sortant de l'hôpital, seul avec un nouveau-né dans les bras, mais je n'y suis jamais parvenue. Il était si grand, si puissant, qu'il semblait capable, tel un géant, de tenir le nouveau-né dans ses mains larges aux doigts exceptionnellement longs. Je ne voyais pas non plus, bien que Papusiek et

Ursule me l'aient raconté à plusieurs reprises, Arthur en train de donner le biberon. Selon eux, c'était un spectacle à la fois drôle et touchant, ce que je comprenais fort bien. Toutefois, entre la compréhension et la capacité de retenir l'attention d'un lecteur, ou tout simplement de lui présenter une image crédible, il y a un monde!

Et puis un jour, je décidai de raconter comment un petit peuple de six millions de Québécois avait pu arracher au Grand Nord, la terre de Caïn, une puissance électrique suffisante pour alimenter des foyers et des industries d'ici et d'ailleurs. Cela me fascinait! En même temps, j'étais consciente que le ton triomphaliste et nationaliste risquait de donner ce «style pompier» tout à fait imbuvable sous n'importe quelle plume, y compris celle de Victor Hugo ou, plus près de nous, d'Aragon. À un moment donné, des personnages commencèrent à apparaître dans mon champ de vision, mais assez curieusement je sentais mieux monsieur Ernest et la tante Lucie que Pierre, Jean-Paul et Claudette, mes principaux héros. Finalement, je me «lançai à l'eau», je terminai mes recherches en cours et je commençai à écrire.

En ce qui concerne le travail sur le terrain, j'avais demandé et obtenu aux bureaux de l'Hydro-Québec la collection complète de la revue *Forces* et, plus tard, l'autorisation de faire un tour dans le nord. Un véritable voyage avec un guide fort agréable, la visite des barrages, le gîte et le couvert dans les maisons construites et occupées par des ouvriers et des vols en hélicoptère sur les chantiers. Les chambres étaient confortables, les cafétérias mieux approvisionnées qu'à l'Université de Montréal et les traces des difficultés et des drames, des joies et des peines vécus sur les chantiers paraissaient effacées depuis longtemps. En dehors du vide des espaces couverts de neige avec quelques arbres rabougris par-ci, par-là, rien n'illustrait la conquête incroyable de l'homme sur les éléments. Les barrages, leurs dessins, sont beaux, mais, là encore, ils sont moins impressionnants de prime abord que les chutes naturelles quand, en hiver, la nature enferme dans un corset de glace la montagne d'où jaillit l'eau blanche, pétillante, libre en apparence de lancer des milliards de gouttelettes, alors que l'entourage demeure statique et comme immuable.

En fait, c'est au fil de diverses entrevues que je pus dérouler, petit à petit, la pelote des jours passés. La vérité dort dans chacun de nous, et c'est pour cela qu'elle est si différente de l'un à l'autre, si particulière et si spécifique. Acteurs et spectateurs de divers événements, nous les gardons dans notre mémoire qui est aussi une sorte de filtre. C'est de ce filtre que dépend la façon dont nous les transmettons pour le bénéfice des autres ou pour notre propre plaisir.

Pendant mon séjour dans le nord, je fis donc l'impossible pour écouter et pour me taire. Mon problème était féminin! Aussi ridicule que cela puisse paraître, j'avais du mal à faire des entrevues seule à seul. J'étais accompagnée par une femme remarquable qui ne me quittait pas d'une semelle. Elle était cinéaste de son métier, je crois, ou quelque chose d'approchant et tenait absolument à poser des questions intelligentes. Je me souviens, en particulier, d'une matinée où un contremaître silencieux et prudent se laissa emporter par le goût d'évoquer les réminiscences de la grève sauvage, du saccage de la Baie James et de l'évacuation des ouvriers. Je l'écoutais sans prendre de notes pour ne pas le gêner inutilement et je priais les génies du nord de faire taire ma collègue cinéaste. Les génies furent magnanimes et ma collègue cinéaste s'assoupit légèrement dans son fauteuil, vaincue par le contraste de la chaleur et du froid. Pour moi, ce fut donc le moment privilégié où je pus enfin ressentir ce que j'avais lu et étudié auparavant. Le soir du même jour, je réussis à m'isoler avec notre «guide», un cadre du service de publicité ayant plusieurs années d'expérience à son actif, dans une petite salle de réunion où on pouvait même se préparer un café. À un moment donné, je m'aperçus que cet homme était gêné par notre «solitude à deux», mais il était déjà trop avancé dans le récit de son passé vécu sur les chantiers pour reculer. Il savait parler, avait le sens du détail et l'art de rendre attachants les gens qu'il décrivait.

C'est ainsi que, petit à petit, je commençai à comprendre, grâce à mes interlocuteurs, quel était le prix réel de l'existence dans ces territoires vides et à quel point, aussi, elle pouvait être enrichissante pour certains. Au-delà de la réalité quotidienne apparaissaient les symboles, les sources de l'angoisse existentielle et d'un romantisme suranné en apparence, mais toujours présent, dans les relations des couples qui s'aiment.

Une fois la première partie de mon roman terminée, Pierre, mon héros, devait partir sur les chantiers. Il pouvait y aller, j'étais prête à le précéder et à le suivre...

C'est plus tard, beaucoup plus tard, en relisant le début du manuscrit, que je m'aperçus brusquement qu'un lien existait entre mon oncle Arthur et Pierre. Comme lui, il avait quitté l'hôpital avec son bébé dans les bras, puisque Thérèse, la femme qu'il avait aimée, était morte en donnant la vie à Jean-Paul. Et ce Jean-Paul, c'était un peu Robert pour lequel mon oncle avait tout sacrifié en rêvant que son fils aurait une grande carrière, serait médecin et travaillerait pour aider l'humanité souffrante. Comme Arthur, Pierre avait vaincu le déterminisme de son enfance, avait su s'opposer à son père et avait réussi à s'imposer dans un autre milieu. Comme Arthur, il ne s'était jamais hissé aux premiers échelons de la réussite professionnelle parce qu'il avait tenu à consacrer beaucoup de temps à Jean-Paul. Surprenante découverte!

En écrivant un roman qui se déroule au Québec dans un milieu purement québécois, je puisais dans mon subconscient des éléments de réactions humaines dont on m'avait beaucoup parlé auparavant dans ma famille! C'est dans ce sens que j'estime que tout roman est «autobiographique» et que chaque romancier se raconte à sa manière, mais ne le découvre qu'*a posteriori*! Car les disparités, les différences, les contradictions sont telles qu'il est malaisé d'établir des liens. Et d'ailleurs, à quoi bon faire un travail pareil?

Déjà relire ses propres livres est un exercice parfaitement inutile, puisqu'on ne peut plus rien pour eux. Ils sont publiés et tels quels ils font leur chemin ou ne réussissent pas à s'imposer.

Prétendre qu'on apprend à travailler en analysant ses propres textes me semble parfaitement futile pour un romancier. Chaque histoire est une nouvelle aventure qui ne tire jamais sa source de la précédente.

Ce qui compte, à l'opposé, c'est la façon de regarder le monde, d'observer les lieux et les gens, de vivre pleinement et de donner une importance suffisante aux sensations qu'on reçoit en passant comme autant de petites décharges magnétiques. Un romancier ne doit jamais oublier l'exemple classique de Jules Verne qui décrivait les voyages sur la lune tranquillement assis dans son bureau, ni celui, beaucoup plus proche de nous, d'Henri Troyat qui a publié des biographies remarquables de grands écrivains russes et de certains tsars sans remettre les pieds dans sa Russie natale. Henri Troyat trouve dans les bibliothèques françaises la documentation dont il a besoin et il sait, grâce à son talent, rendre vivants les personnages dont il parle. C'est tout, c'est parfaitement simple et c'est énorme !

N'empêche que je m'efforce toujours, dans la mesure du possible, de me rendre dans les endroits dont je parle dans mon roman, bien que je sois consciente que ce ne soit pas fondamental. Il importe surtout de recréer l'atmosphère telle que la perçoivent les personnages, et à ce stade, la documentation, les recherches sont de peu de secours. La carrière de romancière est basée sur une injustice principale et fondamentale : la capacité de percevoir et de peindre avec des mots dépend surtout d'un seul facteur, le talent ! On ne peut apprendre à être romancier et on ne devient pas écrivain par la grâce des médias. Parfois, à long terme, ne surnagent dans la mémoire que quelques phrases... Et puis, le plaisir d'écrire, la joie de prendre dans ses mains le livre publié sont toujours gratuits. Car c'est un métier qui apporte des satisfactions et non pas des profits et un acte d'amour où se retrouvent forcément en filigrane ceux qu'on a aimés et qu'on aime, peu importe le sujet dont on traite et le cadre géographique où se situe l'action. Pas étonnant dans ces conditions que dans la grande littérature les romans de la haine soient à ce point rares. Même là, l'amour et la haine sont indissociables à un point tel qu'ils se confondent et forment un tout.

Jeudi, le 11 janvier 1990

Cette date me fascine. L'année, surtout, qui commence la décennie avec ses deux neuf.

Il y a une tempête de neige dehors et moi, je viens de m'offrir une journée de vacances. Une merveilleuse journée où je ne prends pas de pilules. Pas une seule! Rien. Aucune! C'est étrange, je me sens beaucoup mieux. Je n'ai pas mal au cœur, au moins. Or, ce mal de cœur était là, présent, depuis des jours et des jours, depuis mon dernier séjour à l'hôpital, depuis des mois, des années, je ne sais plus... Et voilà que soudain je n'ai plus mal au cœur! Fantastique!

La santé n'a de sens que dans la mesure où elle est directement confrontée avec la maladie. Une fois placées côte à côte, ou face à face, elles se complètent et se mettent réciproquement en valeur. Toutefois, je téléphone à mon médecin, ce qui est complètement absurde, car qu'est-ce que je veux lui annoncer? Que je suis plus heureuse sans ses pilules qu'avec? Je sais qu'il le sait fort bien et qu'il n'a pas besoin de moi pour l'apprendre, mais il n'a rien d'autre à m'offrir. Quelle sale maladie que le cancer des poumons! Donc, si je continue à profiter de l'accalmie, si je continue à ne pas prendre ces pilules, je vais avoir des spasmes, des difficultés à respirer, des problèmes divers... Si, à l'opposé, je recommence à les avaler, je vais avoir des nausées et, selon toute probabilité, les symptômes indiqués plus haut, sauf qu'en principe, ils vont, d'après les livres de médecine, les traités savants, se produire un peu plus tard.

Quelques mois plus tard, ou quelques semaines? Une autre inconnue... Autant oublier, effacer le mot sur le tableau noir, penser à autre chose, couvrir les miroirs de crêpe noir, car chacun me renvoie à sa manière l'image d'un visage rond qui n'est pas le mien avec ses yeux aux paupières gonflées, lourdes, horribles, qui donnent à l'ensemble une expression ridicule.

333

En plus, assez curieusement, rien ne marche dans ma vie quotidienne. Les billets pour le bal polonais, que Wanda organise une fois de plus pratiquement seule dans le milieu polonais, ne se vendent pas. Or, c'est là qu'on doit ramasser des fonds pour créer à long terme un hôpital pour enfants en Pologne. Un hôpital canadien, québécois, comme il existe un hôpital américain, bien approvisionné, avec des structures solides. Un hôpital pour enfants cancéreux, leucémiques aux crânes chauves, semblables à ceux des camps de concentration et traités pourtant, pour leur bien, par la radiothérapie, la chimiothérapie... Quelle dérision! L'hôpital! Laisser une trace quelconque sur cette terre, offrir un peu de confort aux enfants de là-bas et un soulagement à leur mal...

Belle idée, beau projet, mais je n'ai plus assez de souffle, aux sens propre et figuré, pour les pousser en avant, pour les travailler et pour les réaliser. Et les projets ratés deviennent facilement aussi ridicules que les rêves fous d'une femme mal aimée qui, ayant dépassé l'âge des conquêtes, continue quand même de trépigner sur place en attendant le Prince Charmant.

D'où me vient cette rage de faire des choses, de poser des actes gratuits, de me démener tantôt pour la protection de l'enfance malheureuse au Québec, tantôt pour les enfants malades en Pologne? Je n'ai ni l'instinct ni le goût du bénévolat. Je ne suis pas bonne par nature. Je n'ai pas non plus besoin de meubler mes loisirs. Alors, pourquoi?

Pour laisser quelque chose, quelque part, une trace, même toute petite, une marque gravée ailleurs que sur la croix au cimetière...

Passant, retourne-toi... Cet édifice, cet hôpital a été construit grâce aux sacrifices et aux démarches de... Est-ce de cela qu'il s'agit?

En Pologne, on a cru démocratiser le pays, après la Deuxième Guerre mondiale, en changeant les noms des rues et des usines, des édifices et des quartiers. On a placé près des portes d'entrée des magasins les noms des militants, communistes de la première heure, afin d'honorer ainsi leur travail. Résultats: en cette fin de siècle, cinquante ans plus tard, les gens répètent, avec cet esprit de contradiction qui les caractérise, le nom du «sale capitaliste» auquel l'entreprise avait appartenu auparavant.

— Vous savez bien, l'ancien Chavelka, là où on se rencontrait tous...

En ce qui a trait aux militants communistes, personne ne se souvient de ce qu'ils ont accompli et pourquoi, qu'est-ce que cela a donné et au nom de quel principe il faut les honorer. Le bénévolat idéologique n'a pas plus de chances de survie à ce niveau que le bénévolat social. Les noms de Marx et de Lénine sont toujours encore cités parce qu'ils ont réussi. Le premier a construit et décrit un système absurde, dans son principe contraire à la nature même de l'être humain, le deuxième a fomenté une révolution dans son pays avec l'aide de l'ennemi, c'est-à-dire des Allemands qui attaquaient militairement. Le premier n'aurait pas dû être publié sans une postface que l'histoire s'est chargée d'écrire un siècle plus tard, hélas, et le deuxième, Lénine pour ne pas oublier son nom, aurait dû être passé par les armes comme traître, car c'est cela justement qu'il était. Selon Soljenitsyne, à eux deux, ils ont engendré et nourri Staline, dont on ne cessera pas de parler de sitôt, puisqu'il a exterminé un nombre exceptionnellement élevé de personnes et que dès lors on peut le rendre responsable de toutes les autres victimes assassinées ou déportées depuis.

À l'opposé, les images délicates des poètes s'effacent sur les pierres tombales, et on ne se souvient plus ni qui ils étaient, ni d'où ils venaient, bien qu'on leur doive des moments fort agréables de rêverie. Je me souviens de ce congrès en Iran auquel j'ai assisté et où j'ai pu voyager un peu à l'intérieur du pays. Cela se passait juste avant la fin du régime du shah et l'arrivée au pouvoir de l'ayatollah. Nous étions à Ispahan parmi les vestiges du passé prestigieux de la Perse et les jardins de roses. Soudain, la foule se mit à grossir sous mes yeux. Des femmes et des hommes arrivaient de partout. Nous les suivîmes, nous, c'est-à-dire un groupe de professeurs et d'étudiants, et nous arrivâmes devant un monument, entouré de gens qui écoutaient dans un silence empreint d'un profond respect l'homme qui lisait des poèmes. On m'expliqua que c'était sur la tombe de ce poète que les familles priaient nuit et jour pour la paix, la santé et l'avenir de leurs enfants.

Je me surpris à croire, à partir de ce moment, que malgré leurs expressions sauvages, leurs manières brusques et leur goût de la bagarre, les Iraniens étaient un peuple délicat, charmant, calme et particulièrement respectueux de la musique des mots... Eh oui, les apparences sont trompeuses ! Depuis, les Iraniens ont démontré que j'avais tort, bien que les poètes y soient honorés de façon beaucoup plus marquée que dans les pays démocratiques francophones ou anglophones. En d'autres termes, ce ne sont pas toujours ceux dont se souviennent les peuples qui représentent pleinement leur véritable image !

Sachant tout cela, étant blasée, dépourvue d'orgueil et de cette ambition de survie qui hante certains dictateurs, artistes et officiers de carrière, je voudrais que quelqu'un, quelque part, dans mon lointain pays, puisse dire un jour : «Cet hôpital canadien pour enfants, c'est à l'effort de nos compatriotes qui ont vécu à Montréal qu'on le doit... Ils sont partis, il est vrai, ils n'ont pas vécu la soviétisation, mais ils n'ont pas oublié et ils ont fait ce qu'ils ont pu... »

L'Amour de Jeanne

Je n'ai pas inventé Jeanne, ou Janka en polonais. Elle a existé... Ce fut même un beau personnage, une femme unique, un être de qualité rare ! Je l'ai racontée de mon mieux dans mon livre qui est parti dans le monde, au Québec et en France. Et pourtant... Je ne peux effacer le sentiment de l'échec qui demeure en moi et qui est d'autant plus profond que mes espoirs étaient grands.

Jeanne était, par sa personnalité, sa bonté, son style de vie, une héroïne de roman née, en quelque sorte. Car il est rare qu'on rencontre en chair et en os un être d'une pareille qualité et d'une telle finesse. Petite, délicate, avec une peau très blanche, elle passait, ses minuscules pieds fatalement chaussés de souliers aux talons trop hauts, sur les pavés de Varsovie avec le charme d'une princesse de contes de fées. Son existence ne ressemblait pourtant pas à une jolie histoire, mais plutôt à un cauchemar dont, hélas, elle ne parvenait pas à se réveiller.

Très jeune, Jeanne perdit ses parents et se retrouva seule avec sa sœur, une gamine espiègle qui fréquentait sans beaucoup de conviction l'école primaire du village. Et pourtant, au lieu d'étudier comme elle l'aurait voulu, Jeanne fit beaucoup de métiers pour que sa sœur puisse passer au secondaire. Charmeuse et précoce, Lilie disparaissait avec les garçons à une époque où cela ne se faisait qu'en cachette, coulait ses examens, rapportait de mauvaises notes et n'étudiait qu'à condition qu'un jeune corépétiteur, blond de préférence, lui donne des cours particuliers une fois par semaine. Jeanne gagnait de l'argent, lavait, repassait, rangeait et ne vivait que pour le bien, l'avenir et le diplôme de Lilie !

Par quel miracle de patience Jeanne poussa-t-elle Lilie jusqu'au diplôme de droit qu'elle obtint au milieu de ses camarades, tous, sauf elle-même, des garçons, cela restera pour moi un éternel mystère. Peu importe !

J'ai eu entre mes mains la photo prise à l'Université de Varsovie, où souriaient plusieurs rangées de jeunes gens avec, en avant, Lilie, vêtue d'un chemisier blanc et d'un tailleur sage, les cheveux tirés en arrière, avec une frange beaucoup trop épaisse pour paraître convenable. Au verso de la photo, Lilie avait inscrit une touchante dédicace pour sa sœur, la sacrifiée, la laissée-pour-compte, la petite Jeanne semblable, malgré sa volonté de fer, à une poupée japonaise.

Lilie pratiqua, par la suite, comme avocate une année, se fiança quatre fois, s'acheta beaucoup de robes et promit de rembourser tôt ou tard Jeanne pour ses sacrifices. Malheureusement, ce remboursement ne put s'effectuer puisque la guerre éclata et que les deux sœurs se retrouvèrent dans le maquis. Lilie dans le sillage de son dernier fiancé, Jeanne pour son propre compte et avec l'aide de monsieur le curé qui la connaissait bien et l'aimait beaucoup. Et c'est ainsi que Jeanne devint très rapidement le bras droit du capitaine, tandis que Lilie continuait à faire des bourdes et à être considérée comme une enfant terrible. Elle risquait, entre autres, de compromettre les camarades dont elle avait, contrairement aux ordres, les noms et les adresses.

La malchance est une sorte de suie qui colle à la peau et dont on ne peut se débarrasser avec l'aide d'une brosse et de savon. Jeanne était née avec la malchance collée sur son corps petit, agile et trop blanc. Il s'agit là certainement d'une horrible injustice, car pourquoi certains naîtraient sous la bonne étoile, comme Lilie, et d'autres sous la mauvaise? Pourquoi les premiers savent-ils tirer parti de chaque situation tandis que les seconds vont d'un sacrifice à l'autre jusqu'à la fin de leur existence? Pour ceux qui croient en plus en Dieu, c'est la négation de l'amour. Car selon les Écritures, nous sommes tous aimés de la même manière, et dès lors, des distinctions pareilles ne se justifient nullement!

Quoi qu'il en soit, Lilie, à l'entraînement, rencontrait des hommes séduisants au moment même où sa sœur aînée prenait en charge des personnes âgées, des enfants juifs pourchassés par la Gestapo qu'il fallait non seulement cacher, mais encore protéger de diverses façons. C'était un travail pénible, peu glorieux, comparable à celui des infirmières et des gardiennes, des servantes du Bon Dieu et du bon Samaritain. Un travail où on subissait la promiscuité, les plaintes, les drames des autres et où les possibilités de se distinguer étaient nulles. Car quand on lançait une bombe de fabrication domestique sur un train en marche, on pouvait espérer obtenir en échange une décoration ou une balle dans la tête, tandis que la seule récompense qui attendait le bon Samaritain, c'étaient les risques énormes qu'il fallait affronter. La Gestapo déchaînée fusillait tous les locataires de l'immeuble où l'on cachait des Juifs. Par ricochet, la surveillance des locataires était une véritable plaie, puisqu'elle provoquait une atmosphère de méfiance continuelle.

Fantaisiste, Jeanne habitait un vieil immeuble très élégant de la rue Frédéric-Chopin où tous les appartements, exception faite du sien, étaient occupés par de hauts fonctionnaires allemands et leurs familles. Le concierge tremblait de peur pour elle et pour lui, mais comme il la connaissait d'avant la guerre, ainsi que sa sœur, leur amitié était sacrée. Lilie n'habitait pas là. En fille émancipée, elle louait trois pièces avec salle de bains et cuisine à l'autre bout de la ville. Les jeunes gens qui campaient chez elle au gré de sa fantaisie risquaient beaucoup puisqu'elle ne s'attachait pas et les mettait gentiment à la porte en plaçant, aux petites heures généralement, leur valise ou leur sac à dos en haut de l'escalier. Le soir même, le suivant s'installait, car Lilie était constamment amoureuse et seul l'objet de son affection changeait.

La terre trembla, par contre, lorsque rougissante comme une toute jeune fille, Jeanne avoua aimer d'amour un homme. Elle devait avoir alors près de la trentaine, mais cela importait peu, puisqu'elle n'avait jamais aimé auparavant. Elle ne pouvait le recevoir chez elle, où vivaient en permanence des gens qu'elle cachait. Leurs rencontres étaient brèves, romantiques et à certains égards trop inconfortables pour leur assurer l'intimité à laquelle on aspire quand on atteint une certaine maturité. Leur amour était souvent contrarié par des tiers et des situations qu'ils ne pouvaient éviter, mais c'était un amour fou, absolu et total, comparable dans la pureté de son romantisme à celui de Roméo et Juliette. Je les vis une fois ensemble, une seule, en train de marcher dans la rue.

Lui, grand, mince, légèrement penché vers elle, petite, menue, la tête renversée en arrière, ses yeux exprimant une admiration absolue et totale. Elle le regardait d'une telle manière qu'il ne pouvait pas ne pas avoir confiance dans la vie. Je ne pus jamais oublier la naïveté, la spontanéité et la densité de ce regard-là, le plus beau et le plus pur qu'il m'ait été donné d'observer.

Jeanne n'avait pas de chance! Pendant l'insurrection de Varsovie, elle protégeait et nourrissait les autres. Ensuite, elle se retrouva avec les services ambulanciers où les blessés hurlaient faute de médicaments et de soins. C'est avec eux, pliant sous le poids des civières, qu'elle monta dans le train qui devait l'emmener comme nous tous dans des camps de prisonniers de guerre. Elle, si délicate, si fragile, avait une fois de plus le sort le plus dur et la plus mauvaise part.

Je retrouvai Jeanne par la suite à Oberlangen, le camp où on nous regroupait en prévision, sans doute, du règlement final. Les Allemands savaient qu'ils seraient obligés de capituler et ils nous considéraient déjà comme une monnaie d'échange éventuelle avec leurs propres prisonniers de guerre. Après tout, deux mille femmes, ce n'était pas, dans une pareille optique, un « trésor » négligeable.

Notre groupe de quatre-vingts filles rentrait à Oberlangen de Hanovre après un interminable voyage dans un wagon à bestiaux dont les portes ne s'ouvraient pour nous qu'une fois toutes les vingt-quatre heures. Nous étions sales, affamées, nos corps étaient endoloris et nos intestins à bout de leur résistance. On nous alloua deux baraques sales que les prisonniers de guerre soviétiques venaient juste de quitter en laissant derrière eux une incroyable quantité de vermine. Il était tard. Il pleuvait et il faisait froid en ce début d'avril. Peu importe !

Pendant toute la nuit, sous l'éclairage aveuglant des réflecteurs, complètement abruties par les cris des gardes, nous fûmes obligées de nous appliquer à badigeonner les murs, les plafonds, le plancher et les lits superposés d'un liquide blanc qui dégageait une odeur nauséabonde. Des milliards de punaises mouraient sous nos pinceaux en laissant des traînées rouges faites du sang des Soviétiques qu'elles n'avaient pas encore eu le temps de digérer. Les poux, eux, crevaient plus discrètement en formant par-ci, par-là de petites croûtes de couleur jaunâtre tirant sur le beige clair. C'est là que je compris pleinement la devise allemande : Ce que tu dois faire demain, fais-le aujourd'hui et ce que tu dois manger aujourd'hui, laisse-le pour demain !

À l'aube, on nous distribua l'ersatz de café chaud et de petits carrés de pain et de margarine. C'étaient nos camarades, arrivées avant nous et qui étaient logées dans d'autres baraques, qui remplissaient nos gamelles, et c'est parmi elles que Jeanne s'agitait comme une bonne fée au service des affamées. Dans un geste marqué par cet héroïsme sublime dont on ne parle jamais, elle me donna ainsi sa ration en prétextant un mal de gorge et son incapacité de manger.

— Tu es toute jeune, disait-elle, tu grandis encore, tu as besoin de plus de calories que moi...

Elle était la seule au monde à me considérer comme plus fragile à cause de mon âge. Pour les autres, j'étais jeune, je devais avoir assez de forces pour aider les femmes plus âgées et me sacrifier pour elles, moi qui pouvais compter encore sur des lendemains radieux...

Jeanne... Je la revois, comme si c'était hier, me recevant sur son lit à elle, où il y avait toujours, posé sur un minuscule napperon blanc, quelque chose à manger, un bout de chocolat de son colis de la Croix-Rouge, une cuillerée de lait condensé, une cigarette qui, comme chacun sait, coupe mieux la faim que la nourriture, un bout de pain. Et puis il y avait son bon sourire et beaucoup d'amour. J'avais l'impression que dans le petit corps de Jeanne le cœur occupait tout l'espace disponible.

Après la libération, Jeanne obtint une bourse ou une aide quelconque, je ne sais trop, à Bruxelles. Nous nous sommes revues à Paris, nous avons échangé quelques lettres, puis plus rien. Elle m'écrivit finalement qu'elle cherchait l'homme de sa vie et qu'elle était certaine de le retrouver. Imprudente et inconsciemment cruelle, je répondis qu'il avait été tué sur les barricades de l'insurrection de Varsovie et qu'il serait préférable pour elle de l'oublier et de recommencer une autre vie. Par la suite, elle m'accusa de faire tout ce qui était en mon pouvoir pour l'éloigner de l'homme qu'elle aimait, son mari, car ils s'étaient mariés à la dernière minute avant l'insurrection, et ce fut le silence. Dans le flot de l'existence quotidienne, j'avoue, à ma grande honte, que j'oubliai Jeanne.

Et puis, un jour, elle surgit brusquement du fond de ma mémoire à la suite d'un hasard plutôt drôle. Cela se passait à des milliers de milles de distance, à Montréal, rue Lacombe, dans une épicerie spécialisée dans la vente de produits naturels. Oui, le plus prosaïquement possible, je buvais un café fait de blé brûlé et moulu qu'on venait de m'offrir avec un morceau de quelque chose d'indéfinissable qui ressemblait à un pâté. Le goût avait suffi pour que devant mes yeux surgisse Jeanne avec son bon sourire m'offrant sa maigre ration de pain. Car ce que je mangeais et ce que je buvais, c'étaient les ersatz inventés par les chimistes allemands pour nourrir une population allemande épuisée par des années de guerre et de bombardements, à laquelle on tenait à épargner les pénuries, les queues, l'attente devant les magasins et la faim... Et voilà qu'un demi-siècle plus tard, au Québec, dans le pays des surplus de production agricole et d'abondance, on offrait aux gens, à des prix fort élevés, les mêmes concoctions en les persuadant que cela était particulièrement bon pour leur santé et même indispensable pour leur longévité...

Faut-il rire ou pleurer de la bêtise de notre temps et de notre civilisation? Sans cesse nous cherchons des mortifications diverses et des moyens de magnifier des drames qui ne sont, en réalité, que des problèmes mineurs. C'est en mâchant le prétendu pâté et en pensant à Jeanne que je commençai à construire mon roman. En chemin, Jeanne glissa, mes bras ne purent la retenir, et je ne parvins pas à rendre la beauté réelle de ce personnage unique que j'ai eu l'extrême chance de croiser dans ma vie.

À ma décharge, oserai-je prétendre, pour le bénéfice de mes jeunes collègues de plume, que la bonté est beaucoup plus difficile à rendre que la méchanceté et que l'amour absolu, durable et solide est beaucoup plus difficile à raconter que les aventures d'un Don Juan en jupon?

Peu importent les raisons, manque de talent ou incapacité réelle de faire un portrait de Jeanne, puisque, comme je ne suis pas photographe, je ne voulais pas «copier», mais uniquement m'inspirer de son «cas» pour créer un personnage hors pair, comme elle. Hélas, le manuscrit terminé, je fus déçue et bien obligée, néanmoins, de le porter chez mon éditeur, ne pouvant pas faire mieux.

L'Amour de Jeanne se vendit bien, au Québec plus qu'en France, mais ce qui fut tout à fait imprévu, c'est la nouvelle qui m'arriva de Grande-Bretagne. Le jour où on commença à distribuer mon roman dans les librairies de France-Loisirs, je reçus un appel de Londres. Jeanne était en train de mourir d'un cancer. Sa sœur, Lilie, était à son chevet, mais le personnel de l'hôpital se plaignait qu'il était extrêmement difficile de communiquer avec la patiente qui ne connaissait pas l'anglais...

Ma première réaction fut d'aller la rejoindre. J'aurais voulu être là-bas en Angleterre et l'aider à mourir. Ensuite, machinalement, je comptai les années. Pendant près d'un demi-siècle, Jeanne avait vécu avec un mort. Elle espérait qu'il reviendrait. Elle l'attendait. Elle refusait de croire qu'il avait été tué et soupçonnait que nous toutes, folles, jeunes et jalouses, avions fait l'impossible pour les séparer. Et maintenant, sa vie touchait à sa fin. Elle devait avoir quatre-vingts ans passés et elle partait dans un voyage où il était certain qu'elle le retrouverait, qu'ils seraient unis et vivraient ce bonheur auquel elle rêvait sans avoir la moindre chance de l'atteindre...

Adieu, Jeanne! La coïncidence entre la date de votre mort et celle du lancement de mon bouquin n'est qu'un hasard, je le sais bien, mais il est étrange, néanmoins, ce lien entre la réalité et la fiction qui apparaît si souvent d'un bouquin à l'autre...

Nata et le professeur

Est-elle risible, l'ambition des acteurs ratés? Je ne le crois pas. Finalement, ce qui est enviable prête rarement le flanc au ridicule, tandis que l'échec, sous toutes ses formes, fait rire. Dans mon roman, le professeur est un pauvre exilé qui ne dispose pas de moyens de lancer sa protégée en France. Une histoire assez courante dans les milieux parisiens d'immigration. Toutefois, la richesse de ce couple, ce n'est ni son présent ni son avenir, mais son passé. Curieuse réalité de l'immigration politique contraire à toutes les théories!

343

J'ai rencontré Nata à Montréal. Chanteuse, elle était de passage entre un récital à Paris et un autre à Berlin. Belle, un peu folle, tendue, avide de succès, elle revivait au Québec où le public l'aimait sans se soucier de son accent slave. En France, cela se passait de façon différente et elle en souffrait.

Par la suite, j'oubliai jusqu'à son nom et puis, lors d'un voyage à Paris, je voulus revoir les vieux coins, ceux que j'avais hantés étudiante, par nécessité et par goût. La rue Legendre a beaucoup changé, mais pas la maison polonaise, ni son restaurant du premier étage. Quelqu'un jouait du piano... Pourquoi ai-je retrouvé juste à ce moment-là l'image de la chanteuse devant mes yeux, avec son expression triste ? Notre conversation me revenait par bribes.

Elle avait quitté la Pologne en 1980, au moment où on commençait à connaître dans le monde entier le nom de Lech Walesa, l'électricien des chantiers de Gdansk et le leader de Solidarité. Réfugiée ? dissidente ? En fait, elle n'était ni l'une ni l'autre, juste une femme ambitieuse à laquelle les succès dans les cabarets de Cracovie et de Varsovie ne suffisaient pas. En plus, la pauvre racontait n'importe quoi lors de ses entrevues avec la presse française, ce qui n'arrangeait pas son image. Attachante, irresponsable, pleine de charme sans être vraiment belle, ma Nata naissait lentement, mais le véritable élément déclencheur se situait ailleurs, et c'est pourquoi je commençai à écrire mon roman deux ou trois ans plus tard ! Ce à quoi je songeais alors, c'était un petit village, l'hiver, la neige, le froid, des hommes épuisés, des officiers polonais, des agents du NKVD brutaux, lourds, vêtus de manteaux doublés de fourrure, le peloton de soldats stupides et obéissants à la manière de moujiks, le sifflement des balles...

Ils furent tous assassinés d'une balle dans la nuque. Une mort atroce, dégradante où on ordonne aux victimes de courir et où on tire, en riant, comme à la chasse ! En Pologne, il n'était pas permis de parler de ce village de Katyn et du meurtre des prisonniers de guerre polonais qui y a été perpétré pendant la dernière guerre mondiale. En dehors de la Pologne, des ou-

344

vrages paraissaient en français et en anglais, mais cela ne semblait concerner personne, ni la Ligue des droits de l'homme, ni les anciens combattants, ni la droite, ni la gauche... Une affaire oubliée parmi bien d'autres atrocités de notre siècle. La peinture pouvait-elle secouer les consciences mieux que les mots? C'est en visitant des musées et des galeries de peinture que je m'interrogeai et, petit à petit, je commençai à être «hantée» par des images, des tableaux d'un artiste mort et l'obligation morale de les faire ressurgir du néant.

Nata et le professeur, c'est l'ensemble de ces éléments-là, et je fus très heureuse de pouvoir terminer ce roman à l'hôpital au moment où j'apprenais que j'avais le cancer du poumon et que j'allais mourir à brève échéance. J'envie d'ailleurs Nata, mon héroïne, qui a le courage de décrier l'ambiguïté de la prétendue similitude des Slaves et de mourir pour mieux démontrer que la barbarie et la brutalité soviétiques ne seront jamais acceptables hors des frontières de l'U.R.S.S. Depuis la publication de ce roman, les événements se sont précipités sur la scène internationale, mais cela ne change rien à la nécessité que j'ai éprouvée de l'écrire tel qu'il est avec ses personnages et ses décors. Entre la réalité et la fiction, les liens sont très étroits parfois, mais en même temps c'est la fiction qui est appelée à survivre au-delà des faits bruts et des vérités historiques.

Strictement entre nous, avec les nouvelles méthodes d'enseignement qui consistent à ne transmettre aux élèves que les techniques, qui se souviendra au XXIe siècle de la révolution russe? À l'opposé, il est certain que celui qui aura lu *le Docteur Jivago* ne pourra pas oublier Lara! Les mêmes étudiants qui déjà répondent aux cours: «Comment voulez-vous que je sache ce qui s'est passé pendant la Première Guerre mondiale? Je n'étais pas né!» vont continuer à vibrer dès qu'on saura dans un roman leur parler d'amour... C'est cela sans doute la force de la parole écrite et des romanciers de talent!

Des idées et des idéologies

Je compris très vite, pour ma part, que pour écrire il ne fallait pas se laisser porter par des idéologies mais avoir des idées et y croire. Autant, en effet, le roman à thèse est généralement indigeste, telle *l'Ode à la gloire du NKVD* d'Aragon, autant des personnages authentiques ont toujours des idées auxquelles ils tiennent.

À l'origine, au départ, à la sortie de l'adolescence, on est tributaire de ce qu'on a pu emporter de la maison familiale. Dans mon cas, cet héritage était d'autant plus léger que j'étais très jeune et que mes parents n'avaient pas eu le temps, pratiquement, de me marquer. Pendant la guerre, tout était clair dans mon esprit. Entre l'oppression fasciste-allemande et la communiste-russe, ou soviétique, seul le patriotisme pouvait servir de bouclier à notre génération. Le patriotisme, c'était Joseph Pilsudski ! Il était notre héros, notre guide spirituel et notre philosophe, et cela était logique.

Tout d'abord, avant la guerre, mon père, fidèle défenseur du maréchal, m'avait certainement communiqué cette admiration que plusieurs lui vouaient. Au-dessus de mon lit, juste à côté de l'image de la Sainte Vierge, était suspendue la lettre encadrée que j'avais reçue du secrétariat personnel du maréchal, en réponse au poème que je lui avais envoyé. Dans ce poème, je faisais rimer «maréchal», «cheval» et «idéal», mais pour une petite fille c'était toute une expérience que de l'écrire, le recopier, adresser l'enveloppe, utiliser son argent de poche pour acheter le timbre et expédier le tout. On a beau prétendre, comme c'est le cas dans certains milieux aujourd'hui encore, que Joseph Pilsudski n'était qu'un dictateur réactionnaire, j'estime que c'est faux. Son coup d'État était inévitable dans une Pologne qui, avec son indépendance, avait retrouvé aussi son goût de liberté absolue, lequel ne pouvait mener qu'à l'anarchie.

Par ailleurs, une fois au pouvoir, Joseph Pilsudski réussit, à titre de chef d'État, l'impossible ! C'est plusieurs années plus tard que je me rendis compte de ce que signifiait dans cette Pologne qui sortait d'un siècle de partages entre trois grandes puissances étrangères (qui avaient imposé deux langues, l'allemand et le russe) la mise en place d'un système d'enseignement commun à l'ensemble du pays. De plus, il s'agissait pour Pilsudski, socialiste à l'origine, de rendre ce système d'enseignement complètement gratuit, confessionnel, mais tolérant, national, et respectueux des droits des minorités ! Tout bougeait, tout changeait ! L'édification du port ultra-moderne de Gdynia était une réalisation concrète, visible, mais la refonte des législations, réforme qui ne suscitait pas de beaux discours patriotiques, avait tout autant d'importance.

On a reproché au maréchal Pilsudski de s'entourer d'anciens légionnaires, officiers et soldats qui avaient combattu avec lui, mais ce genre de favoritisme s'explique fort bien. Partout, dans chaque secteur et dans chaque région, Pilsudski avait besoin d'hommes sur lesquels il pouvait compter, d'hommes capables de résister aux idéologies de gauche et de droite, communistes et fascistes, de gens pragmatiques, pas trop intellectuels, mais bons techniciens, bons fonctionnaires et bons exécutants. Dans ma famille, microcosme de la collectivité, les réactions, à cet égard, étaient partagées.

Papa était prêt à suivre aveuglément le maréchal et il avait considéré sa mort comme un deuil à la fois national et personnel. Souvent, il citait les paroles du maréchal comme on cite, de nos jours encore, celles de Charles de Gaulle, et certaines sont restées gravées dans mon esprit.

« L'occupation allemande sera horrible, mais relativement courte, l'occupation soviétique durera des années et provoquera des pertes incalculables. »

« Trahir, c'est surtout être incapable ou refuser d'aimer son propre pays. »

« L'intolérance religieuse est une preuve d'ignorance. »

« Les Juifs sont Polonais au même titre que les catholiques ou les protestants. »

« L'antisémitisme est la pire honte de notre époque et nous aurons beaucoup de mal à la laver un jour. »

Ma grand-mère Féla, qui m'influençait beaucoup, était du même avis que papa et, patriote jusqu'au bout, elle refusa de transférer l'argent de sa famille et les titres en Suisse, bien que l'imminence de la guerre ne lui échappât pas, ni celle de l'invasion allemande. À l'opposé, ma mère considérait que le patriotisme polonais était trop étroit, qu'il s'apparentait à un provincialisme, à une façon obtuse de concevoir le monde extérieur et que les intellectuels s'enfermaient ainsi volontairement dans une sorte de ghetto. Artiste dans l'âme, maman aurait voulu que moi, sa fille unique, je m'attache à la culture française, que j'apprenne à admirer les vestiges gréco-romains et que je rejette l'héritage littéraire polonais mais aussi, d'une façon plus générale, slave, c'est-à-dire russe.

Ma gouvernante Sophie était d'un avis tout à fait contraire et chaque année, pour la fête de maman, je lui récitais en guise de cadeau de longs passages des pièces de Stanislaw Wyspianski, des poèmes de Mickiewicz et de Slowacki. Je ne comprenais pas, moi, la malheureuse fille unique, pourquoi maman recevait si froidement mon «hommage» qui, pourtant, me demandait beaucoup de travail, et papa n'osait pas intervenir puisque je récitais les mêmes poèmes des écrivains polonais classiques à sa propre mère qui, elle, ne tarissait pas d'éloges!

Mes oncles, les frères de maman, trouvaient que j'aurais dû faire plus de sport, au lieu de lire et de mémoriser des poèmes, et mon père les considérait comme d'«aimables primaires». Du côté de la famille de mon père, les réactions étaient plus variables. L'oncle Maurice, qui finançait un journal, le quotidien *République*, estimait qu'on devait m'expédier à Londres étudier l'anglais et la véritable démocratie et, surtout, ne pas me garder en Pologne.

— Pour comprendre et aimer ce pays, disait l'oncle Maurice, il faut une solide éducation préalable. Hélas, nous n'avons plus d'enfants dans la famille, et dès lors, Alinka doit recevoir une formation particulièrement soignée.

— Pour ce que cela donne, protestait ma grand-mère... Les enfants doivent être élevés d'abord dans leur propre pays. Plus tard, quand elle aura son bachot, elle choisira et ira à l'université de son choix. Tes sœurs, mon pauvre Maurice, sont complètement folles.

Grand-maman se moquait volontiers de ses nièces qui, toutes deux, participaient aux manifestations de Vienne. On racontait en cachette, pour que je ne le sache pas (mais bien entendu, je le savais), que mes deux tantes osaient se promener dans la rue sans chapeau. Je crois que c'est au printemps de l'année où la guerre a éclaté qu'elles signèrent un manifeste communiste. J'entrai dans la pièce où se trouvait grand-maman Féla juste au moment où elle finissait de dicter la lettre annonçant à ces malheureuses filles qu'on leur coupait les vivres.

— Pour être communiste, il faut surtout savoir comprendre les pauvres, m'expliqua-t-elle. La famille rend un très mauvais service à ces filles. Il est de notre devoir de les réduire à l'obligation de travailler comme tout le monde.

Je n'oubliai jamais la leçon et je ne cessai jamais par la suite de me moquer des «communistes de salon» occidentaux. Je compris également, peut-être plus vite que bien d'autres, que le système communiste génère des classes sociales dont la «nomenclature» ou la «bourgeoisie rouge», situées tout en haut de l'échelle, se composent de ses créatures qui sont en même temps ses fossoyeurs privilégiés.

En gros, c'est avec ce viatique que je sortis du cadre protecteur de la famille pour trouver celui de la littérature. À force de lire, d'aimer, de me passionner pour les écrivains polonais du tournant du siècle, je me forgeai des principes et une philosophie très personnelle. Mes aumôniers et confesseurs successifs l'acceptaient avec un sourire en coin, ou encore, affolés, voulaient s'attaquer à ma liberté intellectuelle, ce que je ne pus ni ne voulus accepter! Je lus *le Capital* de Karl Marx et *Mon combat* de Hitler, les œuvres de Nietzsche et Goethe, de Lénine et de Trotsky, puis la *Bible* et les commentaires en polonais et en français. Je lus les grands romanciers et poètes russes, français, allemands, anglais, italiens et même américains. Ma vision du monde fut lourdement marquée par ailleurs par des expériences aussi bien négatives que positives. À vingt ans, j'étais certaine de ne pouvoir adhérer à aucune philosophie, ni à aucune idéologie, puisqu'elles impliquaient toutes l'abandon d'une partie de sa propre liberté individuelle. Or, je n'étais prête à concéder un pareil sacrifice que dans une relation imposée par l'amour absolu et abstrait. Le problème, celui de me situer parmi mes compatriotes, parmi les exilés, demeurait donc entier dans cette optique. Car les exilés, eux, pour la plupart mes aînés, tenaient à notre obéissance. Moi qui osais regimber contre les douces et délicates tentatives de mon oncle Papusiek de faciliter mon adaptation au milieu français, je dus faire face.

D'une manière générale, mes supérieurs hiérarchiques, de ce qui restait de l'armée, se conduisaient comme si les minables bourses que nous recevions venaient de leurs fonds privés. Or, sur le plan pratique, cela était à la fois faux et vrai.

Les garçons et les filles, survivants de l'insurrection de Varsovie, avaient été reconnus par les Allemands comme une armée régulière. Cela signifiait qu'au lieu d'être fusillé ou déporté dans des camps de concentration, notre groupe, toutes proportions gardées minuscule, put se retrouver dans les camps de prisonniers de guerre où il avait droit, au moins, aux colis de la Croix-Rouge. Mais pour les Alliés, notre statut n'était pas évident et, assez curieusement, ils semblaient préférer, afin de toucher quelques milliers de dollars, nous traiter comme des étudiants potentiels. Pour les très jeunes, ce n'était pas une mauvaise idée, mais pour les plus âgés, ou tout simplement les personnes mûres ou malades, c'était une catastrophe.

Je venais de découvrir brusquement que l'idéalisme et le romantisme qui consistaient à nous persuader que nous devions demeurer héroïques, puisque le monde entier avait les yeux tournés vers nous, n'étaient qu'une supercherie. Pour nous empêcher d'aimer librement, de nous embrasser sur les bancs des parcs, de couler des examens et de profiter de Paris, on nous hissa sur un piédestal qui n'existait pas. Certes, il était vrai que nous avions risqué nos vies dans des conditions particulièrement dures, mais désormais on nous le reprochait comme une sorte de folie inutile et coûteuse !

À l'opposé, on nous signifiait que nous étions en train de nous endetter. Les officiers de l'armée du général Anders et du général Maczek se cotisaient pour prélever sur les sommes qu'ils avaient reçues à la démobilisation un certain pourcentage à l'intention de ceux qui, comme nous, n'avaient rien. Nous contractions ainsi une dette d'honneur, à charge pour nous de la rembourser aux suivants.

Je percevais deux vérités premières. On nous aidait à survivre, mais la paix n'était pas acquise et le troisième conflit mondial pouvait éclater n'importe quand. En attendant, les exilés devaient obéissance et soumission. À Varsovie, l'État totalitaire soviétisé imposait aux individus l'obéissance au nom de l'idéologie communiste; à Paris, le patriotisme tel que le concevaient les chefs de file de la nouvelle diaspora dictait nos règles de conduite.

Et parmi ces règles, il y avait le refus pur et dur du pays soviétisé. Or, moi et mes semblables, nous étions des marginaux. Nous ne voulions pas obéir, mais nous étions des patriotes prêts à mourir n'importe où et n'importe quand pour la liberté. Nous étions conscients des dangers de la soviétisation, mais en même temps, ceux qui reconstruisaient les ruines de Varsovie, notre ville bien-aimée, étaient pour nous dignes de respect et de reconnaissance. La pression morale et intellectuelle était si forte que pour se démarquer de la diaspora, certains de mes camarades épousaient des Françaises et changeaient de milieu pour ne plus donner signe de vie. D'autres finissaient par céder, sans l'avouer, par prendre le train, ou la route, et par retourner en Pologne pour se faire prendre dans le réseau inextricable de la répression réelle. Plus âgés généralement que moi, ils étaient conscients des enjeux à long terme de notre situation, tandis que moi, je pressentais confusément des actions et des réactions, mais il me semblait en même temps qu'il me suffisait de réussir mes examens pour m'affirmer, attendre, puis revenir un jour dans mon pays libéré. Et cela aussi était faux !

351

L'équation entre diplôme et poste bien rémunéré n'existait pas. Nos accents, nos noms, nos origines étaient étrangers. On voulait bien nous tolérer en France, en Belgique ou en Grande-Bretagne comme étudiants, mais pas comme jeunes aux dents longues, désireux de se construire un avenir. L'Europe léchait ses plaies et comprenait mal les raisons pour lesquelles elle devait ajouter à ses propres problèmes les nôtres. Notre bouclier protecteur, cela ne pouvait être que l'indépendance financière, donc l'argent, fruit d'un héritage ou de l'appartenance au parti communiste. J'aurais pu avoir l'une et l'autre, mais je refusai l'argent qu'avaient gagné mes ancêtres et une idéologie qui, à mon avis, était trop liée au primitivisme russe pour être acceptable dans le cadre de la civilisation occidentale à laquelle je tenais.

Mes collègues de faculté, réfugiés espagnols et quelques Français de bonne famille, révoltés contre la conduite de leurs parents sous l'Occupation, s'emparèrent de l'Amicale au nom de l'égalité des classes et de la lutte contre Franco. Ensuite au nom du slogan «La France aux Français», les Espagnols se retrouvèrent dehors et les Français s'affilièrent au Parti communiste français, ce que le journal *l'Humanité* ne manqua pas d'annoncer en première page. Pour moi, cela ne tirait pas à conséquence. J'étais désolée pour les Espagnols, mais tout de même, je trouvais qu'ils avaient exagéré. Contrairement à nous, les Polonais dont le pays était dominé par Moscou et dont le gouvernement était formé de marionnettes dont les Soviétiques tiraient les ficelles, les Espagnols pouvaient régler leurs problèmes politiques entre eux. Franco était un dictateur et un fasciste, mais il n'était pas forcé ni par Moscou ni par personne d'avoir des politiques basées sur une idéologie étrangère et honnie.

Il me semblait, dans ma profonde naïveté, que ma Pologne natale était prête à nous recevoir tous, les bras ouverts, dès qu'elle se serait débarrassée de l'occupation soviétique, sournoise et larvée, mais partout présente. C'est à ce niveau que mes compatriotes condamnaient mon attitude. Selon la majorité, la soviétisation était liée à la trahison des gens qui étaient demeurés au pays et qui cherchaient maintenant à s'emparer des postes de commande et des biens de ceux qui étaient partis sans possibilité de retour. L'histoire devait démontrer que nous avions tous raison dans une certaine mesure. Les couches successives des mieux nantis, et on ne peut jamais être aussi riche que dans un pays pauvre, commencèrent à se dénoncer, de Bierut à Gomulka et de Gierek à Solidarité. Toutefois, c'est seulement quand Gorbatchev annonça que l'armée soviétique ne tirerait pas, quoi qu'il advienne, et que les agents soviétiques à Varsovie reçurent l'ordre de cesser de tirer les ficelles que l'édifice s'écroula. J'ai donc eu raison, avec un retard de cinquante ans! Mais rien ne prouve que ce qui se révélerait vrai en 1990 l'était déjà en 1950.

Il était normal, par contre, que les émigrés professionnels, avocats, médecins ou ingénieurs, tous obligés à l'époque de repasser leurs examens et de recommencer à zéro, éprouvent une haine profonde pour les gens du pays qui se fabriquaient alors en Pologne de faux diplômes, dits «staliniens», pour occuper impunément leurs places.

Ainsi se présentait la situation que chacun devait affronter selon son statut et son âge. De plus, pour pouvoir exercer à Paris une fois le diplôme en poche, on devait avoir la citoyenneté française depuis dix ans... Pour Papusiek, c'était là un choix normal et logique, la culture française étant préférable et plus agréable à vivre que toutes les autres. Pour moi, il s'agissait d'une trahison! En fait, c'est moi qui avais tort: il fallait bien que j'accepte une nationalité quelconque, puisque les autorités polonaises nous avaient tous dépossédés de la nôtre! Certes, le gouvernement provisoire à Londres survivait tant bien que mal, mais il n'était pas reconnu et n'avait ni la possibilité ni le droit d'émettre des passeports. Nous étions Polonais jusqu'à la dernière pulsation de notre sang, mais dans nos papiers d'identité, il était indiqué clairement que nous étions des personnes déplacées et que ce statut ne pouvait être que temporaire...

Bref, les horizons étaient bouchés partout, et la nuit je rêvais à cette gare à Lwow où, à une certaine époque, des milliers de gens étaient montés dans des wagons sales pour aller à la déportation et à la mort. J'étais prête à dénigrer les théories communistes et en même temps, hantée par certaines scènes de mon passé, je n'avais ni le courage ni l'envie de retourner en arrière...

Avec bien d'autres, je me retrouvais ainsi dans une sorte d'impasse où la solitude était au rendez-vous, mais où nous étions libres. Or, la liberté, c'était ce qui comptait pour nous plus que tout, plus que la vie elle-même ! Ne pas jouer, ne pas dissimuler, pouvoir dire ouvertement ce qu'on avait envie et ce qui nous passait par la tête !

J'étais en troisième année de l'université quand un soir je me laissai entraîner dans une de ces discussions sans fin ou, avec nos camarades, nous changions le monde. Un homme plus âgé, un médecin, s'était joint à notre groupe. Il devait partir sous peu en Australie ou au Canada, je ne me souviens plus très bien. Il parlait de la Pologne d'entre les deux guerres, celle de Pilsudski et Rydz-Smigly. Pour la première fois, j'entendis quelqu'un raconter que dans cette Pologne qui, de peine et de misère, avait retrouvé son indépendance et avait repoussé, grâce aux sacrifices de Joseph Pilsudski et de ses hommes, les bolchéviques dont la barbarie menaçait l'Europe, des groupuscules avaient osé mener des visées communistes. Moi qui avais lu des rapports, trouvés par hasard dans la bibliothèque de Papusiek, sur les réformes de la sécurité sociale et de l'assurance-santé, sur le système scolaire et sa gratuité totale et qui étais fière de toutes ces mesures qui plaçaient mon pays à la tête des démocraties occidentales les plus évoluées, j'eus brusquement honte !

Le médecin poursuivit. Il critiqua l'autoritarisme des fonctionnaires, les arrestations arbitraires, selon lui, des communistes, l'absence de liberté de pensée que *Sanacja*, les gens au pouvoir, imposait. Au fur et à mesure qu'il parlait, j'éprouvais des démangeaisons de plus en plus fortes de lui casser la figure. Pour moi qui portais cette Pologne de mon père, de mes oncles et de mes écrivains préférés comme un viatique, une force, un trésor d'espoir et la preuve qu'un jour nous parviendrions à la libérer de la soviétisation et à y retourner, cet homme était un traître !

Et bien que je n'aie rien bu à part du café, je me levai, je renversai ma chaise, je le forçai, ce médecin, à se lever lui aussi et je hurlai que si c'était cela, la pensée constructive des intellectuels polonais qui avaient vécu une partie de leur existence d'adultes avant la guerre, je préférais ne pas les connaître. Je voulais les oublier, les effacer, ces gens de la diaspora, ne rien avoir en commun avec eux et ignorer jusqu'à leur existence. Le médecin me reprocha mon intolérance. Je cherchais la liberté, mais en même temps, je m'offusquais à la simple évocation de groupes qui avaient osé, entre les deux guerres, ne pas penser comme moi, bien que depuis ils aient payé de leur vie leurs opinions, ce qui les rendait plutôt respectables en fin de compte.

Car assez curieusement, ce n'est pas le gouvernement polonais qui liquida dans ses prisons, à commencer par Bereza Kartuska, les membres du Parti communiste, mais les Russes. En Pologne, le Parti était interdit, mais les députés communistes, identifiés comme tels, pouvaient siéger à la Diète, ce qui paraît totalement absurde, avec le recul. Peu importe ! Ce qui compte, c'est que les chefs communistes polonais furent attirés à Moscou, où ils furent tous assassinés par le NKVD de façon on ne peut plus sauvage et c'est Moscou qui décida, déjà avant la guerre, de la dissolution du Parti communiste polonais. Je dis Moscou. Aujourd'hui, on dirait Staline, mais c'est trop facile, à la fin, de tout mettre sur le compte d'un seul homme qui a signé d'ailleurs en 1939 un accord avec Hitler pour dépecer, de concert avec les fascistes, la malheureuse Pologne !

Je me souviens que mes arguments étaient faibles face à ceux du médecin qui savait pourquoi il devait mener cette discussion, académique en apparence, à bon port. Il n'en reste pas moins que mes copains de l'insurrection de Varsovie qui étaient présents étaient aussi indignés que moi. Quand, par-dessus le marché, le médecin affirma que sous l'occupation allemande les formations de l'AL (Armia Ludowa — l'Armée du peuple, dirigée et organisée par les agents de Moscou) nous avaient beaucoup aidés, nous de l'AK (Armée du Pays), nous nous sommes tous levés et nous sommes sortis, indignés. Le médecin eut pourtant le culot de nous rattraper dehors et de nous accuser de pencher du côté des fascistes et des antisémites qui, sans réfléchir, défendaient encore le gouvernement provisoire de Londres dont la légitimité avait cessé d'exister, selon lui, avec la démobilisation.

Cette nuit-là, je jurai de ne plus discuter de ma Pologne pour la garder belle et intacte, à mon propre usage. Afin que personne ne puisse plus me la salir, je décidai également de couper les liens avec la diaspora, de m'éloigner et de me fondre dans le milieu français sans rien abdiquer pour autant.

— Impossible, m'avait prévenue Papusiek. Tu dois cesser de te considérer et de te sentir polonaise. Tu dois te marier avec un étranger et oublier tes origines, le folklore mis à part. Sinon, il te faudra constamment prendre position et te battre avec des ombres, ce qui n'apportera rien à personne. Tu réfléchis trop. Tu es trop ambitieuse. Tes objectifs sont tellement démesurés que jamais tu ne parviendras à les atteindre.

Le printemps achevait, mais je le remarquais à peine. Je vivais dans la crainte panique des examens. Pour être de ma Pologne à moi, qui commençait déjà à être un pays presque mythique, idéalisé, romantique et d'autant plus cher qu'il était maltraité par des barbares venus de l'Est, il me fallait réussir quelque chose et arriver quelque part...

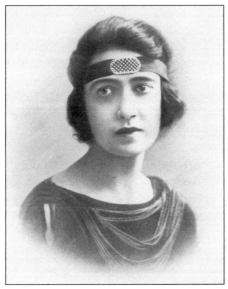

Bronislawa (Bronia), mère d'Alice Poznanska.

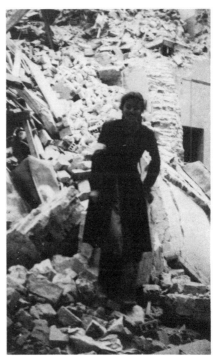

Alice Poznanska dans les ruines de Varsovie en 1944, pendant l'insurrection.

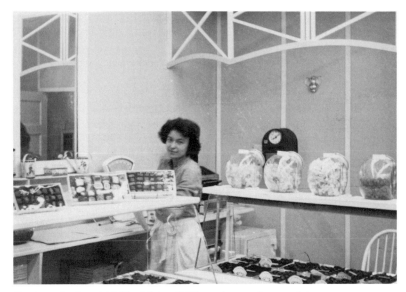

Vendeuse de chocolat à Montréal en 1954, un des premiers emplois.

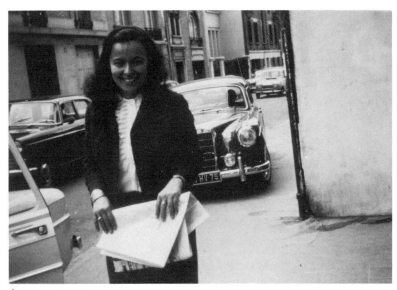

À Paris, en 1960

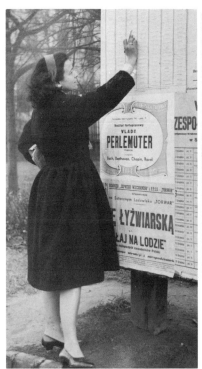

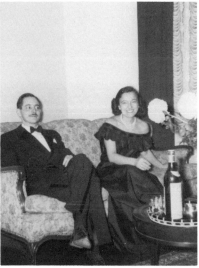

À Montréal, dans la « vieille maison », rue René.

Envoyée spéciale de *La Presse* en 1962. À partir de ce reportage, elle écrira *Voyage en Pologne*.

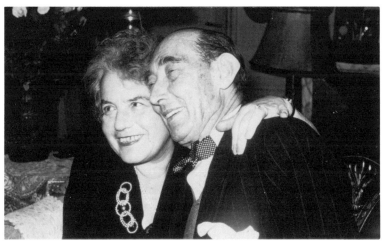

Tante Ursule et oncle Papusiek en 1961, dans leur appartement à Paris.

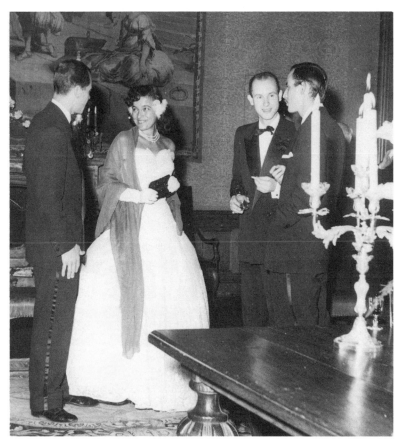

Réception officielle à Paris, à l'hôtel Lauzun.

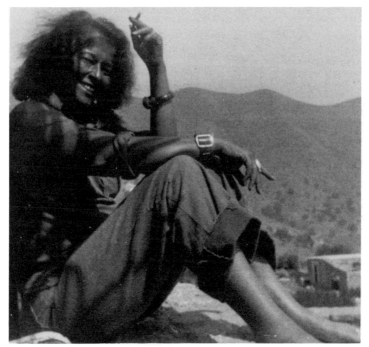

En vacances au Mexique, été 1973.

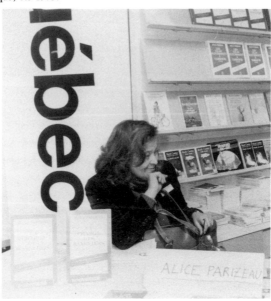

Au Salon du livre de
Paris, en 1983.

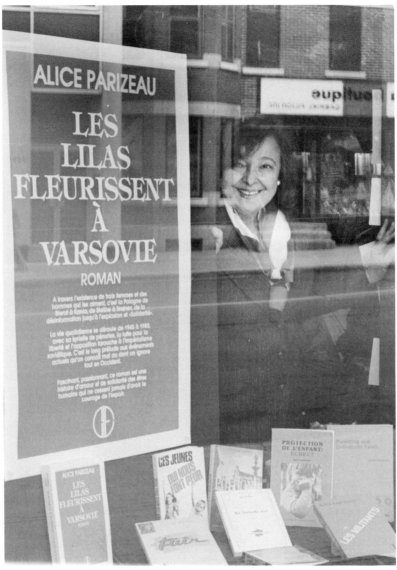

Derrière la vitrine de la Librairie Hermès de Montréal, à la parution de *Les lilas fleurissent à Varsovie*, en 1983.

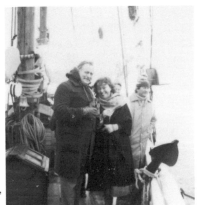

Rendez-vous avec les baleines,
Baie-Ste-Catherine, 1983.

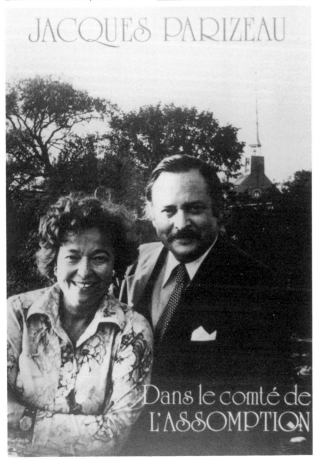

En 1976, au cours de la campagne électorale.

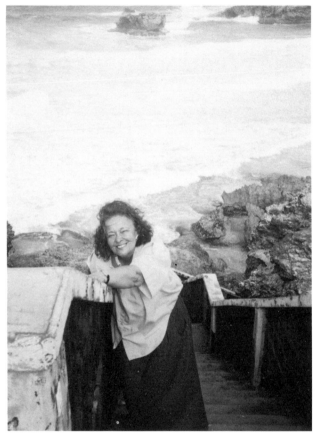

Le dernier voyage dans les îles, La Barbade.

TROISIÈME PARTIE

Ce Québec
qui a bien voulu m'adopter

Entre le mariage et la liberté

Il était petit, plutôt rond, complètement chauve et très amusant. Il avait beaucoup d'esprit et un sens de l'humour tout à fait exceptionnel. Thaddée Poznanski vint à Paris à plusieurs reprises.

— Moi, disait-il, je suis un Poznanski comme toi, mais de la branche pauvre, donc je suis obligé de me donner plus de mal pour m'imposer.

Je riais, mais Papusiek ne trouvait pas cela drôle.

Thaddée Poznanski, un cousin très lointain, connut une existence compliquée. Avant la guerre, doté d'un doctorat suisse, il occupait un poste important à Varsovie. C'était un de ces rares actuaires de l'époque, et l'on sollicitait son avis tant au pays qu'à l'étranger. Il voyageait beaucoup, rencontrait des banquiers importants et réglait des affaires qui mettaient en jeu des millions en cotisations pour des pensions et diverses autres formes d'assurances. Il avait une femme et un petit garçon, Georges, habitait à Varsovie, sortait peu et commençait à avoir une réputation surprenante pour son jeune âge.

À l'automne de 1939, il quitta le pays pour quelques jours, mais il ne devait plus jamais y retourner... Sa femme ne parvint pas à prendre le train à temps et resta seule. Les troupes allemandes venaient d'entrer à Varsovie et elle dut survivre tant bien que mal avec son petit garçon sans pouvoir communiquer d'aucune façon avec son mari. Quand, six ans plus tard, ils se retrouvèrent, Thaddée Poznanski était installé au Québec. Tremblant comme un jeune homme, il se rendit au port. Le bateau arrivait avec une semaine de retard et il avait pesté tout ce temps-là contre le refus de sa femme de prendre l'avion. C'est en la voyant descendre à terre qu'il comprit brusquement. Les années avaient triplé pour la petite femme blonde dont il gardait la photo dans son portefeuille. Atteinte d'une grave maladie cardiaque, elle était condamnée à sortir peu, se reposer beaucoup et mener une existence d'invalide. Il l'installa dans une belle maison entourée d'arbres, engagea de l'aide, trouva des médecins, créa autour d'elle un cercle d'amis et s'efforça de la rendre heureuse. Georges termina ses études et partit faire son doctorat en Suisse, comme son père. La belle maison de Québec leur parut à tous les deux étrangement vide. Ils vécurent là avec le spectre de la guerre entre eux et celui de la mort devant eux.

Thaddée Poznanski voulait absolument que je vienne au Québec. Il croyait en l'avenir de ce pays tout jeune, il l'aimait et il lui était reconnaissant.

— Tu comprends, disait-il, pour ma retraite nous irons vivre à Paris ou à Genève, mais tant que je travaille, que je peux recevoir des amis, je suis très heureux où je suis... En fait il ne quitta jamais Québec où sa femme mourut et fut enterrée...

De mon côté, je voulais aller dans le Grand Nord, découvrir les grands espaces vides et la liberté qu'on ne peut acquérir sans avoir un certain revenu. J'avais, en plus, une dette d'honneur à régler. Il me fallait dire de vive voix à mon fringant lieutenant démobilisé que je ne l'épouserais pas. Papusiek se moquait de moi et me conseillait d'écrire une lettre, ou même plusieurs, mais je ne le pouvais pas. Selon mon code d'honneur de fille libre, il était indispensable que je subisse jusqu'au bout la réaction de l'homme que je bernais depuis plusieurs années déjà en lui laissant espérer le mariage.

— Tu as les réactions d'un jeune homme, disait Papusiek, qui a engrossé une fille et doit lui verser une pension pour l'éducation de l'enfant qui va naître.

Il exagérait! Il est vrai que je croyais en l'égalité des sexes et que je me sentais aussi responsable qu'aurait pu l'être un gars, mais Jean était pour moi bien plus qu'un soupirant. C'était avant tout un ami, un copain, que je n'avais pas le droit de rendre malheureux et que, en même temps, je ne pouvais pas épouser sous peine de gâcher son existence et la mienne.

Et c'est ainsi que je descendis un soir du train à la gare Windsor, où il m'attendait avec des fleurs. Devant l'entrée principale, il avait stationné la voiture décapotable que j'avais dessinée et qu'il avait mis beaucoup de temps à trouver. Elle n'était pas pratique du tout, il va sans dire. Deux places en avant, une minuscule banquette en arrière et un porte-bagages plutôt réduit. Une Pontiac grise, frottée soigneusement et probablement repeinte, puisqu'il s'agissait d'un modèle qui datait déjà de plusieurs années. C'est donc installée au volant de cette Pontiac, avec à mon côté mon pauvre Jean, impressionné par ma façon très particulière de ne pas m'attarder inutilement aux feux de circulation jaunes ou rouges, que je prononçai mes vœux de célibataire endurcie.

Le lendemain, Jean était à l'hôpital où il fut transporté d'urgence pour une crise d'hypertension et moi, dominée par les remords, assise à son chevet, je lui promettais de rester au Canada pendant six mois. Il espérait que pendant ces six mois, à force de gentillesse et de patience, il parviendrait à me faire changer d'avis, d'autant plus que l'opulence et les facilités dont je pourrais profiter au Québec feraient le reste. Affolée par la gravité de sa crise, coupable, désespérément coupable, je considérais que je devais à Jean tout et n'importe quoi, exception faite de cet engagement à vie, ultra-sérieux, que représentait pour moi le mariage. J'acceptai donc le marché, Jean sortit de l'hôpital, et moi je commençai à découvrir Montréal. Thaddée Poznanski, de son côté, décida que je ne pouvais aller dans le Grand Nord dans l'immédiat et que je devais donc chercher une situation. Malgré moi, comme à mon insu, l'existence s'organisait, banale et plutôt médiocre.

Paris était grandiose, amusant, à la fois riche et misérable. Je l'avais connu du côté de Chez Maxime où, avec mon oncle Léopold Marchand, on mangeait des blinis au caviar rouge, puisqu'il n'avait pas les moyens de me payer des croissants et des cafés crème dans un bon bistro.

— Ce sont les grands restaurants qui font le plus facilement crédit, me disait-il. Souviens-toi.

Sans doute, mais encore fallait-il être aussi connu que lui, ce qui n'était pas mon cas, et préparer des scénarios tirés des livres de Colette...

Et puis, il y avait ces soirées où on travaillait dans la Zone, dans le sillage de l'abbé Pierre, la misère des familles qui campaient dans les terrains vagues et l'énergie de mes compatriotes, qui vivaient de menus travaux exécutés la nuit dans les entrepôts ou aux Halles. Paris, c'était aussi les pèlerinages à Chartres, notre aumônier, des discussions, des lectures et de longues promenades sur les bords de la Marne. Paris, c'était plusieurs vies à la fois...

Après tout cela, Montréal m'apparut d'une laideur intolérable et je commençai par la détester comme on déteste un ennemi potentiel. D'abord, je cherchai longtemps en vain le centre de cette ville, une jolie place entourée d'arbres, un café digne de ce nom, une perspective d'églises anciennes, des chapelles... Comme je ne trouvais que des rues grises, des maisons tristes avec leurs escaliers extérieurs noirs et désespérants, j'essayai de me réfugier dans le vieux port. La proximité de l'eau rendait plus supportable l'enchevêtrement des rues poussiéreuses et les façades des entrepôts moins uniformes, mais l'accès du fleuve était malaisé.

Un soir, alors que je regardais les lumières des lampadaires se refléter dans le Saint-Laurent, un policier m'interpella. Il était défendu de rêver ainsi, seule, car on pouvait avoir de mauvaises pensées et aller même jusqu'au suicide. Il parlait un français lourd, où les mots tombaient comme des pierres, n'avait pas un sens de l'humour comparable à celui des flics français et se prenait au sérieux, ce qui m'avait semblé le comble du ridicule. J'en avais assez de cette tristesse et de cette indifférence qui rendaient les passants sourds et aveugles, les policiers mortels et les vitrines des magasins sans intérêt.

À Paris, il m'est arrivé de désirer une robe au point d'économiser pendant longtemps afin de l'acheter un jour. Rien de semblable à Montréal. À Paris, quand le soleil se montrait, les filles paraissaient plus belles et les hommes se retournaient sur leur passage, tandis qu'à Montréal, ils étaient tous pressés et avançaient les yeux fixés au sol, les têtes légèrement penchées en avant. Pour tout oublier, je me réfugiais à la Bibliothèque municipale de Montréal, où un soir une bibliothécaire chercha pour moi, parmi les «nouveautés», le bouquin d'André Gide que je demandais, avec une bonne volonté tellement touchante que je n'eus pas le cœur de me moquer d'elle. C'est ce soir-là, me semble-t-il, que pour la première fois je compris ce que pouvait m'offrir cette ville où on parlait français sans beaucoup de charme et l'anglais sans la moindre distinction.

Contrairement à la province française, Toulon, Lille, ou Bordeaux, Montréal était humble! Le gens savaient s'aider les uns les autres, s'effacer, même, pour mettre en valeur quelqu'un venu d'ailleurs et ne pas affirmer qu'ils possèdent la vérité universelle. C'était agréable et reposant, mais même si je m'efforçais de l'apprécier, j'étouffais dans cette ville de plus de deux millions d'habitants qui n'avait pas de musée digne de ce nom. Car en vain je hantai le musée de la rue Sherbrooke: abstraction faite de deux sculptures, une merveilleuse tête d'enfant et des religieuses en habits pourchassées par le vent, je ne trouvai rien. C'était désespérant! Pour ne pas me noyer dans la grisaille, je décidai alors de découvrir New York.

Systématiquement, chaque vendredi, je prenais l'autobus, j'arrivais le samedi matin, je passais la journée à marcher et à visiter et, épuisée, je repartais à Montréal. Non, je n'ai pas aimé New York! Petit à petit, je m'y habituai et je me creusai une petite place au Metropolitan Museum. Aller à New York, pour moi, c'était voir de beaux tableaux, des amis, le défilé à Pâques et quelques coins en particulier. Pour le reste, la paix de Montréal et le charme de Québec me séduisaient davantage. J'y étais mieux, et j'appréciais. Je m'en rends compte seulement maintenant! À l'époque, tout cela était infiniment imprécis et flou dans mon esprit. Européenne pas seulement de naissance, mais par goût et par choix, je détestais le rythme américain. Montréal, par opposition, devenait dès lors mon oasis et mon refuge. À défaut de beaux tableaux, je me précipitai sur les livres. Je lisais tout ce qui me tombait sous la main, les romans de Gabrielle Roy et de Roger Lemelin, l'histoire de la Nouvelle-France et de la défaite. C'était pénible et laborieux. Dans les gros volumes de Mallet et Isaac, on découvrait l'histoire de France, et la bibliographie détaillée à la fin permettait de compléter. À Montréal, rien de comparable; il fallait fouiller.

Je commençais à sortir et à poser des questions. Thaddée Poznanski, toujours lui, venait souvent à Montréal et profitait chaque fois d'une soirée libre pour me présenter quelqu'un. Généralement, ces rencontres n'étaient pas sans lendemain. À Montréal comme à Paris, j'étais un phénomène. Certains me disaient ouvertement : « Quand on est aussi intelligente et intéressante que vous, on quitte Montréal pour Paris, mais en aucun cas on ne fait l'inverse. » Cette opinion, à la fois flatteuse et très critique, établie et confirmée, personne ne m'offrait pour autant de poste à Radio-Canada, ni à l'Office national du film, ni à *la Presse*, ni au *Devoir*. Or, mes réserves s'amenuisaient, je commençais à être fauchée de plus en plus sérieusement, j'habitais avec Wanda, mon amie de toujours, chez une vieille dame et il fallait absolument que je fasse quelque chose pour améliorer mon quotidien. Je voulais en plus avoir une voiture, car je venais justement de découvrir que pour ne pas étouffer dans les rues grises et tristes de Montréal, il fallait surtout être capable de découvrir les environs de cette ville construite sur une île de telle façon qu'on ne le réalisait vraiment qu'en prenant un pont qu'il est interdit de traverser à pied... Bref, il me fallait une voiture et tout de suite. Certes, Jean était prêt à me servir de chevalier servant, et quelques autres immigrants polonais de fraîche date aussi, mais je tenais à mon indépendance et surtout à ma liberté que chacun de ces messieurs menaçait à sa façon.

J'avais d'autant plus peur qu'un beau garçon, un Français, venait d'arriver de Paris pour se mettre à genoux devant mon amie Wanda et la supplier de l'épouser. Surprise, débordée, flattée, elle avait accepté. Notre curé polonais faillit refuser de la marier à un étranger, mais, craignant sans doute le péché de la chair, compte tenu de la fougue du Français en question, fort séduisant, portant beau et issu d'une excellente famille aristocratique, il céda assez rapidement. Une page de notre camaraderie était tournée...

Six mois, huit mois, et pourquoi pas un an?

J'avais un poste à la banque et je découvrais un univers. Il était attachant, ce Canada français avec ses obsessions, ses manies, son passé et son présent. Et puis, à Paris un certain Gilles, un Français celui-là, mon camarade de faculté, m'attendait. En descendant de l'avion, je dus faire de la peine à nouveau en lui annonçant que moi je n'étais pas faite ni pour le mariage, ni pour la bagatelle, ni même pour un amour romantique. Certes, j'avais déjà expliqué tout cela dans mes lettres, mais il ne me croyait pas, ou plus exactement il était persuadé que je changerais d'avis en le voyant apparaître en chair et en os. À la seule idée que lui aussi pourrait me faire la sale blague de se retrouver à l'hôpital avec une crise cardiaque, par exemple, j'avais la chair de poule...

Papusiek se moquait de moi par correspondance, mais Papusiek trouvait mes péripéties d'autant plus amusantes qu'il n'avait jamais pensé qu'elles pouvaient survenir dans l'existence d'une fille. Gilles était un célibataire endurci, un jeune homme de trente-six ans, riche en plus. De ce fait, il était «assiégé». Mais moi, je n'étais quand même pas son égale puisque j'étais de sexe féminin, c'est-à-dire la biche pourchassée qui, par définition, ne peut que tomber dans les bras du chasseur.

Les attitudes des frères de ma mère, de Manchester, de New York, de Paris et de Londres, étaient exactement les mêmes. Ils étaient tous, dans la famille, oncles et tantes, uniformément sexistes. Que je puisse travailler leur paraissait une sorte de déchéance et ils comptaient sur Thaddée Poznanski pour régler au mieux le problème. M'enfermer au couvent aurait été sûrement une solution de rechange, mais il était trop tard, hélas, pour envisager une pareille éventualité. Je me souviens fort bien que quand j'annonçai que je travaillais, ils me répondirent tous en me suppliant de rentrer au plus vite à Paris ou à Londres tout en sachant, par ailleurs, qu'ils ne pouvaient absolument pas me prendre en charge financièrement.

Soudain, Montréal devint ainsi mon refuge. Je commençais à la regarder avec d'autres yeux, voulant absolument lui trouver quelques charmes cachés. En fait, c'est un certain monsieur Bouthillier qui m'y aida le plus sans le savoir.

Il était de taille moyenne, très calme, et ne se distinguait par aucun signe particulier, en dehors de ses yeux, foncés je crois, et exceptionnellement grands. Son front haut était soigneusement surmonté de quelques mèches de cheveux noirs placées et collées de façon à donner l'illusion qu'il n'était pas complètement chauve. Il portait indéfiniment le même complet qui comprenait un pantalon gris et un veston sport. Ses chemises étaient très blanches et ses cravates très sombres.

Monsieur Bouthillier était entré à la banque comme tout le monde à son époque, c'est-à-dire à l'âge de seize ans. Il passa par tous les services et se distingua partout comme un employé fiable, assidu, attentif et ne prenant aucune initiative sans en aviser son supérieur immédiat de façon à ce que le dit supérieur puisse s'en attribuer le mérite. Par conséquent, il monta lentement les échelons, mais cela ne sembla jamais le préoccuper outre mesure. Célibataire, il n'avait pas d'objections à rester après les heures d'ouverture, ni même à passer à la banque le dimanche, après la messe à laquelle il assistait à l'église Notre-Dame, à la place d'Armes, donc juste à côté, comme si la finance ne pouvait grandir et évoluer qu'à l'ombre des clochers. Malgré de multiples enquêtes effectuées par les inspecteurs, on ne trouvait rien à redire au comportement de cet employé modèle qui ne buvait pas, fumait modérément et ne fréquentait ni femmes ni filles. Et puis, un beau matin, le président trouva sur son bureau un étrange rapport. On y expliquait, au sujet de monsieur Bouthillier, qu'avant de le nommer à un poste de direction qu'on prévoyait justement lui confier après trente ans de fidèles et laborieux services, il serait bon de vérifier pourquoi il restait à son bureau si tard, bien au-delà de l'heure de fermeture. Ah! il n'y a pas à dire, les enquêtes étaient bien plus minutieuses à cette époque qu'elles ne le sont aujourd'hui.

Comme me l'a raconté monsieur Bouthillier plus tard, beaucoup plus tard, on commença alors à lui demander s'il souffrait d'insomnie. Pour ne pas passer pour un malade, il fut bien obligé de raconter qu'il analysait, après les heures de bureau, les cotes boursières et les structures des compagnies. Le président l'invita alors à avoir avec lui une longue conversation dont rien ne transpira. Personne ne s'étonna toutefois à la banque quand il fut nommé directeur du service des placements bien que ce fût là une promotion importante, avec secrétaire, salaire élevé et consultations au niveau de la haute administration. À partir de ce moment-là, monsieur Bouthillier fit rapiécer les coudes de son veston avec des morceaux de cuir, s'acheta de belles lunettes et un chapeau de fourrure pour l'hiver et accepta de conseiller à l'occasion certains employés, dont moi.

Cela se passait en novembre, je m'en souviens très bien, car c'était mon premier mois de novembre au Québec. Il neigeait sur la place d'Armes qui paraissait féerique, le soir surtout, avec ses lumières qui déjà annonçaient Noël. J'avais deux cents dollars d'économie et je me sentais assez riche pour demander conseil à monsieur Bouthillier en matière de placements. Il ne se moqua pas de moi; bien au contraire, il me prit au sérieux.

— Justement, me dit-il, une mine ouvrira bientôt. Les gisements s'annoncent riches et, en attendant, le secret est bien gardé puisque les actions se vendent un dollar pièce.

Et c'est ainsi que je jouai à la bourse et que je gagnai une voiture d'occasion, le prix desdites actions étant monté à dix dollars, je crois, quand monsieur Bouthillier me conseilla de vendre.

— Il ne faut pas tenter sa chance, expliquait-il. Quand on a fait un profit raisonnable, autant s'en contenter!

Le profit était, dans mon cas, plus que raisonnable, mais je ne peux oublier que six mois plus tard les mêmes actions valaient vingt-cinq dollars! Peu importe, moi j'avais une voiture et, ivre de ma nouvelle liberté, je passais chaque instant au volant. Grâce à ma Consul verte, un peu rouillée sur le côté et surtout « gravement malade » au niveau de la transmission, je découvris les environs de Montréal, les Laurentides, les lacs et les forêts. C'est ainsi que je compris que ce qu'il y avait de grandiose dans ce pays du Québec, ce n'étaient pas les villes et leur pitoyable architecture, mais la nature et les gens qui avaient réussi à la domestiquer. Des gens qui n'avaient peut-être pas eu le temps de créer une littérature remarquable, mais auxquels j'étais redevable de ces routes magnifiques qui menaient dans les montagnes, traversaient des champs et des forêts et me permettaient d'explorer des espaces immenses dans des conditions plus que confortables. Forcément, sans avoir ma propre voiture, je ne l'aurais jamais su. Aussi est-ce à monsieur Bouthillier que je devais mes escapades nocturnes et dominicales. Malheureusement, en vain j'essayai de le lui expliquer et de le remercier. Il eut plutôt l'impression, je crois, que je me moquais de lui. D'ailleurs, déjà à cette époque, il était doublement occupé par la banque, la bourse et par une femme. Car il était tombé amoureux de sa secrétaire. Ils avaient dépassé le seuil de la cinquantaine tous les deux, mais c'était néanmoins une aventure amoureuse dont toute la banque, le bureau-chef à tout le moins, parlait. On évaluait alors sa fortune à un demi-million de dollars et on s'étonnait de la modestie de la maison qu'il envisageait d'acheter. Finalement, on l'oublia à cause du président, un autre célibataire, plus endurci encore, qui justement venait de mourir en laissant pas mal d'argent à une femme. Ses neveux et nièces contestèrent son testament, la cause fut plaidée par des avocats qu'on connaissait et c'est la femme de « mauvaise vie» qui gagna. La dame en question, plutôt âgée et on ne peut plus convenable, subissait des critiques parce qu'ils ne s'étaient pas mariés. C'était à la fois pathétique et ridicule...

Liberté, liberté chérie

En principe, j'organisais dans cette banque une bibliothèque, mais en pratique je ne pouvais pas faire grand-chose, faute de budget. Je passais donc mon temps à découvrir le Québec à travers les ouvrages d'Esdras Minville, du chanoine Groulx, de François-Albert Angers, les Annuaires du Canada, les atlas divers et les réflexions sur le fédéralisme canadien de Maurice Lamontagne. À force de préparer aussi le bulletin de la banque, les discours des gérants et autres petits textes soigneusement révisés par Léon Lorrain, mon patron immédiat, je me familiarisais avec un univers. Le soir, j'avais des émissions de radio en polonais, et là il m'arrivait de réciter, entre deux annonces publicitaires de bouchers, épiciers et boulangers d'origine polonaise, des poèmes et des textes de grands écrivains polonais. À la sortie, je m'efforçais en vain de discuter avec mon coéquipier francophone, Claude Préfontaine, du Québec et des Québécois. Pour ne pas déplaire à son père, Claude était obligé d'étudier la médecine, lui qui rêvait de devenir acteur. Ce qui l'intéressait, ce n'était pas le Québec, mais la Comédie-Française, Paris et ses écoles d'art dramatique. Les premiers Québécois que je rencontrais par ailleurs dans des réceptions où Thaddée Poznanski me «traînait» d'office m'écoutaient poliment, s'enquéraient de la bonne prononciation de mon nom polonais et surtout m'interrogeaient longuement sur les raisons qui avaient pu décider une jeune personne aussi convenable que moi (à en juger par mon oncle Thaddée Poznanski) à quitter Paris pour Montréal. Cela ne servait à rien de leur parler de ma Consul, de ma liberté, des espaces verts saupoudrés de neige et du Grand Nord.

Ils ne me croyaient pas, ne m'écoutaient pas et, comme de bons provinciaux polonais d'avant la dernière guerre mondiale, soupiraient à l'unisson :

— Ah, Paris! J'y suis allé l'année dernière et je compte y retourner la semaine prochaine.

D'une manière plus générale, mes relations mondaines se divisaient en deux principaux groupes : ceux qui avaient vécu à Paris et ceux qui espéraient y vivre comme étudiants ou envoyés spéciaux de diverses administrations provinciales ou fédérales. Cela me paraissait désespérant! À les entendre, rien d'intéressant ne pouvait se passer au Québec et au Canada, ces mondes primaires, peuplés par des gens sans intérêt, exception faite, comme il se doit, de mon interlocuteur du moment, car bien entendu il s'agissait uniquement d'hommes, les femmes se limitant strictement à me poser un tas de questions.

— Votre nom, c'est...? Cela s'écrit comment au juste? Vous êtes seule ici?

Je répondais docilement tout en sentant chez elles le doute et une certaine hostilité sous-jacente qui me poussait à fuir à l'autre bout de la pièce. Dans un autre registre, les plus jeunes me parlaient d'amour dans des termes diamétralement opposés à ceux utilisés pour décrire ce genre de sentiment en Europe, en Pologne ou en France, tout au moins.

Elles louaient des appartements ou achetaient des maisons, s'occupaient de la décoration ou encore, plus tard, avaient mal au cœur, attendaient un bébé, ne trouvaient pas d'aide et se sentaient prisonnières au foyer. Compatissante, je leur conseillais de travailler et d'acheter une voiture, ce qui donnait des résultats catastrophiques, puisqu'elles fuyaient aussitôt et par la suite m'évitaient comme la peste...

À Montréal et à Québec, contrairement à Paris et même à Lille, que je connaissais un peu, il ne pouvait être question de séduction, du péché de la chair, de cocus et de maris adultères. Cela n'existait tout simplement pas!

Dans les milieux polonais, tout était différent. Les gens, hommes et femmes, garçons et filles, qui cherchaient du travail étaient très nombreux, et les cas pathétiques ne manquaient pas. Georges, par exemple, habitait un sous-sol avec sa femme et leurs deux bébés, encapsulait des bouteilles la nuit chez Molson pour gagner sa croûte et le jour étudiait, parce qu'il devait repasser son diplôme de dentiste qu'il avait pourtant déjà obtenu à Paris. Sophie, pour sa part, suivait des cours de dessin industriel où elle était la seule femme. Son diplôme polonais d'avocate n'avait aucune valeur et il lui fallait absolument trouver un moyen de gagner sa vie. Autre avantage de mes compatriotes immigrants, les célibataires étant relativement nombreux, on dansait beaucoup, on sortait et on roulait en voiture avec un tel plutôt qu'avec tel autre. Comme il était d'usage alors de s'embrasser surtout dans les voitures, il était compromettant de sortir avec plusieurs hommes à la fois, mais ce que je faisais, moi, était pire encore et tout simplement scandaleux!

Car moi, j'avais une Consul et, la tête haute, je refusais fièrement les offres de gens prêts à me reconduire. Thaddée Poznanski trouvait cela déplacé de la part d'une jeune fille. Le pauvre! Nous ne savions pas, ni lui ni moi, que le bataillon de chevaliers servants au volant fondrait vite, érodé par les mariages et la rareté relative des nouveaux venus. Car l'immigration polonaise au Québec fut par la suite de moins en moins importante. Alimentée en premier lieu par d'anciens militaires démobilisés qui arrivaient avec leur famille de Grande-Bretagne, de France ou d'Italie, elle ne devait reprendre par la suite qu'avec ceux qui, après 1970 surtout, parvenaient à quitter la Pologne et dont le nombre était plutôt limité.

C'était en somme un groupe où tout le monde se connaissait et où l'on potinait ferme. Je me souviens qu'un soir j'allai avec Wiesiek, un grand jeune homme blond et séduisant en diable, dîner au Ritz, dans la grande salle à manger. On fêtait quelque chose, je ne sais plus trop quoi, mais c'était important. Or, dès l'entrée nous nous trouvâmes dans une situation très difficile. Le garçon qui nous apporta l'apéritif était un ancien colonel que nous connaissions. Aussi nous dressâmes-nous au moment où il vint prendre la commande, puis quand il apporta nos verres, et ainsi de suite. Après cette soirée mémorable, je ne remis plus les pieds au Ritz pendant les vingt années qui suivirent. Je préférais retrouver les colonels et les généraux lors des bals polonais annuels que les diverses associations organisaient en vue d'amasser des fonds pour diverses œuvres. En habit ou en smoking, les poitrines chamarrées de décorations, ils dirigeaient les danses traditionnelles, de la polonaise à la mazurka, et je les aimais beaucoup mieux ainsi!

Premier dimanche de février 1990

Il fait beau dehors. La neige fond et le soleil brille. J'écris dans la chambre en haut. Non, je ne descendrai pas préparer le dîner! Je deviens égoïste.

Hier, ou plutôt vendredi, j'ai passé une radiographie. Tout va mal. Mon poumon droit s'affaisse, semble-t-il, aussi le résultat de la radiothérapie n'est-il pas probant. Je lutte pour mon souffle et je n'ai pas envie de bouger parce que je ne veux pas avoir mal. Cela ne vaut plus la peine! J'ai juste envie d'écrire, et c'est cela que j'ai l'intention de faire tant que cela me sera encore possible. Un mois, ou plus...? Question à ne pas poser à mon médecin. Le docteur Lorange m'aime bien, je crois, et tient à ne pas me faire de la peine. Par ailleurs, après le premier examen et le premier diagnostic, celui du 17 avril 1988 où il ne me donnait que quelques semaines à vivre, il se tait. Un autre médecin croit que je partirai au printemps prochain. Il fait beau dehors, la neige fond; est-ce déjà le printemps?

Ce matin, on a livré une jolie petite machine. Elle fournit l'oxygène. Comme ça, on peut m'éviter un voyage en ambulance, paraît-il, l'étouffement brusque, l'hôpital, les soins intensifs... L'essentiel, c'est que Jacek ait pu partir moins inquiet à Québec. En plus, l'inhalothérapeute était moins pessimiste que mon médecin, vendredi. Il m'avait affirmé tout de go que je mourrais à cent ans, pas plus tard, mais pas plus tôt. En attendant, je ne reconnais pas mon visage dans le miroir tant il est enflé. Je suis difforme. Sur ma coiffeuse, des roses superbes me cachent tout. Merci, Jacek, merci beaucoup. C'est le plus grand plaisir que tu pouvais me faire aujourd'hui, en ce dimanche ensoleillé!!!

Le téléphone sonne. On me demande un article. D'accord. J'accepte. Forcément, mon éditeur, Jacques Fortin (celui-là même que je prenais pour un ami il y a deux ans quand il m'avait écrit une lettre touchante en apprenant ma maladie) espérait publier mon dernier roman *Nata et le professeur* sans autre publicité que celle de ma mort. «Le dernier livre, le dernier roman qui paraît à titre posthume...» Cela attire toujours l'attention... Et voilà que c'est raté... Mais moi, pour que mon roman ne soit pas complètement oublié, effacé, disparu, je dois demeurer «vivante», c'est-à-dire écrire, publier, signer... Et je suis si fatiguée, si indifférente...

Est-ce que je dois vraiment cet effort à Nata et à son histoire, ou à l'horreur que je ressens à l'égard du meurtre collectif des officiers polonais? Quand j'ai terminé mon manuscrit, personne ne voulait entendre parler du charnier de Katyn, en Occident, et en Pologne, la censure considérait les crimes de guerre des Soviétiques comme des sujets tabous, mais désormais les murs tombent! L'histoire de ma Nata et de son professeur vaut-elle encore, dès lors, que je la défende?

Je ne sais pas, mais je suis certaine qu'il est malhonnête d'abandonner un livre qu'on a pensé, aimé et écrit... Même si l'éditeur ne tient pas à le vendre, chers collègues de plume, ne vous laissez pas impressionner. Battez-vous! C'est vous qui avez raison, bien qu'il ne soit jamais facile de croire en ce que l'on fait en tant qu'artiste, écrivain, peintre, poète ou sculpteur!

Coup de foudre

Le monde continuait à tourner, les jours à se succéder et la date de mon départ pour Paris approchait. Je n'osais pas en parler dans les milieux polonais pour ne pas susciter de protestations, et puis je commençais à avoir peur... Montréal, c'était l'univers extrêmement confortable où moi et ma Consul avions notre place. Je gagnais ma vie et je me sentais libre dans ces rues et sur ces routes où, en pleine nuit, je pouvais m'arrêter dans un garage, demander qu'on fasse le plein et sourire au pompiste sans susciter la moindre arrière-pensée. Pour moi, c'est là une forme d'égalité des sexes à laquelle je tiens beaucoup. Je pouvais aussi entrer dans un de ces restaurants, sinistres il est vrai, mais commodes, où les tables étaient séparées et se trouvaient placées ainsi dans des sortes de boxes, commander un repas et le manger en lisant un livre ou le journal. À Paris, cela m'aurait valu des quolibets de garçons, des sourires narquois, des remarques désobligeantes. À Paris, je n'avais pas d'emploi et peu de chance d'en trouver, pas de voiture, pas d'appartement...

Pourtant, j'avais la nostalgie de Paris ! Je rêvais de retrouver certains coins de cette ville, de marcher à nouveau sur les grands boulevards, de passer mes soirées au théâtre ou à l'opéra, au poulailler sous les toits, d'aller dans les musées, de faire de la bicyclette le dimanche sur les bords de la Marne et de passer de longs moments avec Ohmie, avec Mouche et avec Papusiek...

Mon oncle Léopold Marchand ne vivait plus. Or, il était le seul à pouvoir me trouver du travail dans une maison d'édition ou peut-être sur un plateau de tournage d'un film. En dehors de cela, il était inutile de rêver. Je n'avais pas la nationalité française et je n'avais dès lors aucune chance de pratiquer dans un bureau d'avocat ou d'avoué. Certes, mon ancien patron me reprendrait comme stagiaire, mais je ne pouvais rester indéfiniment stagiaire. Donc, il me fallait me lancer à l'eau et relever le défi de la carrière d'actrice, difficile entre toutes. Grâce à mon oncle Léopold, j'avais rencontré Jean Marais et quelques autres grands acteurs. Je pouvais frapper à leur porte, mais *a priori* j'étais certaine que je n'en ferais rien pour ne pas risquer l'humiliation.

Jean Marais... Grand, séduisant, il parlait et il marchait avec beaucoup de grâce, mais il y avait dans ses yeux une sorte d'absence qui m'avait fait peur quand je l'avais rencontré. Il avait beau essayer de me mettre à l'aise en me parlant de la Pologne, ou plutôt de ce qu'il savait des aventures amoureuses de Frédéric Chopin et des difficultés de Marie Curie-Sklodowska de s'imposer comme femme de science dans un milieu qui était alors composé, à Paris comme ailleurs, d'hommes, j'étais très gênée en sa présence.

Dans ses lettres, Papusiek promettait de m'aider mais je savais bien qu'il ne le pouvait pas. À Montréal, je tenais sur mes pieds, à Paris, je devais me lancer à l'eau. Mon soupirant français m'attendait pour m'épouser. Gilles, un garçon charmant, brillant, un très bon camarade, mais pas un mari... Non, certainement pas un mari!

Je ne voulais pas, je ne tenais pas, je ne rêvais pas de me marier. Au contraire, j'avais peur. Pour moi, le mariage était définitif et irréversible. Le divorce me semblait impensable, dans mon cas tout du moins, et l'«accotement mou» trop compromettant pour la famille. Autant les amants, maudits ou pas, correspondaient et correspondent toujours à une certaine vision de l'amour qui est la mienne, car, hélas, je suis restée romantique, autant les substituts charrient les relents des échecs et des craintes. Tromper le monde entier pour cacher un amour insensé, c'est vaincre les convenances, c'est braver l'avenir; étaler au grand jour des relations qui deviennent conventionnelles à force d'être répétitives comme l'est par définition le mariage, c'est chercher une commodité parfaitement illusoire!

Simone de Beauvoir vivait avec Jean-Paul Sartre une relation de cet ordre, mais à l'époque ils étaient à cet égard une exception. Depuis, les gens ont cessé de papoter, la pression sociale appartient aux vestiges du passé et les termes mêmes de «courage» et de «lâcheté» ont changé de sens. Certes, ce ne sont que des apparences, car en vérité rien ne peut évoluer en la matière, mais elles ont été communément acceptées.

Deux êtres qui s'aiment ne veulent plus se quitter jusqu'à la fin de leurs jours. Ils tiennent à rester ensemble pour le plaisir de la chose, pour la joie de vivre, pour la peine de créer et de détruire parfois, de bâtir et de réduire en cendres. Certes, les principes selon lesquels il faut profiter de la vie et avoir dès lors une activité sexuelle intense priment sur le puritanisme qui privilégiait la chasteté, mais... À force de lire beaucoup et de décoder certains symboles, on ne peut éviter de deviner que

l'intensité de ladite activité sexuelle est l'apanage d'une minorité qui, d'ailleurs, parle moins de cet aspect de l'existence que
la majorité dépourvue en fait de certaines impulsions et sou-
cieuse de le dissimuler.

Moi, je travaillais beaucoup et je remettais ma décision d'un
mois à l'autre. La Némésis, le destin, le hasard...

Les Juifs, qui sont des gens hautement évolués à cet égard,
estiment qu'il faut inviter le hasard. La «marieuse» passe,
choisit les noms, provoque des rencontres dites imprévues, et
le couple manipulé par les familles ignore les jeux de coulisses.
Ils ont acquis la satisfaction de la découverte réciproque et
assument leurs rôles dans une pièce qui se répète à l'infini.
Est-ce l'imitation de la véritable trame tragi-comique dont on
ignore le metteur en scène?

À l'opposé, selon un conte arabe, Allah fait tomber du firma-
ment des étoiles qui marquent les berceaux des nouveau-nés.
Les bébés sont réunis ainsi et condamnés à se retrouver plus
tard, mais malheur à ceux qui ne suivront pas la ligne lumineuse
et prendront un autre chemin. Ils seront très déçus et ne connaî-
tront jamais le véritable bonheur. Ce qui est compliqué dans
cette histoire hautement astrologique, c'est de détecter les tra-
jectoires des astres et de deviner quel chemin ils ont pu prendre
entre la Pologne et les autres pays où il m'a été donné d'habiter.

Où est tombée l'étoile dorée, dans mon cas? Je ne le sais pas,
mais quand il entra dans mon bureau ce matin-là, je perdis
vraiment le sens du réel. Il était désagréable, pourtant, n'écoutait pas ce que je disais et paraissait fasciné, au contraire, par
les explications de mon patron, Léon Lorrain, vieux monsieur
gentil à la tête blanche et au caractère jeune de nationaliste et
patriote canadien-français prêt à n'importe quel sacrifice pour
défendre sa langue et ses traditions.

Il était grand, très mince, réservé, britannique dans sa façon
de se comporter, et moi, trop enjouée, trop enthousiaste, je
risquais de l'effaroucher avec mes manières brusques. Le lendemain, pourtant, il me téléphona, et nous nous donnâmes
rendez-vous pour le soir. Il voulait dîner dans les restaurants de

son choix, et moi, je voulais rouler. Juste comme ça, dans ma Consul, je partais à l'aventure sur les chemins que lui, enfant de cette ville, ne connaissait pas, et je ne m'arrêtais que pour prendre de l'essence. Cela l'énervait, il protesta au début, puis s'habitua, bien qu'il ignorât l'ivresse de la liberté qui s'emparait de moi, qui ne pouvais marcher beaucoup depuis mon accident, dès que j'avais le volant entre mes mains.

Par ailleurs, je me trouvais plus à mon avantage de profil et cette position de conductrice me paraissait particulièrement avantageuse sur le plan esthétique.

Il ignorait que j'étais déjà follement amoureuse de lui et que j'avais peur qu'il ne le lise dans mes yeux et ne se moque de moi. De son côté, il ne me comprenait pas. Nous parlions la même langue, mais nous n'étions d'accord sur rien. Un soir, nous nous sommes engueulés sur l'aide qu'il convenait d'apporter selon moi aux pays du Tiers-Monde, à un point tel que je me suis retrouvée à deux heures du matin du côté des raffineries de Montréal où les policiers nous ont arrêtés pour excès de vitesse.

L'hiver touchait alors à sa fin et les divers épisodes de notre aventure se précipitaient. Lui, selon ses dires, n'avait pas le temps de passer ses soirées à discuter dans une voiture mal chauffée, la très britannique Consul étant plutôt mal adaptée au climat du Québec, et moi j'avais un soupirant qui menaçait de me tuer si je ne cessais pas de fréquenter cet étranger. Mon soupirant m'attendait à la sortie des bureaux dans sa voiture où il gardait en permanence une carabine de chasse. Je n'avais pas peur, mais une fois de plus j'avais des remords. Tout était de ma faute. Il m'avait appris à conduire, il m'avait demandée en mariage et j'avais répondu non, mais avec un sourire qu'il avait pris pour un acquiescement. Bref, un soir, mon Prince Charmant et mon soupirant se tabassèrent légèrement dans un quartier convenable de Montréal, ce qui était, il va sans dire, du dernier mauvais goût aux yeux de mon Prince Charmant.

— Qu'est-ce qu'on fait? me demanda-t-il un peu plus tard.

Épuisée par les longues semaines vécues dans l'espoir de ses rares coups de fil, amoureuse au point d'être complètement irresponsable, je dis, en penchant la tête sur mon volant, puisque comme d'habitude nous étions assis dans ma voiture : «Si on se mariait...»

Mentalement, je promis alors au Bon Dieu, je m'en souviens très bien, que s'il me répondait : «D'accord», jamais je ne demanderais quoi que ce soit à cet homme. Hélas, pour une large part, j'ai tenu parole...

Notre mariage eut lieu en avril sous la garde de détectives privés dont il avait retenu les services pour ne pas être obligé, en habit et en présence de ses parents, de se battre aux poings avec mon soupirant polonais. C'était, selon lui, une précaution élémentaire! Moi, j'avais une grande robe blanche à crinoline et ma pauvre belle-mère se demandait comment je pourrais entrer et tenir debout dans son salon où devait avoir lieu la réception, car malheureusement, en ce début du mois d'avril, la neige recouvrait encore le jardin! Pour lui comme pour moi, il ne pouvait être question d'attendre un mois ou deux, puisqu'il valait mieux prendre de vitesse mon soupirant polonais et mes propres remords. En plus, j'avais peur que mon Prince Charmant disparaisse, que tout cela ne soit qu'un beau rêve, de conclure, comme d'habitude, que ce n'était pas vraiment l'homme que je voulais épouser et que mes appréhensions à l'égard du mariage réapparaissent en force.

Autour de moi évoluaient, en outre, des gens sages, normaux et sérieux qui me forçaient la main à leur manière.

La femme de Thaddée Poznanski me demanda ce que je voulais pour cadeau de noces et cela m'étonna beaucoup. Je pensais que ces questions ne se posaient pas. En ce qui a trait à la fameuse liste de cadeaux particuliers et aux choix que nous devions faire entre l'argenterie, la porcelaine et les cristaux, nous n'avions pas le temps ni l'un ni l'autre de nous rendre dans les grands magasins où les commandes pouvaient être données. Ma belle-mère, douce et patiente, prévenait ses amis, m'excusait auprès d'eux et subissait les contrecoups de ma drôle de façon de me comporter. Moi, je flottais dans la stratosphère et dans les nuages en passant mes nuits dans les bureaux poussiéreux et vieillots où il travaillait tard pour avoir une semaine de liberté à deux et faire un voyage de noces sans un sou vaillant en poche.

Le matin du mariage, je faillis passer tout droit et ne pas me réveiller à temps, mais une amie vint me réveiller. Ensuite, je vécus dans un état second et le surlendemain, seulement, je fus assez lucide pour que nous puissions rouler en pleine nuit dans les montagnes du Vermont, moi au volant. C'est là que ma Consul fatiguée tomba en panne une fois de plus, mais elle accepta de repartir quand un Américain qui s'était arrêté pour nous aider versa dans son moteur une bouteille de gin...

Et c'est ainsi que je tournai une page, que je commençai une nouvelle existence et qu'au retour à Montréal j'entendis la phrase fatidique: «Ma femme ne fera pas ceci, ni cela.» Ma femme!

Ma liberté, mon indépendance, chèrement acquises, fondaient, disparaissaient et se dissolvaient. J'étais toujours follement amoureuse, mais mes pires appréhensions concernant le mariage se confirmaient. Enfermée dans l'appartement vide, j'attendais son retour, car je ne pouvais le meubler, ni le décorer de crainte de l'endetter, lui. Moi, je n'avais plus rien, ni bureau, ni salaire, ni identité propre. J'étais la femme de... Un jour, des hommes vinrent laver les fenêtres. Ils sonnèrent à la porte et il demandèrent si moi, la jeune mariée, alliance au doigt, qui portais un nom étranger, puisqu'il n'était pas le mien, j'étais présente. Affolée je répondis qu'une telle personne n'existait pas et je refermai soigneusement la porte. C'était plus qu'une distraction de ma part, c'était le reflet fidèle de ce que je vivais comme dédoublement de personnalité...

Certes, à Paris, Papusiek était ravi, à Londres, l'oncle Arthur s'était saoulé à la vodka pour célébrer mon futur bonheur, l'oncle Alex m'avait expédié plusieurs télégrammes de Manchester et l'oncle Roman, à New York, commença à chercher à m'obtenir un peu d'argent pour que je puisse prétendre avoir une dot, mais cela ne changeait rien au fait que moi je pleurais de rage dans ma cage sans pouvoir le confier à personne. Le cousin Roman m'envoya de Rome, où il était avocat à la chancellerie du Pape, la promesse formelle qu'il m'obtiendrait au besoin l'annulation de mon mariage, mais moi je ne voulais pas être séparée de Jacek. Je l'aimais, je tenais à lui parler, à le toucher, mais nous ne nous comprenions pas.

Jamais le français ne m'avait paru aussi insuffisant pour exprimer ce que je pensais et ce que je ressentais! Jamais les rues de Montréal ne m'avaient semblé plus laides et plus vides! Jamais les amies, aussi bien polonaises que canadiennes, ne m'avaient été aussi étrangères et aussi lointaines. J'étais seule, plus seule que pendant l'insurrection de Varsovie, quand j'avais eu ma scarlatine, et plus impuissante que dans ma cellule de la prison d'Osnabrück, où je me retrouvai après mon évasion manquée de Hanovre.

Non, il ne faut jamais se moquer des filles et des femmes qui vivent des moments semblables, telle cette avocate que j'ai connue plus tard, mère de trois jeunes enfants, que son mari força à interrompre sa carrière. Le mari était tendre et gentil et elle pleurait beaucoup sans oser avouer sa peine et son mal de vivre! Mon cas était plus délicat, encore, car je n'avais pas de carrière toute tracée à la suite de diplômes obtenus à l'Université de Montréal qui se dressait juste en face de ma fenêtre.

Ma belle-mère s'occupait tantôt de causes sociales, tantôt de l'hôpital Sainte-Justine et des enfants malades. Dans les milieux polonais, on me pardonnait mal «ma trahison», c'est-à-dire ce mariage avec un étranger, et dans les milieux québécois, on me regardait avec un étonnement pas toujours flatteur. Fidèle à mes traditions d'étudiante, je meublais mon immense salon avec des caisses d'oranges vides recouvertes de tissus divers. Je ne consommais pas, j'étais différente et je me contentais de peu. C'était une tare, une faute, un péché!

Et lui, où était-il?

Au bureau, en train de préparer ses cours, ses conférences et ses recherches. C'était respectable et je ne tenais surtout pas à le déranger. La mission ultime d'une femme, c'était, selon mon folklore, de ne pas déranger l'homme de sa vie dans sa marche vers les sommets de sa carrière et de l'aider, autant que possible, à rencontrer des gens susceptibles de lui faciliter cette ascension et à se lier d'amitié avec eux. Mais Jacek grinçait des dents au simple énoncé de ce programme en hurlant qu'il n'avait besoin de personne. C'était une preuve d'indépendance de sa part, mais à mes yeux, ce refus catégorique d'accepter mes offres, moi qui avais un besoin désespéré de m'accrocher à quelque chose, était une preuve de manque d'amour. Par ailleurs, il était satisfait de notre installation et il ne demandait pas davantage.

— À la longue, cela changera, m'avait consolé quelqu'un, mais cela se révéla faux. Rien ne devait jamais bouger, se transformer ou évoluer. Pour Jacek, certaines réalités n'existaient tout simplement pas. On pouvait discuter avec lui de problèmes aussi complexes que l'opposition entre le léninisme et le trotskisme, mais pas de mon propre quotidien.

J'étais enceinte, j'attendais un enfant, lourde, énorme et enflée dès le premier jour, honteuse de cet aspect extérieur et incapable d'y remédier. Les jours, les semaines et les mois passaient. Le retour à Paris était à tout jamais impossible, il n'était pas question que je puisse chercher un travail et la seule possibilité que j'avais d'échapper à la morne atmosphère de cet hiver-là consistait en un appel désespéré à l'amitié et aux autres.

J'étais tombée bien bas, j'étais devenue une sorte de bourgeoise et je devais me conduire comme telle! Mais comment recevoir quand on dispose d'un grand salon, d'un corridor, d'une salle à manger et de trois autres pièces vides?

Jacek avait une obsession: ne pas être forcé de manger à la cuisine. Nous avons donc acheté, avant de passer chez monsieur le curé, une table, six chaises et une armoire, des meubles jolis, légers qui ont pris de l'âge et de la valeur depuis. Pour recevoir, cela me semblait suffisant. Ce fut donc une soirée mémorable, celle où j'ai invité deux cents personnes que je connaissais ou que j'avais envie de rencontrer.

— Ils ne viendront pas, m'avait dit quelqu'un.

— Il faut envoyer des cartons pour une réception comme celle-là, avait remarqué quelqu'un d'autre.

Impossible, je n'avais pas assez d'argent pour faire imprimer des cartons! Je perdis, je m'en souviens très bien, beaucoup de temps au téléphone. Ils furent tous très gentils, pas du tout snobs ou prétentieux, mais amicaux et plutôt compréhensifs. Ma réception s'annonçait bien! Je voulais que cela soit une offrande, une façon pour moi de me présenter et de demander qu'on m'explique ce Québec sur lequel j'avais beaucoup lu mais que je ne comprenais toujours pas. Mes objectifs étaient clairs, en somme il ne restait qu'à réaliser le reste. Ce fut fort simple.

J'achetai du saucisson polonais, qui, selon moi, est le meilleur au monde, et du fromage blanc dont je pense la même chose. Pour boire, je préparai un punch fait de vodka polonaise et de divers jus de fabrication domestique. Le plus complexe, finalement, ce fut la chasse aux verres que ma merveilleuse belle-mère devait grandement me faciliter.

Ils tinrent parole! Ils vinrent tous! Effet de foule, ou gentillesse naturelle des Québécois, ils acceptèrent de traiter les caisses d'oranges comme des tables de style, ils apprécièrent mes sandwiches qui m'avaient coûté une nuit blanche, car il fallait bien que je les prépare et que je les décore de radis et de concombres, ils affirmèrent que mon punch était fort bon et ils restèrent longtemps à discuter debout et à rebâtir le monde jusque dans la cage d'escalier, car nous habitions au quatrième étage et sur le palier il y avait pas mal d'espace.

Nos voisins de palier, des Polonais, madame Babinska, une femme merveilleuse et son mari, séduisant comme peuvent l'être des hommes de soixante ans bâtis comme des chênes, larges d'épaules, solides, grands avec des visages aux traits comme coulés dans le bronze et des cheveux poivre et sel, étaient parmi les invités. Jamais je ne pus oublier ce couple, que je ne fréquentai pourtant que fort peu. Elle m'avait appris à acheter certains produits, en particulier une marque de biscuits tout à fait remarquable, il est vrai, mais c'est surtout sa gentillesse, son sourire et sa finesse de traits et de mouvements qui comptaient pour moi. Madame Babinska était souvent seule. Ses enfants étaient grands déjà et son mari, ingénieur forestier, dirigeait des travaux dans des régions fort éloignées. Avant la guerre, chez lui en Pologne, il avait obtenu des titres scientifiques, des distinctions, un poste prestigieux, mais il ne le soulignait jamais. Quand il était à Montréal et que je le rencontrais devant la maison, il soulevait légèrement son chapeau et s'inclinait. Je lui tendais alors la main en regrettant de ne pas avoir mis plus d'eau de Cologne, car il l'effleurait de ses lèvres, selon la vieille tradition. Ensuite, nous échangions quelques banalités sur le temps qu'il avait fait ou qu'il ferait et notre conversation se terminait immanquablement par un commentaire relatif à sa retraite.

— Dès que je pourrai prendre ma retraite, disait monsieur Babinski, nous allons partir, ma femme et moi. Elle a besoin de chaleur, de beauté, de promenades dans les vieux quartiers de Paris, de...

Il s'arrêtait de parler, comme s'il avait peur de briser un rêve, et à nouveau soulevait légèrement son chapeau. Il avait raison de craindre l'avenir...

Quelques années plus tard, sa femme mourut du cancer des poumons. Il se retrouvait seul, perdu et comme incapable de comprendre ce qui lui arrivait. Quand je le rencontrai un dimanche, dans le quartier, il avait l'air hagard, ne portait plus ni gants ni chapeau et ne souriait pas. Non, il n'avait pas pris sa retraite! Comme, en raison de son âge, son statut devait changer, il acceptait des contrats et s'arrangeait pour passer le gros de son temps sur les chantiers, mais malheureusement on appréciait trop sa compétence et, ses années d'expérience aidant, il avait surtout du travail à Montréal, au bureau-chef de sa compagnie.

Il me semble, au moment où j'écris ces lignes, que j'étais absolument incapable alors de comprendre la signification véritable de la mort «civile», de celle qui n'a rien à voir avec les événements politiques qui surviennent dans un pays. Aujourd'hui, en tout cas, je ne dirais pas à monsieur Babinski que si sa femme vivait elle serait contente de l'avoir à la maison et je n'aurais pas à avoir honte des larmes qui apparurent dans ses yeux enfoncés dans leurs orbites et surmontés de sourcils en broussaille.

Homme du monde, il se domina et changea de sujet pour me parler de ma mémorable réception où deux cents personnes s'étaient retrouvées avec un plaisir tel qu'elles ne voulaient plus se séparer et que la soirée s'était prolongée au-delà de minuit. Nous nous sommes quittés, et en partant, je commençai à faire le plan d'une nouvelle où je raconterais l'histoire de ce couple. Le temps a passé et je ne l'ai pas fait, mais cet homme et cette femme sont restés quelque part en moi comme s'ils étaient membres de ma famille.

En un sens, cette réception improvisée dans un univers dont j'ignorais les usages et les coutumes m'avait permis de découvrir et de comprendre beaucoup de choses. Tout d'abord, parmi les gens qui étaient venus, il y avait les deux grands groupes : les « retours d'Europe » et les autres. Les premiers péroraient et paraissaient se connaître. Pour la plupart, ils avaient étudié à Paris ou encore à Londres, avaient des expériences communes avec Jacek et les évoquaient avec beaucoup de plaisir. Pour moi, c'étaient les « étudiants riches » qu'il m'arrivait de côtoyer de loin, à Paris, où moi j'étais alors une modeste boursière.

Cependant, personne parmi eux ne paraissait croire qu'on pouvait être une modeste boursière polonaise en France. Les « retours d'Europe » se confondaient dans certains cas avec les militants de la J.O.E.C., et Gérard Pelletier, journaliste, était plus à l'aise avec ces derniers, tandis que P. E. Trudeau paraissait proche de tout le monde et de personne. Pour moi, ce fut dès ce moment un être qui, comme mes oncles et certains de mes cousins, ne se laissait enfermer dans aucune catégorie.

Il ne travaillait pas et l'avouait ouvertement. Il écrivait quelques articles de temps en temps, comme il disait, n'empêche que quand un rédacteur en chef avait osé les raccourcir sans le prévenir, lui, de son côté, avait décidé de fonder sa propre revue pour qu'une pareille chose ne puisse plus jamais se produire.

Les femmes paraissaient trouver sa calvitie intéressante, mais moi j'étais fascinée par la facilité avec laquelle il passait de groupe en groupe qui se reformaient selon les affinités, certes, mais aussi selon des codes difficiles à percer pour les non-initiés. Car il ne s'agissait pas de partis politiques mais d'éléments de tendances diverses. Les antiduplessistes, professeurs d'université, collègues de Jacek, s'entendaient à ce propos avec certains journalistes et artistes, médecins et avocats. D'autres, par contre, qui représentaient une minorité, évitaient les véhémentes critiques. Tous entouraient volontiers Jean Marchand, le syndicaliste chaleureux, excité et gesticulant.

Contrairement à ce qui se passait en Europe, ici on ne parlait pas de guerre, de la victoire et de la défaite, de la disparition du fascisme et de l'avenir du communisme. On ne s'attaquait pas mutuellement en critiquant la dernière pièce de théâtre qu'on avait vue ou le dernier livre qu'on avait lu.

À l'opposé, André Laurendeau insistait sur la nécessité de mettre sur pied une commission royale d'enquête sur les droits de la langue française et sur l'urgence de réformer l'enseignement secondaire et collégial. Ce qui était frappant, c'est que les divers interlocuteurs ne parlaient pas pour attirer l'attention, pour séduire ou pour plaire, mais plutôt pour convaincre. Et ils étaient convaincants, puisque malgré mon inquiétude de ne pas servir assez rapidement à boire et à manger, je parvenais à comprendre à quel point leurs chevaux de bataille étaient fondamentaux pour ce pays. Ici, on ne plaisantait pas lorsqu'on prétendait changer des législations et introduire des réformes; on réfléchissait à haute voix, on soumettait des idées, on les polissait, en quelque sorte, et on paraissait prêt à agir.

Je les enviais tous. Ils étaient chez eux et ils aménageaient ensemble un univers, limité, certes, mais qui leur appartenait en propre.

— Non, il ne nous appartient pas, protestait François-Albert Angers, le «patron» qu'entouraient ses assistants et collègues, professeurs d'économie. Nous ne sommes que des locataires chez nous, tolérés par les anglophones, nos logeurs.

Certes, les conflits linguistiques avaient une contrepartie politique, mais ce n'est pas en fonction des partis qu'ils étaient analysés. D'ailleurs, il n'y avait pas beaucoup de controverses possibles, comparativement à la France où les conflits entre les gaullistes, les radicaux, les communistes, les chrétiens progressistes, et j'en passe, me fascinaient à une époque pas si éloignée où j'avais encore peur d'une reprise des hostilités. Ici, je n'avais plus la moindre crainte! L'Allemagne fasciste était vaincue et on oubliait d'en parler, tandis que le pays des Soviets paraissait très éloigné et ses influences parfaitement inopérantes. Certes, par ricochet, les États-Unis n'étaient plus perçus uniquement comme le bon géant protecteur dont, selon les milieux polonais, l'ignorance et la naïveté étaient dangereuses, ni comme le suceur capitaliste de l'Europe affaiblie par la guerre, comme on le disait dans les milieux de la gauche française, mais surtout comme une menace culturelle pour les francophones et aussi, d'une façon différente, pour les Canadiens anglais. J'écoutais, je découvrais, j'enregistrais...

C'est à partir de cette soirée qu'a vraiment commencé mon histoire d'amour avec le Québec. J'ai découvert des gens dont le style, le genre, les tonalités de voix et les accents correspondaient à ce que j'avais entendu et appris à considérer à Paris comme la culture française, avec en plus cette pointe de gentillesse à mon égard, intruse venue d'ailleurs, pour laquelle je leur étais vraiment reconnaissante. Plus tard, Thérèse Casgrain, femme merveilleuse pour son action de défense des droits des femmes comme pour ses réactions amicales, me dit en riant que j'aurais mieux fait de rester à Paris, au lieu d'«enlever» l'un des plus séduisants garçons du Québec et du Canada, mais ce n'était pas méchant.

On se moquait un peu de mon ignorance et de mon insatiable curiosité, mais on acceptait de me répondre avec d'autant plus d'application et parfois même de plaisir qu'on me sentait sincère. En revanche, j'essayais de défendre devant eux ces Québécois de nulle part dont alors ils avaient honte et qui forcément n'avaient ni la faconde ni la fantaisie des Parisiens. Je précise

394

bien des «Parisiens» puisque j'ai connu dans la Creuse des ouvriers complètement dépourvus de ce charme que peuvent avoir ceux de Paris comme ceux du Midi.

Malheureusement, le vide intellectuel absolu de certains milieux du Québec est ce que j'ai connu de plus singulier, mais cela vint plus tard, quand je travaillai pour la Ville de Montréal. À l'époque, mon seul contact avec monsieur et madame Tout-le-monde se limitait à mes relations avec les garagistes, quelques vendeuses, jeunes filles ou femmes plus âgées, qui ne cessaient pas de me décevoir. Jolies, bien mises, brusquement, quand elles ouvraient la bouche, elles se transformaient, à cause de leur accent et de leurs modes d'expression, en une sorte de vulgarité personnifiée qui me donnait l'envie de crier.

Car il existe plusieurs formes de vulgarité, et je trouvais celle-là particulièrement sinistre. La vulgarité des prostituées est toujours triste, bien que parfois particulièrement drôle en apparence, et elle se justifie par la nécessité de gagner leur vie. Chez les hommes, elle est pire encore, puisqu'ils n'ont ni les expressions ni les attitudes qui rendent certaines prostituées pathétiques. La vulgarité des demoiselles et des dames qui se promenaient rue Sainte-Catherine Est en bigoudis, c'était une sorte de réduction de l'être humain à un niveau inacceptable. Car elles ne semblaient pas se rendre compte que la vie pouvait avoir d'autres objectifs, d'autres buts que le «magasinage», la consommation à outrance, réelle ou rêvée, et une certaine forme, particulièrement absurde, de promotion sociale conforme à l'américanisation et à la publicité qui la reflétait. En plus, ces dames, les plus âgées surtout, avec leur étalage de corps nus en été, laids, trop lourds et trop mal dessinés, manifestaient, à mon avis, un tel mépris pour les autres que cela me paraissait tout simplement inimaginable dans une société civilisée.

Deuxième jeudi de février 1990

Il neige dehors. On dit que les rues sont glissantes. J'appartiens aux privilégiés qui ne sont pas obligés de sortir, mais j'envie l'aide-jardinier qui, en veste de ski rouge et tuque bleue, nettoie la neige devant l'entrée de ma maison... La machine qui fournit l'oxygène est là, à ma disposition. J'ai de la chance d'avoir les moyens de payer les frais de sa location. Elle me protège contre les risques d'un autre voyage d'urgence à l'hôpital.

L'argent est certainement moins indispensable que l'amour, il vaut mieux être aimé et aimer que passer sa vie en première classe. Mais la maladie rend dépendant de beaucoup de choses que seul l'argent peut procurer, et c'est là une réalité que je ne peux nier...

Pitié pour les femmes

Mettre un enfant au monde est toujours une aventure merveilleusement unique. J'étais la première à qui cela arrivait, et j'étais jalouse à un point tel de cette particularité que je refusais de fréquenter le cabinet de mon obstétricien. Je ne voulais pas rencontrer d'autres personnes dans le même état que moi. Je ne voulais pas les entendre parler. Je m'enfermais chez moi, j'évitais les gens et je comptais les jours. J'avais peur.

Il est probable que j'avais trop entendu parler des difficultés qu'avaient eues les femmes de ma famille pour mettre un enfant au monde. En effet, assez curieusement, c'était presque une forme de malédiction. Tante Ursule demeura trois mois couchée pour donner vie à un garçon et apprendre qu'elle ne pourrait pas avoir d'autres enfants. Tante Romana se résigna à adopter le neveu de son deuxième mari après trois tentatives infructueuses. Tante Emsi fréquenta en vain médecins et charlatans, bohémiennes et professeurs étrangers célèbres pour leur art. Ma mère accoucha dans des conditions particulièrement difficiles, faillit mourir et il lui fut impossible de me donner une sœur ou un frère. Moi, par conséquent, j'étais vraiment persuadée que je n'aurais jamais de bébé, qu'à la dernière minute surviendrait un accident, que de toute façon mon bébé, s'il venait au monde par le plus extrême des hasards, serait anormal, invalide, privé de bras ou de jambes. Bref, je refusais d'absorber le moindre cachet, le plus anodin des calmants, tout en ayant des maux de dents à ne plus pouvoir ni lire, ni écrire, ni conduire.

On m'avait raconté que quand on demandait à mon père de combien de mois ma mère était enceinte, il répondait : « Elle termine son douzième mois... » Eh bien, je terminais mon vingtième mois, ou peut-être même le trentième, même si je ne l'avouais à personne. J'étais fatiguée, je m'endormais partout, j'étais gênée, intimidée, privée d'une partie de mes moyens, et je comptais les jours. Le docteur Larocque fut d'une gentillesse d'autant plus remarquable qu'il fut obligé de m'ausculter par téléphone, puisque je refusais énergiquement de me rendre à son bureau. Et puis le bon docteur tint parole : j'accouchai deux fois, sous anesthésie, de deux bébés parfaitement normaux, et je n'eus pas à hurler pendant des heures, comme je le craignais.

Les femmes ne racontent que rarement leurs peurs et leurs angoisses puis ces pénibles sensations d'esclavage qu'elles sont condamnées à accepter par la suite, comme mères et grands-mères. Des trucs existent ! Dans une certaine mesure, on peut compter à cet égard sur les autres, sur le mari, une parente ou encore une personne rémunérée, mais fondamentalement, mettre un enfant au monde, c'est accepter une forme d'angoisse et de crainte qui ne disparaît jamais ou beaucoup plus tard, quand la mort est déjà proche... À l'opposé, ne pas avoir d'enfants, c'est occulter une partie de la vie, de ce qui est donné à toutes et à tous, riches ou pauvres, vieux ou laids.

Un soir, dans le grand salon meublé avec énormément de goût, profondément enfoncée dans son fauteuil recouvert de tissu à petites fleurs, Gabrielle Roy me dit : « Je n'ai jamais eu d'enfants. C'est dommage, n'est-ce pas ? »

Antonine Maillet considère que ses livres et ses pièces suffisent pour prolonger sa propre vie au-delà de son ultime limite, mais les œuvres écrites meurent aussi, et parfois même, ce qui est particulièrement tragique, avant leurs auteurs. Les livres, cependant, ont le mérite de ne rien exiger au-delà de leur publication, tandis que les enfants...

La merveilleuse actrice Michèle Morgan, aux grands yeux d'un vert très pur, m'avait dit que seul son fils avait pu lui rendre supportable son existence aux États-Unis pendant la guerre. Son mariage s'avéra un échec, sa carrière piétinait sur place dans les studios d'Hollywood où elle se sentait déplacée et perdue, son retour en France était impossible. Plusieurs années plus tard, alors que je l'interviewais à Paris, elle en parlait avec une émotion telle qu'on avait l'impression que le temps était aboli et qu'elle venait à peine de serrer dans ses bras le petit garçon devenu depuis un homme adulte, marié et père de famille lui-même.

Pitié pour les femmes du Québec et d'ailleurs qui ont été obligées de procréer en fonction d'une morale très stricte. Pitié pour l'angoisse des autres...

Pour ma part, je pensais qu'avec l'apparition de l'enfant disparaissait la séduction romantique de la femme. Dans certains milieux, cela était vrai autrefois, quand les règles de conduite très strictes limitaient lourdement la liberté d'action des femmes. L'éducation polonaise aidant, j'y croyais encore, mais j'étais probablement la seule à penser ainsi, avec quelques voisines qui, tout en étant québécoises, réagissaient de la même façon.

Nina, la belle Nina, décida brusquement de compléter son éducation et plongea tête première dans l'histoire gréco-romaine. Je devais me débrouiller pour lui trouver des textes de Platon et les réciter avec elle au-dessus du parc où sa fille et mon fils découvraient leurs orteils avec stupéfaction. Yvette, pour sa part, s'efforçait de se rendre intéressante en nous racontant ses nombreux maux, douleurs, débuts de maladies plus graves et plus définitives. Elle assumait courageusement ses obligations en avalant des calmants, mais son très séduisant mari ne paraissait pas compatir outre mesure avec elle. C'est que selon la tradition et les coutumes québécoises, les fils de femmes qui avaient eu plusieurs enfants tenaient pour acquis que leurs épouses pouvaient en faire autant! Thérèse Casgrain elle-même, cette impitoyable héroïne des mouvements féminins, eut plusieurs enfants avant d'accéder à la liberté et au veuvage où elle put d'autant mieux affronter le fardeau que représentait l'action publique qu'elle était l'épouse d'un ancien sénateur !

Grâce à elle, comme à bien d'autres, la cause de l'égalité des sexes fit énormément de progrès, mais, très souvent, elle progressa mieux et plus rapidement encore sous l'impulsion de femmes qui, comme Simone de Beauvoir, n'ont jamais eu d'enfants. Il est injuste à cet égard que dans leurs déclarations et leurs écrits elles n'aient pas voulu saluer avec un peu plus de conviction celles qui donnent la vie, même si les progrès de la médecine leur permettaient d'éviter les grossesses et les avortements, chacune pouvant utiliser la pilule à sa guise.

D'une manière plus générale, c'est à travers l'enfance de mes deux mousses que j'ai pu acquérir une certaine sagesse pratique sans prix pour laquelle je leur suis très reconnaissante. Et il me semble que le principal agent d'infériorisation de la femme en Occident, ce n'est pas l'action des hommes, mais celle des femmes. Jalouses, hostiles, méprisantes, elles s'emparent de tout ce qui leur devient accessible sans se soucier de celles qui ne peuvent les suivre et les imiter. Ce sont les femmes qui dévalorisent le rôle de la femme au foyer et rendent risibles celles qui ne travaillent pas à l'extérieur.

Dans les bureaux comme dans les usines, dans les universités comme dans les écoles, la camaraderie entre femmes demeure difficilement comparable à celle qui peut exister entre hommes ou entre femmes et hommes. Même les lesbiennes ne manifestent que rarement cet empressement d'embaucher des femmes qui, pourtant, prévaut chez les homosexuels où, à compétence égale, les candidates féminines n'ont aucune chance d'être engagées.

Fait assez étrange, ce n'est pas à cause des féministes que j'ai ressenti le besoin de montrer à certaines occasions ma profonde solidarité à l'égard des femmes, mais à la suite des expériences vécues avec mes enfants. Ma fille et mon fils exigeaient ma loyauté, et je trouvais cela d'autant plus normal que j'ai longtemps vécu dans un univers où l'amitié et la camaraderie unissaient garçons et filles, tandis que l'amour menait directement, après une série de problèmes complexes, à l'isolement du couple de l'ensemble du groupe. Cet isolement, je le vivais doublement avec Jacek qui ne parlait pas ma langue maternelle et qui travaillait bien au-delà des limites d'une activité professionnelle normale. La compensation, je l'ai trouvée dans mon propre travail, mais j'ai eu là plus de chance que de mérite et jamais je ne me suis permis d'évaluer les autres filles ou femmes à partir de mon propre exemple !

Entre l'est et l'ouest de Montréal

Je vivais dans l'ouest de la ville, mais je recommençai à travailler dans l'est et dans l'ouest à la fois. Mes occupations professionnelles étaient plutôt variées et me menaient d'une découverte à l'autre. La pire, la plus saisissante et la plus marquante fut celle d'une misère qui était et demeure sans doute typiquement nord-américaine. Les écrivains américains la décrivent dans leurs romans, dont la lecture m'est on ne peut plus pénible. Ils insistent toutefois fort souvent sur les problèmes de racisme. Au Québec, rien de comparable, et même avec l'introduction aussi remarquable sur le plan dramatique que les pièces de Marcel Dubé, j'avais beaucoup de mal à comprendre et à compatir. «Officier de réhabilitation» de la Ville de Montréal, embauchée à la suite d'un concours, je visitais des foyers qui, de l'extérieur, étaient acceptables, mais qui, à l'intérieur, étaient transformés en véritables taudis où une grosse télévision trônait en première place dans un indescriptible désordre de jouets, de vêtements et de vaisselle sale. Nous n'avions pas le droit de donner des conseils, d'aider ou de critiquer, mais juste de compter les enfants, les revenus, les dépenses, les dettes et les objets achetés à crédit. Cela prenait un certain temps au cours duquel les enfants se battaient, grimpaient sur la table et se conduisaient en tous points comme l'Émile de Jean-Jacques Rousseau, tandis que les plus petits traînaient sur les planchers de linoléum recouverts des couches sales. Après quelques mois de ces images de milieux où, en dehors des femmes immigrantes, personne ne semblait avoir la moindre humanité, j'étais au bord de la dépression. Je perdais confiance dans le genre humain et je ne parvenais plus à avoir ce minimum de sympathie absolument indispensable pour aider qui que ce soit. Entre les budgets où l'endettement dépassait les revenus, à un point tel que seul un gain inespéré pouvait équilibrer les choses, et les analyses de l'évolution des enfants, j'appris ce que je ne trouvais ni dans la littérature ni dans les essais sociologiques.

Toutefois, quand je m'efforçai de raconter cette misère-là, ce sous-développement intellectuel et cette incapacité d'adaptation dans une série de nouvelles, je fus déçue du résultat. Publiées dans les *Écrits du Canada français* sous le titre *Solitudes humaines*, elles me parurent encore plus détachées de la réalité qu'en manuscrit. N'empêche qu'à l'époque la revue était une pépinière de jeunes talents et qu'à son jury siégeait Pierre Elliott Trudeau avec lequel je venais justement de commencer à travailler à *Cité libre*.

La prestigieuse revue reflétait et regroupait l'opposition aux conformismes sociaux, politiques et éducatifs. *Cité libre* avait résisté aux pressions de Maurice Duplessis, premier ministre défunt, qui imposait ses idées à coups de prébendes. Elle s'opposait également, parfois à tort et parfois à raison, à certaines réformes de Jean Lesage, fraîchement porté au pouvoir. À cet égard, c'était une bonne revue de réflexion, et il ne lui manquait que la véritable contrainte qu'exerce la censure gouvernementale pour qu'elle puisse se comparer avec le même type de revues publiées dans d'autres pays. Car en fait la censure était plutôt interne qu'extérieure à la revue. Je le compris à mes dépens lors d'une des réunions du comité de rédaction, qui étaient par ailleurs fort intéressantes.

Tout d'abord, on ne voulait critiquer personne mais on échangeait des idées et on bâtissait à partir de là le plan du prochain numéro. Et à force de vouloir transformer les services d'éducation et de santé, les échelles de valeurs et les attitudes de monsieur et madame Tout-le-monde, on avait l'impression de faire surgir un monde nouveau sans imposer de contraintes idéologiques mais, au contraire, en ouvrant plus largement les portes et les fenêtres aux diverses influences, même contradictoires, au besoin. Or, un soir, un journaliste dont je ne connaissais ni le nom ni les appartenances, nous dressa le plan de son article sur la Hongrie ou la Roumanie, je ne me souviens plus très bien. Il venait d'y faire un beau voyage et tenait, pour cette raison, à vanter les avantages du communisme. J'étais prête à provoquer un scandale, j'étais prête à faire n'importe quoi pour que cet article ne puisse jamais paraître et, dès le début, je sentis que mon indignation n'était partagée par personne.

En premier lieu, l'intérêt pour ce qui se passait dans le vaste monde était très limité ; ce qui était fascinant, c'était le Québec, car ici on pouvait influencer les changements en cours et avoir prise sur le genre et le rythme des réponses. Déjà, certains membres de la rédaction avaient reçu des offres et se demandaient s'ils devaient les accepter et sauter dans l'arène politique qui leur avait été interdite par la méfiance de Maurice Duplessis à l'égard des intellectuels et des esprits trop indépendants. L'Europe était loin et en particulier cette Europe de l'Est qui, depuis 1956, suscitait plus qu'avant des réactions de mauvaise conscience. On tenait à l'oublier !

Pierre Elliott Trudeau marmonna quelque chose sur son voyage en U.R.S.S. où il avait lancé impunément des boules de neige sur la statue de Staline puis conseilla au journaliste de prendre un autre sujet, ce qu'il accepta avec empressement. Je protestai ! Je voulais voir ce qu'il avait préparé déjà et, au besoin, cesser de siéger à un conseil de rédaction d'une revue où quelqu'un pouvait parler de la justesse des vues de Staline et de sa politique en Europe de l'Est.

Le journaliste regarda, je m'en souviens comme si c'était hier, Gérard Pelletier, puis Jacques Hébert, et ne rencontrant aucun appui ni chez l'un ni chez l'autre, déclara qu'il abandonnait complètement l'idée de parler de son voyage. Bref, il ne voulait pas raconter honnêtement ce qu'il avait vu, et puisqu'il ne pouvait plus biaiser la vérité, il préféra se taire. La même attitude, en somme, qu'à l'Amicale des sciences politiques à Paris, où il n'était pas permis de critiquer l'U.R.S.S. quoi qu'il advînt, mais l'Amicale était investie par les communistes, tandis qu'à Montréal *Cité libre* n'était pas du tout placée dans la même situation !

J'étais écumante et ce fut Gérard Pelletier qui finit par m'écouter jusqu'au bout, puisque nous sommes partis ensemble et que nos voitures étaient stationnées côte à côte.

— Mais vous êtes très intolérante, me dit-il.

— C'est normal, lui répondis-je. Contrairement à vous qui avez derrière vous un peuple capable de faire librement ses choix, je défends des gens qui n'ont aucune chance de se faire entendre.

Il me parla alors de la discipline de « droite » et de « gauche », de tout ce que j'avais détesté le plus dans les milieux étudiants français qui se plaisaient à traiter de « fascistes » ceux qui n'étaient pas communistes, et changea de sujet en me demandant si j'aimerais entrer à *la Presse* comme journaliste. Surprise, j'acceptai, et ce fut le début d'une autre aventure et la source de beaucoup de découvertes. Ce qui est certain, c'est que je pus ainsi vivre continuellement entre les quartiers de l'est et de l'ouest de Montréal et que ce fut là une façon particulièrement efficace à découvrir une ville, un peuple et finalement un pays.

En outre, le journalisme me permit de faire des reportages internationaux, peut-être pas autant que j'aurais voulu, mais quand même un certain nombre, de rencontrer des gens fascinants dans des conditions particulièrement propices aux confidences et d'analyser la littérature d'ici et d'ailleurs comme je n'aurais pas su le faire pour mon propre plaisir.

Troisième vendredi de février 1990

C'est une mauvaise journée. Non seulement j'ai très mal partout, mais encore j'ai des difficultés de respiration. L'oxygène aide certainement, mais en même temps il brûle. Je le savais déjà, mais je l'avais oublié, et ce matin, je me suis réveillée avec ces brûlures-là.

Ce soir, Jean reçoit et il est amusant de penser que je pourrais, si seulement j'en étais capable, sortir tous les soirs. Jean reçoit très bien. Pour lui, c'est une offrande d'amitié sans arrière-pensée, et chaque fois ce célibataire si solitaire en apparence me surprend. Ses réceptions sont ponctuelles et admirablement organisées, de quoi faire rougir n'importe quelle maîtresse de maison.

J'aime ce qu'il écrit, j'aime ses livres de réflexion comme ses romans. Dans ses souvenirs, par contre, il « triche », et cela je le sens. Un soir, il m'a longuement parlé de sa mère, morte du cancer. Elle était allée consulter un médecin, il lui avait concédé un an de survie et, jour pour jour, un an plus tard, elle partit à l'hôpital pour ne plus revenir à la maison. Depuis, son fils Jean a aidé plusieurs amies atteintes du cancer à mourir. Je ne tiens pas à lui poser la question, mais il y a un lien entre cette mère dont il ne parle pas assez dans ses souvenirs et cette incroyable disponibilité dont il fait preuve, sans le crier sur les toits, à l'égard de ceux auxquels il tient. Disponibilité émouvante, dont moi j'ai absolument besoin pour me persuader que mon travail, que l'écriture peuvent encore avoir un sens dans mon état.

Beaucoup plus romantique que la majorité des critiques littéraires et des professeurs de littérature, Jean a confiance dans la magie des mots, tandis que moi, malgré mes expériences précédentes en matière de publication, je ne suis toujours pas certaine que j'ai assez de talent pour que mes mots puissent rejoindre les autres...

Je viens d'apprendre à l'instant qu'un homme de trente-sept ans va mourir sous peu des suites d'une maladie des poumons. L'été dernier, lors des réceptions officielles à Paris, il n'était pas encore aussi essoufflé que moi. Je me souviens fort bien avoir monté le grand escalier de l'Hôtel de Ville en plaisantant avec Jacques Chirac qui, comme beaucoup d'hommes grands, minces et naturellement séduisants, essayait de me faire plaisir en me mettant en valeur devant les autres. À la sortie, le monsieur en question me tendit le bras et me sourit comme s'il savait à quel point j'avais peur de ne pas me rendre jusqu'à la voiture... Faut-il connaître la même souffrance pour se comprendre mutuellement? Mais alors, si la réponse est affirmative, où se situe la compréhension que font naître l'amour, la camaraderie et l'amitié? Où se situe le pouvoir des mots que Jean aime et sait manier avec une rare maestria?

Il neige dehors et il pleut. Il suffirait que je sorte dans le jardin sans manteau, pieds nus, pour être obligée de retourner à l'hôpital, ce que je ne veux pas, mais nul ne sait si cela ne me permettrait pas de partir tout doucement au loin sans déranger personne...

I don't speak French

Pendant des années, j'ai été surprise par l'indifférence de mes confrères journalistes à l'égard de tout ce qui se situait dans le passé relativement récent de l'Europe. En ce sens, pour eux comme plus tard pour mes étudiants à l'université, la dernière guerre mondiale était une abstraction. Ils admettaient qu'elle avait eu lieu et que ce qu'on racontait à ce propos devait être en partie vraie, mais ils se libéraient en même temps de toute responsabilité personnelle.

— Je n'étais pas encore né, disaient certains, et puis, forcément, il y avait la propagande...

Ce que cela signifiait en pratique, je le compris une certaine nuit où je travaillais à la salle de rédaction de *la Presse*. Assise à mon pupitre, j'étais en train de terminer le compte rendu d'une conférence donnée par un imbécile, ce qui demande généralement plus de travail que de la prononcer soi-même. En plus, j'étais particulièrement nerveuse après la scène que venait juste de me faire le rédacteur en chef adjoint. En substance, il m'ordonna de faire dire dans mon papier au conférencier des choses qu'il n'avait pas dites. Ses prétendues prises de position étaient destinées à alimenter je ne sais plus quelle controverse en cours, mais le procédé me paraissait à moi, qui étais particulièrement naïve sans doute, parfaitement malhonnête et en tant que tel inacceptable.

Cela a beaucoup changé depuis, mais à l'époque, cet énergumène pouvait hurler d'un bout à l'autre de la grande salle de rédaction et traiter de tous les noms la ou le journaliste sans encourir le moindre blâme syndical.

Paix à ses cendres! Le rédacteur en chef adjoint en question s'est tué peu après dans un accident d'auto et ses ennemis les plus acharnés n'ont pas manqué dès lors de manifester à son égard des regrets éternels et une amitié indéfectible. Remarquez, c'est le seul genre d'hypocrisie que j'approuve, puisqu'il fait plaisir à la famille et, dans son cas, sa toute jeune et fort jolie femme pleurait beaucoup à son enterrement.

Mais revenons à cette nuit où le journaliste, mon voisin de pupitre, un grand gars plutôt gentil, rentra tard et vint me trouver.

— Tu sais, me dit-il en se grattant la tête, il m'arrive une drôle d'histoire. Une swastika, est-ce que tu as une idée de ce que cela peut bien être?

— Plutôt...

— Et un S.S., est-ce que c'est un titre si prestigieux que cela?

Je bondis sur les papiers qu'il sortait de sa serviette et j'eus beaucoup de mal à en croire mes yeux. Dans une école de Montréal, un professeur avait décidé, pour motiver ses élèves, de leur donner des décorations en carton, des swastikas noires en l'occurrence, et de leur conférer le titre de Grands Officiers S.S. Incroyable mais compréhensible, puisque le journaliste, mon collègue âgé alors de plus de trente ans, n'avait qu'une très vague idée de ce dont il s'agissait.

Nous restâmes très tard cette nuit à *la Presse*, moi à lui expliquer et lui à m'écouter, incrédule jusqu'au bout. Le lendemain matin, le journal sortait avec en page couverture le grand titre et les photos de la swastika, de l'école et du professeur. Ce fut une nouvelle surprenante et une affaire qui traîna dans l'actualité pendant plusieurs semaines... Une affaire qui n'aurait pu se produire, il va sans dire, dans aucune ville européenne.

Et c'est ainsi que, plusieurs années plus tard, quand on me demanda à l'émission *le Point*, lors d'une entrevue, comment moi qui avais vécu la guerre, je pouvais dans mon roman *Côte-des-Neiges* justifier les Québécois qui avaient refusé d'être mobilisés, je répondis sans ressentiment ni hypocrisie aucune qu'on ne pouvait être vindicatif, selon moi, à l'égard de gens qui ne savaient pas ce qu'ils faisaient.

À l'opposé, la rencontre avec André Laurendeau a été pour moi un événement de taille! Les membres de la rédaction de *Cité libre* appartenaient à une sorte de fraternité particulière où des gens aussi différents qu'Adèle Lauzon et le père Parenteau pouvaient se retrouver et collaborer. On a prétendu que le seul objectif de la revue consistait à lutter contre Maurice Duplessis et ses choix socioculturels, mais cela me semble inexact. Selon moi, il s'agissait aussi de créer un environnement socioculturel meilleur et plus progressif. C'est comme ça, à tout le moins, que je concevais cette publication. Pour moi, ce qui était important, c'était de comprendre le Québec. Aussi l'ouverture d'esprit d'un Jacques Hébert d'alors (car par la suite il devait beaucoup changer) était-elle aussi importante que ce que je pouvais glaner en dehors de ce milieu particulier, chez les intellectuels nés et élevés dans ce pays. André Laurendeau avait plusieurs avantages à cet égard.

Mince, pas très grand, constamment tendu, il souffrait d'insomnie. Son roman, qui ne put jamais avoir le succès espéré, commençait par cette phrase: «Je ne crois pas au désespoir des gens qui peuvent dormir.» Par conséquent, quand nous recevions, il s'attardait et je pouvais discuter avec lui à ma guise jusqu'au lendemain. Généralement, c'était la nuit de samedi à dimanche. Au matin, je servais des croissants et des grands cafés crème.

André Laurendeau était à la fois faible et autoritaire, capable d'efforts de volonté d'autant plus admirables qu'il n'était pas bien-portant, mais aussi de ces louvoiements pénibles que je ne pouvais accepter. Comment a-t-il pu défendre à certaines époques de son existence des idées totalement opposées, le fascisme et la démocratie, pourquoi était-il contre la mobilisation ? Peu importe, puisqu'il n'est plus là pour me répondre. Reste que je lui suis très reconnaissante en fin de compte. Car c'est grâce à lui que j'ai compris l'enjeu des conflits linguistiques que je vivais à Montréal au jour le jour sans me rendre compte pleinement de leur gravité à long terme.

Dans mon enfance, ma langue maternelle n'était pas menacée. Après cent ans de partages où le russe et l'allemand avaient été obligatoires dans les écoles des régions occupées respectivement par les Russes et les Prussiens, la Pologne avait retrouvé, au lendemain de la Première Guerre mondiale, son indépendance. Et ce pays qui se reconstituait était obligé d'affronter à la fois les réformes sociales, la grande crise économique et le penchant naturel des Polonais pour une démocratie poussée jusqu'à l'absurde qui pouvait rendre inopérant le meilleur des gouvernements. N'empêche que bon an mal an, les enfants apprenaient à la maison, puis à l'école, les rudiments de leur langue impossible et non exportable puisqu'elle ne pouvait être utile en dehors des frontières nationales. Certes, on se moquait des accents régionaux, des expressions particulières et aussi des snobismes de certaines classes sociales. La petite-bourgeoisie tenait particulièrement à farcir ses conversations mondaines d'une multitude d'expressions françaises sans connaître pour autant le français. Des dramaturges et des romanciers ont mis en scène des personnages de ce milieu, mais cela ne changeait rien à la chose. D'autant plus, d'ailleurs, que ce travers existait aussi chez les intellectuels qui aimaient se vanter à l'occasion de leurs voyages à Paris et de leurs contacts avec les artistes et les écrivains connus. Rien de comparable aux snobismes probritanniques, par ailleurs, qui se limitaient généralement à quelques références historiques liées à l'évolution du parlementarisme ou encore, à un niveau beaucoup plus prosaïque, aux habitudes vestimentaires masculines des passionnés de tweed et de cravates écossaises.

Étudiante à Paris, je fus obligée de reconnaître la supériorité de la langue française, ou de «périr» au premier examen venu,

408

écrit ou oral. Hors de la France, il ne pouvait y avoir de salut pour un être humain digne de ce nom, sauf dans certains domaines techniques qui, selon nos professeurs de l'école des sciences politiques, étaient particulièrement bien enseignés à l'Université Harvard, aux États-Unis. J'avais beau défendre mes gloires nationales, dont Adam Mickiewicz et Julius Slowacki, parmi les classiques polonais, on me répondait invariablement qu'à force de ne pas écrire en français, mes poètes s'étaient coupés de la grande culture internationale. On s'appliquait ensuite à insister, ce qui m'énervait particulièrement, sur les origines françaises de Frédéric Chopin et sur le mariage de Marie Sklodowska avec monsieur Curie avec lequel elle avait travaillé et fait ses découvertes scientifiques fondamentales. En d'autres termes, on s'ingéniait à me prouver en quelque sorte que seuls les Polonais formés en France et s'exprimant en français avaient de véritables lettres de noblesse en matière d'art, de culture et de science et que cela demeurait on ne peut plus normal et naturel. Transplantée brusquement à Montréal, je ne pouvais pas totalement comprendre les complexes d'infériorité du Canada français. Ce que je constatais au jour le jour commença en premier lieu par m'agacer.

Je connais l'anglais sans l'avoir jamais appris vraiment. Pendant les quelques mois vécus à Londres, je réussissais à comprendre et à me faire comprendre, et depuis j'ai lu en anglais et je me suis habituée à considérer cela comme parfaitement normal, tant pour mes études que pour mon travail. N'empêche qu'en parlant anglais, je fais beaucoup de fautes que je suis incapable de corriger. C'est un cercle vicieux! Je connais trop bien l'anglais pour recommencer à apprendre ses rudiments, mais pas assez pour rédiger un texte digne de ce nom. Par ailleurs, dès mon arrivée à Montréal, je fus en contact tantôt avec les Polonais, tantôt avec des francophones. Les anglophones existaient, certes, mais pas dans mon champ de fréquentations, ni même mon champ de vision.

J'étais trop occupée d'une manière générale pour fréquenter les grands magasins et puis un jour, à la veille des fêtes de Noël, j'allai faire des courses chez Eaton. Pressée, je passais d'un comptoir à l'autre en cherchant des cadeaux, et c'est alors que je vécus mon choc linguistique.

La vendeuse était laide, désagréable et catégorique : «*I don't speak French*», me dit-elle avec un mépris souverain...

Je crus d'abord avoir mal entendu. Dans cet univers nord-américain, le consommateur ne devait-il pas avoir toujours raison? Et puis, comment quelqu'un pouvait-il avouer ne pas connaître le français sur un ton pareil, sans s'excuser aussitôt? Cela dépassait mon entendement. Jamais encore, ni à Londres, ni à Varsovie, ni à New York, ni à Istambul, un pareil affront n'avait été fait en ma présence à «Sa Majesté» la langue française que moi-même j'avais eu tant de mal à apprendre. Aussi stupide que cela puisse paraître, ce jour-là, je signai un pacte non écrit de fidélité et de loyauté avec le Canada français, les Québécois en particulier et les minorités francophones en général. La réaction de la vendeuse fut suivie d'ailleurs d'une scène lors de laquelle je rencontrai le gérant qui, lui aussi, était unilingue anglophone, puis le surintendant et je ne sais trop qui encore. À la fin, c'est-à-dire une heure plus tard, j'étais toujours au même point et je dus quitter le magasin la tête haute en laissant sur le comptoir ce que je voulais acheter et en me demandant comment j'allais me débrouiller pour avoir à temps mes cadeaux. C'est à peine si j'ose l'avouer, tellement cela peut paraître ridicule, pendant des années par la suite, je m'arrangeai pour acheter les cadeaux de Noël à Québec afin d'éviter les grands magasins de Montréal avec leur éternel conflit linguistique. Dans la bonne vieille ville de Québec, ces problèmes ne se posaient pas!

L'influence d'un incident anodin sur l'existence d'un être humain peut être lourde de conséquences. Jamais je n'aurais passé autant de nuits blanches à écouter André Laurendeau et à lire les ouvrages qu'il me recommandait si je n'avais pas vécu l'humiliation de cette affirmation, *I don't speak French*, lancée sur le même ton que les Blancs utilisaient à une certaine époque en Floride pour empêcher les Noirs d'occuper les rangées de sièges réservés dans les autobus pour leur usage exclusif. Et puis, ce premier *I don't speak French* fut suivi par bien d'autres plus sophistiqués et bien plus lourds de conséquences. Je m'efforce toujours de ne garder que les bons souvenirs et d'oublier les mauvais, mais certains ne s'effacent pas. Donald Gordon, président du Canadien National, m'expliqua lors d'une réception, devant François-Albert Angers, qu'il ne parlait français qu'avec des prostituées parisiennes... Ou encore le grand dîner d'apparat où j'étais la romancière invitée avec d'autres, dont Roger Lemelin, Pierre Elliott Trudeau, René Lévesque, pour ne citer que ceux-là, et où on nous reçut en anglais uniquement! Aux tables, les francophones, qui s'étaient cotisés pourtant pour cette manifestation culturelle, ne protestaient pas et je fus pratiquement la seule à faire une scène. Ce soir-là, je tremblais d'énervement et d'humiliation et cela d'autant plus que je me rendais parfaitement compte du ridicule de la situation. À New York, quand on avait signé mon contrat, l'éditeur américain s'était débrouillé pour dire quelques mots de bienvenue en français. Ici à Montréal, c'était presque de l'hostilité. C'est Gérard Pelletier qui défendit le français en se levant, et en faisant une brève mise au point. Ce qu'il y a toujours eu d'agréable avec les gens dits de *Cité libre*, c'est que même si leurs idées ne sont pas compatibles avec les vôtres, ils sont prêts à vous défendre quand votre indignation leur paraît juste, naturelle et normale. Normale pour vous sans l'être forcément pour eux...

Troisième dimanche de février 1990

Il fait froid, mais c'est une journée ensoleillée. J'ai vu hier un film qui paraissait avoir beaucoup de rides. Les acteurs jouaient d'une façon magistrale, mais cela semblait dater d'une époque lointaine. Les échelles de valeurs ont changé et la façon de concevoir les divers phénomènes humains aussi. Seules les passions ne vieillissent pas! Les livres, les pièces de théâtre et les films qui ont pour toile de fond l'amour d'un couple demeurent authentiques comme la vie et, d'une génération à l'autre, on leur réserve la place qui revient aux chefs-d'œuvre !

J'écris, un magnifique bouquet de jonquilles devant moi, délicates, simples et somptueuses en même temps. Il me les a apportées hier tout content, car en ce mois de février, c'est le printemps qui est entré dans la maison avec ces fleurs. Elles sont comme la vie, comme mon existence, solidement accrochées à leurs tiges vertes. Rien de comparable à la beauté à la fois fragile et pompeuse des roses, ni même avec le charme éblouissant des œillets, juste des coupes merveilleusement dentelées dans lesquelles on a envie de boire l'élixir du bonheur et de la paix ! Je voudrais les peindre, ces jonquilles, avec des couleurs, pas avec des mots, pour que tout le monde puisse les voir comme je les vois, mais pour ça, il faut, comme Gauguin, savoir saisir les fleurs dans leur plénitude, gorgées de soleil et de chaleur...

J'ai quand même un avantage sur les artistes peintres. Je ne peux prétendre que les lecteurs n'ont pas une puissance d'évocation suffisante, que mes mots sont là mais qu'ils ne savent pas s'en emparer et les transformer en images. Le peintre non figuratif a beau affirmer qu'on ne le devine pas, ce n'est guère la même gamme de sensations que dégage sa toile avec ses lignes, ses points, ses taches et ses barres transversales qui se perdent dans l'infini...

Les fleurs jaunes qui dégagent devant moi un parfum très délicat me font retourner en arrière, vers ces premiers printemps où je ne savais pas apprécier l'amour et lui sacrifier la part qu'il méritait. De crainte de paraître trop empressée, je n'osais pas avouer ce que je ressentais et ce que je voulais. Plus encore, c'est à peine si je parvenais à manifester une certaine forme de satisfaction, ou plutôt de consentement, quand des mots jolis et légers volaient autour de moi et que des gestes à peine esquissés me rendaient subitement beaucoup plus belle que je ne l'avais jamais été...

Trop tard... Il n'y a pas de retour vers ces années qu'on gâche sans même se rendre compte à quel point elles sont uniques et dignes d'être appréciées pour elles-mêmes ! Pourquoi ai-je éprouvé le besoin de m'impliquer dans diverses causes, celle de la Pologne, par hasard mon pays de naissance, de l'éducation et des événements, puis celles que je me suis sentie obligée de défendre au Québec ? Mon cousin de Londres, Georges Opoka von Levenstein, me l'avait expliqué dans ses poèmes mais, hélas, je ne sus pas les comprendre. J'avais alors mes dix-huit ans héroïques et les jonquilles ne pouvaient s'imposer à ma sensibilité de la même façon que les coquelicots de monte Cassino, rouges comme le sang des soldats polonais, les soldats de la liberté...

Je rencontrai Georges Jerzy, lors de mon séjour à Londres. Il avait téléphoné à l'oncle Arthur, il s'était présenté, parce qu'ils ne se connaissaient pas (lui était mon grand-cousin du côté de mon père et Arthur était le frère de ma mère) et il était venu. Par la suite, ses visites dans la vieille maison de Pembridge Gardens devinrent très fréquentes et très informelles. Il arrivait, s'installait dans un des fauteuils en cuir, face à la cheminée où, même en été, flambaient des bûches et il se mettait à parler. Intarissable, il dressait devant mes yeux un programme de vie que j'étais parfaitement incapable d'adopter.

Beaucoup plus âgé que moi, il frisait déjà la quarantaine, mais grand, très mince, très élégant et très séduisant, il avait l'air d'un adolescent attardé, ce qu'il était en réalité, de l'avis de l'oncle Arthur. Longtemps avant la guerre, sa mère, tante Zosia, le mit en pension. Elle n'avait pas le courage de lutter contre sa volonté de ne rien faire à l'école et de rapporter systématiquement des mauvaises notes.

Tante Zosia, Sophie, mariée contre sa volonté à un baron autrichien, échappa à son statut d'épouse et sauva sa dot que le baron Opoka von Levenstein était en train de dilapider à Monte-Carlo avec une insouciance totale. Grâce à l'aide, ou à tout le moins l'approbation explicite, ce qui revenait au même, de ma grand-mère Féla, Zosia quitta le baron volage avec son fils Jerzy et revint au bercail en Pologne. C'est là que les frasques de Jerzy la forcèrent à l'envoyer dans un collège en Suisse, d'où il s'évada avec la complicité de la meilleure amie de sa mère, une très belle femme qui était française et vivait seule dans son hôtel particulier à Paris à l'orée du Bois de Boulogne. Juste avant la guerre, tante Zosia quitta la Pologne, récupéra son fils et alla s'installer avec lui en Grande-Bretagne où il termina ses études et s'engagea dans l'aviation. Courageux jusqu'à l'absurde, Jerzy avait été l'un des plus jeunes pilotes polonais et des plus décorés. Et puis, il avait été obligé, comme les quelques autres survivants de son escadrille, car ils ne furent pas nombreux, hélas, d'affronter la vie normale à laquelle il était très mal préparé.

Peu après, sa mère, ma tante Zosia, mourut en lui laissant en héritage des maisons-appartements situées dans des quartiers de Londres qui n'avaient pas été touchés par les bombardements. Aussitôt, Georges s'habitua à vivre au jour le jour, à aider ses copains et à voyager beaucoup. Il eut même le courage d'aller en Pologne, bien qu'à ce moment-là, cela eût pu se terminer pour lui par une arrestation arbitraire ou même une exécution sans aucune forme de procès. Systématiquement, il y chercha des cousins et des cousines, des amis de la famille, décidé à les aider puis, déçu, il fit quelques dons pour la reconstruction des hôpitaux et rentra à Londres.

À l'aube de ses quarante ans, Georges se demandait toujours quelle profession il lui fallait adopter et quelle voie choisir. Il écrivait de beaux poèmes, dépensait sans compter, dansait beaucoup, avait des voitures magnifiques, acceptait des rôles de figurants dans des films où il annonçait avec conviction « Madame est servie » et se moquait de la marche inexorable du temps.

— L'avenir, me disait-il, quel avenir? J'ai cru dans la cause, celle de la libération du pays qui nous appartient, la Pologne! Ils nous ont bernés, autant toi que moi qui étais plus vieux et plus expérimenté et qui aurais dû théoriquement me méfier. Et maintenant, je n'ai plus d'avenir, juste le présent. Donc je m'efforce de le vivre comme on boit à petites gorgées, en savourant chaque goutte. Pourquoi veux-tu étudier, écrire, créer? En dehors de quelques écrivains de génie, personne, tu m'entends, ne peut laisser le moindre héritage culturel durable.

— Et l'amour?

— Oh! tu sais, il faut encore le trouver et cela est infiniment complexe. Les imbéciles s'imaginent qu'il est donné à chacun d'aimer, mais cela est faux. L'humanité se compose surtout de ruminants prêts à s'accoupler. L'amour, lui, est réservé à une minorité, à une élite, à quelques êtres rares. Et puis, pour ne pas être déçu, il faut mourir jeune. Aussi jeunes qu'étaient Roméo et Juliette...

Avait-il vécu une grave déception amoureuse? Il m'avait raconté qu'il aurait voulu épouser une de nos cousines, Jo, qui avait quelques années de moins que lui et de plus que moi. Pendant l'insurrection de Varsovie, Jo s'était mariée sur les barricades avec un camarade d'alors, un très séduisant maquisard, officier de l'A.K. (Armée du Pays). Le lendemain, il fut tué sous ses yeux. Folle de désespoir, elle partit avec tous les survivants comme prisonnière de guerre, mais après la libération elle ne voulut plus ni entendre parler le polonais, ni fréquenter les gens de notre groupe. À Paris, elle habitait dans une chambre de bonne, fabriquait des chapeaux pour vivre et avait des crises de mélancolie ou de rage. Soignée à l'hôpital à plusieurs reprises, elle fut signalée chaque fois par la police française aux responsables des étudiants polonais à Paris. On allait alors la voir fréquemment et on l'aidait un peu à la sortie.

Jo, qui n'avait rien et grelottait de froid dans sa chambre de bonne, aurait pu se retrouver du jour au lendemain parfaitement à l'aise. Il aurait suffi qu'elle épouse Georges, mais au lieu de cela elle préféra se marier avec un vieil homme, un antiquaire très riche. Je sus plus tard que c'était là sa façon de demeurer fidèle à son seul grand amour. En acceptant l'offre de Georges, cousin éloigné et très séduisant, elle aurait risqué de s'attacher à lui et d'avoir un enfant, tandis qu'en signant le contrat de loyauté à l'égard d'un vieillard qui avait peur de mourir seul, elle ne trahissait pas le jeune homme qu'elle avait aimé, son mari d'un jour, mort sur les barricades de Varsovie.

Telle était la cousine Jo... Par la suite, le temps aidant, elle se transforma en une veuve très parisienne, portant petits chapeaux et voilettes, malheureuse pourtant jusqu'au bout, incapable d'oublier et souffrant de graves troubles mentaux. Le cousin Georges, pour sa part, quitta Londres pour aller vivre avec une Italienne sur une île déserte. La seule lettre que je reçus de lui comprenait un long poème où il était question de fleurs et de l'homme qui, à force de ne pas savoir aimer, ne sent pas leur parfum. À le croire, l'Italienne était belle, jeune et avait la peau douce comme de la soie, mais il concluait qu'«elle n'était que cela», et ce n'était pas assez!

J'eus tort, sans doute, de vouloir être raisonnable et de ne pas croire que l'amour était le seul moyen de sentir pleinement l'odeur des fleurs. Plus encore, avec mes problèmes personnels, mes complexes d'infériorité et mon manque de confiance, j'étais persuadée que personne ne pourrait jamais m'aimer aussi pleinement, aussi follement, aussi désespérément que Wronski aimait Anna Karénine ou le docteur Jivago, Lara... Ah! ces Russes, on a beau savoir qu'ils sont primaires, irresponsables et cruels comme seuls les Asiatiques peuvent l'être, quand on cherche l'image des sentiments excessifs, c'est de leur côté qu'il faut se tourner, qu'on le veuille ou non...

Imbécile que je suis, quand j'ai rencontré Jacek, j'ai surtout voulu ne pas paraître trop stupide comme si vraiment à l'heure de la jeunesse on pouvait aimer quelqu'un pour son niveau intellectuel et ses capacités de raisonnement. Et lui a joué le jeu. Il venait juste de passer son doctorat à Londres et était très fier de ma «vénération». Et puis, très vite, juste neuf mois à compter de la date de notre mariage, nous étions parents. C'est-à-dire que moi j'étais mère et lui, jeune économiste, le professeur d'université qui s'appliquait de son mieux à paraître plus âgé que ses élèves, était père.

Place à l'enfance

Or, enfant unique, j'avais peur de l'enfance. Il n'y avait pas d'enfants chez nous à part moi. Mes compagnons de jeux, mes cousins, étaient tous plus vieux. À Paris, j'avais encore de la famille, mais à Montréal j'étais seule. À Québec, la femme de Thaddée Poznanski, gravement malade, ne pouvait donner ni conseils ni appui. À Montréal, ma belle-mère, la plus merveilleuse femme du monde qu'il m'ait été donné de rencontrer, et mon beau-père, brillant, fantaisiste à ses heures et formaliste aux autres, jeune d'esprit jusqu'au bout, ne tenaient nullement à recommencer. Ma belle-sœur, une ravissante blonde qui passait d'un drame et d'une maladie de l'enfance à l'autre, me faisait peur. Par ailleurs, les deux charmantes voisines auxquelles je récitais les maximes de Sénèque n'étaient pas du tout disposées à se ridiculiser à leurs propres yeux en me fournissant de l'information sur les divers modes d'utilisation des couches. Cela aurait été déchoir à nos propres yeux à nous trois.

Celui qui me sauva était un homme, un médecin. Albert Guilbeault n'aurait pas pu être français ni anglais. Il était québécois de naissance, de souche, de famille et de tradition. Il était québécois par nature et par goût, et quand je me suis permis un jour de lui signaler qu'il aurait pu, selon moi, être polonais, il me regarda du haut de sa lourde stature, car il me dépassait d'une tête au moins, avec le plus profond des mépris. Contrairement aux intellectuels que je fréquentais et à ceux que je croisais chaque semaine aux lancements littéraires fort à la mode alors, Albert Guilbeault ne me parlait jamais de la culture canadienne. Une seule fois, il accepta de venir avec sa femme à un lancement organisé par Jacques Hébert, qui était justement sur le point de se ruiner en tant qu'éditeur. Ce soir-là, il offrait gratuitement un somptueux buffet à quelque deux cents personnes, peut-être plus, sous prétexte qu'il lançait un très mauvais livre de cuisine dont l'auteur avait négligé de faire une bonne table de matières.

Albert Guilbeault releva la chose et sa femme aussi. Ils n'avaient aucun complexe d'infériorité et lui avait, en plus, un solide préjugé à l'égard des écrivains, dramaturges, actrices et autres représentants de l'humanité de ce genre.

Ici, il faut préciser le sens du terme «intellectuel» car, en principe, un médecin fait fatalement partie de ce groupe, qu'il le veuille ou non. En effet, au Québec plutôt puritain d'alors, les termes «intellectuel» et, plus encore, «artiste» avaient une petite connotation péjorative. Le gouvernement de Maurice Duplessis affamait systématiquement et sciemment les universitaires, en donnant ainsi le ton, et il classait dans cette catégorie, pêle-mêle, professeurs, écrivains, journalistes, artistes, chanteurs d'opéra et directeurs de musées, de bibliothèques et autres lieux aussi suspects, ainsi que certains représentants des professions libérales qui n'avaient pas le don de décrocher des contrats gouvernementaux. Les médecins étaient trop indépendants, en principe, pour être comparés avec le tout-venant et demeuraient des représentants d'une catégorie spécifique. Albert Guilbeault ne cherchait pas de toute façon à être comparé à qui que ce soit. Il était ce qu'il était et cela suffisait pour lui assurer, à mes yeux tout au moins, une place à part.

— Je descends d'une longue lignée de colons, de bûcherons, de défricheurs et de coureurs de bois et j'en suis fier, disait-il. J'ai mauvais caractère et tu me prendras tel que je suis, si tu veux que je soigne tes enfants. Je me suis occupé autrefois de ton mari et de tes beaux-frères et ils ont réussi à grandir, donc il ne te reste qu'à espérer que cela marchera aussi bien pour les tiens.

Le docteur n'était plus de première jeunesse et avait des problèmes cardiaques, je crois. Nous habitions un quatrième étage, mais il n'hésitait jamais à venir, tout essoufflé, jusque-là. Selon lui, on ne sortait pas avec un bébé ou un enfant malade. On le soignait à la maison et on le gardait dans un milieu à température constante pour éviter les complications. Touchée, je ne savais comment le remercier. Bourru, il me répétait :

— Pas de cadeaux ! Épargne-moi juste des téléphones inutiles...

J'observais scrupuleusement sa consigne et je n'appelais que dans les situations où vraiment son intervention me semblait indispensable. Cela se passait de la façon suivante : j'expliquais les symptômes, j'énumérais fièrement les mesures que j'avais déjà prises et, en élève docile, j'attendais ses réactions. Car le docteur Guilbeault me prêtait des volumes et se montrait satisfait quand je parvenais à lui démontrer que je m'en servais à bon escient. À l'opposé, il se fâchait quand, selon lui, je faisais preuve d'une ignorance inacceptable! Parfois, aussi, il se moquait. Un jour où je me plaignais des lenteurs de l'évolution des bébés, il me répondit avec le plus grand sérieux:

— Attends un peu. Quand il aura sa première maîtresse, cela lui passera. En attendant, supporte. C'est cela le rôle d'une mère: supporter! Pour les dents qui ne poussent pas, on dispose de nombreuses solutions. Tu trouveras dans le commerce de merveilleux petits dentiers pour des prix défiant toute concurrence. Et surtout, cesse de t'inquiéter. Cela n'en vaut pas la peine!

Et c'est ainsi que nous vécûmes les rougeoles et les rubéoles, les otites et les autres maladies de l'enfance, mes crises, mes affolements et mes peurs paniques. Pendant des années, sa voix légèrement essoufflée au bout du fil m'apporta une sorte d'équilibre et de paix de l'esprit. Certes, je demeurais inquiète longtemps jusqu'à la disparition de la fièvre, jusqu'aux premiers sourires, jusqu'au moment où la merveilleuse petite fille ou le petit gars, ou les deux ensemble, m'annonçaient qu'ils avaient envie de manger ou d'aller jouer, mais je n'étais pas démunie et impuissante devant la maladie.

Puis, ce fut l'accident, les brûlures, l'urgence à l'hôpital Sainte-Justine, des stagiaires stupides et un personnel indifférent. Une médecine dont j'ignorais l'existence. Heureusement, dès que je téléphonai, le docteur Guilbeault arriva. En sa présence, tout changeait comme par magie. La stérilisation de la chambre, la disponibilité du chirurgien capable d'évaluer les dégâts, l'autorisation de demander Georges Cloutier de l'hôpital Notre-Dame pour faire les greffes de la peau... Tel un chef d'orchestre, le docteur Albert Guilbeault s'informait, communiquait avec qui il fallait, et calme, lourd, massif et rassurant, il savait informer de ses démarches mon fils dans des termes dont le seul défaut consistait à le faire rire, ce qui était alors pour lui un exercice douloureux. Moi, pour ne pas rester en arrière, pour ne pas paraître à ses yeux une «femelle hystérique», je m'efforçais de demeurer souriante et extérieurement, tout du moins, très calme...

Pour moi, ce fut le point tournant, la crise majeure où je sus soudain qu'en pleine période de paix, dans un pays de cocagne, on pouvait faire face à un drame pire que certains moments vécus dans le maquis, en pleine guerre. Rien n'est plus relatif et plus subjectif que le drame, non pas dans sa conception et sa définition théorique, mais dans sa perception. Le catholicisme permet de croire que quelqu'un nous aidera à supporter le drame, et c'est une telle force qu'on comprend difficilement ceux qui parviennent à l'oublier ou ne veulent pas en tenir compte...

Quelques mois plus tard, Albert Guilbeault fut hospitalisé à la suite d'une crise cardiaque. L'enfance se transformait en adolescence dans ma maison, et il me semble que grâce à ses conseils, je franchissais mieux le cap. Je lui parlais encore au téléphone à l'occasion. Il se rétablissait lentement, sortait un peu, allait au théâtre, s'occupait beaucoup de son petit-fils, s'inquiétait pour la carrière de sa fille mais ne pouvait plus pratiquer. Nous discutions de livres, de pièces classiques et modernes, du présent et de l'avenir, de la littérature québécoise, mais je ne pus lui dire ce que je tenais pourtant à ce qu'il sache, car chaque fois que j'étais sur le point de le faire, il m'interrompait.

Et c'est ainsi que je n'avouai pas au bon vieux docteur qu'à travers sa gentillesse, sa simplicité et sa disponibilité, j'avais contracté à l'égard des Québécois une dette que je me suis efforcée par la suite de rembourser de mon mieux...

Dernier lundi du mois de février 1990

Un dimanche très difficile après un samedi à la campagne. Des spasmes tellement fréquents que je ne peux pas bouger et cette pénible conscience que ce n'est qu'une transition, que cela ira plus mal, que je n'ai pas encore vécu le pire. Heureusement que mon fils m'a forcée à louer cette machine qui permet d'avoir de l'oxygène à la maison. Quand j'ai des spasmes, je suis très heureuse de l'avoir. Cela ne soulage pas vraiment, mais ça aide à respirer en attendant que les spasmes passent.

J'ai tellement parlé, écrit et discuté des prisons, or, la vraie prison, c'est la maladie. Nous punissons ou nous torturons nos semblables, selon le genre de société dans laquelle nous vivons, en les enfermant derrière les barreaux. Dieu nous punit en nous enfermant dans le cercle infernal des souffrances physiques et des maladies et en nous enlevant l'usage de nos membres. Il nous prive aussi de notre liberté d'aller et venir, de nous déplacer à notre guise et de remplir des fonctions que nous nous sommes habitués à considérer comme naturelles et normales.

Parallèlement, le hasard de la naissance est lui aussi prévu dans la chaîne des générations comme une récompense ou une punition. L'amour, finalement, est inscrit en lettres majuscules dans l'histoire de chacun de nous telle que conçue à l'avance lors de notre arrivée dans ce bas monde.

À l'opposé, le libre arbitre joue pleinement dans tout ce qui nous paraît grave dans notre existence et qui, finalement, avec le recul, cesse de l'être.

Hier encore, j'étais affligée par l'idée que je n'avais pas réussi à faire certaines choses, mais aujourd'hui, mes spasmes aidant, cela me paraît sans importance.

Hier, je m'excusais de coûter si cher à ma famille en médicaments et en aides domestiques. Je me reprochais aussi d'avoir quitté l'université, mais dans le soleil de cet après-midi, je repense avec tendresse à mes personnages et je suis contente de m'être appropriée le temps pour les créer.

Hier, je me promettais d'adresser des lettres aux gens que j'ai vexés en passant, sans le vouloir, mais désormais je sais que je ne le ferai pas. Car tant que j'aurai assez de souffle et de forces, de facultés et de capacité, je voudrai surtout écrire l'histoire de la reine Hedvige, un long roman historique, ou au moins une nouvelle. J'y tiens!

Et puis, mes lettres ne serviraient à rien. Leurs destinataires ne me croiraient pas. À la revue *Kultura* à Paris, à madame Hertz, à monsieur Giedroyc, ses rédacteurs, et surtout à monsieur Czapski, qui vit avec eux et qui doit avoir plus de quatre-vingt-dix ans, je dois certainement des explications. J'y pense maintenant... Un peu tard. Trop tard peut-être...

En cherchant des documents pour mon roman *Ils se sont connus à Lwow*, je trouvai le livre de monsieur Czapski et de sa femme, leurs souvenirs de leur déportation en U.R.S.S., leurs recherches sur les officiers polonais disparus dont le général Anders avait besoin alors pour former son armée et rejoindre les Alliés en Perse. Plus tard, quand je commençai à écrire, je n'ai pas fait de rapprochement avec le monsieur Czapski que j'avais rencontré dans la jolie vieille maison de *Kultura* et qui se déplaçait encore, malgré son grand âge, à bicyclette. Pour moi, l'autre Czapski était, je ne sais pourquoi, mort...

Un beau jour, je tombai sur des mots concernant l'exposition des tableaux de Czapski dans une galerie parisienne et, une fois de plus, aussi incroyable que cela puisse paraître, je ne fis pas le rapprochement !

Dans *Nata et le professeur*, je raconte l'exposition des tableaux de l'oncle de mon héros, dans une galerie de Lille, et, là non plus, il ne m'est pas venu à l'idée que les gens de *Kultura* puissent avoir l'impression que je parle d'eux sans les nommer ! Étrange coïncidence d'autant plus surprenante qu'elle s'était produite deux fois à propos de l'œuvre écrite et des peintures de la même personne, ce monsieur Czapski que j'aurais volontiers interviewé, d'ailleurs, et auquel j'aurais non moins volontiers soumis mes deux manuscrits pour avoir ses réactions et ses commentaires. Qui croira à une pareille incapacité de faire le lien entre un nom et une œuvre ?

Le soleil caresse la neige sous mes fenêtres. Le ciel est très bleu au-dessus des toits rouges des maisons d'en face. Ce soir, aurai-je assez de forces pour descendre et préparer le repas ? Question stupide et pourtant tout à fait essentielle pour moi en ce moment !

Je viens de rejoindre au téléphone le bon père Henryk. C'est au sujet de sa nièce qui arrive à Montréal, chez nous, dimanche prochain. J'espère que ça va marcher! Qu'elle va s'occuper de la vieille maison... Youpi! Rien au monde ne peut être plus tenace que l'espoir humain! Parce qu'elle est polonaise, cette femme, j'efface déjà toutes les mauvaises expériences de ces deux dernières années de ma maladie et je me persuade que cette fois-ci tout sera différent, qu'elle va être gentille, cette Ula, qu'elle va s'attacher et que je pourrai enfin entendre dans la vieille maison les pas d'un être humain capable de mettre la table, de faire bouillir les légumes, de créer l'ambiance que moi-même je ne parviens plus à assurer...

J'ai peur, j'ai très peur d'être déçue...

Une révolution très tranquille

Pendant des années, la politique pour moi ne pouvait avoir qu'une seule dimension, celle de l'opposition à une force prédominante et à une idéologie totalitaire; après le fascisme, donc, le communisme!

Pas le communisme à la française, certes, avec ses acteurs, ses écrivains, ses réviseurs verbeux et le quotidien des abonnés d'office à *l'Humanité*, les pauvres diables des banlieues rouges. Non, le communisme à la française n'a jamais été, exception faite de la dernière guerre mondiale, autre chose qu'un cadre pour gueuler. Pour avoir aussi au niveau municipal et régional une opposition plus musclée et mieux organisée que n'aurait pu l'être celle d'un autre parti moins discipliné et moins bien financé par des caisses occultes alimentées par l'U.R.S.S.

Les Français, en tant que peuple, sont beaucoup trop intelligents pour se laisser berner. Ils ont aussi cette merveilleuse classe moyenne qui a trop à perdre pour risquer la moindre aventure. Ah! la classe moyenne française, avec ses familles typiques, hautes en couleur, rendues célèbres par des écrivains, par des peintres et par des chansonniers qui continuent à la décrier et à la ridiculiser avec énormément d'esprit et de talent! La classe moyenne, humus, force et équilibre... Bref, le communisme en France est un moyen de faire peur. Un loup-garou qui peut hanter les banlieues rouges de Paris, le Midi et certaines sous-préfectures, afin de forcer le pouvoir à prendre des précautions. Et ce qui est vrai en France l'est également ailleurs en Europe, en Italie par exemple.

En cette fin du XXe siècle, le communisme n'est plus une idéologie — les jeunes ont cessé d'y croire — mais un outil. Dès que son action est alimentée par des fonds qui viennent de l'extérieur et qu'elle est confiée à des spécialistes formés ailleurs, dès que l'extrême richesse voisine avec une misère totale, le danger communiste devient évident.

Comble d'ironie : après des décennies de contorsions idéologiques, les anciens pays impérialistes exportent dans ceux du Tiers-Monde le « rêve communiste » avec toutes les autres maladies de croissance dont ils viennent justement de se débarrasser. Certes, depuis la « crise » en Europe centrale, les données du problème ont changé, puisque la soviétisation est en perte de vitesse. Cet impérialisme encouragé et aidé par l'Occident, où la désinformation réussissait à merveille à cacher une exploitation économique éhontée, n'est pas morte pour autant mais on peut au moins montrer au grand jour ses effets.

Pour moi, la politique, c'est cela ! Elle se confond en somme avec le sens de la justice, particulièrement aiguisé, dans mon cas, puisque je suis prête à beaucoup de sacrifices pour jouer, ne serait-ce que dans les limites de mes faibles moyens, les redresseurs de torts.

Le sens de la « politique » n'a pas les mêmes connotations au Québec, et toute tentative de transposition était et demeure, selon moi, sans objet.

En d'autres termes, j'ai découvert lors des réunions de *Cité libre* la véritable substance de la politique civilisée d'un pays où une minorité linguistique luttait pacifiquement pour préserver ses droits. Les deux peuples fondateurs s'efforçaient d'élaborer un *modus vivendi* depuis plus de deux siècles et, n'y parvenant toujours pas, procédaient à des ajustements successifs. Ceci dit, j'étais résolument et spontanément de cœur avec les francophones, ce qui amusait beaucoup Jean Marchand et énervait Pierre Elliott Trudeau. Ce dernier me reprochait de transposer mon «sacré nationalisme polonais» dans un univers totalement différent. Selon lui, les nationalistes ne pouvaient être, par définition, que la preuve d'une étroitesse d'esprit bien faite pour porter au pouvoir les dictateurs grands et «petits», tel Maurice Duplessis. Il avait justement passé des années de sa vie à lutter contre Duplessis, et bien que le premier ministre fût mort, Trudeau ne parvenait pas à s'habituer à cette idée-là. Il agissait et réagissait comme si Maurice Duplessis était toujours vivant. Il dénonçait les dangers de l'apparition de son successeur spirituel et prétendait que seule la présence des Canadiens anglais pouvait protéger le Canada français contre ses propres démons : le puritanisme clérical, l'esprit de clocher, le sous-développement intellectuel, et donc culturel, l'intolérance et l'intransigeance.

D'une discussion à l'autre, je me pris au jeu. J'affirmais, ô comble de sacrilège, que leurs batailles épiques avec Maurice Duplessis m'apparaissaient à moi moins dramatiques qu'ils ne le prétendaient. Gérard Pelletier, comme André Laurendeau, réussit toutefois à me convaincre que seuls les imbéciles ne comprennent pas que tout est relatif. C'est mon attitude à l'égard de la collectivité canadienne-française qui les surprenait le plus. Je prétendais, et je le crois toujours, que pour avoir survécu et domestiqué un climat aussi difficile que celui d'ici, les Canadiens français devaient être considérés comme des héros et traités comme tels. Les Canadiens anglais avaient pu compter sur l'aide de la Grande-Bretagne, des relations commerciales particulièrement avantageuses et un refuge pour les années de leur retraite, tandis que les francophones n'avaient eu aucun appui en Europe. Mon approche amusait et flattait en même temps mes interlocuteurs, mais ils m'opposaient les problèmes réels des retards culturels flagrants.

Aux éditions de Jacques Hébert paraissaient de petits livres sur les retards de l'enseignement scolaire ou la piètre qualité des manuels scolaires comme sur la cruauté des services destinés aux orphelins et à l'enfance malheureuse en général. Tout bougeait, s'adaptait et se réadaptait, tant dans les groupes de discussions et les revues, en particulier *Cité libre* et *Parti pris*, qu'au Parlement à Québec. Je suivais tant bien que mal les débats de l'I.C.A.P. (Institut canadien des affaires publiques) et je m'abstenais de toute forme d'intervention.

En effet, la seule et unique fois où j'osai grimper sur une tribune pour expliquer à l'assistance ce que je ferais à titre de Canadienne française pour que les Canadiens anglais respectent ma collectivité, apprennent massivement le français et deviennent bilingues à l'échelle du pays, j'eus droit à un long silence. Des âmes charitables s'empressèrent, cependant, de m'expliquer que j'étais vraiment trop excessive ! Ce jour-là, je me jurai de ne jamais prendre parti, de m'informer et de réfléchir sans me prononcer et de considérer en toute honnêteté que je n'avais pas le droit de m'avancer sur le terrain miné des relations entre le Canada anglais et le Canada français, n'étant pas née ici et n'ayant pas de parents qui avaient souffert pour cette réalité-là ! Par la suite, on m'a souvent reproché cette attitude, mais moi je ne l'ai jamais regrettée, ce qui prouve que j'ai eu raison.

Quoi qu'il en soit, à l'heure de mes discussions à *Cité libre*, Pierre Trudeau aimait me contredire en prétendant que la fierté nationale en particulier et les nationalismes en général étaient morts. On entrait collectivement dans un univers où devait prédominer la formation de grands ensembles composés des fédérations de plusieurs pays prêts au besoin à abdiquer leurs particularismes pour mieux promouvoir les intérêts socioculturels de l'ensemble. Les citoyens de la planète Terre se lançaient collectivement et solidairement à la conquête de l'espace, ayant répondu au préalable aux attentes de tous et de chacun. Je parodie, mais à peine ! C'était cela, la République universelle qui, pour moi, était non seulement absurde et irréalisable, mais aussi dangereuse. Car dans son souci de supernationalisme, Pierre Trudeau semblait prêt à tendre la main aux Soviétiques et à ne déranger d'aucune façon leur marche vers un impérialisme triomphal tant en Europe de l'Est qu'en Asie et même en Amérique centrale, au besoin.

Comme tous les politicologues qui, en tant qu'individus, n'ont jamais connu la misère, le chômage et, d'une manière plus générale, l'obligation de se débrouiller seuls sans l'aide de la famille, Trudeau n'aimait pas les Américains. Au fait, elles sont curieuses, ces différences d'attitudes à l'égard des Américains. Là où les compagnies multinationales exploitent les richesses naturelles et une main-d'œuvre de gagne-petit, ils sont détestés, et cela se comprend fort bien. Mieux, sans doute, que l'*American dream*!

En Europe de l'Est, les pénuries des cinquante dernières années poussent les gens à se tourner vers d'autres modèles de société et à opposer à l'impérialisme soviétique les principes démocratiques élaborés et appliqués par les Américains qui y sont très aimés.

Au Canada, dont les citoyens passent une partie de leur vie aux États-Unis, en vacances ou en tant que retraités qui cherchent la chaleur et le soleil, la vulgarité américaine plaît. Je n'ai connu, cependant, qu'un seul politicien de grande envergure qui ait dit clairement aimer et apprécier les Américains : René Lévesque. Or, son opinion avait d'autant plus de poids que c'est aux côtés de l'armée américaine qu'il avait été journaliste et correspondant de guerre!

Pierre Trudeau s'amusait à me provoquer, Gérard Pelletier à m'informer, Jean Marchand à m'aider et Jacques Hébert à me publier. J'étais leur «minorité visible» de service, car je n'avais pas besoin de signes distinctifs particuliers pour qu'on sache que j'étais d'ailleurs. D'une manière plus précise, je commençai à éprouver des problèmes en me montrant intraitable face à certaines options conformes à ma propre trajectoire, mais cela se produisit plus tard. Lors de cette première étape, on fêta un soir le départ de Pierre Trudeau, Gérard Pelletier et Jean Marchand à Ottawa et aussi la mort, à courte échéance, de *Cité libre*. Jacques Hébert luttait pour éviter la faillite de sa maison d'édition et Jean Pellerin, journaliste à *la Presse* et écrivain à ses heures, s'efforçait de sauver la revue, mais déjà une époque se terminait.

Le premier ministre, Jean Lesage, était prêt à envisager des réformes de fond, mais il refusa de travailler avec des gens qu'il n'aimait pas et qui ne lui inspiraient pas confiance. L'ayant appris à ses dépens, Pierre Trudeau décida de se lancer à l'assaut du pouvoir à Ottawa, où il avait déjà travaillé auprès du premier ministre Lester B. Pearson. Cette fois-ci il ne partait pas seul, mais avec deux amis très fidèles. On les baptisa les «trois colombes», puisqu'ils voulaient créer des relations de paix entre les deux communautés linguistiques. On affirma aussi, et probablement à juste titre, que Pierre Trudeau était le seul homme en vue capable de mettre au pas ses compatriotes de langue française.

Et c'est ainsi que du jour au lendemain, des gens que je connaissais se laissèrent emporter dans le tourbillon de la politique fédérale. Maurice Sauvé devint ministre à Ottawa, Pierre Trudeau, du NPD, en principe, se présenta aux élections sous la bannière libérale dans la même circonscription que Charles Taylor, qui, lui, demeura au NPD jusqu'au bout, c'est-à-dire jusqu'à la défaite.

Jean Marchand me parlait d'économie, mais il s'impliquait lui aussi graduellement dans le milieu politique, jusqu'à ce qu'il opte résolument pour une carrière à Ottawa. Pour moi, une nouvelle période commençait, en somme, période où la politique envahissait mon cercle de connaissances et d'amis. Exception faite de Jacques Hébert, tout le monde autour de moi prétendait que pour faire avancer la société et promouvoir des réformes, il fallait occuper des postes et agir aux niveaux des gouvernements au pouvoir. Ceux qui, comme André Laurendeau, Jean-Louis Gagnon, Jacques Hébert ou François-Albert Angers, croyaient encore qu'il est plus efficace d'exercer des pressions de l'extérieur devenaient de plus en plus rares.

C'est dans cette atmosphère générale qu'avait éclaté une sorte de «bombe» nommée René Lévesque, que Jean Lesage, premier ministre provincial, avait invité à joindre son équipe.

Une fois élu, le journaliste René Lévesque, que je ne connaissais pas mais dont j'aimais beaucoup l'émission de politique internationale *Point de mire*, se lança dans une campagne de nationalisation de l'électricité. Moi, je travaillais pour la revue *Châtelaine* et pour l'émission *Femmes d'aujourd'hui* où on expliquait aux femmes pourquoi elles devaient s'intéresser à leur milieu personnellement, et non pas seulement à travers leur père, leur mari ou leur fils.

Dans les rues comme dans les bureaux, dans les maisons comme dans les salles de réunion, on parlait de la «Révolution tranquille», et je sursautais au début chaque fois, car ces deux mots accolés l'un à l'autre sont contradictoires à un point qui dépasse l'entendement. Pourtant, c'était bien de cela qu'il s'agissait : une révolution tranquille ! Un soir, Jacek rentra à la maison avec cet air de quelqu'un qui est ailleurs que je n'aime pas beaucoup. Il me demanda ce que je pensais du Parti québécois, de René Lévesque, puis de son éventuelle entrée en politique ! C'est ainsi que j'acceptai d'avoir pour mari un candidat, puis un député de l'opposition, puis un ministre... Au fait, je n'eus pas le choix. C'était sa vie, son pays et sa vision de sa collectivité ! Je me contentai donc de l'aider de mon mieux. Avis aux intéressées : celles qui s'imaginent que la politique est un domaine facile ont tort, et celles qui osent prétendre qu'au Québec les défenseurs des droits des Québécois ont un statut privilégié à court et à long termes risquent d'être déçues !

Pour ma part, je traversai quelques moments fort pénibles. En octobre 1970, je compris que même au Québec les arrestations arbitraires étaient possibles, et je fus profondément secouée par cette vérité toute simple. Je fondai alors le Comité d'aide aux personnes arrêtées en vertu de la Loi des mesures de guerre. J'y travaillai beaucoup, entraînant dans l'aventure des femmes charmantes qui avaient autre chose à faire dans l'existence, dont Gabrielle Labbé et Anne Cusson, et je me retrouvai face à Michel Chartrand qui me reprocha de faire le jeu d'Ottawa en adoucissant, ne serait-ce qu'en partie, le sort des détenus.

Pour avoir un répondant, il me fallait en outre me réclamer d'un organisme, et tout naturellement je choisis la Ligue des droits de l'homme, dont Jacques Hébert était alors le président. Il hésita, puis céda, théoriquement à cause de mes arguments, mais en fait sous la pression des gens d'Ottawa qui l'utilisèrent avec son consentement.

Jacques Hébert, le meilleur ami de Pierre Trudeau, était fidèle en amitié. Sans m'en parler, il utilisa les données que j'avais réunies et les refila à Gérard Pelletier, ce qui lui permit d'écrire un très mauvais livre. En outre, peu après, il publia un article dans *la Presse*, je crois, ou peut-être dans *le Devoir*, en annonçant à la population que son ami, le premier ministre, ne pouvait se tromper et qu'à titre de président de la Ligue des droits de l'homme, il était parfaitement d'accord avec lui et avec sa Loi des mesures de guerre.

En somme, ma rupture réelle avec plusieurs de mes amis de *Cité libre* n'était pas due à nos divergences politiques, mais à leur malhonnêteté intellectuelle. Je m'étais regardée dans le miroir qu'ils me tendaient, et au lieu d'y voir mon reflet, j'avais aperçu quelqu'un d'autre !!! Rien d'étonnant à ce que je me sois juré qu'on ne m'y reprendrait plus et à ce que j'aie préféré intervenir par la suite dans les domaines socioculturels plutôt que politiques. À tort ou à raison, j'ai, face à la politique, la crainte instinctive de l'engagement. Autant l'idée de mourir pour mon pays me paraît fort acceptable, autant celle de le diriger me fait peur. Être responsable en plus d'une collectivité dont je ne suis pas issue demeure un défi au-dessus de mes forces. À l'opposé, je suis très heureuse de vivre et de travailler avec des militants qui sacrifient beaucoup pour une idéologie, comme c'est le cas de ceux du Parti québécois. Plus tard, j'essayai également de m'acquitter de mon mieux de mes rares tâches de représentation. Je supportai les arrivistes qui papillonnent autour du pouvoir et disparaissent à l'heure de la défaite, et je me gardai d'afficher des opinions trop catégoriques en public.

Bref, dans mon existence se produisit une révolution très tranquille, en apparence, qui me coûta plusieurs moments de bonheur. À les additionner, on peut même avancer que j'ai perdu ainsi des années, mais ne soyons pas mesquine : Jacek vaut des sacrifices et la cause qu'il défend est forcément la plus importante de toutes !

Ceci dit, je n'aurais pas pu défendre les prétentions du Canada anglais. Elles me paraissent vraiment trop ridicules et trop mercantiles pour être respectables. Ne pas savoir s'entendre avec ceux qu'on a exploités pendant longtemps, c'est faire preuve d'une infériorité réelle et d'une approche méprisable qu'on ne peut, dans aucun cas, justifier par des droits d'antériorité. Par conséquent, je n'avais d'autre choix que de demeurer une observatrice attentive et m'impliquer comme écrivain.

C'est cette voie que j'ai suivie à ma façon en essayant de mon mieux de manifester de l'amitié et de l'estime aux militants, à cette poignée de francophones qui s'entêtent toujours à défendre leurs traditions et leur langue dans la mer anglo-saxonne qui les entoure. J'ai admiré les militants avec lesquels je faisais du porte à porte... Non seulement sacrifiaient-ils leur argent, mais ils surmontaient aussi leurs complexes d'infériorité. Ce sont ces complexes profonds et injustifiés qui les rendent pourtant vulnérables dans leurs contacts avec les étrangers, immigrants reçus pour la plupart, à un point tel que ces derniers osent encore se vanter de ne pas connaître le français, la langue de leurs hôtes !

Le premier jeudi de mars 1990

Étrange maladie que le cancer...

D'habitude, on sait ou on s'imagine qu'en suivant les prescriptions du médecin, on ira mieux et qu'on retrouvera ses forces. Or, rien de comparable avec le cancer ! Au contraire, je perds petit à petit mes capacités de respirer, de me déplacer et de bouger même. Les traitements, c'est-à-dire l'oxygène que je peux aspirer, ne sont qu'une aide, parfaitement temporaire, d'ailleurs, bien qu'indispensable. Il y a aussi le Ventolin, plus facilement maniable, et c'est tout! Je n'ai pas de nouvelles du docteur Lorange concernant l'intervention aux rayons laser et je n'ai pas le courage de lui téléphoner.

L'espoir humain est tenace! Je sais que je vais mourir bientôt, que chaque journée à ce stade-ci est un cadeau, mais en même temps je me demande, sans l'avouer à personne, si grâce à cette intervention au laser je ne parviendrai pas à jouer encore un peu à cache-cache avec Sa Majesté la mort.

En pure logique, je sais que dans mon état de faiblesse une anesthésie ne peut que me fatiguer davantage, qu'après chaque intervention médicale, chaque séjour à l'hôpital, je reviens à la maison plus faible et plus malade qu'avant. Et cela fait déjà deux années que ça dure. Je n'ai senti de soulagement pendant ce temps-là qu'à la suite des traitements mexicains et des massages de mon Raspoutine, et pourtant... je continue à prendre les conseils médicaux pour des oracles. En toute honnêteté, j'aime entendre au téléphone la voix du docteur Lorange, calme et détachée.

L'autre voix, celle du docteur James du Mexique, est légèrement enrouée. Au-delà des médicaments, Manner 5, trois à cinq pilules aux deux ou trois heures, de quoi se tromper souvent et avoir l'impression qu'on avale le monde en bouteilles, il a pour moi, selon ses dires, un sérum et des piqûres. Suis-je assez bien pour me rendre à El Paso del Norte, à son établissement appelé communément une clinique?

— Non, docteur, désolée. J'y suis allée dans le temps et cela a été une expérience pénible mais intéressante. Je n'y retournerai plus!

Ma figure est de plus en plus enflée, j'ai trois mentons et des paupières doubles. Je vais mourir, docteur, tout en ayant bonne mine. Assez exceptionnel, vous ne trouvez pas? Je ne savais pas que le manque d'oxygène donnait cet air, justement, au lieu de la pâleur émouvante de la tuberculose. Au fait, pourquoi diable ne veut-on pas examiner le fonctionnement des poumons des gens qui engraissent? Entre l'obésité et la qualité de la respiration, existe-t-il un lien? Ce sont des questions stupides, en apparence, mais avec un cancer tel que le mien, car il paraît que chaque cas est différent, on ne peut s'empêcher de les poser. Les histoires les plus étranges de mon Raspoutine, les herbes folles des bohémiennes de la Colombie-Britannique, comme celles, plus sérieuses, du 714X, ce médicament inventé et administré sous forme d'injections par Gaston Naessens, paraissent on ne peut plus crédibles à côté de celles recensées par la médecine officielle!

Les traitements ont des effets secondaires tels qu'on se demande comment les médecins peuvent les prescrire sans dénoncer les laboratoires pharmaceutiques présumément capables de fournir des médicaments plus efficaces, mais qui veulent d'abord écouler ceux qu'ils ont en réserve. Car enfin, le cancer est connu depuis deux siècles, ce n'est pas une maladie nouvelle ni une épidémie, mais un mal nettement identifié qu'on sait dépister et diagnostiquer! Les recherches, dès lors, semblent d'une inefficacité risible quoique d'un coût prohibitif. On ferait mieux d'amasser l'argent dans le but d'étudier les expériences marginales menées dans plusieurs pays, au lieu de le dépenser en colloques et en conférences internationales, ce qui est un excellent moyen pour les médecins de voyager et de prononcer des conférences vides de substance véritable publiées dans des livres qui ne méritent pas le papier qu'on utilise pour les fabriquer.

De quel droit se moque-t-on du 714X de Gaston Naessens, biologiste maladroit, ou de cet autre biologiste mexicano-américain qui, avant de mourir, a su établir des liens entre les laboratoires et les médecins pour fabriquer et administrer sa recette à base de vitamines, le Manner 5? Inefficaces, leurs produits? Eh bien, au moins ils ne font pas autant de dégâts que ceux dont dispose la médecine officielle!

Dois-je, en mon âme et conscience, aller le dire au public sur les écrans de télévision?

Je ne suis pas médecin! Tout ce que je peux affirmer, c'est que j'ai l'impression d'entendre les voix de femmes et d'hommes qui sont morts et qui m'ont appelée avant. Ma secrétaire que j'ai beaucoup aimée, madame Zacharie, qui comme moi avait le cancer du poumon, ma voisine, Andrée Paradis, une femme charmante, traitée pour le cancer du sein, et Hanula Popoff, une amie de toujours, morte à Varsovie. Leurs voix, faibles, tremblantes au bout de la ligne, leur dernier message sous l'effet de la chimiothérapie, leurs nausées, leur faiblesse, l'horreur des visites à l'hôpital où elles recevaient des injections qui les rendaient malades...

Certes d'autres sont passés par tout cela et en sont sortis vivants. Opérés, rafistolés, ils continuent de vivre, de travailler, et il ne leur reste qu'une sorte de lueur particulière dans les yeux ou encore un sourire mi-triomphant, mi-ironique. Entre les deux extrêmes rôdent les survivants qui dominent, tant bien que mal, la crainte panique de rechutes ou encore qui, enfermés chez eux, cachent péniblement les traces de la maladie mais surtout de ses traitements. Obèses, enflés, faibles, ils se traînent et s'efforcent d'éviter à leurs proches la charge de les soigner et de ne faire que cela. Car il y a aussi les proches, les femmes et les hommes qui aiment et ne peuvent oublier.

— Avant de partir au bureau, je la saoulais au champagne, m'avait raconté un professeur.

Nous étions en train de déjeuner à la Mancha, un restaurant espagnol proche de l'université. Autour, il y avait beaucoup de soleil, de bruit et de gens heureux de ce printemps qui venait juste d'arriver. Lui me regardait avec des yeux pleins de larmes, et moi je ne parvenais pas à avaler ma sangria.

— Je l'ai gardée à la maison jusqu'au bout. Elle est morte dans mes bras.

Le juge qui m'a longuement parlé de sa femme, dans ce club de golf des Cantons de l'Est, avait, lui aussi, cet air pitoyable d'un homme hanté par certaines images...

Et finalement, par une belle tempête de neige, je me suis attardée au bureau de mon comptable. Il était incapable de se dominer et de se taire. Il criait, gesticulait et se promenait de long en large.

— Pendant des semaines, je l'ai conduite à l'hôpital pour ses traitements de chimiothérapie. J'attendais avec elle et je la ramenais à la maison. Elle est devenue chauve, elle a perdu ses dents, la pauvre, et tous ses sacrifices ont été inutiles... Certains jours, nous passions trois à quatre heures à attendre avec d'autres, aussi désespérés que nous. Cela ressemblait à un camp de concentration! Un vrai camp de concentration médical!

Je voudrais pouvoir apporter une aide par mon expérience, mais je crains que je n'y parviendrais pas! En attendant, je refuse de discuter de ma maladie. Je la nie! Je me déclare bien-portante, mais j'ai de plus en plus de mal à y croire moi-même et surtout à faire bonne figure!

Eux et moi: le Québec et les Québécois

Je voudrais tant partir en laissant une conclusion, une piste qu'il serait possible de suivre et de creuser pour arriver à quelque chose! Il me semble que cela serait un moyen de payer ma dette à l'égard des Québécois. Car ils ont été bons et compréhensifs à mon endroit, même si je n'étais pas du tout capable de leur faciliter la tâche. Ce fut une sorte de contact privilégié entre eux et moi, contact direct qui ne passait pas par Jacek.

Ils ont lu mes livres, eux qui en principe ne s'intéressent pas aux pays étrangers, ils m'ont écoutée à la télévision et à la radio, ils m'ont entourée lors de mes conférences dans les bibliothèques publiques et de mes apparitions dans les salons du livre. Ils m'ont écrit des lettres et ils se sont intéressés, contrairement à leur logique et à leurs habitudes, aux réalités complexes de l'Europe de l'Est.

Je racontais la vie quotidienne de là-bas, ils écoutaient, ils comprenaient et ils acceptaient de me suivre dans les méandres d'une réalité illogique et faussée au départ. Ils me parlaient de mes romans, de mes personnages, qu'il s'agisse des romans dont l'action se déroule là-bas, ou de ceux qui, comme *Côte-des-Neiges*, se passent à Montréal.

Jamais je n'ai trouvé auprès de mes collègues de l'université autant de chaleur spontanée que parmi mes auditeurs, étudiants ou gens qui assistaient à mes conférences. Les collègues devaient faire attention, ne pas avoir l'air de néophytes, ne pas montrer trop d'empressement à mon égard. Je n'ai pas de doctorat et, par le fait même, en criminologie, j'étais un phénomène curieux : j'écrivais, produisais, publiais tant bien que mal et profitais, comme le soulignaient les mauvaises langues, de l'appui inconditionnel de mon patron immédiat, Denis Szabo. Cela déplaisait, paraissait suspect et même « glissant ».

Moi, je tenais pour acquis cette solidarité-là. Il était hongrois d'origine, tenait beaucoup à écrire et, enthousiaste, croyait sauver le monde en organisant des séminaires et des colloques. Moi, je me moquais de ces réunions dites scientifiques, mais je croyais, comme lui, sauver sinon le monde, tout au moins les jeunes enfants maltraités et délinquants. Je voulais aussi écrire et, Polonaise, je vibrais à chaque nouvelle de mon pays et lui du sien, car à une certaine époque elles étaient plutôt rares et il fallait les recueillir goutte à goutte.

L'humilité n'avait pas cours parmi les collègues du département, et la solidarité non plus. Je me souviens d'une espèce de folle, munie d'un doctorat de Berkeley qui se déclarait de « gauche » et affirmait que les stupéfiants sont les meilleurs stimulants et la preuve qu'une nouvelle culture des jeunes était en train de naître. Les adultes ne devaient pas la réprimer mais se contenter de l'observer, de la décrire, voire de l'adopter. Par-dessus le marché, elle était prête, ce que je trouvais scandaleux, à dénoncer ceux qui pensaient autrement devant les étudiants. L'objet de ses haines « scientifiques » se retrouvait alors sur l'estrade devant des jeunes hurlant comme des possédés, prêts à l'égorger ou, à tout le moins, à le pourchasser dans les corridors, à saccager son bureau et à lui mener la vie assez dure pour qu'il soit obligé de passer le dernier trimestre ailleurs ou même de prendre une année sabbatique. De telles révoltes étudiantes parfaitement incontrôlables, suscitées par des professeurs qui, par la suite, ne pouvaient plus ni les désamorcer ni les arrêter, furent un élément fondamental dans l'évolution de ma vision des universitaires.

Étudiante, j'étais prête à protester contre les injustices qui nous touchaient directement : lenteur du service à la bibliothèque, en période d'examens surtout, impossibilité d'assister à certains cours, faute de places, renvoi d'un professeur pour ses idées de gauche ou de droite qu'on aimait par ailleurs et à l'enseignement duquel on tenait. Tout cela me paraissait justifié. À l'opposé, ces vendettas entre collègues, colorées bien plus fréquemment par des relations intimes préalables que par des idéologies, me semblaient ridiculiser l'université en tant que telle.

Excellente leçon ! J'avais placé sur un piédestal les universitaires de ma prime jeunesse puis Jacek, puisqu'il en faisait partie, et brusquement, je découvrais à quel point j'avais eu tort, sans pouvoir en plus l'affirmer en public. Jacek était, lui aussi, professeur d'université ; par conséquent, en critiquant mes collègues, je critiquais fatalement les siens... Pourtant, au sein de sa faculté, des aventures pareilles ne se produisaient pas...

Bref, ce n'était là qu'un épiphénomène. D'une manière générale, les Québécois n'ont pas cette méchanceté innée, ou acquise, cette hargne passionnée à l'égard de l'autre ou des autres. La guerre, l'occupation n'ont pas existé ici, elles n'ont pas déclenché, par conséquent, des haines ineffaçables. Les luttes des partis et des options religieuses extrêmes n'ont pas eu cours non plus, malgré les problèmes de bilinguisme ou encore ceux de la laïcisation scolaire. Les premières manifestations d'animosité sont nées en fait avec un certain syndicalisme. Pour mobiliser les femmes et les hommes, on a voulu leur inculquer le goût de la violence verbale, tout d'abord, puis physique. Dans les hôpitaux, les patients en sont les premières victimes. Dans les usines et singulièrement sur les chantiers de la construction, les ouvriers «récalcitrants» qui refusent de manifester sont «punis». Haines et violences d'autant plus aveugles qu'elles ne sont basées sur aucun raisonnement ou opinion !

Le modèle marxiste n'a pas pu être inculqué ici. Au niveau des jeunes et des étudiants, ce sont les goûts qui priment, les modèles idéologiques. Pour provoquer la société, pour la contester, il faut avoir des penchants sexuels spécifiques, user de stupéfiants plutôt que d'alcool et de cigarettes, juste bons pour «papa-maman», voler éventuellement gentiment dans les grands magasins par fantaisie et avoir le sens du risque limité.

Oui, c'est bien cela, la définition de la contestation à la québécoise, le sens du «risque limité» qui ne va pas au-delà d'un délit punissable par une amende...

Dès les débuts, j'ai aimé cette patience, cette gentillesse très québécoise et, d'une manière générale, ces gens qui sont amicaux et chaleureux, sans insistance et sans efforts particuliers. Pas plus hospitaliers, les Montréalais, que les autres citadins occidentaux, mais prêts à recevoir au restaurant ou dans un café. Pas plus disponibles ni désireux de se montrer aimables, mais moins curieux et moins fouineurs. Pas vraiment cultivateurs dans les campagnes dans le sens européen de ce terme, plutôt «entrepreneurs agricoles», amoureux néanmoins de la nature d'une façon très authentique, profondément enracinée depuis toujours, depuis les débuts de la Nouvelle-France. Chasseurs, pêcheurs, braconniers, non pas par besoin, mais par goût, les Québécois ont une façon bien à eux de s'évader et d'oublier le quotidien. Dans la poésie, dans les chansons, on la retrouve. À l'opposé, dans les rues des villes prédomine la pénible vulgarité nord-américaine.

Ce sont les femmes qui donnent le ton. Les Québécoises passionnées de confort et de consommation à outrance, mal aimées par des hommes affectés de diverses formes d'impuissance, se défoulent au lieu de jouer les séductrices. Les désavantages de cette attitude sont multiples, mais elle comporte aussi un avantage. Quand j'use de mon plus beau sourire pour persuader mon fournisseur de faire plus rapidement ce que j'attends de lui, cela lui fait plaisir sans lui donner en même temps de ces arrière-pensées qui pourraient être humiliantes pour mon ego. En un mot, j'aime mes Québécois avec leurs défauts et leurs qualités, leurs accents et leur façon d'écorcher parfois la belle langue française.

Doivent-ils se séparer du Canada anglais ou rester membres de la fédération canadienne? La question est faussée au départ. À part quelques membres de l'élite, quelques femmes et quelques hommes parvenus au sommet de la pyramide, les Québécois n'ont jamais été et ne seront jamais membres à part entière de la Confédération canadienne. C'est mathématique! Les Canadiens anglais sont incapables de se montrer bons princes. L'histoire le prouve tout autant que les échanges socioculturels actuels.

Méprisés d'une certaine manière par les Britanniques et ridiculisés à tort par les Américains, les Canadiens anglais préfèrent avoir des souffre-douleur plutôt que de se mobiliser, ce qui serait pourtant infiniment plus positif. Les Canadiens français servent de souffre-douleur et les Canadiens anglais, incapables de se mobiliser, de remonter leurs manches et de travailler, comme par le passé, sont à la traîne des Américains. Ensemble, ils auraient certainement pu construire un pays différent et original; séparément, ils sont arrivés à une impasse où le mépris et l'absence de compréhension tiennent lieu de contacts permanents. Et il est trop tard pour changer, pour évoluer et pour s'entendre, puisque d'une génération à l'autre et d'un gouvernement à l'autre, les positions se durcissent, le pays s'appauvrit et les Américains ne cessent de lui reprocher, et à plusieurs titres, civil, militaire et géopolitique, son manque de dynamisme et de prévoyance.

Un Québec indépendant a certainement des chances de s'imposer sur le plan culturel et de se réveiller en tant que collectivité dont le dynamisme n'a pas été jusqu'à présent canalisé et utilisé. Forcés d'aller de l'avant, les Québécois ont des chances de prendre d'assaut les marchés, les tribunes et les estrades. Noyés sous une immigration qui s'assimile au Canada anglais, accrochés aux avantages économiques et sociaux, ils s'endormiront probablement tout doucement dans une sorte de non-être. Ils l'atteindront en outre d'autant plus facilement que par nature ils ne sont ni agressifs, ni vindicatifs, ni même ambitieux à outrance... Il est étrange que les hommes politiques, tels que Pierre Trudeau, n'aient pas compris cela et se soient ingéniés surtout à provoquer les leurs en les accusant, dans le même souffle, d'être incapables d'adopter et de respecter les règles des libertés démocratiques...

En somme, par goût, par nature, comme par la plus pure des logiques, j'étais prête depuis longtemps à monter sur les estrades à côté de Jacek, mais je refusai. À ceux qui m'ont demandé à plusieurs reprises de le faire, j'ai répondu honnêtement, mais ils ne m'ont pas crue. D'une part, je prenais des positions outrancières et pas assez « civilisées » pour ce pays et, d'autre part, l'idée d'imposer mes photos à Jacek me paraissait affolante.

Je n'ai jamais été belle, à mon humble avis, et ce n'a pas été ma « priorité », selon la délicieuse expression d'une femme que j'estime beaucoup et qui est très aimée de son mari, bien qu'elle soit plusieurs fois grand-mère. N'empêche qu'en politique, l'apparence, la moindre petite photographie dans les journaux valent des milliers de mots. Or, mes photos ne pouvaient que nuire, selon moi, à la popularité de l'« Autre ». Cela m'obligea pendant des années à me cacher, en descendant et en montant dans les voitures officielles, à rester dans le fond de la salle, quand ma place était réservée en avant, dans la première rangée, et à le laisser passer puis à le suivre de loin, lors de ses spectaculaires entrées et sorties, où les militants debout applaudissaient leur candidat, leur député, leur ministre ou leur chef de parti !

René Lévesque a passé son existence à se tortiller comme s'il avait honte de sa modeste personne, mais ses deux épouses étaient de jolies femmes plutôt photogéniques. Et puis, il avait tort, car un homme petit, mince et chauve suscite généralement la sympathie, tandis qu'un homme, grand, solide, objectivement séduisant, comme le fut Jean Lesage, a un côté provocant qu'on ne lui pardonne pas.

Un premier ministre fédéral, mince, chauve, au profil hautain, à la manière de Pierre Trudeau, séduit par son mépris dont on voudrait user sans trop savoir comment. À la longue, cependant, cette image s'use. À l'opposé, la timidité réelle de René Lévesque demeurait semblable à l'appel d'un être qui voulait être protégé, aimé et porté par les foules. Les militants ne demandaient pas mieux que de répondre à ses attentes. Les jeunes gens boutonneux comme les hommes mûrs et même vieux aimaient s'identifier avec lui. Il avait une très grande culture mais la cachait soigneusement. Il ne les dominait ni par son savoir ni par ses diplômes. Bien au contraire, souvent il se conduisait comme s'il voulait leur demander pardon d'être devant la foule sur l'estrade, au lieu de demeurer anonyme. Les femmes, petites et grandes, jeunes et vieilles, éprouvaient l'irrésistible envie de le rassurer ou encore de l'embrasser...

Jacek impressionne! Il dégage une sorte d'assurance tranquille. Chacun de ses mouvements est large, ample, mesuré de façon à illustrer juste comme il le faut les paroles qu'il prononce, à les souligner sans exagération ou à les ridiculiser pour mieux indiquer qu'il ironise. Il n'a que faire d'une femme comme moi à son bras. Une très belle blonde ou brune, jeune, élégante, bien habillée et bien maquillée, pourrait éventuellement l'accompagner, et encore... En étudiant très soigneusement ses attitudes, j'ai pu découvrir que comme Chirac, ou comme Rocard, il est plus télégénique et plus photogénique seul. Même remarque pour Charles de Gaulle, ou encore Mitterrand, bien que ce dernier n'ait pas du tout la personnalité martiale, loin de là!

On dirait à regarder les photos de ces hommes politiques que la présence d'une femme à leurs côtés les rend moins séduisants, les vieillit et leur donne ce petit air «pot-au-feu», si trompeur souvent. Raymond Barre, seul, c'est le professeur d'université, l'économiste de renom, bonne fourchette, certes, mais également le penseur, donc un adversaire redoutable. Accompagné par sa fort jolie femme, il se transforme en mari modèle, l'homme qui, chaque dimanche, se rend à l'église avec la dame qu'il a épousée devant Dieu et devant les hommes puis déjeune longuement à la table familiale en arrosant d'un bon vin des plats archi-connus et archi-classiques.

Où se situe mon mari ? Difficile d'être à la fois juge et témoin. J'ai choisi de demeurer témoin et de le rester quoi qu'il advienne, bien que cela n'ait pas été facile par moments. En octobre 1970, j'ai été révoltée contre l'injustifiable autoritarisme du pouvoir fédéral. J'ai essayé d'aider les victimes et d'alléger, ne serait-ce qu'un peu, leur sort. Au lieu de mobiliser les haines, je les rendais, sans trop le savoir ni le vouloir, moins justifiées.

Le «beau risque» de René Lévesque m'apparut comme une capitulation plutôt qu'un choix politique. J'admirais le courage de ce leader-né, sa ténacité et sa vision du nationalisme beaucoup plus ouverte sur le monde que ce n'est généralement le cas. Le triomphalisme si pénible, parfois, en Europe, et si étroit, n'existait pas dans sa conception du nationalisme. À Paris, cela déplaisait et il le savait. Il fut le seul homme politique que j'aie connu qui aimait mieux passer ses vacances aux États-Unis qu'en France. Son dernier livre ne reflète pas l'homme qu'il était et n'est pas la véritable image de son époque. Certains passages sont même franchement inacceptables, puisque trop superficiels sous la plume d'un chef d'État.

Peu importe ! Ce n'est pas cela qui compte, mais bien davantage l'image des gens qui m'est restée en mémoire lors des salons du livre. Ils ont attendu pendant des heures, dans un silence et un recueillement surprenants, son autographe. La foule était tout aussi émouvante et digne de respect lors de ses obsèques. Ses attitudes ont redoré en fait le blason de l'homme politique et ont effacé ses échecs. Ce sont les Québécois qui ont sauvé son image, et non pas ses déclarations et ses écrits. Pierre Trudeau, qui au fond de lui, sous la carapace, était un sentimental, l'avait compris lors de l'enterrement de René Lévesque. Il enviait cet amour que l'autre suscitait et que lui, à l'heure de la «trudeaumanie», au sommet de sa popularité, ne pouvait arracher ni aux foules, ni aux individus, ni même aux femmes séduites par son image de play-boy, mais incapables d'une vraie passion.

Je les ai tous connus, ces chefs d'État du Canada et du Québec, autant comme journaliste que comme celle qui parfois, très rarement, accompagnait son mari. Et de Georges-Émile Lapalme à Lester B. Pearson, du colonel Sévigny à Diefenbaker, ce premier ministre incapable d'apprendre quelques mots de français pour cesser d'être ridicule avec son lourd accent anglo-allemand, j'ai conclu invariablement qu'ils manquaient tous de cette dimension spécifique qui est la caractéristique des grands hommes. C'est René Lévesque qui l'avait frôlée de plus près, bien qu'il ait raté, hélas, sa sortie politique, ce que l'histoire lui pardonnera sans aucun doute, puisqu'elle aime bien embellir les choses.

Le deuxième mercredi de mars 1990

L'air est doux et il fait délicieusement gris. C'est un printemps très avancé, calme, sans excitation ni folie qui s'empare normalement des gens à la fin de l'hiver. Personne n'est certain que c'est vraiment la fin des froids. Tout le monde doute. On craint ces tempêtes de neige tardives qui détruisent les fleurs dans les jardins et font geler les premières pousses sur les branches délicates des arbres fruitiers.

Je crois au printemps. Ce renouveau qui est marqué pour moi par la Résurrection du Fils de Dieu m'apporte depuis des années quelque chose de personnel et de particulier: un manuscrit, la fin de l'année universitaire et d'une recherche...

Ah! partir! Aller en voiture jusqu'à la mer où, à cette époque, règne la paix puisque les vacanciers arrivent beaucoup plus tard et que les habitants des villages concernés directement par la manne touristique ne se préparent pas encore à les recevoir. Dans les petits restaurants vides, délicieusement endormis, on sert des paniers remplis de petits pains maison. Les Américains ont beau annoncer à la télévision qu'il faut limiter la consommation des farineux, ils ne se privent pas pour autant des tentations de ce genre. Et puis, les nappes à carreaux bleus et rouges ou blancs et bleus rappellent la France tout en étant, dans ces décors en bois foncé, plutôt américains!

Partir, prendre la fuite? Non, je suis contente de me trouver là où je suis et de regarder le parc par la porte ouverte de mon balcon. Ce que je voudrais, c'est être bien-portante, une fois encore, pendant quelques semaines, juste le temps de terminer mon roman historique ou, au moins, de faire une longue nouvelle sur cette vie de femme, la reine Hedvige qui, en quelques années, a réalisé son destin. En attendant l'appel de l'hôpital, ma convocation pour une série d'examens, je domine mal ma distraction. Je ne veux plus souffrir. Je n'ai pas confiance dans la science médicale ni même paramédicale. Ils sont gentils, les toubibs, mais il n'est pas dans leur pouvoir de donner des traitements qui n'existent pas. Les autres, les charlatans comme les médecins qui osent faire des expériences et utiliser les produits des laboratoires pharmaceutiques parallèles, ne veulent pas, ou ne peuvent pas, collaborer. Or, ils ne m'intéressent tous que dans la mesure où je pourrais expérimenter sur moi des techniques nouvelles valables pour d'autres, ceux qui viendront après et qui pourraient être sauvés ainsi.

Je suis fatiguée et j'ai sommeil. Je viens de recevoir une lettre charmante de Gérald Godin, le poète-député, qui a tous les courages, et j'ai parlé au téléphone avec le docteur Ayoub.

C'est étrange comme on a besoin d'amour quand on a cette sale maladie et comme on découvre facilement à quel point certaines personnes, proches en principe, sont incapables d'en donner. Je n'attends rien, je ne demande rien, plus encore, je n'avoue pas, pour éviter de susciter la pitié, mais je m'instruis avec cet espoir idiot que cela servira un jour à quelqu'un.

Il faut être absolument blindé, en quelque sorte, et porter jusqu'au bout une armure qui protège contre les blessures qu'inconsciemment les autres peuvent vous infliger. Car contrairement à bien d'autres maladies, les limites de temps ne sont pas fixes, et à force de durer, le malade use les sentiments qu'il peut susciter. Pour les étrangers, l'aider c'est une bonne action et, en quelque sorte, un «investissement». Pour ses proches, c'est une

444

obligation morale élémentaire qui ne peut, en principe, apporter de «ristourne». Donc, au lieu de passer le temps avec lui, on préfère distribuer l'aumône ailleurs, en espérant acquitter de cette façon sa dette, non seulement familiale, mais également humaine. Une jeune femme, par exemple, donne des cours aux déshérités pour échapper aux remords qu'elle ressent à ne pas s'occuper de ses propres parents. En donnant ces cours, elle se sent utile, bonne et appréciée; en courant passer la journée avec ses parents, elle remplit son devoir et on le lui fait comprendre, ce qui n'a rien de revalorisant.

Les complications en matière de relations humaines sont sans nom, et certaines maladies, dont justement le cancer, les mettent en relief mieux que toutes les explications théoriques. Car avoir le cancer, c'est être un condamné à mort dont la date d'exécution n'est pas connue. Certains retirent d'ailleurs de cette situation une attitude de supériorité qu'ils affichent, tels des héros des temps modernes du pacifisme et de la technologie. On leur doit tout, puisqu'ils vivent comme des coupables en sursis de jugement sans avoir commis aucun crime. Toutefois, ils ne s'organisent pas aussi bien que les malheureux atteints de sida et ne parviennent qu'à mener des batailles d'arrière-garde.

Ils ne font pas peur, puisque leur mal n'est pas contagieux. Ils ne choquent pas, puisqu'ils n'ont pas contracté leur maladie à la suite de relations sexuelles. Ils ne font pas pitié comme les drogués qui ne mangent pas à leur faim et ont infiniment de difficultés à se procurer l'argent nécessaire à l'achat de leur poudre blanche bien-aimée.

Eh oui, le pauvre cancer n'est ni une maladie sociale, ni même une maladie vénérienne! Connu depuis deux siècles environ, il n'est toujours pas vaincu, bien que des millions de dollars soient engloutis chaque année pour financer la recherche, ou les voyages des chercheurs, ce qui souvent revient au même. Il s'agit en effet de «partager», de «collaborer», de favoriser les travaux «interdisciplinaires» et d'écouter des communications dont les auteurs n'apportent généralement rien de nouveau mais aiment les rencontres internationales, la traduction simultanée et l'atmosphère luxueuse des grands hôtels!

Trêve de plaisanteries!

Dehors, la brume se traîne, merveilleusement poétique. Les arbres croisent leurs branches nues, tels des amoureux qui se tendent les bras. La douceur de cette nuit du mois de mars est un cadeau inespéré du Bon Dieu.

Au fait, pourquoi voyager?

Il me suffit de m'asseoir dans ma chambre, d'ouvrir la porte de mon balcon et de regarder le parc en laissant vagabonder mon esprit. Les lampadaires donnent à la brume un charme très particulier, les lumières des voitures brillent plus loin, mais je n'entends pas le bruit qu'elles font, et c'est un spectacle continuel, silencieux, fantasmagorique qui se renouvelle sans cesse. De l'autre côté du parc, une voiture de police, arrêtée au coin, clignote de ses feux rouges. Des yeux étranges guettent les ombres qui, dans la brume, se déplacent lentement. Plus près, la patinoire, devenue un petit bassin rond, ridicule et inutile, reçoit en son centre la boule dorée de la lune. On disait autrefois, quand j'étais enfant, qu'un certain monsieur Twardowski, vieil homme très distingué, était assis sur la lune et balançait ses jambes dans le vide en racontant les plus beaux contes du monde. Depuis que les cosmonautes se promènent sur la lune, monsieur Twardowski est parti, car il n'a que faire des casques et des combinaisons aussi pratiques et aussi démocratiques, lui qui est un gentilhomme élégant et pas du tout «peuple». Mais là, brusquement, dans la flaque d'eau, le voilà en train de caresser sa barbiche, songeur.

— Ce qui est si dur, la glace, peut se transformer en eau douce, souple et mouvante, dit-il. L'univers du Bon Dieu est ainsi fait que tout est possible.

Il me dit aussi que je ne suis pas malade, que je ne l'ai jamais été et que toute cette histoire de cancer a été inventée pour me forcer à mieux apprécier chaque instant qui passe.

Les marguerites blanches placées sur la petite table juste à côté de moi ont des pétales d'une délicatesse telle que j'ai envie de les caresser du bout des doigts pour ne pas leur faire mal. Leurs centres jaunes parfaitement ronds, comme les boutons de la redingote de monsieur Twardowski, serrée à la taille, qui le fait paraître encore plus mince. Ces centres sont en duvet et les boutons de monsieur Twardowski sont en rayons de lune. Sur cette terre tout est possible, donc ailleurs, cela doit être également la règle.

Des prix et des récompenses

Il n'y a que l'attente qui puisse être récompensée, parfois, pas souvent, et encore faut-il, pour l'apprécier à sa juste valeur, savoir attendre. Je m'explique!

J'ai rêvé, j'ai espéré qu'un jour quelque chose changerait et que le glacier soviétique commencerait à bouger, à la faveur d'un changement, de pressions extérieures, de réactions de l'appareil, je ne savais vraiment pas, mais j'étais certaine qu'il était fondamental qu'à l'Ouest on cesse d'écouter les communistes de salon, bien intentionnés, les excellents agents soviétiques et les taupes. Tous ces embusqués, en somme, parfaitement capables d'organiser des campagnes internationales tantôt pour créer des réactions contre Israël, tantôt en faveur des terroristes. Et puis, qu'on se rappelle l'aide constante pour les malheureux enfants éthiopiens, aide confisquée en chemin par le gouvernement communiste, totalitaire, inefficace et malhonnête.

Au Québec, j'avais d'autant plus de mal à aller contre tous les courants que mes interlocuteurs, au lieu de discuter, préféraient m'accuser! Élevés dans l'animosité justifiée face à l'administration de Maurice Duplessis, incapables de dépasser les limites de leur cadre géographique, ils prétendaient implicitement que puisque le clergé canadien-français avait mis à l'index *le Capital* de Marx, ce livre ne pouvait être franchement mauvais. Ceci dit, on ne le lisait pas, le considérant comme trop épais et trop ennuyeux, mais on le citait fréquemment. À défaut du respect pour la philosophie de saint Thomas d'Aquin qu'avaient préconisée les clercs, leurs professeurs, les intellectuels canadiens-français et canadiens-anglais proposaient, parvenus

447

à l'âge mûr, l'analyse marxiste. Approche absurde et parfois même obscène, car n'ayant jamais vraiment souffert, ces prétendus penseurs n'avaient pas le droit, suivant ma conception de la responsabilité des intellectuels au sein de leur collectivité, de propager des idées aussi fausses, absurdes et paradoxales !

Ce que j'ai beaucoup respecté chez René Lévesque, c'est son attitude à cet égard. Homme de gauche, dans le sens du socialisme démocratique et libéral, et en même temps nationaliste, ce qui ne va pas nécessairement de pair, il n'a pas hésité à sortir des oubliettes la statue de Maurice Duplessis et à l'installer à côté de l'édifice de l'Assemblée nationale à Québec. Il n'avait pas peur des spectres du passé et tenait à défendre les traditions !

À mon niveau, à ma toute petite échelle, venue d'ailleurs, je ne pouvais comprendre et surtout sentir pleinement le syndrome du duplessisme. Je n'avais non plus ni le temps ni l'envie de commencer des polémiques universitaires avec des sociologues verbeux parfaitement inconnus hors d'un minuscule cénacle.

Je tenais, je voulais rejoindre les gens jeunes et moins jeunes, pour leur raconter ma Pologne de telle manière qu'elle cesse d'être une abstraction ou juste un dessin sur la carte géographique. Mes reportages, mes romans visaient à la montrer vivante au jour le jour, sous l'emprise de l'impérialisme russe, et sous la loi soviétique qui dégrade en affamant. Pour établir solidement ma crédibilité, ma carrière universitaire, essais à l'appui, ne suffisait pas ; j'avais besoin d'un succès populaire !

Le prix des Écrivains de langue française que mon roman *Les lilas fleurissent à Varsovie* a obtenu à Paris a certainement été un appui très important, mais je n'ai pas voulu ni même envisagé un seul instant me battre pour d'autres prix et récompenses. Mon public, mes lecteurs semblaient me le pardonner. Dans les bibliothèques publiques comme dans les salons du livre, ils m'ont reçue, remerciée, fêtée. Je leur en suis très reconnaissante.

Les années ont passé. Au jury siégeaient les amis, des amis, ceux de la « gauche mondaine » et de la « gauche des corridors » ; je glissais entre les catégories et on ne retenait pas mon nom.

448

Et puis, brusquement, je reçus l'avis que l'Ordre du Canada me serait décerné, et je dis merci, moi l'étrangère venue du bout du monde. J'acceptai! Aussitôt, la «gauche mondaine» et la «droite nationaliste», xénophobe à sa façon prudente et latente, se mirent à vociférer. La bataille dans les journaux était d'un ridicule achevé. Des journalistes m'accusaient de trahir l'homme de ma vie, des «punaises journalistiques» s'accrochaient à moi pour se faire connaître en dénonçant ma façon de sonner les domestiques que je n'ai jamais eus, hélas.

Je laissai braire les femmes journalistes. Je fus particulièrement gênée par la bêtise d'une éditorialiste que j'aimais bien par ailleurs, et avec laquelle j'avais déjà travaillé; je répondis du tac au tac aux autres. Brusquement, j'appris à l'hôpital Notre-Dame que j'allais mourir dans quelques semaines et cela perdit de son importance.

Je ne pus même pas assister à la réception pour recevoir l'Ordre du Canada des mains de Jeanne Sauvé, gouverneur général à l'époque, que je connais depuis fort longtemps et que j'aime beaucoup. Je subissais les séances de radiothérapie, j'avais mal et je n'étais pas en mesure de quitter Montréal. Fait à souligner: parmi ceux qui me critiquaient figuraient mes amis écrivains, nationalistes canadiens-français qui, eux, ont obtenu et accepté le prix du Gouverneur général, distinction qui n'est pas purement honorifique et à laquelle est attaché un montant d'argent de plusieurs milliers de dollars...

Ce qui est triste dans tout cela, c'est que les diverses pressions ont eu des effets plutôt pénibles sur la vente de mon roman *Nata et le professeur* que mon éditeur, Jacques Fortin, n'a pas voulu défendre. Il espérait, le brave, une publicité gratuite et posthume, et les pronostics et les réactions de mon organisme ne concordant pas, il fut déçu...

Et puis, de mon côté, tout cela n'a plus aucune espèce d'importance! Pour mes romans qui se déroulent au Québec, j'ai la grande satisfaction d'avoir su prévoir ce qui est arrivé. Après la période misérabiliste, les Québécois s'affirment, s'approprient des postes et montent sur les sommets de la pyramide sociale.

Dans le monde, l'action des masses qui marchent en chantant dans les villes de l'Europe centrale, se libèrent et dénoncent par leurs seules images le glacier soviétique se passe de commentaires. Né avec le début du siècle, le communisme est mort! On comprend enfin que c'est la pire forme d'exploitation de l'être humain et que la soviétisation est la meilleure façon d'instaurer des pénuries permanentes et des concepts totalitaires de crimes politiques.

La faillite de systèmes économiques aussi industrialisés et avancés que celui de la Tchécoslovaquie des années trente, entre autres, prouve que le communisme crée, alimente et encourage le sous-développement chronique.

La Pologne a été, comme je le pressentais, l'élément déclencheur, le fondement même de tout cela. J'ai pu assister au couronnement de Jean-Paul II, le premier pape slave de l'histoire du monde. J'ai été à Gdansk au moment où Solidarité s'imposait, malgré le KGB, la présence de l'armée soviétique et la menace de son action contre les ouvriers sans armes. J'ai vécu un été merveilleux en 1988, lors de mon premier retour à Varsovie, à la suite de l'amnistie, après sept longues années où on m'avait refusé mon visa.

Que puis-je demander de plus?

C'est à croire que l'être humain est insatiable! L'autre jour, moi qui ne respire qu'avec difficulté, à un point tel que passer d'une pièce à l'autre est un problème, j'ai rêvé que j'étais invitée en Pologne et que je recevais un prix littéraire... *Vanitas, vanitatis, vanitatum est!*

N'empêche que j'envie le vieux monsieur Bata d'être de retour dans son pays et de pouvoir y faire repartir ses anciennes usines comme Czeslaw Milosz, qui a été invité à donner une série de cours à Cracovie. J'aimerais tant que quelqu'un, un membre de ma famille, fasse pour l'industrie polonaise ce que Bata fait pour celle de la Tchécoslovaquie et que moi, de mon côté, je puisse lire en polonais, devant un groupe de jeunes, des extraits de l'un de mes livres...

La diaspora

Je ne sais en vertu de quelle magie de la mémoire, quand je pense à la diaspora je retrouve souvent l'image de ma tante Mileczka. Enfant, je l'ai vue à quelques reprises chez ma grand-mère Féla. Elle avait un joli sourire, une peau très douce sur les joues où je devais déposer mes baisers en arrivant et en partant, et elle portait un parfum très particulier. Trop grosse, tante Mileczka se noyait à dessein dans des robes colorées et trop grandes pour elle qui la faisaient ressembler de loin à un bouquet de fleurs. Son mari, l'oncle Félix, était obèse. Quand il s'asseyait, on s'efforçait chez ma grand-mère d'éloigner discrètement les chaises délicates aux pattes recourbées de crainte qu'elles ne se brisent.

Et puis vint la guerre... Je retrouvai tante Mileczka après des années, tout à fait par hasard. J'étais déléguée par l'école des sciences politiques de Paris pour rencontrer les étudiants de la même discipline en Italie! C'était une chance inespérée pour une étrangère! Quand j'en fis part à Papusiek, toutefois, il sursauta. L'idée que j'allais me promener avec des étudiants français parmi les étudiants italiens, que j'allais habiter dans les maisons d'étudiants et que j'allais vagabonder d'une ville à l'autre sous prétexte qu'il y existait une École des sciences politiques lui parut complètement folle! Selon lui, je risquais d'être attaquée, violée ou encore séduite par un bellâtre italien sans envergure. Déjà, il me voyait enceinte, condamnée à mettre au monde des jumeaux, pauvres bébés sans père et on ne peut plus malheureux!

Or, moi je tenais à être du voyage et à visiter ainsi Venise, Pise, Milan, Florence, Naples et, bien entendu, Rome. L'itinéraire était somptueux, les conditions inespérées et il n'était pas question que je décline l'offre que notre école avait bien voulu me faire en même temps qu'à quelques étudiants, tous Français de souche, il va sans dire. Affolé par ma détermination, Papusiek chercha à me protéger par des voies détournées, c'est-à-dire en situant sur la carte géographique les divers membres de notre famille proche et éloignée. Sur la carte d'Italie, il avait trouvé Rome, tante Mileczka, son fils avocat à la curie romaine, sa fille Lalusia, une histoire à me raconter et une lettre à écrire en polonais et à expédier au plus vite.

Sa génération avait encore l'immense avantage de posséder une langue commune. À force de changer de pays et de se marier, ils la perdirent et les générations suivantes ne disposent plus d'aucun dénominateur linguistique propre à leurs origines. Le fait de porter le même nom ne constitue, selon moi, un lien solide que dans la mesure où on peut communiquer dans la langue du pays d'origine. Sinon, une réunion de famille se transforme en une sorte de tour de Babel, ce qui ne facilite ni les confessions, ni les projets, ni les rencontres.

Assez curieusement, pendant des siècles l'Église catholique romaine défendait cet aspect linguistique de la fraternité cléricale et laïque. On étudiait le latin ou en latin, on priait en latin et on pouvait correspondre et parler dans cette langue à l'occasion.

En supprimant l'enseignement du latin et en introduisant, sous prétexte de simplification, les diverses langues dans le rituel de la messe, le pape Jean XXIII, car c'est sous son règne que la décision a été prise, a rompu une chaîne privilégiée, ancestrale et internationale.

Pour ma part, j'ai oublié le peu de latin que j'ai pu apprendre à l'école, mais je n'ai jamais oublié ma langue maternelle. Cela m'a permis d'avoir encore une communication privilégiée avec ma famille et surtout avec les aînés.

Ma tante Mileczka à Rome, de dix ans plus jeune que Papusiek, réussit le tour de force d'élever seule deux enfants qui parlaient parfaitement le polonais sans accent aucun et qui connaissaient l'histoire et les traditions polonaises. À seize ans, hélas, ma cousine, sa fille Lalusia, se détacha de ce passé pour son plus grand malheur... Mais n'anticipons pas !

452

Tout d'abord, Papusiek me raconta longuement, comme il aimait tant le faire, l'histoire de tante Mileczka. Jeune fille, elle était amoureuse de lui, mais les liens de parenté étaient trop proches. On la maria donc à un avocat très célèbre qui travaillait d'ailleurs au bureau de son propre père. Félix se révéla un mari gentil et généreux. Ils eurent ensemble deux enfants, et c'est alors que ma tante Mileczka, devenue enfin majeure, donc une jolie femme dans sa vingt-deuxième année, osa déclarer à la famille ahurie qu'elle s'ennuyait à périr dans la grande maison entourée de son grand parc, protégée par des domestiques et isolée du reste de la population de Varsovie par un mur et des grilles en fer forgé.

Félix était un homme foncièrement bon. Étant donné qu'il ne pouvait pas s'absenter de son bureau, il lui donna de l'argent et l'encouragea à faire un voyage de deux mois pendant lequel les enfants et la gouvernante demeureraient avec lui. Mileczka n'attendit pas qu'il change d'avis. Une semaine après cette offre, elle était déjà dans le train qui allait en Italie. La famille, scandalisée, ne se montra pas à la gare, mais l'oncle Félix était présent, et il fit même fleurir le compartiment qu'il avait réservé pour sa femme. Malgré les apparences, il semble bien, en somme, qu'ils s'aimaient beaucoup. Tante Mileczka ne resta d'ailleurs en Italie qu'un mois au lieu de deux et revint avec une serviette remplie de papiers.

Une histoire parfaitement rocambolesque, pour l'époque !

La jeune femme, séduite par le paysage, descendit du train dans un village que personne ne connaissait dans la famille : Positano. Elle s'y installa dans une pension modeste où son séjour au complet coûta moins que le prix d'une journée dans le grand hôtel de Rome où son mari lui avait réservé une chambre. Avec ce qu'elle avait économisé ainsi, elle acheta une villa en ruine qui, avec ses jardins étagés où poussaient les plus belles roses du monde, surplombait la mer. Le vendeur exigea cependant la signature du mari et ma tante Mileczka décida de ne pas discuter. En ce printemps de 1939, cela n'aurait d'ailleurs servi à rien. Personne n'était prêt à honorer la parole d'une femme lors d'une transaction commerciale.

Et c'est ainsi que l'oncle Félix devint l'heureux propriétaire d'une maison en ruine en Italie dont les photos n'invitaient guère à fêter l'événement. Ils décidèrent néanmoins d'un commun accord de la visiter ensemble à l'automne et d'examiner la possibilité de faire des réparations, mais, peu après, l'oncle Félix mourut d'une crise cardiaque. En automne, lors de l'invasion allemande, tante Mileczka quitta donc Varsovie par le dernier train avec ses deux enfants, la gouvernante, ses bijoux, le jardinier et des caisses remplies de meubles et de livres.

Ils arrivèrent à Positano en pleine nuit et prirent possession de la ruine où il n'y avait ni électricité ni eau courante. Ce fut le début de ce que ma tante Mileczka appelait son « aventure italienne ». Car, courageuse et débrouillarde, elle parvint à aménager la villa tant bien que mal, en rafistolant le toit et une partie des murs. Aidée par le jardinier, elle travailla beaucoup, fit de la maçonnerie et de la peinture, se familiarisa avec les mystères de la plomberie et de la pose des fils électriques, et, petit à petit, elle découvrit l'importance de la surface qu'occupaient les bâtiments, la beauté et la taille réelle du site et le parti qu'elle pouvait en tirer.

En arrivant à Rome, quelques années plus tard, je me retrouvai devant ma tante, jolie femme souriante, élégante et particulièrement heureuse de vivre en Italie. Tante Mileczka parlait l'italien à la perfection, faisait des traductions et des émissions pour la radio italienne et, à l'occasion, écrivait des articles comme correspondante d'un quotidien français.

La villa de Positano était louée. Depuis le passage de Mendès France, le village était devenu beaucoup plus touristique qu'auparavant. Dans les dépliants touristiques, on parlait de ses restaurants et de son industrie hôtelière naissante. Dans le parc de sa villa, tante Mileczka organisait des concerts qui avaient d'autant plus de succès qu'à plusieurs kilomètres à la ronde il n'y avait ni théâtre, ni cinéma, ni salles de spectacles. Mon cousin Roman venait de décrocher le poste d'avocat stagiaire à la curie du Saint-Père et ma cousine Lalusia se préparait à passer son bachot.

Je me souviens que nous avons bu du thé et mangé des gâteaux secs et que nous avons beaucoup ri. À force d'aimer les antiquités et de ne pas avoir assez d'argent pour en acheter, tante Mileczka avait fait un choix définitif. Au lieu d'avoir des assiettes et des tasses comme tout le monde, elle avait des pièces uniques ou rares achetées d'occasion lors de diverses ventes. Nous eûmes donc droit à des tasses différentes, dont une coulait d'ailleurs désespérément, tandis que l'autre était difficile à manipuler parce qu'il aurait fallu recoller un morceau de porcelaine et que cela n'avait pas été fait encore.

Dans cet appartement sombre, mais très beau, via Corsica, je retrouvai brusquement grand-mère Féla et mon pupitre. Nous parlions polonais, nous étions entre nous et nous nous amusions comme des gosses, assis par terre, faute de chaises, à examiner les dernières découvertes de tante Mileczka, un bureau d'époque aux pattes brisées, taché à plusieurs endroits.

Ce soir-là, je couchai à la Cité universitaire à Rome, où il faisait très froid, et je rêvai à la villa de Positano et à un concert de Chopin. Je ne devais voir la villa que plusieurs années plus tard, quand les concerts avaient cessé. J'étais mariée alors, et mère de famille. Ils le savaient, puisque, tout en étant une très mauvaise correspondante, j'avais envoyé quand même, la veille de mon mariage, un faire-part à ma famille «italienne». Car lors d'un événement aussi important, chacun éprouve le besoin, me semble-t-il, d'avoir des proches. On ne sollicite pas un cadeau, cela n'est pas vrai; on espère obtenir en retour des bons vœux, une réaction chaleureuse, un signe que quelqu'un quelque part s'intéresse à votre destin...

Le cousin Roman me répondit par un télégramme où il me promettait d'obtenir au besoin l'annulation de mon mariage pour non-consommation ou sous une autre clause...

Jacek ne parlait pas polonais, mes deux jeunes enfants non plus. Nous nous sommes retrouvés néanmoins sur la terrasse de la superbe villa de Positano avec ma tante Mileczka, devenue une vieille dame. Elle luttait toujours, et pour acheter de belles choses, des antiquités, et pour préserver notre passé commun qui, déjà, s'effritait. La petite-fille de tante Mileczka, la fille de sa fille Lalusia, venait d'épouser, contre le gré de sa grand-mère, un Libanais. Elle n'avait que seize ans. Tante Mileczka ne pouvait parler, penser et réfléchir qu'à cela. C'est comme si on avait vidé son cerveau et son âme. Elle ne s'intéressait plus à mon avenir. À ses yeux, je n'avais plus droit à un avenir, puisque Marysia, sa petite-fille adorée, avait quitté l'école pour un homme qu'elle ne songeait pas à emmener à la maison et à lui présenter. Sa propre petite-fille, le sang de son sang, celle pour laquelle elle avait lutté pour qu'elle ne manque jamais de rien, ni du nécessaire, ni du superflu, sa Marysia qu'elle avait élevée n'ayant pas confiance dans l'éducation de sa fille Lalu-sia, mariée à un vieux comte italien, Marysia, l'héritière selon son testament de sa villa de Positano, à laquelle elle avait enseigné le polonais, nos traditions et nos règles de morale communes, venait de la trahir!

Quand je revins en Italie en 1978, l'année de l'intronisation du pape Jean-Paul II, tante Mileczka n'était plus à Positano et le cousin Roman ne vint pas nous chercher à l'aéroport. Dans l'appartement de la via Corsica campaient Lalusia, ma cousine, vieille dame à son tour, devenue veuve, vêtue d'un tailleur noir usé et triste, sa fille Marysia, son gendre, le Libanais, et leurs deux enfants. Seules Lalusia et moi parlions polonais. Avec nous, quelque chose s'achevait et se dissolvait sans laisser de traces. Mais nous, nous étions encore là! Pour Lalusia, éduquée en Italie, comme pour moi éduquée en France et vivant au Québec, il s'agissait de fêter un des plus beaux jours de nos vies, l'intronisation du premier pape slave!

Le Québec venait de me faire un cadeau somptueux! L'As-semblée nationale m'avait déléguée à la cérémonie, au même titre que mon mari. De plein droit, j'étais là pour représenter le Québec et remettre, de mon côté, un présent au Saint-Père. Perdue dans les méandres du protocole, j'appris très vite, ce-pendant, que l'ambassade du Canada refusait de me donner les autorisations nécessaires. Seul Jacek pouvait assister à l'audience. Pas moi! Il fut très galant, il alla même jusqu'à vouloir me céder sa place, mais je n'acceptai pas.

La diaspora, les liens sacrés, la grande famille polonaise!

C'est avec Lalusia que nous sommes allées à l'audience réservée aux pèlerins polonais. C'est avec Lalusia que nous pu avons assister à cette scène unique où Jean-Paul II, très ému, remercia son maître à penser, le cardinal Wyszinski, le vieillard qui refusait de se laisser terrasser par la fatigue. Et c'est ensemble que nous avons prié pour qu'aucun mal ne puisse atteindre ce premier pape slave dont les dirigeants du Kremlin avaient déjà très peur!

Deux jours plus tard, notre délégation repartait pour le Canada. À l'aéroport de Rome, je croisai ceux qui m'avaient empêchée d'assister à l'audience donnée par Jean-Paul II aux délégués de divers pays. Ils m'interpellèrent joyeusement en essayant de banaliser l'affront. Ces messieurs, ces fédéralistes peu perspicaces, considéraient qu'il n'y avait pas de raison pour que le Québec ait deux délégués, puisque la province d'Ontario, anglophone et plus riche, n'en avait qu'un seul. Pour une fois, j'eus la présence d'esprit de leur répondre que je n'avais pas eu besoin d'eux. J'avais rencontré Jean-Paul II lors de l'audience réservée aux pèlerins polonais; le présent du Québec, qui m'avait été confié, lui avait alors été remis. Le reste n'avait aucune importance.

Ils cessèrent de rire et de plaisanter. Entre nous, il y eut un silence puis des poignées de mains précipitées. Moi, je savais que le sort du monde venait de changer son cours avec l'élection de ce premier pape slave; eux, mes anciens amis de *Cité libre*, pourtant, ne le comprenaient pas! À l'opposé, Jacek le sentait mieux que quiconque et je n'ai jamais cessé de lui en être reconnaissant. Comme aux autres Québécois qui ont fait l'impossible pour m'aider à arriver à Rome en cette semaine unique qui nous a marqués. Car notre départ avait été marqué par toute une série de contretemps...

Nous avions quitté Montréal le soir pour y revenir en pleine nuit à cause d'une panne d'avion d'Air France, où nos places avaient été réservées. La cérémonie à Rome devait avoir lieu le lendemain. Il était trop tard pour repartir! Mais non! Des fonctionnaires qui savaient ce que cela signifiait pour moi de parvenir à Rome à temps se débrouillèrent pour sortir nos bagages des soutes de l'avion d'Air France, refaire nos réservations et nous expédier à Washington. Quand nous y sommes arrivés, on nous attendait pour nous transporter à l'aéroport d'où, quelques minutes plus tard, partait le Concorde. À Paris, le délégué général nous fit monter dans la voiture placée juste à quelques pas du lieu de l'atterrissage du Concorde, et c'est ainsi que nous nous sommes retrouvés à l'aube dans l'avion en direction de Rome. Le pilote, prévenu, nous salua par un sonore *E viva il Papa polacco...* et accéléra sans se soucier des règles de sécurité. À Rome, la tour de contrôle annonçait qu'elle recevait en toute priorité les délégués du Québec, dont une *signora polacca*. On nous aménagea un coin pour que nous puissions enfiler nos vêtements d'apparat, tel que requis, et à l'atterrissage nous étions prêts et présentables selon le protocole.

Le chauffeur italien de la délégation et le délégué souriaient. Le monde était noyé de soleil et sous le bleu d'un ciel unique, la limousine noire roula aussi vite qu'une auto de course en faisant fi de toutes les indications routières. La sirène hurlait, et moi, je tremblais dans mon coin.

Plusieurs jours plus tard, quand j'essayai de remercier un des délégués du Québec qui avait participé à cette aventure, il me répondit :

— Voyons, si la situation était inverse, vous feriez certainement n'importe quoi pour m'aider! Je n'avais qu'à m'imaginer cela pour être prêt à agir en dehors des sentiers battus.

Le délégué, c'était Jean Deschamps, et j'ai l'impression, aujourd'hui encore, que je n'ai pas su le remercier comme il faut pour ce qu'il avait fait pour moi!

La diaspora...

Pourquoi les Québécois, plus que bien d'autres habitants de l'Amérique du Nord, comprennent-ils la signification de ce lien unique? Un soir, il m'a semblé trouver la réponse à cette question. J'étais justement aux États-Unis, où je terminais, à Lowell, dans le Massachusetts, une tournée de conférences sur mes livres destinées aux Franco-Américains. Après le dîner, un groupe m'entoura. Nous parlions français. Et puis des jeunes filles et des jeunes gens s'approchèrent et nous fûmes obligés de passer à l'anglais, puisqu'ils ne comprenaient plus la langue de leurs parents.

La diaspora des Canadiens français, pourtant établis non loin de la frontière de leur pays d'origine, ressemblait soudain à cet autre univers plus lointain et plus complexe, celui des Polonais. J'étais fatiguée et, en les quittant, je crus revoir ma tante Mileczka qui, en fuyant la guerre avec ses enfants, comme eux avait fui la pauvreté et le chômage, avait essayé en vain de préserver les traditions et de les transmettre. Elle me saluait de loin, ma tante, puis ce fut le tour de Lalusia, sa fille, et de Roman, son fils.

Dans la voiture, je repensai à la lettre que j'avais reçue de Marysia, m'annonçant en français la mort de Lalusia, sa mère, et en même temps la fin d'un monde et d'une époque que nous avions en commun. Tante Mileczka, Lalusia, Roman et moi, nous pouvions nous retrouver n'importe où et n'importe quand comme si nous venions de nous quitter la veille. Nous parlions la même langue et sans jamais échanger la moindre lettre, nous étions ainsi très proches l'un de l'autre.

Lentement, mais sûrement, le grand portail se refermait...

Lors d'un voyage en Europe, ma fille fut reçue à Rome par Marysia et son mari. Ils parlèrent français. L'appartement de la via Corsica ressemblait à n'importe quel appartement, les vieilles choses, meubles et porcelaines anciennes, avaient été vendues. À Positano, la villa «modernisée» était louée aux diplomates américains, et le jardinier italien qui cultivait les roses se faisait vieux. Marysia gagnait peu et son mari moins encore, aussi avaient-ils été obligés, pour que leurs deux enfants puissent fréquenter les écoles privées et aller à l'université aux États-Unis pendant quelques années au moins, de liquider une large part de l'héritage. Il semble toutefois que leurs enfants, qui se considèrent comme des Italiens d'origine libanaise, sont absolument charmants et très doués...

Dimanche, mars 1990

Il fait beau. Le soleil inonde le parc sous mon balcon plongé, dès le début de l'après-midi, dans l'ombre. Ce printemps précoce me rend ivre. La joie de cette merveilleuse transformation du monde qui se déroule sous mes yeux me paraît sans précédent. C'est comme si je ne n'avais pas su regarder auparavant et que je disposais soudain, grâce à la baguette magique d'une fée, d'une capacité particulière de voir et d'entendre. Après trois semaines angoissantes où je devais me décider à une opération, ou plutôt une «intervention», nuance, et vaincre une peur bleue de me retrouver en chaise roulante lors des examens à l'hôpital Notre-Dame, me voilà calmée. D'abord, j'ai passé les fichus examens, j'ai marché dans les corridors et j'ai évité la chaise roulante. Deuxièmement, l'intervention au laser ne peut pas avoir lieu parce que mes ganglions sont mal placés. Pour changer, je prends du Tetrex, un antibiotique que le médecin administrait autrefois à mes enfants. Cette fois-ci, on me dit que si ma figure ne désenfle pas en deux jours, c est que mes ganglions cancéreux ne réagissent pas au Tetrex. Oh! je voudrais tant revoir encore une fois dans le miroir mon visage, et pas ce masque de carnaval!

C'est injuste! je n'ai jamais connu quelqu'un qui ait doublé de poids et ait été affligé d'un facies aussi ridicule que le mien en ce moment, avant de crever du cancer! Je soupçonne que c'est une punition additionnelle spécialement prévue à mon intention. La Faculté propose une fois de plus la chimiothérapie... Mon médecin mexicain vient de m'envoyer des fioles pour faire des injections. J'ai répondu que je n'y toucherais pas, tant que je n'aurais pas les explications sur les traitements, celui qu'il applique et celui de la clinique Manner. Je veux établir une sorte de pont entre leurs méthodes et celles qui existent en Amérique du Nord. J'espère toujours que mon «cas» pourra servir à quelqu'un qui sera atteint de la même forme de cancer du poumon que moi et qui voudra prendre des risques en se soumettant à un traitement autre que les tortures infligées actuellement par le corps médical sous le dénominateur commun de la chimiothérapie.

Dans le miroir, les jonquilles d'un jaune absolument unique se regardent. Elles sont aussi belles et aussi fraîches que les marguerites placées juste à côté. Leur existence dans les vases sera bien courte; je m'efforce donc de les regarder de tous mes yeux pour en profiter au maximum...

Lundi, mars 1990

Reçu deux lettres contradictoires de Gérald Godin. Une du mois de décembre, qui a beaucoup voyagé avant de me parvenir, où il m'annonce une rechute, et une autre de ce mois-ci, où il m'annonce le lancement de son roman et la remontée physique qui lui permet d'être à l'Assemblée nationale, de travailler et de fonctionner. Je ne sais pas comment lui exprimer mon admiration! Quelle horrible maladie! Une force surhumaine pousse certainement ceux qui, comme Gérald Godin, suivent tous les traitements médicaux et paramédicaux qu'on leur propose.

Dernier mercredi de mars 1990

Dans le miroir, mon visage, plus enflé que jamais, me nargue. Le docteur Ayoub est passé ce matin. Il était frais et souriant, mais j'ai cru deviner qu'il était surpris par la détérioration de mon état. Cela fait trois mois que nous ne nous sommes pas vus. Est-ce l'effet de la cortisone, docteur? La pression des ganglions sur la veine cave? Les deux, sans doute... Réponse non compromettante et on ne peut plus professionnelle. J'ai l'impression de tricher. Je n'accepte pas la chimiothérapie qu'ils me proposent, mais je continue de prendre les pilules, celles prescrites officiellement et celles envoyées par les Mexicains. Or, je devrais cesser ce sport, avoir le courage de me laisser aller et de partir. Car en ce moment, tout dépend de moi, à mon humble avis, et j'ai tort de m'accrocher au soleil du printemps et aux pilules. Je pense à la mère de Jean Éthier-Blais, qui pendant un an lutta contre ses douleurs en prenant de l'aspirine, puis s'en alla... C'était un cancer de l'estomac... Plus mystérieuses, les voies respiratoires, bronches et poumons, provoquent des réactions étranges. Pourquoi ne peut-on pas partir sans bruit, comme ça, en travaillant, en écrivant... Le mois prochain, je «fêterai» la fin de la deuxième année de mon cancer. Un anniversaire tout à fait remarquable ! Or, pendant ces vingt-quatre mois, je n'ai pu que ramasser la documentation sur mon héroïne, la reine Hedvige. En vain, je commence et je recommence à écrire le roman quitte à n'en faire qu'une nouvelle. Rien, ça ne marche pas ! Je n'y parviens pas. J'ai honte de perdre le temps que le Bon Dieu a bien voulu me donner. J'ai très honte...

À force d'écouter parler les femmes qui viennent travailler chez moi et qui m'aident gentiment, comme elles peuvent, Polonaises blondes et souriantes, de lire et de recevoir des missives diverses, j'ai amassé aussi des matériaux pour une série de nouvelles. C'est la Pologne actuelle, c'est l'histoire du premier changement de régime, pacifique et sans effusion de sang, c'est l'aventure humaine sans précédent qui vaut la peine d'être décrite et racontée le mieux possible. C'est aussi et surtout la victoire du christianisme sur toutes les autres idéologies élaborées par des laïcs dont l'échec est plus évident que jamais, en cette année 1990, point tournant dont les effets se feront sentir longtemps, même s'il devait se solder par un échec.

Car il n'est pas du tout certain que les dirigeants soviétiques soient sincères et qu'il ne s'agisse pas tout simplement d'un jeu où Moscou exploite à fond la naïveté de l'Occident. Pologne, comme tu es à la fois proche et lointaine... En fait, pour comprendre ce qui se déroule en ce moment sous nos yeux en Europe centrale, il faut avoir beaucoup de culture et un certain regard, mais, pour sentir ce que vivent les gens de là-bas, il faut décrire leur existence au jour le jour.

— En somme, ce qui est le plus tragique, disait hier à la télévision le président de la Lituanie, premier président élu démocratiquement depuis un demi-siècle de soviétisation, c'est la couleur de notre peau. Si nous étions rouges, noirs ou même jaunes, on se précipiterait pour nous libérer de l'oppression du Kremlin, mais comme il ne s'agit pas d'apartheid, il ne nous reste qu'à attendre l'action musclée des Soviétiques.

Dans le Vermont, aux États-Unis, l'écrivain de génie, Alexandre Soljenitsyne, se tait !

Je me suis promis de ne pas tant parler des vivants que de ceux qui ont disparu. Galerie de personnages qui, à divers degrés, m'ont marquée. Et petit à petit, je découvre que ce sont ceux qui n'ont pas eu de vie normale qui ont été les plus importants. Sorte de parenté, certes, mais aussi de communion très privilégiée, qui demeure importante, au-delà des limites du temps. N'empêche que parmi les femmes que j'ai connues et fréquentées, la plus extraordinaire est ma belle-mère qui a eu pourtant une existence relativement calme et paisible avec mon beau-père, homme non moins surprenant. En vain j'ai essayé pendant des années de ressembler, dans ma conduite à l'égard des tiers, à ce couple ; je n'y ai pas réussi. Ils possèdent au plus haut degré cet art si rare de ne jamais blesser par un mot ou par un geste, de ne jamais dévaloriser ni humilier et de ne jamais imposer leur façon de vivre et de concevoir l'existence...

Ce matin, j'ai eu plus de mal à me lever qu'hier. J'ai l'impression que mon souffle devient de plus en plus court et ma fatigue de plus en plus lourde à supporter. Pendant un instant, je suis restée dans mon lit et j'ai cherché à bâtir une rétrospective. Les années ont défilé docilement et les événements aussi. J'ai eu l'impression, au bout du compte, que Dame Chance avait frappé ponctuellement à ma porte mais que je n'avais pas su, à plusieurs reprises, lui ouvrir assez rapidement. Incapable de me confier, de me plaindre, de demander de l'aide, je n'ai pas eu non plus assez de tact pour tendre la main à ceux qui n'attendaient que cela pour réaliser mes vœux les plus secrets. Si j'ai un conseil à donner aujourd'hui à quiconque, c'est de communiquer davantage avec ses proches, d'avoir des amis, de ne pas se gêner de leur parler à cœur ouvert et de les écouter jusqu'au bout.

Cancer...

Car j'ai toujours le cancer du poumon et de plus en plus de mal à respirer. Il y a aussi le refus de mes médecins de bien vouloir s'intéresser au traitement trouvé au Mexique et à mon docteur James qui me téléphone sans cesse et s'énerve. Il vient de m'envoyer des fioles pour des piqûres. Traitement expérimental, certes, mais traitement quand même différent !

Or, mes médecins, le docteur Gilles Lorange en tête, admettent qu'il est absolument inexplicable que j'aie pu survivre deux ans avec la forme de cancer que j'ai, laquelle, normalement, ne devait me permettre qu'une survie de quelques mois. Toutefois, le docteur Lorange, comme le docteur Méthot, comme le docteur Baillargeon, ne peuvent pas, ou ne veulent pas faire analyser les pilules et produits que j'absorbe sur prescription du docteur James depuis deux ans. Il semble que les laboratoires ne puissent ou ne veuillent pas le faire.

En ce qui concerne les injections que je viens de recevoir, j'ai peur et j'ai demandé au docteur James un texte quelconque sur les effets secondaires éventuels. Je viens de le recevoir, ce texte. Il ne me reste qu'à espérer maintenant que je parvienne à rejoindre le docteur Joseph Ayoub, le chimiothérapeute. Car c'est le seul qui a admis que les médicaments que j'avale depuis deux ans sans savoir exactement ce que c'est, ne sont pas de simples bonbons mais des vitamines qui peuvent avoir de l'effet sur ma résistance à la maladie. C'est le seul également qui a accepté de prendre une fiole pour faire examiner son contenu et de discuter au téléphone de mon traitement avec le docteur James. Il lui a demandé des renseignements supplémentaires concernant son traitement. Documents qui justement viennent d'arriver.

Voilà, c'est là où j'en suis à 19 heures, mais à 19 heures 30, changement à nouveau. Téléphone du docteur Ayoub. Impossible de faire analyser le liquide de la fiole. Il accepte cependant de lire les papiers que je viens de recevoir du docteur James. J'ai encore assez de forces pour aller en voiture faire les photocopies et les lui porter. En chemin, je vais aussi chercher les seringues à la pharmacie. Pour le reste, à la grâce de Dieu...

Après tout, j'avale depuis deux ans des cachets, alors pourquoi pas des piqûres ? Crainte instinctive, réaction primitive, je ne sais trop... Je téléphone chez les religieuses polonaises. Refus absolu de leur part de me faire des piqûres sans une prescription formelle d'un médecin. Mes médecins admettent que les papiers sont intéressants. Le docteur Lorange promet de les lire la semaine prochaine quand il les aura. Je n'ai plus la force de courir les lui porter. Le docteur Baillargeon et le docteur Ayoub les ont en main. Leur première réaction, c'est que la preuve clinique n'est pas faite. L'expérience en éprouvette avec quelques essais sur des animaux ne peut être considérée comme concluante en médecine. Nous sommes tout à fait d'accord, tous ensemble, mais il faut admettre que pour la thalidomide, les preuves cliniques paraissaient concluantes et abondantes. N'empêche que les malheureuses femmes qui ont pris le médicament pour ne pas avoir de nausées ont mis au monde des enfants sans bras ni jambes !

Vendredi, le 30 mars 1990

J'ai fait une première piqûre toute seule. Légère douleur localisée et aucun autre symptôme.

Samedi, le 31 mars 1990

Mal au cœur, mal au cœur, mal au cœur... Faiblesse extrême. Mon Dieu, jamais plus je ne me plaindrai d'être grosse et laide si Vous voulez bien accepter de me rendre avant la fin, ma fin, mon physique à moi.

Qu'est-ce que j'espère au juste ?

Présenter aux gens un cas, le mien et leur dire en toute honnêteté : je ne sais, personne ne sait, mais voilà, j'ai essayé de vous être utile, parce que la chimiothérapie est un traitement horrible et qu'il serait absolument fantastique de pouvoir la remplacer par autre chose !

J'estime, remarquez-le bien, que je n'ai aucun droit d'aller le dire comme ça en public et de décourager des malades dont la chimiothérapie demeure le seul espoir. Qui sait ce qui va m'arriver, par ailleurs ? Moi aussi je vais peut-être céder et accepter la chimiothérapie avec reconnaissance. C'est difficile de ne pas pouvoir respirer. Très difficile !!!

Dimanche, le 1er avril 1990

Mal au cœur. Mon visage change. C'est certainement le poisson d'avril. Je pense aux femmes qui étaient mes amies et qui sont mortes de cancer, à Andrée Paradis et à Sarah Zacharie, à leurs souffrances comme à celles de Hanula Popoff, de Maciek Falenski, de Francine McKenzie et de Gérald Godin, qui m'écrit des lettres émouvantes, et je me rassure. Je ne réussirai certainement pas, mais j'ai raison de suivre au moins une nouvelle piste.

Mardi, le 3 avril 1990

Deuxième piqûre. Il me semble que je respire mieux et que j'ai moins de mal à monter l'escalier.

Mercredi, le 4 avril 1990

Nausées épouvantables ! Le Gravol ne me procure aucun soulagement. Mes mains et mes pieds deviennent froids. Frissons. Sensation de faiblesse extrême. Au téléphone, le docteur James me conseille d'arrêter l'expérience pour quelques jours. Il n'y a pas de précédents cliniques en ce qui a trait à ma forme de cancer. Les statistiques disponibles comprennent une centaine de patients auxquels les piqûres ont permis d'obtenir des résultats surprenants. Moi, je suis un cas ! J'ai un cancer qui normalement tue trop vite pour qu'on puisse avoir le temps d'essayer autre chose que la radiothérapie et la chimiothérapie.

Je comprends fort bien tout cela, mais je n'ai pas le courage de continuer seule l'expérience. Réflexion faite, je vais communiquer la semaine prochaine avec le docteur James et lui demander de me dire ce que contiennent les ampoules et quel est l'antidote à utiliser en cas d'empoisonnement. S'il refuse de me le dire, je vais lui retourner ses ampoules. Difficile de poursuivre toute seule une expérience avec des médecins d'ici qui ne veulent même pas me servir d'observateurs.

Jeudi, le 5 avril 1990

Matin: fatigue. Je passe la journée à dormir. Épuisement total. Aux nouvelles, on annonce les résultats des démêlés de Péladeau avec un journaliste avant même de parler du vote historique qui a eu lieu à l'Assemblée nationale, les deux partis rejetant d'un commun accord des amendements à l'Accord du lac Meech.

C'est vraiment un pays tout à fait incroyable!

Après-midi: fatigue. Impossible de travailler. Je prends mes téléphones.

Soir: je parviens à faire quelques téléphones. Ça va mieux.

Vendredi, le 6 avril 1990

Il neige dehors. J'ai saigné du nez ce matin. Ça va mieux. Il est 11 heures du matin. Je remonte la pente. Conformément aux conseils du docteur James et du docteur Méthot, je ne prends pas de cachets mexicains mais uniquement ceux prescrits par le docteur Lorange.

En principe, il ne faut pas cesser brusquement de prendre des médicaments, mais progressivement. Le docteur James me dit toutefois que dans le cas de ses vitamines, je peux cesser de les prendre pendant une semaine sans problème aucun. Bon, autant essayer. En fait, tout cela a de moins en moins d'importance. Puisque personne ne veut m'aider, je ne continuerai pas les piqûres. C'est trop pénible d'être seule à bord dans une aventure pareille. Autant penser à autre chose. Je n'ai aucunement l'intention de jouer à la sacrifiée. Je veux mourir à la maison, en plaisantant et en souriant, autant que possible. Voilà !

Les gens et les souvenirs

La mémoire est affreusement sélective. Je ne sais trop pourquoi, parmi les êtres humains qu'il m'a été donné de rencontrer, certains m'ont marquée et impressionnée, tandis que d'autres se sont effacés dans la foule sans laisser de traces.

C'est ainsi que j'ai connu le grand pianiste polonais Malcuzynski, qui est venu à plusieurs reprises au Québec, mais dans ma mémoire son image demeure floue. Il me suffit de l'imaginer pourtant pour ressentir une étrange angoisse. L'image qui me revient à l'esprit est celle de sa loge, d'un espace clos, trop petit, où on étouffe.

Le beau visage de sa femme blonde, délicate, attentive et dévouée apparaît. C'est la deuxième épouse de l'artiste qui l'accompagne partout, s'occupe de ses engagements et ne cesse de veiller sur son confort. Ensuite, c'est lui, écrasé dans son fauteuil. Il frotte ses mains, tendu, pâle, absent et nerveux, à un point tel qu'une sorte de courant électrique passe et m'empêche de lui parler. J'essaie de me faire toute petite pour ne pas le déranger. Pour la première fois de toute mon existence, je me dis que le prix qu'il paie pour sa célébrité est vraiment trop élevé et que cela ne vaut pas la peine de travailler autant et d'avoir un pareil trac. Le plaisir de s'incliner devant un public enthousiaste qui se met debout pour l'applaudir après son récital ne vaut pas tant.

À l'opposé, c'est la jeune femme blonde que j'admire. Dans sa «petite robe noire», elle est fort élégante. Son calme est surprenant. C'est comme si elle ignorait que son mari a déjà été obligé d'annuler à plusieurs reprises ses concerts, ce que son agent ne cesse d'ailleurs de lui reprocher. C'est comme si cela n'existait pas !

Maintenant, plusieurs années plus tard, j'ai soudain la certitude que la mort a été pour lui un soulagement, bien qu'on ait écrit alors à son propos qu'il était épouvantable de songer qu'un pianiste de sa trempe ait pu être fauché en pleine possession de son art. Au fait, quelqu'un a-t-il songé à écrire sa biographie ? Je devrais m'y mettre. Un homme fascinant dont la réussite apparente était en réalité une défaite ! Une réflexion profonde sur la carrière, l'ambition, l'amour et la vie. Trop tard ! Si seulement je parvenais à avancer le texte sur la reine Hedvige, cela serait déjà très bien.

Un autre musicien, québécois celui-là, a traversé ma vie. Il s'agit de Gabriel Cusson, le mari de madame Cusson, mon amie. Admirable dans son dévouement de professeur du conservatoire, grand, mince, les mèches rebelles de cheveux blancs, bouclés sur le front, il chantonnait sans cesse. Ancien élève des frères, il avait certains mouvements très typiques de cette époque qui sont aussi ceux du docteur Laurin, le père de la loi 101, législation qui devait imposer tant bien que mal au Québec l'usage universel du français. Cela consiste à se tenir debout, légèrement penché en avant, les muscles relâchés, le cendrier dans la main gauche, la cigarette dans la main droite, dans une évidente tentative de ne rien salir et de ne rien brûler. Monsieur Cusson souriait alors d'aise comme quelqu'un qui profite d'un repos bien mérité. Pour le reste il travaillait sans cesse et il a laissé une méthode destinée à l'enseignement. Les conservatoires soviétiques ont voulu l'appliquer et ils étaient prêts à le recevoir et à lui payer des droits, mais il refusa. Sa méthode devait servir d'abord au Québec et aider les élèves de son pays à apprendre la musique plus facilement. Dans un deuxième temps, seulement, elle pourrait être utilisée ailleurs. C'était cela, la vision de cet homme qui était un juste ! Gabriel Cusson aurait dû pourtant réagir avec empressement à une proposition aussi alléchante, puisque personne au Québec ne se montrait intéressé à investir la somme nécessaire. Il ne se plaignait pas de cette attitude des siens, ne la critiquait pas, écrivait sa musique pendant ses moments libres, jouait sur son piano les divers passages et paraissait très heureux.

Gabriel Cusson, musicien aveugle, Prix d'Europe pourtant, ne tenait nullement à insulter Dieu qui l'avait condamné à ne pas voir les beautés du monde qu'Il avait créé ni à critiquer l'indifférence des hommes à son égard. Bien au contraire, il se disait heureux, entre son piano, sa femme et leur fille adoptive. Sa curiosité intellectuelle, sa mémoire et son sens de l'orientation lui permirent, par ailleurs, de faire les voyages qu'il voulait. Il vécut trois ans à Paris, comme étudiant, et de mémoire il dessinait le plan de la ville avec le nom des rues, des principaux parcs, des édifices historiques et même des stations de métro. Dans d'autres endroits, il ne fit que passer mais il était en mesure néanmoins d'y servir de guide. À Montréal, quand on le conduisait quelque part en voiture, il savait exactement, avec l'aide d'un repère ou deux, où il se trouvait. Son sens et sa capacité de se montrer autonome étaient une sorte de «miracle» forgé à force de volonté, de persévérance et d'un incroyable courage personnel. Fait surprenant, on a donné à plusieurs reprises à Radio-Canada des rétrospectives de la musique canadienne et les œuvres de Gabriel Cusson ont été jouées, mais personne n'a songé à donner des détails biographiques le concernant. De son vivant, il ne voulait pas être traité comme un infirme et un cas à part. Décédé, il y a plusieurs années déjà, il fait partie des bons musiciens de son temps, et on n'a pas encore reconnu à quel point il était unique de son espèce...

Le journalisme est un métier d'autant plus fascinant qu'on côtoie des gens de divers milieux. Généralement, ils ont quelque chose de particulier, de différent, qui mérite d'être raconté. Entre ce qu'on écrit sur ces personnages et ce qu'on perçoit de leur personnalité cachée, en quelque sorte, il y a toujours une marge. Or, un journaliste n'a pas le droit, à mon avis, de jouer avec la réputation de ceux qu'il interroge. Il me reste donc de ces rencontres des pages inédites.

Mouloudji, le chanteur, me fit l'impression d'être un homme profondément malheureux. Derrière la prétention insupportable de l'acteur prêt à jouer à la scène et dans la vie le rôle de l'homme sûr de lui, se cachait un désespoir surprenant. J'eus pitié de Mouloudji, ce qui était *a priori* tout à fait ridicule, et je compris brusquement à quel point la célébrité peut être une fausse coloration d'une réalité quotidienne. Au lieu de chercher et de fouiller en profondeur lors de l'entrevue, je me contentai d'une série de questions et de réponses. Je ne voulais pas, je ne tenais pas à savoir pourquoi il était malheureux. Cela me paraissait idiot et contraire à mon intérêt professionnel, mais c'était ainsi et je n'y pouvais rien. Je quittai Mouloudji avec soulagement bien que, pour décrocher cette petite heure avec lui, j'aie dû faire beaucoup de démarches. Vers la fin, c'est lui qui me retenait, presque, ce qui était d'autant plus drôle qu'en arrivant il m'avait annoncé avoir un rendez-vous important à l'autre bout de la ville. En somme, à mes yeux, ce chanteur de charme manquait non seulement de charme mais aussi de mémoire, ce qui était tout à fait impardonnable. Pourtant, il séduit les foules et à juste titre. C'est fort simple! Il a du métier, travaille beaucoup et ne se fie pas à l'inspiration d'un moment, comme ces jeunes gloires en herbe qui, à défaut d'esprit, ont des illusions que personne ne partage ou qui, si cela arrive, ne durent que l'espace d'une mode ou d'une saison sans lendemain.

À l'opposé, Michèle Morgan m'a marquée. Nous nous sommes rencontrées chez son coiffeur, Élisabeth Arden, place Vendôme. Allongée sur son sofa, le dos calé confortablement dans des coussins, le visage lavé, elle se reposait tout naturellement comme cela aurait pu arriver à n'importe qui. Sans maquillage, ses yeux paraissaient plus grands encore et d'une couleur aussi pure que celle de l'eau quand le ciel se mire sur la surface calme d'un lac. Et ce qu'elle disait d'elle-même, de sa carrière et de sa vie, était limpide aussi. Tout au début, avec l'aide de ses professeurs et de ses impresarios, elle croyait dans son talent et cela l'aidait à jouer. Et puis, un jour, elle tomba amoureuse. Il était grand, blond et typiquement américain. Il l'enleva et l'installa aux États-Unis, au moment où l'Europe cédait sous la poussée de l'offensive allemande. Elle lui devait reconnaissance et gratitude, mais ce furent les pires années de sa vie. Certes, ils eurent un enfant, un petit bébé rose, un garçon, mais en dehors de quelques rares moments d'intimité, ils devaient se montrer, rencontrer des gens, se battre pour décrocher des contrats, être affables et disponibles.

— J'ai détesté Hollywood, disait Michèle Morgan à voix basse, comme si tout cela venait à peine de se produire, même si nous étions en 1975 et que la guerre semblait déjà très loin, à en juger par le nombre de films qu'elle avait tournés depuis.

On devinait, en l'écoutant, à quel point elle avait souffert dans les studios luxueux où des réalisateurs pleins de bonne volonté avaient essayé de la transformer en mannequin et où on avait trouvé détestable son accent anglais.

— Ah! jouer en français, répétait Michèle Morgan avec ravissement, quel plaisir! Juste entendre une réplique et la donner en français, dans ma langue, dans notre langue, dans celle dans laquelle j'ai vécu et étudié enfant...

La grande actrice, la star, se transformait sous mes yeux en une jeune femme affolée par le monde anglo-saxon qu'elle détestait sans vouloir l'avouer, de crainte d'avoir des problèmes avec son impresario. Car c'est justement ce monde-là qui l'avait persuadée qu'elle ne pouvait, en dehors de la France, faire carrière, tout en se moquant de ses sentiments personnels.

Au moment du divorce, le juge décida de confier la garde de l'enfant à celui des deux parents qui resterait avec lui en Amérique. Michèle Morgan partait, et son petit garçon ne tenait même pas à la suivre. Il s'amusait avec son père, détestait les leçons de français, les bonnes manières et la cuisine française, commençait à nager et rêvait de devenir un jour champion. Or, comme chacun sait, les champions, c'est aux États-Unis qu'on les fabrique, pas en France!

Oui, en écoutant Michèle Morgan, j'entendais crier les déshérités et les exilés, ce qui était d'autant plus surprenant que j'étais assise en face d'une grande dame du cinéma français comblée par la critique et l'admiration des foules de spectateurs. Une fois mon texte rédigé, je le présentai à une revue très parisienne où on me conseilla de ne pas le publier.

— Vous comprenez, me dit-on, il n'est pas bon pour la réputation de Michèle, que nous aimons tous, d'affirmer qu'aux États-Unis, contrairement à Charles Boyer ou encore à Maurice Chevalier, elle a échoué. Il est surprenant qu'elle ait été à ce point sincère avec vous. Un instant de faiblesse, sans doute... Une entrevue historique... Mémorable... Pas publiable, cependant... Plus tard, peut-être. À titre posthume...

Comme la mort me paraissait très lointaine, la sienne et la mienne, mon texte fut acheté par *la Presse* où, hélas, bien que publié en première page avec une très belle photo de Michèle Morgan, il ne suscita aucune émotion. Étrange, n'est-ce pas, dans un pays où depuis deux cents ans on ne cesse de discuter de «deux solitudes», de «deux peuples fondateurs» et du bilinguisme...

Il y a aussi eu dans ma vie des gens comme Martin Gray, dont le roman autobiographique, *Au nom de tous les miens*, se vendit dans tous les pays et dans toutes les langues à des millions d'exemplaires, puisqu'il rejoignait, malgré le barrage de diversités de civilisations, la sensibilité de chacun. Martin Gray, Polonais d'origine, de religion juive et homme charmant, m'avait présenté la femme de Pablo Picasso. La dernière, celle qui a eu le privilège de passer avec le grand peintre ses derniers jours et de l'aider à mourir. Ensemble, nous avons dîné à Montréal avec le ministre des Affaires culturelles, Clément Richard, et le ministre des Finances, l'homme le plus cultivé, le plus brillant et le plus secret qu'il m'ait été donné de connaître, un certain Jacques Parizeau. Lors d'une conversation très animée, la jeune femme ne cessa pas de me regarder. C'était un drôle de regard, à la fois humble et triomphant, semblable par moments à un signe d'intelligence. Qu'est-ce qu'elle voulait me communiquer?

L'exposition des œuvres de Picasso eut lieu au Musée des Beaux-Arts de Montréal, grâce aux efforts conjugués du ministre Clément Richard, de Jacqueline Picasso, veuve pourchassée par les épouses antérieures de son défunt mari, et de Bernard Lamarre, le mécène de Montréal et de Québec, un homme

473

délicieux au demeurant, ainsi que de son épouse, femme joyeuse et fantaisiste. À partir de ce moment-là, je commençai à recevoir de Jacqueline Picasso de courtes missives, fort gentilles, puis une invitation à passer des vacances dans son domaine sur la Côte d'Azur. Je répondis par une carte ou deux. L'exposition eut lieu à Montréal, tel que prévu, mais Jacqueline Picasso avait cessé de m'écrire. Et un jour, j'appris par les journaux qu'elle venait de se suicider. Elle avait le cancer... C'était donc cela, son regard. Le seul signe par lequel elle pouvait manifester à l'époque sa victoire sur la maladie incurable dont elle était atteinte. Une victoire double : celle qui consistait à réaliser ses rêves et à exposer les tableaux pour lesquels elle avait posé, et sa détermination de mourir à son heure une fois ce geste accompli. Triste histoire qui avait commencé pourtant sous de fort heureux présages.

Les gens célèbres, avec leur sensibilité à fleur de peau, les gens connus sont généralement charmants. Ils se conduisent comme s'ils voulaient se faire pardonner à l'avance leur richesse et leurs succès. Parmi la brochette de personnalités du monde des arts, de la politique et de la haute finance qu'il m'a été donné de côtoyer, je n'ai jamais fréquenté de gens mesquins et insignifiants. Ces derniers sont ailleurs, semble-t-il, avec leurs prétentions qu'ils prennent pour des ambitions. C'est une des raisons pour laquelle il vaut la peine de les contourner et de rester seul au besoin, surtout quand on sait que le temps qui nous est alloué se rétrécit comme une peau de chagrin. Les livres, eux, méritent toujours qu'on s'y arrête. Au cours de ces deux dernières années, ils n'ont pas cessé de me tenir compagnie, fidèles et silencieux. Indifférents à mon état de santé, mais présents à leur manière dans mon existence quotidienne. Grâce à certains romanciers, j'ai pu vivre ainsi plusieurs vies, grâce à d'autres, me réconcilier avec ce qui m'est arrivé, depuis que je sais que je dois mourir bientôt.

J'ai accepté une chronique au journal le Devoir pour ne pas faire l'effort de choisir. En effet, je ne suis pas obligée de hanter les librairies. Les livres arrivent au vénérable quotidien, on me

474

les transmet, et le tour est joué. Parfois, la moisson est remarquable, parfois sans grande valeur, mais dans chaque livre se reflète un être humain. Car les romanciers ont beau jouer à cache-cache, chacun raconte en fin de compte sa vérité, celle qu'il porte en lui sans oser la livrer en pâture aux autres de crainte de paraître ridicule, monstrueux, lâche ou plus simplement de déplaire à ceux auxquels il tient vraiment.

D'une semaine à l'autre, je peux ainsi dire du bien dans une analyse littéraire d'œuvres qui me sont devenues assez chères pour que je veuille en proposer la lecture aux inconnus qui lisent mes textes comme aux amis qui me téléphonent. Au lieu de discuter de ma maladie, nous pouvons nous rejoindre de cette manière sans que je sois obligée de leur avouer que mon propre espace vital est en train de se rétrécir aux dimensions d'une seule et unique chambre, ce qui est assez ironique quand on songe que je possède en principe une maison.

Jeudi, le 17 avril 1990

Mon médecin mexicain vient de téléphoner. Il veut venir, m'examiner ici, puisque je ne peux plus me rendre à sa clinique. A-t-il un autre nouveau médicament à me proposer? Pas de réponse. Des dates. Dans une semaine, samedi en huit. À l'idée qu'il me faudra téléphoner aux médecins d'ici, leur demander en grâce de venir chez moi pour le rencontrer, se renseigner au moins, je me sens épuisée. Tout m'est égal, soudain. Je ne crois pas mon cas puisse servir à quoi que ce soit. Personne n'est intéressé d'ailleurs à trouver une nouvelle façon de traiter le cancer et de le guérir. C'est une maladie expiatoire. Le traitement rend plus malade le patient que la tumeur maligne elle-même. Dans certains types de cancer, le jeu consiste principalement à prolonger le temps, à faire durer le «plaisir». Avec la chimiothérapie, six mois de plus de nausées, de fatigue extrême, de crises d'étouffement, d'obésité et de divers autres effets secondaires. Les cheveux qui tombent, les dents qui se déchaussent, tout et n'importe quoi pour ces six mois! Les refuser, c'est offenser la science! Et puis, ne suis-je pas une pécheresse ? J'ai insulté des milliers de scientifiques en refusant de croire en leurs politiques de prévention. Je suis plus coupable que ces beaux garçons qui ont contracté le sida et que ces femmes qui, sidatiques, ont accouché néanmoins d'enfants qui vont payer toute leur vie pour le «courage» de leur mère.

Des termes tels que «courage» et «lâcheté» recouvrent des réalités variables selon ceux qui les évaluent. Si j'étais atteinte de sida et enceinte, je me ferais avorter pour ne pas exposer un être innocent aux conséquences de mes actes. Un avortement, c'est quand même plus facile qu'un suicide... Et puis, pour l'entourage, pour la famille immédiate, c'est moins traumatisant, me semble-t-il. On doit oublier plus facilement l'avortement que la mort d'un chrétien qui ose mettre fin à ses jours au lieu d'attendre que les médecins veuillent bien le laisser mourir.

Le frère de mon père s'est suicidé. Une fille l'avait menacé de dévoiler leurs relations à sa mère. Elle se disait enceinte. Mon oncle, jeune étudiant à l'époque, se tira une balle dans la tête, ne voulant pas comparaître devant sa mère qu'il estimait trop pour lui avouer de pareilles «turpitudes». Le bilan de cette sinistre histoire est absurde. La fille avoua son mensonge. Ma grand-mère Féla ne put jamais se pardonner son incapacité de deviner le drame personnel qu'avait vécu son fils, sous ses yeux en quelque sorte, puisqu'ils vivaient alors sous le même toit et dînaient chaque soir ensemble... On ne me parla à moi de cet oncle que plusieurs années plus tard. Jusque-là, j'avais cru que des deux frères de mon père, l'aîné était médecin et était mort de tuberculose.

Soyons honnêtes ! J'envie en ce moment le courage de cet oncle inconnu et oublié, moi qui n'ai pas réussi encore à me procurer un bon revolver et quelques balles. Pour un ancien soldat de l'insurrection de Varsovie décoré de la croix de guerre, ce n'est vraiment pas très brillant !

Ula

Depuis cinq semaines, elle règne. Petite, blonde aux yeux bleus, Polonaise jusqu'au bout de chaque phrase qu'elle prononce, cette femme, c'est notre bénédiction. Souriante, gaie, enjouée aux plus mauvais moments, ceux où je n'ai plus de souffle, Ula est une fée qui rend notre existence supportable, bien qu'objectivement et subjectivement elle ne le soit plus du tout. Car cette fois-ci, il suffit de me regarder pour comprendre que les médecins ne se trompent pas. Et puis, je suis fatiguée, comme si le poids de toute une vie de femme s'accrochait à chacun de mes pas. J'essaie de ne pas le montrer, mais cela se voit malgré moi...

Ula est arrivée de son Gniezno natal avec une brassée de roses rouges. Elles ont voyagé avec elle de Gniezno à Varsovie en auto, puis de Varsovie à Montréal en avion, serrées parmi les bagages à mains. Et pourtant, elles sont arrivées aussi belles et majestueuses que les roses achetées chez le meilleur fleuriste d'ici. Elle m'a apporté deux douzaines de roses rouges et son sourire. J'aimerais qu'elle soit heureuse et qu'elle puisse rester jusqu'au bout avec moi, avec nous... Jusqu'à la fin. Ma fin... Par moments, elle me raconte sa vie à elle. Une autre vie de femme. J'aimerais la raconter dans un roman, mais il est trop tard, je le crains...

Montréal, avril de l'an de grâce 1990.

TABLE DES MATIÈRES

octobre 1991